中西医治疗传染病文献精萃

主　编　彭　锦　尹爱宁

编　委　张汝恩　王　丽　吴夏秋　丁京生
　　　　奚怀平　温先荣　刘　岩　赵惠娴
　　　　雷　蕾　黄丹卉　林秋兰　艾青华
　　　　金　勋　孟凡颖　白克江　王　攀

中医古籍出版社

图书在版编目（CIP）数据

中西医治疗传染病文献精萃/彭锦，尹爱宁主编．－北京：中医古籍出版社，2013.3
ISBN 978－7－5152－0270－9

Ⅰ.①中… Ⅱ.①彭…②尹… Ⅲ.①传染病－中西医结合疗法 Ⅳ.①R510.5

中国版本图书馆CIP数据核字（2012）第216609号

中西医治疗传染病文献精萃

彭　锦　尹爱宁　主编

责任编辑	杜杰慧
封面设计	曹　成
出版发行	中医古籍出版社
社　　址	北京东直门内南小街16号（100700）
印　　刷	北京金信诺印刷有限公司
开　　本	787mm×1092mm　1/16
印　　张	29
字　　数	662千字
版　　次	2013年3月第1版　2013年3月第1次印刷
印　　数	0001～1000册
书　　号	ISBN 978－7－5152－0270－9
定　　价	68.00元

前　言

　　传染病是危害人类健康、威胁人类生命的最严重疾病之一，早在三千年前的商周时代，我国已有关于传染病流行的记载。如《礼记·月令篇》谓：孟春"行秋令，则民大疫"，季春"行夏令，则民多疾疫"。《黄帝内经》中对传染病的症状及传染性已有记述："五疫之至，皆相染易，无问大小，病状相似"（《素问·刺法论》）。《内经》以降，后世医家通过长期临床实践的经验积累，使中医学术得以不断发展，对传染病的认识与研究也日渐深化。至东汉末年，疫病流行，张仲景"宗族素多，向余两百。建安纪年以来，犹未十稔，其死亡者，三分有二，伤寒十居其七"。因而"感往昔之沦丧，伤横夭之莫救"，故勤求古训，博采众方，结合临床实践，撰写《伤寒杂病论》，成为中医诊治传染病的重要奠基著作。继此以后，随着医学实践的不断深入，中医著作中有关传染病防治的文献相继问世，如晋·葛洪《肘后方》，隋·巢元方《诸病源候论》，唐·孙思邈《千金要方》，宋·董汲《斑疹备急方论》、陈文中《痘疹方论》，明·吴又可《瘟疫论》，清·叶天士《温热论》、吴鞠通《温病条辨》、王孟英《温热经纬》、罗芝园《鼠疫约编》、杨栗山《伤寒温病条辨》等，为中医防治传染病积累了深厚的理论和丰富的经验。

　　由于传染病对民众健康的危害、对社会稳定的影响及其所造成的巨大经济损失等因素，一直以来均引起各国政府的高度重视，也是我国卫生工作的重点之一。建国以来，我国卫生部门坚持实施"预防为主"和中西医结合的指导思想，在传染病的防治上取得了有目共睹的成效。由于传染病在某些地区的时有发生和流行，国内医学界广泛开展了运用中医药防治传染病的研究，并取得了一些重大科技成果。近年来，随着社会的发展，生态环境和自然环境发生巨大改变，重大传染病疫情也随之不断发生。传染病的防治工作直接关系到人民的健康和安危，关系到社会生产力的保护和社会的稳定和谐，传染病的有效治疗与防控成为医疗卫生部门所面临的重要任务。

　　本书编写过程中，参考收集了近年来国内主要著作与期刊文献，对我国法定传染病，依据汉语拼音顺序进行排列，根据每一种传染病的中西医诊疗特点，分别从以下12个大类目进行介绍：（1）病原学：致病病原的生物特性、形态以及致病能力与生存环境；（2）流行病学：按照传染病的流行特征从传染源、传播途径、易感人群、潜伏期和传染期等

4个方面进行论述；（3）发病机制：由西医发病机制与中医病因与病机两部分组成；（4）病理改变：疾病发生时出现的病理学改变；（5）临床表现：分别从临床症状与体征、实验室检查、影像学检查、并发症等方面进行论述；（6）诊断和鉴别诊断：依据传染病的诊断标准提示疾病的诊断要点，另根据主要症状与体征提示需要鉴别的疾病，同时，针对各种不同的类型提出了中医类证鉴别；（7）临床处理及治疗：从一般治疗、对症治疗、其他治疗、中医治疗以及中西医结合治疗等治疗途径提出治疗方法；（8）预后：疾病的预后与结局；（9）康复及出院标准：出院与临床治疗疗效分级；（10）预防：预防方法；（11）中医临床报道：对国内中医学术期刊上发表的中医药治疗传染病的临床研究文献进行汇集，此部分内容为每一个病的重点，在编写过程中力求突出中医药特色，反映中医药治疗传染病的最新临床研究进展；（12）已发布的中医诊疗指南：结稿前已经发布的中医药治疗各类传染病的指南。

随着传染病全球化的流行趋势，传染病的有效治疗与防控都面临新的难题，本书选择了我国法定的传染病，从中、西医两方面的诊疗方法进行论述，便于广大医务工作者在临床工作中参考。本书参编人员虽尽了很大努力，但由于时间仓促，加之水平有限，肯定存在许多缺点和疏漏之处，恳请各位专家和读者批评指正，以期再版时改进和完善。

作者
2010.12

目 录

阿米巴痢疾 …………………………………………………………… (1)
艾滋病 ………………………………………………………………… (15)
白喉 …………………………………………………………………… (33)
百日咳 ………………………………………………………………… (41)
包虫病 ………………………………………………………………… (50)
病毒性肝炎 …………………………………………………………… (57)
布鲁氏菌病 …………………………………………………………… (80)
传染性非典型肺炎 …………………………………………………… (91)
登革热 ………………………………………………………………… (116)
肺结核 ………………………………………………………………… (123)
风疹 …………………………………………………………………… (138)
副伤寒 ………………………………………………………………… (145)
感染性腹泻 …………………………………………………………… (151)
钩端螺旋体病 ………………………………………………………… (161)
黑热病 ………………………………………………………………… (172)
霍乱 …………………………………………………………………… (179)
急性出血性结膜炎 …………………………………………………… (187)
脊髓灰质炎 …………………………………………………………… (194)
甲型 H1N1 流感 ……………………………………………………… (202)
狂犬病 ………………………………………………………………… (219)
淋病 …………………………………………………………………… (226)
流行性和地方性斑疹伤寒 …………………………………………… (234)
流行性出血热 ………………………………………………………… (243)
流行性感冒 …………………………………………………………… (256)
流行性脑脊髓膜炎 …………………………………………………… (280)
流行性腮腺炎 ………………………………………………………… (292)
流行性乙型脑炎 ……………………………………………………… (305)

麻风病 ……………………………………………………………… (315)

麻疹 ………………………………………………………………… (324)

梅毒 ………………………………………………………………… (333)

疟疾 ………………………………………………………………… (343)

人感染高致病性禽流感 …………………………………………… (356)

伤寒 ………………………………………………………………… (363)

手足口病 …………………………………………………………… (373)

鼠疫 ………………………………………………………………… (386)

丝虫病 ……………………………………………………………… (393)

炭疽 ………………………………………………………………… (403)

细菌性痢疾 ………………………………………………………… (411)

新生儿破伤风 ……………………………………………………… (422)

猩红热 ……………………………………………………………… (429)

血吸虫病 …………………………………………………………… (437)

主要参考文献 ……………………………………………………… (455)

阿米巴痢疾

阿米巴病又称阿米巴痢疾（溶组织内阿米巴），溶组织内阿米巴是阿米巴痢疾的主要病原，寄生在大肠腔和肠黏膜，主要是横结肠和盲肠引起阿米巴痢疾，并可侵入肝、肺、脑、泌尿生殖系统和皮肤等器官组织引起病变，尤其在肝、肺引起继发性肝脓肿和肺脓肿等。临床表现以腹痛、腹泻、里急后重、排出腥臭脓血样大便为特征。

一、病原学

溶组织内阿米巴是一种寄生在人体组织和结肠内的单细胞原虫，有滋养体和包囊两种不同的形态。在粪便中常见的是滋养体和包囊，在组织中仅有滋养体阶段。

（一）滋养体

活滋养体大小不一，直径 12~60μm，平均直径 20~30μm，活动性较强。滋养体借助于伪足活动，通常做进行性和定向运动。伪足功能有：①内摄作用或胞饮作用；②胞吐作用；③附着作用；④穿刺作用；⑤释放细胞毒物质；⑥接触溶解宿主组织的作用。

吞噬红细胞是溶组织内阿米巴的特征。在染色标本中，细胞核球形，约占滋养体的 1/6~1/5，核周染粒小而一致，规则排列，一个明显的核仁位于核中心，典型呈车轮状。核仁与核膜有网状核丝连结。

（二）包囊

包囊由透明囊壁包绕，包囊一般呈球形，直径约 10~20μm。包囊含 1~4 个细胞核及典型的染色小体，各有一颗位于中央的核仁。包囊具有保护性外壁，对外界环境抵抗力较强，在一般温度中能生存 2~4 周，潮湿环境中可长期存活，在水中能生存 1 个月，在冰冻情况下能生存数天。一般饮水消毒所含余氯浓度对它无杀灭作用，在酸性环境中可存活，但在 60℃时只能活 10 分钟，50% 酒精能迅速将其杀死。

（三）致病因素

1. 虫株与致病力的关系：阿米巴痢疾发病率高的热带地区虫株，由于长期适应组织内寄生，具有较强的毒力；而寒带、温带地区虫株毒力较弱，带虫者较多。但虫株的毒力也可受不同因素的影响而改变，如长期离体培养，可使原先毒力强的虫株毒力减弱，有时再通过实验宿主又可使毒力提高。

2. 宿主的抵抗力与致病作用的因素：溶组织内阿米巴能否侵入组织，与宿主的功能状态密切相关；蛋白缺乏、营养不良、肠道功能紊乱、长期服用激素等诱因以及患肿瘤、结核、伤寒、血吸虫病、感染等均可引起宿主全身或肠道防御功能低下，有利于溶组织内阿米巴的侵入而致病。

3. 细菌与致病作用的关系：阿米巴能引起肠壁损害，取决于肠内细菌的作用，它使肠壁破损，为阿米巴侵袭创造条件，说明细菌对阿米巴的致病起着重要作用。细菌的作用机理：①细菌可直接损害宿主肠黏膜，有利于阿米巴侵袭，两者起协同作用。②细菌本身可作为阿米巴的营养来源，提供适宜的理化条件，促进阿米巴增殖。③细菌可能提供某种因素，促进它的代谢或分泌某些物质，增强致病力。

4. 多种溶组织酶的蛋白水解活性：溶组织酶包括酪蛋白酶、明胶酶、透明质酸酶、纤维蛋白溶解酶、磷酸酯酶等。不同虫株所含同工酶不同。溶组织内阿米巴与靶细胞直接接触时可释放出不耐热的内毒素，病原虫能经旁路途径激活补体。

二、流行病学

（一）传染源

病人和带虫者是重要传染源。

（二）传播途径

大多由吞入污染包囊的食物和水而感染，污染的手、苍蝇、蟑螂等可携带包囊而传播疾病。生食由人粪污染的蔬菜亦易得病。少数情况下，滋养体可直接侵入皮肤黏膜而发病。

（三）易感人群

各年龄组人群普遍易感。

（四）潜伏期和传染期

本病潜伏期短者仅4~7天，长者数月或数年。

三、发病机制

（一）西医发病机制

溶组织内阿米巴滋养体侵袭肠壁引起阿米巴病，常见的部位在盲肠（87%）和升结肠（57%），其次为直肠、乙状结肠、结肠、脾曲、横结肠。肝区和降结肠少见，有时可累及大肠全部或一部分回肠。

1. 急性期：阿米巴侵入黏膜后借其伪足的活动及所分泌的溶组酶破坏黏膜，产生糜烂和浅表溃疡。由于滋养体大量繁殖，增加黏膜破坏的速度。阿米巴造成的早期损害，通常没有细菌介入，坏死中心区炎症反应低。如果继发细菌感染则可有大量的中性粒细胞浸润。病变部位易有毛细血管血栓形成、出血及坏死。由于血管的破坏，故排出物中含红细胞多。

严重者可深及肌层，甚至穿破浆膜层。浆膜易与邻近组织发生粘连，故发生急性肠穿孔的机会较少，但易腐蚀血管，可引起大量肠出血。在病变愈合过程中组织反应消退，淋巴细胞消失，代之以结缔组织。

2. 慢性期：本期特点为肠黏膜上皮增生，溃疡底部出现肉芽组织，溃疡周围有纤维组织增生。溃疡反复发生，有时愈合，愈合溃疡边缘又可有黏膜增生。黏膜下层纤维结缔组织增生，肠壁增厚，形成局部包块，称为阿米巴肿，有的形成新的溃疡。阿米巴原虫可经门静脉侵入肝脏，使肝组织液化坏死而导致脓肿形成。偶可引起肺、脑、脾等处脓肿形成。

（二）中医病因病机

中医认为本病常因饮食不节或食不洁之物，脾胃受伤，则湿热或寒湿之邪乘虚侵袭胃肠，损伤脾胃，湿热毒邪下注，滞留肠间，气机不畅，以致气血阻滞，湿热熏蒸，腐败化为脓血，而为痢疾。急性称"脓血痢"，慢性称"休息痢"。若湿热疫毒炽盛，或久治不愈，邪气留恋，内伤于肝，肝失疏泄，气滞血瘀，日久结成癥块；气血腐败成脓，发为肝痈。日久耗气伤阴，正虚邪恋，故后期病人常出现消瘦、乏力、盗汗等气阴两虚之证。

四、病理改变

肠黏膜上皮增生，溃疡底部出现肉芽组织，溃疡周围有纤维组织增生。溃疡反复发生，有时愈合，愈合溃疡边缘又可有黏膜增生。

阿米巴侵入黏膜后借其伪足的活动及所分泌的溶组酶破坏黏膜，产生糜烂和浅表溃疡。阿米巴病灶通过细长管状溃疡与肠腔相通，损害可在基膜或在黏膜肌层停止，然后向两侧扩大，形成底宽的凹陷坏死区，典型的呈烧瓶样溃疡，溃疡之间黏膜可正常。

五、临床表现

（一）临床症状

腹痛、腹泻、里急后重、排出腥臭脓血样大便。

（二）体征

右下腹压痛，体征不典型。

（三）并发症

1. 肝脓肿。
2. 脑脓肿。
3. 肠穿孔和腹膜炎。

六、诊断

（一）临床特点

1. 急性阿米巴痢疾
（1）大多缓起，大便次数渐多、恶臭，呈暗红色果酱状黏液血便，全身症状轻。
（2）暴发型有寒颤高热毒血症状，里急后重，大便呈血水样。
（3）大便镜检找到溶组织内阿米巴大滋养体。
2. 慢性阿米巴痢疾
（1）急性期后，时有腹痛、腹泻、腹胀症状。
（2）肠镜检查可见散在溃疡，边缘充血隆起，中央下陷。
（3）大便找到溶组织内阿米巴大滋养体。间隙期或带包囊者仅找到小滋养体或包囊。

（二）辅助检查

1. 实验室检查
（1）镜检：从脓血便中挑选黏液部分，用生理盐水做直接涂片，加盖玻片镜检滋养体。溶组织内阿米巴滋养体活动快，伸出透明的指状或舌状伪足，内含有被吞噬的红细胞，此为重要诊断依据。在阿米巴痢疾粪便涂片中常有夏科雷登结晶体，此结晶可提供感染溶组织内阿米巴的间接证据。从成形粪便中挑取少量材料在碘液中涂片，加盖玻片镜检包囊。包囊大小为 $10\sim20\mu m$，细胞质呈黄绿色，糖原泡边缘不清，呈棕红色，细胞核 $1\sim4$ 个，核仁中心位，核周染粒串珠状，折光。包囊浓集可采用甲醛醚沉淀或硫酸锌浮聚法；浓集法的阳性率可提高到70%，而非浓集法者仅30%。
（2）阿米巴培养：反复检查粪便阴性者可作阿米巴原虫培养。常用的培养法是营养琼脂双相培养基和 Locke 氏液鸡蛋血清培养基，血清和米粉是后者的必需成分，细菌的存在也非常必要。但阿米巴人工培养在多数亚急性或慢性病例阳性率不高。
（3）血常规中的白细胞计数通常不增加，早期或有轻度增加，有细菌混合感染和肠穿孔并发症者常有中度以上增加。
2. X 线钡剂灌肠检查
阿米巴病的病变部有充盈缺损、痉挛及壅塞现象，此种变化无特异性，有助于阿米巴瘤与肠癌的鉴别。X 线平片可显示腹膜炎的证据。
3. 间接血凝试验，间接荧光抗体试验，酶联免疫吸附试验阳性，均有诊断价值。

（三）中医辨证

阿米巴痢疾辨证上，要在分清寒热虚实的基础上，注意两大主症即痢下脓血和里急后重。一般湿热痢，热重于湿而邪偏于血分，则泻下赤多白少；湿重于热而邪偏于气分，则泻下白多赤少。感受疫毒较重的则发病急骤，壮热烦渴，甚至神昏惊厥，发为疫毒痢。湿热痢和疫毒痢，表现为湿热疫毒上冲于胃，下痢而又不能进食为噤口痢。由寒湿停滞于肠中，而不兼虚证者为寒湿痢。久治不愈兼见脾肾阳虚证者为虚寒痢。久痢不愈，正气耗伤，余邪未尽，滞留肠中，表现时发时止的为休息痢。

1. 湿热痢

主症：腹痛，下痢赤白，里急后重，肛门灼热，甚则脱肛，排便频数，或伴有发热恶寒，口渴，小便短赤，舌苔黄腻，脉象滑数。

2. 疫毒痢

主症：发病急骤，壮热口渴，头痛烦躁，胸满不适，恶心呕吐，腹痛剧烈，里急后重，脓血便，便数频繁。舌质红绛，舌苔黄燥、脉象滑数或疾，严重者昏迷痉厥。

3. 寒湿痢

主症：腹痛里急，痢下赤白，状似胶冻，白多赤少，里急后重，口淡乏味，不渴，脘腹痞闷，小便清白，舌苔白腻，脉象濡缓。

4. 虚寒痢（迁延痢）：

主症：久痢不愈，脾肾虚弱，中气不足，会转成慢性痢疾。大便常带粘白，腹有隐痛，排便无力，甚至脱肛。食欲欠佳、体弱无力。

5. 休息痢

主症：下痢经年不愈，时作时止，大便带有赤白粘冻，里急后重，舌质淡红，苔腻，脉象细涩或虚大或濡软。

6. 噤口痢

主症：下痢不食，或呕哕不能食。胸闷，舌苔黄腻，脉象滑数，恶心，或食后呕吐，肌肉消瘦，口淡不渴，舌质淡红。

急性阶段分为湿热痢、疫毒痢、寒湿痢；慢性阶段分为休息痢、虚寒痢、阴虚痢。临床以休息痢和湿热痢为多见，以疫毒痢为危重症。

（四）鉴别诊断

阿米巴病应与细菌性痢疾、血吸虫病、慢性非特异性溃疡性结肠炎、结肠癌、肠结核等疾病相鉴别。

1. 急性菌痢：当地急性菌痢流行情况，发病季节，病前1周内的与病人接触史或生冷不洁饮食史等。多数病人起病急，伴有发热、腹痛、腹泻、里急后重、黏液便或脓血便，左下腹压痛等。慢性患者的过去发作史有一定的诊断参考价值。若病情发展快、高热、精神萎靡、嗜睡、惊厥（昏迷，甚至发生循环或呼吸衰竭，则为中毒型菌痢。大便涂片镜检和细菌培养有助于诊断的确立。乙状结肠镜检查及X线钡剂检查对鉴别慢性菌痢和其他肠道疾病有一定价值。

2. 血吸虫病：本病特征有疫水接触史，起病较缓，肝脾肿大，嗜酸粒细胞增多，粪便中找到血吸虫卵、或孵化发现毛蚴；肠黏膜活检可发现血吸虫卵。本病在急性期及慢性期均可有痢疾样腹泻，需要进行多项实验室等检查方可确定诊断。

3. 慢性非特异性溃疡性结肠炎：患者体弱消瘦，长期腹泻、脓血便以血便为主，临床上与慢性阿米巴病难以鉴别。乙状结肠镜检查肠黏膜广泛充血、水肿、出血、糜烂及多数散在性溃疡，多次病原体检查阴性，血清免疫学试验阿米巴抗体阴性，钡剂灌肠

X线检查肠黏膜皱纹消失,后期结肠变短,管腔变小,可见狭窄区。

4. 结肠癌:慢性阿米巴病与结肠癌均有腹痛、腹泻、脓血便等表现。左侧直肠癌患者往往有排便习惯的改变,粪便变细含血液,有腹胀等不适感。右侧直肠癌的主要临床表现为进行性贫血、消瘦、不规则发热等,并有排便不畅之感,粪便大多黏糊样,含有少量黏液,很少有鲜血,隐血试验阳性,晚期大多可扪及腹块。活组织检查及治疗性诊断等进行鉴别,高位者进行钡剂灌肠或纤维结肠镜检查有助于鉴别。

5. 肠结核:大多有结核病史和原发结核病灶存在,患者长期有不规则的低热、盗汗、营养障碍、体软无力、消瘦等。粪便多呈黄色稀粥状,带黏液而脓血少,腹泻与便秘交替出现。胃肠X线检查有助于诊断。粪便浓缩找结核杆菌。必要时给予试验性抗结核药物治疗2~3周。

七、临床处理及治疗

(一) 一般治疗

注意休息,给予易消化饮食。高热、腹泻频繁、腹痛剧烈时纠正水、电解质紊乱。脱水时采用口服补液:葡萄糖20g,氯化钠3.5g,碳酸氢钠2.5g或枸橼酸三钠2.9g,氯化钾1.5g,加温开水至1000ml。脱水明显者给予静脉补液,酸中毒时,应给予碱性溶液。合理选用有效药物,根治肠道内的阿米巴,防止其进入肝脏;密切注意多种并发症的发生,特别是腹膜炎。

(二) 病原治疗

抗阿米巴的药物分为两大类:①对组织内阿米巴原虫有杀灭作用,并兼有杀灭肠腔内阿米巴原虫的作用,如:甲硝哒唑、甲硝磺酸咪唑、吐根碱和去吐根碱;②对肠道阿米巴原虫有突出的杀灭作用,对组织内阿米巴原虫极少有杀灭作用,如喹碘方、氯碘喹啉、双碘喹啉、二甲苯氯醋胺、氯胺苯醋等。

1. 甲硝哒唑

本品对阿米巴原虫有杀灭作用。本品易弥散入需氧和厌氧微生物,但仅在后者其硝基团能还原成氨基衍生物,生成极为活跃的、对氧不稳定的中间产物,如羟胺及(或)亚硝基衍生物,此等中间产物在细胞内可干扰RNA、DNA和蛋白质的生成。口服后易吸收,服用单剂250mg、500mg和2000mg后在1~3小时内达到高峰血浓度,分别可达$6\mu g$、$12\mu g$和$35\mu g/ml$,半衰期为6~13小时,反复给药无蓄积现象。饮食可延缓吸收,但不影响高峰血浓度。本药抑制原虫氧化还原反应,使病原体氮链发生断裂,体外有明显的杀阿米巴原虫作用,并有明显的抗厌氧菌作用。对各种部位的阿米巴均有效,广泛分布于体内各器官和大多数体液中。口服0.4~0.8g,每日3次,5~10天为1个疗程,静脉内用药以15mg/kg即刻应用;之后以7.5mg/kg,每6~8小时重复。常见副作用为金属味、口干、恶心、呕吐、结肠炎;此外,尚有嗜睡、头痛、眩晕等,大剂量可致抽搐。

2. 甲硝磺酰哒唑:本品药理特性与甲硝哒唑相似,吸收比甲硝哒唑快,疗效与甲硝哒唑相似。每日1次，每次2g，口服，连服3~5天。

3. **哌硝噻唑**：其疗效与甲硝哒唑相仿，无明显副作用。

4. **卤化羟基喹啉类**：①喹碘仿。本品含碘28%，动物实验有直接杀灭阿米巴滋养体的作用，可能通过抑制原虫体内酶的活性或卤化其蛋白质而起作用。一般与杀组织内阿米巴药物同用。成人0.5~1.0g，每日3次，连续8~10天为1个疗程，必要时间隔一周后重复1个疗程。副作用轻微。②双碘喹啉：本品含碘64%，半衰期为12小时；作用及用途同喹碘仿。③氯碘喹啉：本品含碘40%、氯12%。口服后较双碘喹啉易吸收。口服剂量为250mg，每日3次，连续10天为1个疗程。半衰期为11~14小时。毒性低，偶有胃部不适感。卤化羟基喹啉类一般仅适用于轻、中型阿米巴患者；对重症往往无效，但随后应用以清除感染；治愈率可达80%。

5. **五价胂剂**：药物中的含胂与原虫体内的主要巯基酶结合，抑制原虫生长与繁殖和包囊形成。本药能直接杀灭肠内阿米巴滋养体。对慢性阿米巴肠病和带虫者效果好。副作用有上腹部不适、恶心、呕吐、腹泻、皮疹等，个别患者出现严重的副作用，如剥脱性皮炎、粒细胞缺乏症、肝炎等，因毒性大，现已停用或少用。口服剂量250mg，每日2次，10天为1个疗程，必要时须间隔10天后再给第二个疗程。

6. **二氯乙酰胺糠酯**：本药口服后在肠道内分裂为二氯乙酰胺和糠酸，二氯乙酰胺90%被迅速吸收；然后与葡萄糖醛结合，1小时内血浓度达到高峰，6小时内降低，然后从尿中排出，未吸收者为抗阿米巴活性物质，对肠腔内阿米巴有较好的疗效。单独使用仅适应于无症状的原虫携带者。毒性低，主要副作用是胃胀、恶心、呕吐、厌食等。口服500mg，每日3次，10天为1个疗程。孕妇与<2岁的儿童不宜服用。本药常与甲硝哒唑合用治疗肝脓肿，以根除再感染的可能。

7. **吐根碱**：对溶组织内阿米巴滋养体有直接杀灭作用，作用强、效果快，通过阻断核酸核蛋白的合成而阻止滋养体的分裂。因原虫摄取药物比宿主细胞快而具选择性毒性。在大多数组织内可达有效浓度，经肾排泄。口服吸收不规则并可催吐，故只能注射，主要贮存于肝、肺、脾、肾，其他组织如心、横纹肌、肠壁肌肉仅见少量。体内有贮积，停药后1~2个月尿中仍可检出微量。有器质性心脏病、肾功能不全、孕妇忌用。一般治疗剂量，按每日1mg/kg计算，成人一般为0.06g/日或0.03g每日2次，深部肌注，连续6天；重症者继以每日0.03g连续6天，共12天；病情严重不易治愈者每日0.06g连续9天，停药3天后，再以同量继续用药3天。

由于吐根碱毒副作用大，一般患者不宜使用。用吐根碱期间应卧床休息，每天检查心血管系统、神经肌肉系统症状与体征。若出现脉率超过110次/分或血压降低，有心电图异常并胸痛、全身无力者应停吐根碱。多数患者用药后出现毒副反应：①注射部位疼痛，甚至局部有无菌性脓肿或肌炎。②腹泻、恶心、呕吐等。③血压下降，约半数出现轻度心电图变化，T波和P波平坦或倒置，$P-R$和$Q-T$期限延长，早搏、短暂心房颤动；严重心肌中毒者出现传导失常，较常见的有心动过速和其他心律紊乱。④全身肌无力、疲乏、头痛，偶因神经肌肉阻断和中毒性肌炎，引起神经闪痛、感觉障碍、肌肉萎缩等。

8. **去氢吐根碱**：本品为吐根碱的衍生物，作用与吐根碱相同，毒性低、副作用小，但有时可引起低血压、多发性神经炎等。剂量每日 1~15mg/kg 计算，一般 60mg/天，皮下注射 3~10 天。有器质性心脏病和肾功不全者慎用。

9. 氯化喹啉（氯喹）：仅适用于阿米巴肝病。本药插入 DNA 碱基配对而抑制核酸与蛋白质的合成，从而干扰阿米巴虫的繁殖。低浓度时药物抑制受染红细胞的核酸合成，高浓度时氯喹也可抑制哺乳类动物细胞的核酸合成和复制。氯喹体外作用较卤化羟基喹啉类及卡巴胂强，但不及吐根碱，口服后在高位小肠全部吸收，与组织蛋白及核酸有高度结合能力，肝、脾、肾、肺等器官内药物浓度较血浆高 200~700 倍，对肠外阿米巴疗效显著，排泄缓慢，在体内有蓄积。本药半衰期为 48 小时，停药后数周才从组织中消失。剂量成人每日 0.6g 连服 2 天后改为每日 0.3g，2~3 周为 1 个疗程，适用于肠外阿米巴病，阿米巴肠病除采用甲硝哒唑外，应用氯喹可预防肝脓疡。疗效一般较好，症状常在用氯喹治疗后 48~72 小时开始缓解。氯喹毒性轻微，但大剂量应用时可出现头痛、视力模糊、胃肠道反应、皮疹等，也有出现窦房结受抑制而致心律失常，甚至心肌损害。极个别患者用氯喹后发生药物性精神病。

（三）首选药物及联合用药的治疗方案

1. 急性期阿米巴病：原则上首先选用抗组织中阿米巴的药物，同时联合应用肠腔内杀虫药物。首选甲硝哒唑加二氯乙酰胺糠酯或双碘喹啉；次选二氯乙酰胺糠酯或双碘喹啉加吐根碱（去氢吐根碱）。甲硝哒唑：400~800mg，每日 3 次，连用 5~10 天，大多于 1~2 天内即可改善症状，治愈率达 90%；若包囊排出，可加用二氯乙酰胺糠酯 0.5g，每日 3 次，服 10 天。或双碘喹啉 0.6g，每日 3 次，服 20 天。甲硝磺酰哒唑：每日 2g 顿服，连续 3~5 天，疗效好，毒副作用比较轻。氯喹加双碘喹啉：氯喹每日 0.6g，连服 2 天后改为每日 0.3g，2~3 周为 1 个疗程。双碘喹啉每日 0.6g，1 日 2 次，连服 15~20 天为 1 个疗程，必要时间隔 2~3 周再进行第二个疗程。

2. 急性暴发型阿米巴病：可以用甲硝哒唑静脉内注射，也可选用吐根碱或去氢吐根碱 1mg/kg/日（可分 2 次，上下午各肌注或深部皮下注射 1 次），疗程 6 日，继以氯喹。吐根碱类药物对组织内滋养体有效，对肠腔内无效，而且毒性较大，除用在严重阿米巴病外，一般不应用。

3. 慢性期阿米巴病：无症状型阿米巴病：首选二氯乙酰胺糠酯 0.5g，每日 3 次，共服 10 天；次选双碘喹啉 0.6g，每日 3 次，一个疗程 15~21 天，或喹仿 0.5~1.0g，每日 3 次，8~10 天为 1 个疗程。轻型阿米巴病：首选二氯乙酰胺糠酯或双碘喹啉加抗生素；继以磷酸氯喹（第 1~2 日 1~1.5g/日，2~3 次分服，以后 0.5g/日，2 次分服，14 日为 1 个疗程）。或甲硝哒唑 0.4~0.8g，日 3 次，10 天为 1 个疗程。次选为巴龙霉素每日 25~30mg/kg，疗程 5~10 天，继以甲硝哒唑或氯化喹啉。

（四）中医治疗

在治疗上以导滞、行气、和血为原则。初期属湿热证，所谓"利无止法，以通为止"。后期属虚证或虚中夹实证，以攻补兼施，或温补收涩为主，不可过于苦寒，损伤脾胃。若病情危重属内闭外脱者，急宜回阳救脱，积极抢救。

1. 辨证治疗

(1) 湿热痢

治法：清热、化湿、解毒，佐以调气、行血、导滞

方药：葛根黄芩黄连汤加减：葛根、甘草、黄芩、黄连，水煎服。白头翁汤加减：白头翁、黄柏、黄连、秦皮，水煎服；腹痛严重者加木香、青皮、白芍等；便中鲜血多者加地榆炭、槐花炭、当归炭；有表证的加香薷、淡豆豉；夹积滞的加枳壳、槟榔、厚朴。

(2) 疫毒痢

治法：清热、凉血、解毒

方药：白头翁汤：（白头翁、秦皮、黄连、黄柏）加金银花、地榆、赤芍、牡丹皮、枳壳、木香等。若症见高热，神昏谵语，甚至痉厥，舌质红绛，苔黄燥，脉细数，为热毒深入心营，用神犀丹：犀角、石菖蒲、黄芩、鲜生地黄、金银花、金汁、连翘、板蓝根、豆豉、玄参、花粉、紫草。或紫雪丹：黄金、寒水石、石膏、滑石、磁石、升麻、人参、甘草、犀角、羚羊角、沉香、木瓜、丁香、朴硝、朱砂、麝香。以清热解毒，宣窍镇痉。若症见汗出肢冷，脉细喘促，昏迷，为内闭外脱之象，应用参附汤或独参汤回阳救逆。

(3) 寒湿痢

治法：温中、化湿、调气

方药：①附桂理中汤：党参、干姜、白术、炙甘草，水煎服。若腹痛严重者加当归、木香、白芍。②艾叶、干姜、莱菔子，水煎服，每日3剂。

(4) 虚寒痢（迁延痢）

治法：补中益气，清肠固涩

方药：补中益气汤合桃花汤：黄芪、甘草、党参、当归、桔皮、升麻、柴胡、白术、赤石脂、干姜、粳米，水煎服。若见有急性痢疾症状，为湿热未清，去赤石脂、干姜等收涩药，加清热化湿解毒药。若久痢不愈，耗伤阴血，下痢赤白黏冻，体虚乏力，伴有腹痛，微热，舌红少津，脉细数，为阴虚痢，用黄连阿胶汤合驻车丸（黄连、阿胶、黄芩、鸡子黄、芍药、当归、干姜）进行加减。

(5) 休息痢

治法：温中和血，苦辛通降

方药：香砂六君子汤：人参、白术、茯苓、甘草、半夏、陈皮、木香、砂仁。或连理汤：人参、白术、干姜、炙甘草、黄连、茯苓加减。若症见遇寒即发，下痢白冻，无力少食，舌淡苔白，脉沉，为脾阳虚极，肠中寒积不化，用温脾汤：人参、桂心、干姜、附子、大黄加减。

(6) 噤口痢

治法：清化湿热，和胃降浊

方药：开噤散合泻心汤：人参、黄连、石菖蒲、丹参、石莲子、茯苓、陈皮、冬瓜子、陈米、荷叶蒂、大黄、黄芩、黄连加减。如汤剂不受者，先用玉枢丹：山慈菇、续随子、大戟、麝香、雄黄、朱砂、五倍子，少量冲服。若症见舌质红绛而干，脉细，为

胃阴已大伤加石斛、麦冬、沙参、生地黄等养胃滋阴。

2. 简易方治疗

(1) 鸭胆子：去壳取仁，成人每次15~20粒，每日3次。胶囊分装，饭后服。连服7~10天为1个疗程。鸭胆子对阿米巴滋养体有杀灭作用，对阿米巴痢疾的根治率为50%，症状消失为2~7天，镜检阴转为3~5天，复发率为6%左右。

(2) 白头翁：取根茎每日15~30g，水煎，分3次服。7~10天为1个疗程，或入煎剂用。重症另用30~50g煎成100ml保留灌肠，每日1次。大剂量白头翁能抑制阿米巴原虫生长，并对肠黏膜有收敛作用，所以能止痢并能止血。

(3) 大蒜：紫皮大蒜，每日1枚（约6g），10日为1个疗程。10%大蒜浸出液，可作保留灌肠，适用于慢性阿米巴痢疾。

(4) 石榴皮：干品60g，加水200ml，煎成100ml，过滤去渣即成60%石榴皮煎剂。成人每次20ml，每日服3次。慢性阿米巴痢疾6日为1个疗程，无效时再继续服1个疗程。1个疗程治愈率90%。

(5) 天香炉（金锦香）：用30~60g，水煎服，每日1剂，早晚空腹各服1次，连服3~5天，服药期间忌吃豆腐、蛋类。

(6) 铁线草60g、凤尾草60g、大蒜30g，水煎服。治疗阿米巴痢疾有一定的疗效。

3. 验方治疗

(1) 白头翁汤合葛根芩连汤加减：白头翁30g、黄芩15g、黄连9g、鸦胆子、厚朴、藿香各9g。恶寒高热者加葛根12g、金银花15g；下痢赤多者加生地榆15g；恶心呕吐者加半夏9g；腹痛者加白芍10g；伤津者应适当的补液。

(2) 当归50g、防风炭50g、白头翁15g、北秦皮15g、炒黄柏15g、生地黄25g、炮姜炭5g、赤芍15g，水煎服。

(3) 太子参10g、炒白术10g、升麻3g、炮姜3g、白芍10g、煨木香5g、焦山楂炭10g、乌梅炭5g、炙甘草3g、广陈皮5g、石榴皮10g。水煎服。

4. 针灸治疗

(1) 体针

急性阿米巴痢疾：主穴足三里、天枢。备穴曲池、阴陵泉、关元。有脓血便时针主穴，高热时加曲池，减天枢；有里急后重者加阴陵泉或关元。每日针刺1~3次，症状减轻后，改为每日1次，症状消失后，仍需要继续治疗1周。

慢性阿米巴痢疾：针刺脾俞、胃俞、肾俞、大肠俞、三阴交、足三里等。也可针刺急性阿米巴痢疾的穴位。每日或隔日1次针刺。

(2) 耳针

小肠、大肠、直肠下段，留针30分钟，间歇运针3~4次。症状严重者每日治疗2~3次，一般可针治1~2次，持续3~7天。慢性阿米巴痢疾则加脾、肾、神门、交感，选3~5穴，针轻刺激，留针10分钟，隔日1次。

(3) 穴位注射

天枢：用氯霉素注射液2ml加1%普鲁卡因0.5ml，每侧穴位注入1ml。针刺要深。每日1次，7天为1个疗程。

(4) 灸法

神阙、关元、气海、脾俞、肾俞、足三里。

艾条温和灸：每日灸1~2次，每次选用2~4个穴位，每穴灸20~30分钟，3~5次为1个疗程。

艾炷隔蒜灸：每次选用1~3个穴位，每穴灸5~7壮，3次为1个疗程，多用于腹部腧穴。

艾炷隔盐灸：选用神阙穴，每次灸5~7壮，每日灸1次，3~5次为1个疗程。

大黄敷灸：将大黄细末，取1g纳入神阙穴，上以胶布覆盖，每日换药1次，以愈为度。

针上加灸：每日1次，每次选用2~4个穴位，每穴施灸15~20分钟，或2~4壮，3次为1个疗程。此法对急性和慢性阿米巴痢疾均有明显的疗效，能迅速控制症状。

(五) 中西医结合治疗

急性阿米巴病病情轻，初期按中医辨证分型法单纯服用汤药即可治愈。如果病情重时，服用中药汤剂同时加服抗阿米巴药物。

慢性阿米巴病久延不愈者，除用中药及西药抗阿米巴药物之外，加用针灸疗法有较好的疗效。

1. 中医对阿米巴病采用清热解毒，治血止痢的方法，血行则便脓自愈，气调则后重自除。赤痢重用血药，白痢重用气药，行气和血，消除里急后重。治疗疫毒痢，重用清热解毒，凉血泻火药。治疗噤口痢，用安胃降浊之法。治疗寒湿痢，以温中燥湿调气为主。治疗休息痢，虚实夹杂，正虚邪恋，应扶正祛邪并以调理脾胃为主。治疗虚寒痢，以温补脾肾固涩为主。急性阿米巴痢疾，用解毒生化汤（白芍、金银花、甘草、三七粉、鸦胆子等）。

2. 西医用抗阿米巴药物，根据药物的作用，治疗如下：

(1) 杀灭组织型阿米巴药物，如吐根碱和去氢吐根碱、氯化喹啉等。

(2) 杀灭肠腔型阿米巴药物，如双碘喹啉、喹碘仿、氯碘喹啉、五价胂剂、抗生素类等。

(3) 兼杀灭组织型和肠腔型阿米巴药物，如甲硝哒唑、甲硝磺酰哒唑、哌硝噻唑等。

八、预后

一般急性阿米巴病的预后较好，大多在短期内治愈。如果治疗不及时或治疗不当，少数患者转为慢性阿米痢疾。预后与病程长短，与有无并发症有一定关系。如有合并肝脓肿、脑脓肿、肠穿孔、腹膜炎者预后较差。因此，早期确诊、早期合理治疗者预后比较好。

九、康复及出院标准

1. 症状消失，大便性状恢复正常，每日大便次数不超过2次。

2. 停药后，粪便镜检及培养阿米巴隔日1次，连续2次阴性。慢性患者粪便浓集法找溶组织阿米巴包囊阴性，至少2次。

3. 乙状结肠镜检查黏膜正常。

4. 血清学检查2次以上阴性者，但抗体的效价痊愈后可持续数月甚至数年，故阳性结果应结合临床进行确定。

5. 出院后每月随诊1次（包括症状、体征、大便检查及阿米巴培养等），共6次，各项均为阴性。

十、预防

1. 开展爱国卫生运动，搞好卫生宣传教育，使人们了解本病的危害性及其传播途径，做好预防工作。

2. 保护好水源不被粪便污染，注意饮水卫生。

3. 消灭苍蝇和蟑螂等媒介昆虫。

4. 搞好饮食卫生，加强饮食行业人员的健康检查管理，发现感染者要及时离岗治疗，治愈后再恢复工作。

5. 服中药预防：①马齿苋一把，大蒜2头，水煎服；或大蒜，蒸熟内服，每次1个，每日3次。②大蒜适量生吃。③凤尾草、银花藤、火炭母各250g，番石榴叶、辣蓼各60g，加水5000ml，煎至2500ml，供给10人作茶饮，连服3~5天。

十一、中医临床报道

（一）内服中药汤剂为主治疗阿米巴痢疾

幸平应用白头翁汤加味治疗阿米巴痢疾30例。方药：白头翁30g，黄连、秦皮各9g，黄柏、金银花各12g，败酱草15g。随症加减，日1剂水煎服，小儿酌减。并用白头翁40g，连翘、大蒜子各15g，栀子12g，秦皮10g，水煎取液100ml保留灌肠，日2次。疗效标准：治愈：临床症状消失、饮食正常、大便正常、大便镜检连续3次找不到阿米巴滋养体及包囊。结果：本组30例，用3~15日，均治愈。结论：本方具有清热解毒，凉血止痢的作用，临床用治阿米巴痢疾疗效满意。临床有报道，应用单味中药白头翁治疗急性阿米巴痢疾也取得较好疗效。方法：用白头翁30g，煎汤分2次内服，病情重者，除内服汤药外，同时还用白头翁50g煎汤做保留灌肠，一般3~5天即可治愈，重者1周左右。慢性反复发作者，白头翁合鸦胆子治疗可取得效果。在治疗中，未发现有明显副作用，不仅临床症状较快改善，肠腔黏膜溃疡也随之好转。

左勇义对收治的80例急性阿米巴痢疾治疗情况进行分析，对照组30例，每日静脉点滴10%葡萄糖、0.9%氯化钠、氨苄青霉素；肌注依米丁；口服灭滴灵、痢特灵。治疗组50例，西药与对照组基本相同，仅不用依米丁，而加用中药：白头翁、黄连、当归、白芍、鸦胆子、苦参、木香、槟榔、生地黄炭、葛根、地榆炭、甘草。加减：湿热甚者，白头翁加量，另加金银花；热重于湿，加黄柏、黄芩；湿重于热，加苍术、厚朴、茯苓、藿香；夹有积滞，痢下不爽，加大黄、枳实。用法：上方每日口服1剂，分

3次煎服，保留灌肠1次。如服上药出现恶心呕吐，停止口服，仅用灌肠，保留灌肠半小时。治疗结果：临床痊愈（症状与体征消失，各项实验室检查均恢复正常）：治疗组45例（占90%），对照组22例（占73%）；显效（微有腹泻、里急后重，纳呆，大便色黄，实验室检查大便转阴）：治疗组5例（占10%），对照组5例（占17%）；好转（腹泻减轻，实验室检查见大便仍有阿米巴滋养体）：对照组3例（占10%）。

陈勇报道临床应用张锡纯《医学衷中参西录》解毒生化丹治疗24例急性阿米巴痢疾，方药：金银花20g、生杭芍15g、甘草6g、三七末3g、鸦胆子10粒（龙眼肉包）。先将三七末、鸦胆子用温开水送服，次将余药煎汤温服，每日1剂。疗效标准：临床症状及体征消失，大便次数每日2次以下，停药后大便镜检未发现阿米巴滋养体，并隔日1次，连续3次为痊愈；用药4天以上，临床症状及体征无改善，大便镜检无好转者为无效。结果：24例患者，治愈23例，无效1例，总有效率达95.8%。疗程最短3天，最长11天，平均5.2天。

崔德彬道临床应用张锡纯《医学衷中参西录》燮理汤治疗阿米巴痢疾37例，总有效率为94.9%。其中治愈29例，好转6例，无效2例。燮理汤药物组成：生山药24g、金银花15g、生白芍18g、炒牛蒡子6g、黄连5g、肉桂5g、生甘草5g、鸭胆子5~20粒（装入胶囊药汤送服）。每日1剂，水煎服。加减：大便中以带血为主者加生地榆12g，牡丹皮9g；大便中以黏液为主者加生姜6g，苍术9g；腹胀痛甚者加玄胡索9g，广木香9g；纳呆者加神曲9g，山楂9g；恶心呕吐者加竹茹9g，半夏9g。

（二）中药灌肠法治疗阿米巴痢疾

药物灌肠法是应用较多的中医外治法，汪友平等选取秦皮50g，马齿苋50g，黄柏50g，白头翁50g，水煎去药渣，取药液150ml加入甲硝唑注射液50ml，利多卡因注射液0.1g，云南白药胶囊0.5g混匀后使用。灌肠后嘱患者每隔15min更换体位1次，并尽量保留药液于肠内2h以上。以上灌肠治疗每日1次至隔日1次，连续45日（15日为1个疗程）。杨声坤等观察白头翁配合灭滴灵保留灌肠治疗阿米巴病的临床疗效。方法：随机分成2组，均予补液，纠正电解质，对症及支持治疗。治疗组配合保留灌肠：白头翁30g，煎汤100ml，灭滴灵片0.8g（研碎），654-2注射液10~20mg。每晚睡前1次，尽量保持2小时以上。对照组用灭滴灵注射液250ml，静脉滴注，每日2次，1周为1个疗程。疗效标准：治愈：体温正常，脱水完全纠正，多次大便镜检阴性。好转：体温正常，脱水基本纠正，大便次数明显减少，大便镜检可查到阿米巴滋养体或包囊。无效：患者症状无明显好转。结果：治疗组50例，治愈37例，好转10例，无效3例，总有效率94%；对照组48例，治愈16例，好转22例，无效10例，总有效率79.2%；治疗组与对照组相比疗效有显著差异（$P<0.05$）。

（三）针灸疗法治疗阿米巴痢疾

梁德斐采用直接灸治疗阿米巴痢疾18例。治疗方法：病人仰卧，取气海、天枢（双）穴，常规消毒，以1.5寸毫针直刺1.2寸，行针刺手法，得气后出针，然后在该穴位上置麦粒大小艾炷，用香点燃，燃尽谓之1壮，易去艾灰，再置上艾炷，同样方法各穴均灸7壮。第二天开始贴灸疮膏,隔日换灸疮膏1次,让其无菌化脓1个月左右。一般灸1次即愈,如有复发者,可复灸1次。治疗结果:18例患者经直接化脓灸后,均见临床症状消失,复查大便,未找到滋养体和包囊,随访1年以上无复发。

参考文献

[1] 幸平.白头翁汤加味治愈阿米巴痢疾30例临床观察.中国乡村医药,2000,7(1):13~14

[2] 叶景华.白头翁治疗阿米巴痢疾.中医杂志,2006,47(11):811

[3] 左勇义.急性阿米巴痢疾80例疗效观察.上海中医药杂志,1989,(9):4

[4] 陈勇.解毒生化丹治疗急性阿米巴痢疾24例疗效观察.北京中医,1987,(4):44

[5] 崔德彬.燮理汤治疗阿米巴痢疾37例.湖南中医学院学报,1994,14(4):25~26

[6] 汪友平,王娟,陈芳妹.药物保留灌肠治疗阿米巴痢疾1例临床护理.齐鲁护理杂志,2010,16(18):105

[7] 杨声坤,王全让.白头翁配合灭滴灵保留灌肠治疗肠阿米巴病疗效观察.中国社区医师,2004,20(5):39~40

[8] 梁德斐.直接灸治愈阿米巴痢疾18例.浙江中医杂志,1996,31(10):469

艾 滋 病

艾滋病，即获得性免疫缺陷综合征，英语缩写 AIDS（Acquired Immune Deficiency Syndrome）的音译。由人类免疫缺陷病毒（Human Immunodeficiency Virus，简称 HIV）引起，主要经性接触、血液传播和母婴传播，以损害机体免疫系统，引起持续性细胞免疫缺损，从而发生多个器官感染或肿瘤，导致死亡的一种严重传染病。病死率极高。

一、病原学

1981 年，人类免疫缺陷病毒在美国首次发现。1986 年 7 月 25 日，世界卫生组织（WHO）发布公报，将艾滋病病毒改称为人类免疫缺陷病毒。

1. 形态结构：人类免疫缺陷病毒直径约 120 纳米，大致呈球形。病毒蛋白主要包括核蛋白、膜蛋白和复制有关的酶蛋白三种。病毒外膜是类脂包膜，来自宿主细胞，并嵌有病毒的蛋白 gp120 与 gp41；gp41 是跨膜蛋白，gp120 位于表面，并与 gp41 通过非共价作用结合。向内是由蛋白 p17 形成的球形基质，以及蛋白 p24 形成的半锥形衣壳，衣壳在电镜下呈高电子密度。衣壳内含有病毒的 RNA 基因组、酶（逆转录酶、整合酶、蛋白酶）以及其他来自宿主细胞的成分（如 tRNAlys3，作为逆转录的引物）。

2. 基因结构及编码蛋白的功能：病毒基因组是两条相同的正义 RNA，每条 RNA 长约 9.2~9.8kb。两端是长末端重复序列（longterminalrepeats，LTR），含顺式调控序列，控制前病毒的表达。LTR 有启动子和增强子并含负调控区，LTR 之间的序列编码包含了至少 9 个蛋白，可分为 3 类：结构蛋白、调控蛋白、辅助蛋白。

（1）gag 基因能编码约 500 个氨基酸组成的聚合前体蛋白，经蛋白酶水解形成 P17，P24 核蛋白，使 RNA 不受外界核酸酶破坏。

（2）Pol 基因编码聚合酶前体蛋白，经切割形成蛋白酶、整合酶、逆转录酶、核糖核酸酶 H，均为病毒增殖所必需。

（3）env 基因编码约 863 个氨基酸的前体蛋白并糖基化成 gp160，gp120 和 gp41。gp120 含有中和抗原决定簇，已证明 HIV 中和抗原表位，在 gp120V3 环上，V3 环区是囊膜蛋白的重要功能区，在病毒与细胞融合中起重要作用。gp120 与跨膜蛋白 gp41 以非共价键相连。gp41 与靶细胞融合，促使病毒进入细胞内。实验表明 gp41 亦有较强抗原性，能诱导产生抗体反应。

（4）TaT 基因编码蛋白可与 LTR 结合，以增加病毒所有基因转录率，也能在转录后促进病毒 mRNA 的翻译。

（5）Rev 基因产物是一种顺式激活因子，能对 env 和 gag 中顺式作用抑制序去抑制作用，增强 gag 和 env 基因的表达，以合成相应的病毒结构蛋白。

（6）Nef 基因编码蛋白 P27 对 HIV 基因的表达有负调控作用，以推迟病毒复制。该蛋白作用于 HIvcDNA 的 LTR，抑制整合的病毒转录。

(7) Vif 基因对 HIV 并非必不可少，但可能影响游离 HIV 感染性、病毒体的产生和体内传播。

(8) VPU 基因为 HIV-1 所特有，对 HIV 的有效复制及病毒体的装配与成熟不可少。

(9) Vpr 基因编码蛋白是一种弱的转录激活物，在体内繁殖周期中起一定作用。

3. 抵抗力：HIV 对热敏感。56℃30min 失去活性，但在室温下保存 7 天，仍保持活性。不加稳定剂病毒-70℃冰冻失去活性，而 35%山梨醇或 50%胎牛血清中-70℃冰冻 3 个月仍保持活性。HIV 对 70%乙醇、0.1%次氯酸钠、0.02%戊二醛及加热（100℃）等均很敏感，易被灭活。对紫外线、γ 射线有较强抵抗力。

4. 特点：主要攻击人体的 T 淋巴细胞系统；一旦侵入机体细胞，病毒将会和细胞整合在一起终生难以消除；病毒基因变化多样；广泛存在于感染者的血液、精液、阴道分泌物、唾液、尿液、乳汁、脑脊液、有神经症状的脑组织液，其中以血液、精液、阴道分泌物中浓度最高；对外界环境的抵抗力较弱，对乙肝病毒有效的消毒方法对艾滋病病毒也有效；感染者潜伏期长，死亡率高；艾滋病病毒的基因组比已知任何一种病毒基因都复杂。

5. 多种病原混合感染：尸检结果表明，90%的艾滋病患者死于机会性感染。能引起艾滋病机会性感染的病原多达几十种。主要包括原虫、病毒、真菌及细菌等的感染。

(1) 原虫类

①卡氏肺囊虫肺炎：卡氏肺囊虫肺炎是艾滋病患者的一个常见死因，在 60%以上的艾滋病患者中属于最严重的机会感染，约有 80%的艾滋病患者至少发生一次卡氏肺囊虫肺炎。

②弓形体感染：艾滋病患者得弓形体感染主要引起神经系统弓形体病，其发生率为 26%。CT 检查可见单个或多个局灶性病变。依据组织病理切片或脑脊液检查可见弓形体。极少数弓形体累及肺部。

③隐孢子虫病：孢子虫是寄生于家畜和野生动物的小原虫，人感染后，附于小肠和大肠上皮，主要引起吸收不良性腹泻，病死率可高达 50%以上。

(2) 病毒类

①巨细胞病毒感染：巨细胞病毒广泛存在，多数巨细胞病毒感染者无症状，但巨细胞病毒感染的患者可在尿、唾液、粪便、眼泪、乳汁和精液中迁延排出病毒。并可经输血、母亲胎盘、器官移植、性交、吮哺母乳等方式传播。确诊巨细胞病毒感染必需在活检或尸解标本中找到包涵体或分离出病毒。

②单纯疱疹病毒感染：其传播途径主要是直接接触和性接触，也可经飞沫传染，病毒可由呼吸道、口、眼、生殖器黏膜或破损皮肤侵入人体。孕妇在分娩时亦可传给婴儿。感染病毒后可引起艾滋病患者皮肤黏膜损害，累及口周、外阴、肛周、手背或食道以至支气管及肠道黏膜等，以及唇缘、口角的单纯疱疹，病损部位可培养出单纯疱疹病毒，活检可查到典型的包涵体。

③EB 病毒：该病毒在艾滋病人中感染率很高，有 96%的艾滋病人血清中可检测到 EB 病毒抗体，EB 病毒可致原发性单核细胞增多症，伴溶血性贫血、淋巴结肿大、全身

斑疹、T细胞减少等。

(3) 真菌类

①念珠菌感染：白色念珠菌是一种条件致病真菌，常存在于正常人的皮肤、口腔、上呼吸道、肠道和阴道黏膜上，可从皮肤和黏膜分泌物、大小便、痰液中培养出来。当人体抵抗力降低或机体菌群失调时，可使白色念珠菌变为致病菌导致念珠菌感染。皮肤、黏膜念珠菌病的诊断有赖于临床表现和真菌检查。

②隐球菌病：是由新型隐球菌感染引起的一种急性或慢性深部真菌病。当机体抵抗力减弱时，容易经呼吸道，偶可经肠道或皮肤入侵致病。对隐球菌病的诊断主要依据临床表现和真菌检查确诊。

(4) 细菌类

①结核杆菌：结核病常发生于有艾滋病感染但尚无艾滋病的病人，这可能因为结核杆菌的毒力强于其他与艾滋病相关的病原体，如卡氏肺囊虫等，所以结核病更易发生于免疫缺陷早期。74%～100%的艾滋病感染伴结核病人有肺结核，其症状和体征常很难鉴别于其他艾滋病相关的肺部疾病。

②非典型分枝杆菌感染：为艾滋病的重要并发症之一，常波及肝、肺、脾、肾、血液、骨髓、胃肠道、淋巴结等，其表现为发热、消瘦、吸收不良、淋巴结肿大、肝脾肿大。实验室检查为非特异性，确诊靠病原分离培养及活检。

③其他常见的致病菌：绿脓杆菌、大肠杆菌、伤寒杆菌、淋球菌等均可引起机会性感染。

二、流行病学

(一) 传染源

HIV感染者是传染源，曾从血液、精液、唾液、尿液、阴道分泌液、眼泪、乳汁等体液中分离得HIV。

(二) 传播途径

艾滋病传染主要是通过性行为，体液的交流而传播。体液主要有：精液、血液、阴道分泌物、乳汁、脑脊液和有神经症状者的脑组织中。其他体液中，如眼泪、唾液和汗液，存在的数量很少，一般不会导致艾滋病的传播。唾液传播艾滋病病毒的可能性非常小。

1. 性传播

艾滋病病毒可通过性交传播。生殖器患有性病（如梅毒、淋病、尖锐湿疣）或溃疡时，会增加感染病毒的危险。艾滋病病毒感染者的精液或阴道分泌物中有大量的病毒，通过肛门性交，阴道性交传播病毒。

2. 血液传播

通过输血、血液制品或没有消毒好的注射器传播，静脉嗜毒者共用不经消毒的注射器和针头造成严重感染。

3. 母婴传播

包括经胎盘、产道和哺乳方式传播。

(三) 易感人群

主要侵犯45岁以下的中青年,高危人群包括性工作者、同性恋者、静脉注射药物成瘾者、海地移民、血友病患者、AIDS患者的性伴侣、接受输血或血制品的人群、生活在AIDS患者家庭中的儿童等。

(四) 潜伏期和传染期

人体感染HIV后需经过0.5~20年,平均7~10年的时间才能发展为AIDS病人。在艾滋病病毒感染的初期,大约50%~70%的感染者会出现急性期症状。通常发生在感染后的1~2周,出现发热、咽痛、头痛、腹泻、疲乏无力等症状。症状持续2~4周左右,可自行好转,进入艾滋病的潜伏期。处于潜伏期的HIV感染者的血液、精液、阴道分泌物、乳汁、脏器中含有HIV,具有传染性。

三、发病机制

(一) 西医发病机制

患者精液中含10^{7-8}病毒颗粒/ml,带毒者含10^6病毒颗粒/ml,HIV可经阴道或通过肛交由直肠入血,引起感染;静脉药瘾者则因共用被HIV污染的注射器而引起感染;血友病人所输入的凝血因子乃由2000份以上的人血浆混合浓缩制成,污染HIV的机会甚多,也易引起感染。侵入人体的HIV选择性地抑制T细胞,导致$CD4^+$(辅助T细胞)$CD8^+$(抑制性T细胞)比例下降,使患者易发生条件致病性感染及恶性肿瘤。至于$CD4^+$减少的原因,除HIV的直接破坏外,其他可能有:HIV感染于细胞、自身免疫引起的$CD4^+$破坏、胞体的形成等。

(二) 中医病因病机

本病可因不洁性交或其他原因,感受"疫毒"邪气,其多属湿热秽浊毒气,迅速传入体内,损伤气血脏腑。主要表现为正气虚,以肾气亏虚为主。

1. 性行为传播途径,感染疫毒通过精窍或皮毛黏膜内侵,由气伏营入血,或直入血分,累及脏腑。正虚毒盛,阴阳失调,脏气衰败。

2. 湿热疫毒,伤气伏营入血,在机体正气不足,卫外抗邪不力之时,疫毒邪气乘虚而入,首伤人之气分,进而内伏营分,此时毒力不盛,正气尚可,病情一般不重,若疫毒邪气内伏营分,可耗伤营阴或壅遏营血。如疫毒太盛,可耗血动血,或毒火攻心,心神被扰。

3. 正不胜邪,内脏虚衰正气虚弱,疫毒内侵,更伤气血致使内脏虚衰,气血津液亏耗,导致五脏衰败。

4. 脏气不调,内生痰浊瘀血。疫毒内伤,脏腑气血亏虚,功能失调,常致痰浊内聚，瘀血内停，产生恶核、瘰疬、癥积等。

四、病理改变

（一）淋巴结

HIV 相关性淋巴结病大致可以分为无滤泡破碎的滤泡增生、有滤泡破碎的滤泡增生、滤泡退化和滤泡耗竭四种类型。在艾滋病发生前，患者发生持续性全身淋巴结病，肿大的淋巴结直径一般不超过3cm，多数 HIV 感染者在艾滋病发生前淋巴结组织学改变为滤泡增生；艾滋病患者淋巴结体积小，淋巴结病变为滤泡退化或耗竭。

（二）脾脏

艾滋病脾肿大，成人患者脾重量超过 400g 时，常意味着脾内有机会性感染和恶性肿瘤发生。艾滋病脾的显著病变是淋巴细胞高度耗竭，仅有少量白髓，甚至白髓完全消失。儿童艾滋病脾的改变为显著的淋巴细胞耗竭和吞噬红细胞现象，约 50% 病例出现卡波氏样病变。

（三）胸腺

成人艾滋病患者的胸腺无明显病理变化，可以出现 B 细胞滤泡增生。儿童艾滋病患者发生胸腺过早退化。HIV 损伤胸腺上皮，引起淋巴组织发生萎缩和耗竭，可见浆细胞浸润和多核巨细胞形成，胸腺小体囊肿形成。

（四）骨髓

早期，3/4 的病例表现为细胞增生，以粒细胞系和巨核细胞增生为主。晚期，患者衰竭时，骨髓细胞减少，可见不成熟的、发育不良的前体髓细胞、淋巴样细胞聚集、不典型巨核细胞、细网状硬化、轻度血管增生、组织细胞增生和含铁血黄素沉积。

（五）免疫病理

1. $CD4^+T$ 淋巴细胞数量减少

急性感染期以 $CD4^+T$ 淋巴细胞数量短期内一过性迅速减少为特点；无症状感染期以 $CD4^+T$ 淋巴细胞数量持续缓慢减少为特点，$CD4^+T$ 淋巴细胞数多在 $800\sim350/mm^3$ 之间，此期持续时间变化较大（数月至十数年不等），平均持续约 8 年左右；进入有症状期后 $CD4^+T$ 淋巴细胞再次较快速的减少，多数感染者 $CD4^+T$ 淋巴细胞数在 $350/mm^3$ 以下，部分晚期病人 $CD4^+T$ 淋巴细胞数甚至降至 $200/mm^3$ 以下，并快速减少。

2. $CD4^+T$ 淋巴细胞功能障碍

主要表现为 T 辅助细胞 1（Th1）细胞被 T 辅助细胞 2（Th2）细胞代替、抗原递呈细胞功能受损、白细胞介素 -2 产生减少和对抗原反应活化能力丧失，使 HIV/AIDS 病人易发生各种感染。

3. 异常免疫激活 HIV 感染后的另一免疫病理改变是免疫系统的异常激活，$CD4^+$、

CD8$^+$T 淋巴细胞表达 CD69、CD38 和 HLA – DR 等免疫激活标志物水平异常的升高，且与 HIV 血浆病毒载量有良好相关性，并随疾病进展，细胞激活水平也不断升高。

4. 免疫重建

艾滋病病人免疫功能重建的含义是指经抗病毒治疗后，上述 HIV 所引起的免疫异常改变能恢复至正常或接近正常水平，即：1）减少的 CD4$^+$T 淋巴细胞恢复正常；2) CD4$^+$T 淋巴细胞恢复对记忆抗原刺激的正常反应能力；3）病人体内异常的免疫激活恢复正常。

五、临床表现

从初始感染 HIV 到终末期是一个较为漫长复杂的过程，在这一过程的不同阶段，与 HIV 相关的临床表现也是多种多样的。参照 2001 年制定的《HIV/AIDS 诊断标准及处理原则》中华人民共和国国家标准（试行），将艾滋病的全过程分为急性期、无症状期和艾滋病期。

（一）症状和体征

1. 急性期

通常发生在初次感染 HIV 后 2~4 周左右。部分感染者出现 HIV 病毒血症和免疫系统急性损伤所产生的临床症状。大多数病人临床症状轻微，持续 1~3 周后缓解。临床表现以发热最为常见，可伴有咽痛、盗汗、恶心、呕吐、腹泻、皮疹、关节痛、淋巴结肿大及神经系统症状。此期在血液中可检出 HIV – RNA 和 P24 抗原，而 HIV 抗体则在感染后数周才出现。CD4$^+$T 淋巴细胞计数一过性减少，同时 CD4/CD8 比率亦可倒置。部分病人可有轻度白细胞和血小板减少或肝功能异常。

2. 无症状期

可从急性期进入此期，或无明显的急性期症状而直接进入此期。此期持续时间一般为 6~8 年。其时间长短与感染病毒的数量、型别、感染途径、机体免疫状况的个体差异、营养条件及生活习惯等因素有关。在无症状期，由于 HIV 在感染者体内不断复制，免疫系统受损，CD4$^+$T 淋巴细胞计数逐渐下降，同时具有传染性。

3. 艾滋病期

为感染 HIV 后的最终阶段。病人 CD4$^+$T 淋巴细胞计数明显下降，多 <200/mm^3，HIV 血浆病毒载量明显升高。此期主要临床表现为 HIV 相关症状、各种机会性感染及肿瘤。

（1）HIV 相关症状：主要表现为持续一个月以上的发热、盗汗、腹泻；体重减轻 10% 以上。部分病人表现为神经精神症状，如记忆力减退、精神淡漠、性格改变、头痛、癫痫及痴呆等。另外还可出现持续性全身性淋巴结肿大，其特点为：①除腹股沟以外有两个或两个以上部位的淋巴结肿大；②淋巴结直径≥1cm，无压痛，无粘连；③持续时间 3 个月以上。

（2）各系统常见的机会性感染及肿瘤：①呼吸系统：卡氏肺孢子虫肺炎（PCP）、肺结核、复发性细菌、真菌性肺炎。②中枢神经系统：隐球菌脑膜炎、结核性脑膜炎、弓形虫脑病、各种病毒性脑膜脑炎。③消化系统：白色念珠菌食道炎、巨细胞病毒性食道炎、肠炎；沙门氏菌、痢疾杆菌、空肠弯曲菌及隐孢子虫性肠炎。④口腔：鹅口疮、舌毛状白斑、复发性口腔溃疡、牙龈炎等。⑤皮肤：带状疱疹、传染性软疣、尖锐湿疣、真菌性皮炎和甲癣。⑥眼部：巨细胞病毒性及弓形虫性视网膜炎。⑦肿瘤：恶性淋巴瘤、卡波氏肉瘤等。

（二）并发症

1. 艾滋病患者多出现明显的消瘦和严重的营养不良，贫血，白细胞、血小板或全血细胞减少。

2. 长期腹泻引起水、电解质紊乱，神经系统的损伤，引起智力下降、反应迟钝、抑郁、忧虑、类妄想狂精神病或痴呆。

3. 心血管系统的损伤引起心动过速、心脏增大、充血性心力衰竭。

4. 肾功能的损伤可引起间质性肾炎和肾小管坏死，出现蛋白尿、少尿、高度水肿、氮质血症及肾功能衰竭。

5. 肌肉骨骼系统的损伤可引起游走性关节炎，关节疼痛和关节腔积液，酷似风湿性关节炎，抗风湿治疗效果不佳。亦可表现有多发性肌炎，肌肉明显压痛及活动障碍，肌肉活检呈坏死性肌炎。

6. 内分泌系统的损伤可出现肾上腺功能不全和低肾素血症、低血压、持续性低血钠和高血钾、甲状腺功能低下、糖尿病和肾上腺危象等。

六、诊断

（一）诊断要点

HIV/AIDS 的诊断需结合流行病学史（包括不安全性生活史、静脉注射毒品史、输入未经抗 HIV 抗体检测的血液或血液制品、HIV 抗体阳性者所生子女或职业暴露史等）、临床表现和实验室检查等进行综合分析。诊断 HIV/AIDS 必须是 HIV 抗体阳性（经确认试验证实），而 HIV-RNA 和 P24 抗原的检测有助于 HIV/AIDS 的诊断，尤其是能缩短抗体"窗口期"和帮助早期诊断新生儿的 HIV 感染。

1. 急性期：病人近期内有流行病学史和临床表现，结合实验室 HIV 抗体由阴性转为阳性即可诊断，或仅实验室检查 HIV 抗体由阴性转为阳性即可诊断。

2. 无症状期：有流行病学史，结合 HIV 抗体阳性即可诊断，或仅实验室检查 HIV 抗体阳性即可诊断。

3. 艾滋病期：①原因不明的持续不规则发热38℃以上，>1个月；②慢性腹泻次数多于3次/日，>1个月；③6个月之内体重下降10%以上；④反复发作的口腔白色念珠菌感染；⑤反复发作的单纯疱疹病毒感染或带状疱疹病毒感染；⑥长氏肺孢子虫肺炎（PCP）；⑦反复发生的细菌性肺炎；⑧活动性结核或非结核分支杆菌病；⑨深部真菌感染；⑩中枢神经系统占位性病变；⑪中青年人出现痴呆；⑫活动性巨细胞病毒感染；⑬弓形虫脑病；⑭青霉菌感染；⑮反复发生的败血症；⑯皮肤黏膜或内脏的卡波氏肉瘤、淋巴瘤。诊断标准：有流行病学史、实验室检查 HIV 抗体阳性，加上述各项中的任何一项，即可诊断为艾滋病。或者 HIV 抗体阳性，而 $CD4^+T$ 淋巴细胞数 $<200/mm^3$，也可诊断为艾滋病。

（二）中医辨证

本病的病机为正气不足和感染疫毒。而正气不足、脏气亏虚又是其根本原因。但初起多为实，继而疫毒伤脏，以虚为主。当出现病理产物时则又为虚实夹杂。其虚当辨析气血阴阳脏腑，其实也当辨析寒热燥湿，或属痰属瘀。艾滋病可伤五脏，但主要涉及脾、肾、肺三脏。

1. 邪伤卫气证

主症：发热，头痛，身痛，周身不适，出汗，乏力，动则心悸气短，微咳少痰。舌淡红，苔薄黄，脉浮数。

2. 邪热蕴肺证

主症：发热，咳嗽，胸痛，烦躁不安，口苦咽干，呼吸困难。舌红苔黄腻，脉滑数。

3. 热陷营血证

主症：高热，皮肤黏膜出血，衄血，咯血，便血，皮肤紫斑，心烦，时有谵语。舌红绛，苔黄，脉细数或弦数。

4. 脾胃虚弱证

主症：厌食纳差，胸腹胀满，形瘦乏力，大便溏，恶心呕吐，面色萎黄，短气自汗。舌淡苔白，脉缓。

5. 肾精不足证

主症：头发脱落，齿摇稀疏，耳鸣耳聋，健忘神疲，动作迟缓，下肢软弱无力。舌淡或红，脉沉细无力。

6. 肝肾阴虚证

主症：头晕目眩，耳鸣耳聋，失眠健忘，五心烦热，咽干口燥，胁肋隐痛，精神抑郁，腰膝酸软，形体消瘦。舌红少苔，脉细数。

7. 气阴两虚证

主症：低热盗汗，咽干口燥，神疲乏力，心悸，心烦，手足心发热，消瘦，自汗。舌质淡或红，苔白，脉细弱。

8. 痰凝血瘀证

主症：胁下痞块，瘰疬，面色萎黄，肝脾肿大或内脏肿瘤。舌质紫斑，脉细涩。

（三）鉴别诊断

本病应与以下疾病相鉴别。

1. 由于艾滋病患者有发热、肝脾肿大、淋巴结肿大，个别患者白细胞低、淋巴细胞减少，因此，临床上注意与皮质类固醇症、化疗、放疗或原先已经存在的恶性肿瘤及严重的蛋白质－热能性营养不良引起的继发性免疫缺陷病，原发性免疫缺陷病，血液病等进行鉴别。

2. 出现中枢神经系统病变时，应注意与其他原因引起的中枢神经系统疾病相鉴别。

3. 艾滋病的高危人群出现传染性单核细胞增多症症状时，应与传染性单核细胞增多症相鉴别，可立即进行 HIV 抗体的检测。

七、临床处理及治疗

（一）西药治疗

1. **免疫增强剂**：最近发现应用白细胞介素 – 2（IL – 2）治疗本病有一定的效果，其他还有 γ – 干扰素等。

2. **治疗合并性感染**：针对卡氏肺囊虫感染，用 TMP 20mg/kg，加 SMI 100mg/kg，均为每日量，分 4 次口服、鼻饲或静脉注射，疗程 2~3 周；或用羟乙基磺胺戊烷脒 4mg/kg 肌肉注射，每日 1 次，疗程 2~3 周。针对新型隐球菌感染，每日静滴二性霉素 – 乙 3~6mg/kg，加 5 – Fu 75~100mg/kg，不少于 6 周。针对鼠弓形体感染用三磺嘧啶（或用磺胺嘧啶），成人每日 2~6g，合用乙胺嘧啶每日 25mg，共 3~4 周。

3. **抗 HIV 的药物治疗**：目前已经有一些抗病毒药物在体外或体内试验中对 HIV 的复制有影响的报告，这些药物包括苏拉明、三氮唑核苷、异构多聚阴离子 – 23、α – 干扰素、甲磷酸盐、叠氮胸苷及利福霉素衍生物。然而，尽管从上述药物体外试验结果看较有希望，但在艾滋病的治疗中，无论临床及免疫学方面，均未改善。因此，国外正在发展更有效的抗病毒药物，同时也在进行有关抗病毒药物的协同功效研究，以求获得最大的功效和最低的毒性。

4. 其他包括相应的抗肿瘤治疗、支持疗法及对症治疗等。

（二）中医治疗

本病病机是正气不足，疫毒内侵，本虚标实。治疗应扶正为主，调动机体抗病能力，提高机体的免疫功能，尤其是调补脾、肾、肺三脏更具有重要意义。但又要抑制或消除致病因子，排除病理产物。所以辨证论治和辨病论治相结合为治疗的一个基本原则。

1. **辨证治疗**

（1）邪伤卫气证

治法：清解肺卫

方药：银翘散合玉屏风散加减。药用金银花、连翘、板蓝根、桔梗、川贝母、牛蒡子、蒲公英、天花粉、防风、白术、人参、甘草。若兼有手足心热、低热、干咳等加生地黄、麦冬、知母、玄参；如兼高热、神昏以白虎加人参汤合用。

（2）邪热蕴肺证

治法：清热解毒，宣肺化痰

方药：泻白散合麻杏石甘汤加减。药用黄芩、桑白皮、知母、鱼腥草、瓜蒌、川贝母、紫苏子、橘红、石膏、杏仁、天竺黄。如痰涎盛者加半夏、胆南星等。

（3）热陷营血证

治法：清营解毒，凉血

方药：犀角地黄汤合清瘟败毒饮加减。药物用水牛角（代犀角）、羚羊角、生地黄、赤芍、牡丹皮、丹参、栀子、连翘、金银花、玄参、黄芩、紫草、石菖蒲、石膏等。如神昏、惊厥、抽搐等，可选用紫雪丹、至宝丹、安宫牛黄丸等服用。

（4）脾胃虚弱证

治法：健脾益气

方药：六君子汤加减。药物用黄芪、党参、白术、山药、茯苓、黄精、柴胡、陈皮、砂仁、当归、甘草等。若心悸者合归脾汤加减，若久泻不止、腹痛者加制附子，白术改为焦白术等。

（5）肾精不足证

治法：补肾益精

方药：六味地黄丸合河车再造丸加减。药物用牛膝、紫河车、生地黄、熟地黄、天冬、麦冬、阿胶、龟板、鳖甲、白芍、五味子、肉苁蓉、玄参、山茱萸、牡丹皮等。如低热、干咳、咽痛者加重养阴润肺之品；如形寒肢冷、小便频数加附子、肉桂、巴戟天。

（6）肝肾阴虚证

治法：滋补肝肾

方药：六味地黄丸合二至丸加减。药物用生地黄、熟地黄、山茱萸、泽泻、牡丹皮、麦冬、鳖甲、枸杞子、酸枣仁、菊花、知母、当归、墨旱莲、女贞子等。如眩晕欲仆合镇肝熄风汤加减。

（7）气阴两虚证

治法：益气养阴

方药：黄芪生脉饮加减。药用黄芪、党参、麦冬、五味子、知母、炒白芍、地骨皮、女贞子等。如咳嗽、气短、畏风、肺气虚者可合补肺汤加减。

（8）痰凝血瘀证

治法：活血化痰，散结

方药：桃仁四物汤加减。药用桃仁、赤芍、川芎、水牛角、胆南星、半夏、山慈菇、夏枯草、乳香、没药、牡蛎、贝母、党参、蜈蚣、桔梗、白芥子、竹茹等。如体质弱者可合用补气、滋阴、养血之品。

2. 针灸治疗

（1）针对本病卫气虚，为固益卫气可选足三里、合谷、曲池、列缺、大椎等穴。根据阴虚、血虚、血滞等证型与涉及各脏腑经络见症多少辨证选穴，肺见症为主者取中府、列缺、太渊、肺俞；脾胃见症为主者取太白、三阴交、足三里、脾俞、胃俞；心见症为主取神门、内关；肾见症为主者取肾俞、太溪；肝见症为主者取太冲、血海、肝俞。本病虚损见症突出，手法宜用补法为主，留针时间不宜过长，一般不超过20分钟。

（2）耳针取穴为交感、神门、肺、肝、肾，留针时间不宜过长（20分钟以内），补法为主，每周2次。

此外，尚可结合太极拳、气功等方法综合治疗。

八、预后

艾滋病传播面广，预后不良，死亡率很高，患者并发机会性感染者平均生存期为35周，并发机会性肿瘤者平均生存期为125周，因此人们称之为"超级癌症"。本病感染疫毒是病机的关键。而疫毒内侵易损伤正气。正虚毒盛，阴阳失调，脏气衰败是本病的基本病机。因此，本病及时防治，可阻止邪毒深入，控制病情的发展；如治疗不及时，邪毒入里，不仅损伤脏气而且致生病理产物，病理产物反过来又进一步恶化伤脏，使五脏气衰，阴阳离绝，病情不可逆转而死亡。艾滋病预后极差，如初起治疗及时可稳定，后期则转归不良。

九、预防

1. 首先要学习有关艾滋病的基本知识，艾滋病是一种传染病，主要经性接触、输血、血液制品及母婴传播。应了解艾滋病的主要临床表现及预防措施。
2. 防止与艾滋病人发生性接触，包括同性间及异性间的性接触，特别是同性恋者的肛门性交。
3. 尽量使用国产血液制品，如果必须使用从国外进口的血液制品时，则必须经加热处理。
4. 高危人群不能献血。争取逐步做到供血者进行 HIV 抗体检测，抗体阳性者应禁用其血、血浆、器官、其他组织及精液。
5. 不共用针头及注射器，在做各种治疗及预防注射时，必须做到一人一针头、一注射器，有条件的单位，应尽量使用一次性注射器。
6. 不共用牙刷、剃须刀或其他可能被污染的物品。
7. 患艾滋病的妇女应避免妊娠，以防经胎盘传给胎儿。
8. 密切接触病人的医务人员及实验室工作者应注意：防止被病人使用过的针头刺伤；避免直接接触病人的血液及体液，可戴手套、穿隔离衣；操作污染物品时，更应避免破损伤口直接感染；偶然被患者血液或其他体液污染时，应立即彻底清洗和消毒。
9. 加强国境检疫，严防艾滋病的传入。

十、中医临床报道

（一）中医药治疗艾滋病临床疗效研究

唐宁新等采用中医辨证施治与 ART 抗反转录病毒疗法合用治疗艾滋病，探讨其协同作用。方法：ART 患者64例，随机分为治疗组和对照组各32例，治疗组采用中医辨证施治配合 ART 疗法治疗；对照组仅用 ART 疗法，1年为1个疗程，治疗2年。分别记录2组治疗前后症状体征积分、T 淋巴细胞亚群、安全性指标，治疗组检测 HIV - RNA 载量。结果：治疗组症状、体征治疗后改善，部分症状、体征（乏力、汗出、纳差、肢麻、皮疹）明显改善，优于对照组（$P<0.05$）；2组 $CD4^+T$ 细胞数与治疗前比

较有显著性差异（$P<0.01$），但组间比较无显著性差异（$P>0.05$）；治疗组检测的病毒载量均在检测线以下。结果显示：中医辨证施治与 ART 疗法合用可以改善艾滋病患者临床症状，同时减少 ART 疗法的某些毒副反应。

张毅等观察芪苓益气片治疗 HIV 感染者及 AIDS 患者的临床疗效。方法：选 HIV 感染者及 AIDS 患者 110 例，采用自身前后对照，随访临床症状、体征积分、卡洛夫斯基积分、体重、感冒次数的情况，比较用药后 6 个月、12 个月患者临床症状、体征积分、卡洛夫斯基积分、体重、感冒次数。结果：在总积分、大部分症状体征积分、卡洛夫斯基积分、体重、感冒次数改善方面，自身治疗前后差异有意义。研究结果显示芪苓益气片可能对 HIV 感染者及 AIDS 患者有一定疗效。

临床应用中药益艾康胶囊结合中医辨证，治疗 885 例艾滋病患者，采用益艾康胶囊为主与辨证施治相结合的方法予以治疗，口服益艾康胶囊每次 5 粒，每日 3 次，治疗周期 48 个月，对治疗前后症状体征积分、感冒次数、Karnovsky 评分、$CD4^+T$ 淋巴细胞计数、病毒载量及病死率等方面的变化进行比较。结果：治疗后患者临床症状与体征积分均明显降低、Karnovsky 评分及体重升高、感冒次数减少，与治疗前比较差异有统计学意义（$P<0.01$）；病毒载量下降加稳定者占 84.8%，$CD4^+T$ 淋巴细胞计数较治疗前明显下降（$P<0.01$），病死率逐年下降。结论：益艾康胶囊结合中医辨证治疗可改善患者临床症状和体征，减少机会性感染，降低病毒载量及病死率。此外，应用益艾康胶囊合甘草泻心汤，对艾滋病机会性感染口腔溃疡具有抗耐药、减少感染的疗效。

蒋士卿等观察精元康胶囊对艾滋病外周血象低下的治疗效果。方法：选用中药制剂精元康胶囊 + 利可君片模拟剂与 HAART 疗法同时服用组患者 58 例，并与西药利可君片 + 精元康胶囊模拟剂与 HAART 疗法同时服用患者 58 例，采用随机、双盲、双模拟剂的临床试验方法，均系统服药 6 个月，定期检测患者外周血象，以观察精元康胶囊对艾滋病不同程度的白细胞低下的治疗效果。结果：精元康胶囊治疗艾滋病外周血象低下效果良好，服用含齐多夫定（AZT）HAART 方案的患者与服用不含齐多夫定（AZT）的 HAART 方案者比较，均显示出提升白细胞作用。精元康胶囊临床安全有效，治疗中期及后期随访均未观察到本制剂引起的毒副作用和不良反应。结论：精元康胶囊可有效治疗艾滋病患者外周血象低下。

靳华等对于 38 例艾滋病卡氏肺孢子虫肺炎患者，采用西药配合真武汤合葶苈大枣泻肺汤治疗，中药汤剂每日 1 剂，21 日为 1 个疗程。结果：38 例中，显效 28 例，有效 7 例，无效 3 例，有效率 92.20%。该治疗方案可明显减轻和改善患者的症状与体征。

李强等对柴胡加龙骨牡蛎汤对艾滋病抑郁症的症状和免疫功能的影响进行研究。方法：采用汉密尔顿抑郁量表 17 项版本（HRSD17）筛查艾滋病抑郁症病人，柴胡加龙骨牡蛎汤干预治疗，通过中医临床症状量化和白细胞介素 -2 测定，分别评价临床症状及免疫功能。结果：组间比较治疗组中医临床症状改善明显（$P<0.05$）。IL-2 测试结果，治疗组总体疗效优于对照组。研究认为柴胡加龙骨牡蛎汤能改善艾滋病抑郁症病人中医临床症状，同时对免疫功能产生影响，具有一定的抗抑郁作用。

陈振念等观察中药含漱液防治艾滋病口腔病损的疗效。方法：2007 年 6 月至 2009 年 4 月诊治的 AIDS190 例患者，按住院顺序编号，用随机数字表法随机分成 2 组，实验组 102 例,用含漱液含漱,对照组 88 例,用生理盐水含漱液。2 组用同一种含漱方法。在预防作用的观察中:实验组口腔感染的发生率 5.45%,对照组 17.64%;在治疗作用的观察中:实验组显效 82.98%,有效 10.64%,无效 6.38%,白色念珠菌 7 天转阴率 87.10%;对照组显效 43.24%,有效 40.54%,无效 16.22%,白色念珠菌 7 天转阴率 29.17%。观察结论显示:中药含漱液漱口对艾滋病口腔病损防治具有较好的功效,2 组疗效对比有显著差异($P<0.05$)。

(二) 中药研究进展

黄连、紫草、丹参、五味子、黄芩、天花粉、甘草和姜黄等有抑制 HIV 逆转录酶活性的作用;乌梅、石榴皮、鸦胆子、黄芩、槐花、蒲公英、射干、知母、黄连、淫羊藿、白花蛇舌草、黄柏、桔梗和牡丹皮等可抑制 HIV 蛋白酶活性;还有一些中药能够提高机体免疫功能,提高机体对 HIV 感染的抵抗能力,如人参、黄芪、白术、灵芝、茯苓和当归等可增强巨噬细胞的吞噬能力;阿胶、女贞子、沙参、玄参和麦冬等可延长抗体活性等;而有些中药不但能够直接抑制 HIV 复制,还具有提高机体免疫功能的作用,从两方面对 HIV 感染者或者艾滋病患者产生治疗效果。在众多具有抗 HIV 作用的中药中,清热解毒类药物的抗病毒活性较强,其中甘草、黄芩、天花粉和绿茶成为近年来研究的热点。

参考文献

[1] 唐宁新,黄绍标,刘燕芬,等. 中医辨证施治与 ART 协同治疗艾滋病的临床研究. 广西中医药,2010,33(4)5~8

[2] 张毅,娄方璐. 芪苓益气片对 HIV 感染者临床症状影响的研究. 四川中医,2010,28(3)58~59

[3] 李发枝,徐立然,张明利,等. 益艾康胶囊与辨证施治相结合治疗艾滋病患者 885 例临床观察. 中医杂志,2010,51(9)808~810

[4] 靳华,李长坡,张明利. 益艾康胶囊合甘草泻心汤治疗艾滋病口腔溃疡临床观察. 中医学报,2010,25(3)383~384

[5] 李强,张晓伟,谢正,等. 柴胡加龙骨牡蛎汤对艾滋病抑郁症患者临床症状及免疫功能的影响. 辽宁中医杂志,2010,37(5)877~878

[6] 蒋士卿,孙宏新,徐英敏,等. 精元康胶囊对不同治疗方案的 116 例 HIV/AIDS 患者白细胞水平影响的随机对照研究. 中国实验方剂学杂志,2010,16(14)201~203

[7] 靳华,张明利. 中西医结合治疗艾滋病卡氏肺孢子虫肺炎 38 例. 中医学报,2010,25(2)198~199

[8] 陈振念,何艳英,卫奕荣. 中药含漱液防治艾滋病口腔病损 102 例疗效观察. 四川中医,2010,28(10)114~115

[9] 陈峥. 天然药物治疗艾滋病的研究进展. 国外医学·流行病学传染病学分册,2006,30(3):166~168.

[10] 刘瑞,彭勃. 中药治疗艾滋病的国内外研究进展. 世界中医药,2009,4(3):175~178

十一、已发布的中医诊疗指南

附1：中医药治疗艾滋病临床技术方案
（试行）

（一）前言

2004年1月按照国家中医药管理局中医药防治艾滋病工作组织协调小组的要求，中国中医研究院艾滋病中医药防治中心牵头组织有关专家，根据国家中医药管理局中坦合作艾滋病研究治疗项目十七年积累的中医药治疗经验，结合我国艾滋病的临床特点和全国中医药界在艾滋病中医药治疗研究中的经验起草了《中医药治疗艾滋病临床技术方案》（以下简称《方案》）初稿。此后，国家中医药管理局中医药防治艾滋病工作组织协调小组办公室又多次组织了全国治疗艾滋病中医、西医、中西医结合专家对《方案》初稿进行修改论证，形成了《中医药治疗艾滋病临床技术方案（试行）》。此《方案》已在5省中医药治疗艾滋病试点项目中初步试用，反映良好。

本方案的重点在中医药对艾滋病发生、发展不同阶段的认识、中医辨证分型和临床有效治疗方药的介绍。关于艾滋病的流行病学、临床诊断学等内容，请参见附件1《艾滋病诊疗指南》，在此不再赘述。

（二）临床分期及其病理机制

艾滋病是一种慢性进行性疾病，从病毒感染到艾滋病的晚期可分为几个阶段，为了便于临床掌握，本方案中将其分为三期。

1. 急性感染期

艾滋病毒侵入人体，机体卫外防御体系对入侵邪毒必然进行抵抗，此期或为邪毒犯表，郁于腠理，表卫失和，出现头痛、发热、乏力、咽痛、全身不适等表现；或邪毒入侵犯肺，出现壮热、咳嗽、咯痰、头身疼痛等表现；或皮毛宣泄失畅，邪毒郁于肌腠，而见颈、腋及枕部淋巴结肿大，或急性多发性神经炎、皮疹、肝脾肿大等，约持续1~2周后自行缓解。总之，此期正邪相搏，但正暂能胜邪。感染之初HIV大量复制，CD4细胞急骤下降，之后HIV复制被相对抑制，CD4仍能恢复至500/mm^{3}或更高。从HIV侵入人体到机体出现抗－HIV抗体的这段时间称窗口期，约2~12周。

2. 潜伏期

艾滋病毒感染人体在经历了急性感染期后，进入一个相当长的无症状期，有的人感染后没有急性期直接进入潜伏期。这一时期的感染者虽然称"无症状"，是指尚未出现与艾滋病相关的症状，并非绝对无症状。此期，正邪相当，正邪斗争进入相持阶段，但正气逐渐被损耗，阴阳、气血、津液及脏腑功能日渐失调。临床多表现为面色苍白少华、易于感冒、全身乏力、失眠多梦、焦虑恐惧、情绪低落、头晕目眩、或低热盗汗、烦热口干、淋巴结肿大等，机体抵抗力逐渐降低。感染HIV后的潜伏期约8~10年，在HIV感染6个月时，机体内的HIV病毒载量维持较低水平，CD4细胞则以平均约

$30\sim50/mm^3/$年的速度逐步下降。

3. 发病期

艾滋病毒在人体内复制繁殖，不断破坏人体免疫功能，病情进展到一定程度时，机体的免疫功能低下或缺陷，出现艾滋病相关症状。此期正不胜邪，正气更虚，各种病邪乘虚而入，导致正虚邪实，气血津液及脏腑功能诸不足；或因虚留瘀，因虚致痰，痰瘀互结，消噬正气，临床可见各种机会性感染。表现为持续发热、淋巴结肿大、腹泻、消瘦、乏力、鹅口疮、咳嗽、头痛、皮疹皮炎、并发PCP、肿瘤、结核等。至终晚期，正气极端衰退，气虚阳损，血虚阴损，阴损及阳，阳损及阴，阴阳俱衰，表现为虚羸消瘦、倦怠乏力、萎黄神疲、喘促息微等，终致阴阳离决，生命消亡。发病期CD4在$200\sim50/mm^3$或更低。从进入艾滋病期至病人死亡的时间约0.5～2年。

（三）辨证论治（常见证型及处理）

艾滋病毒感染人体后是一个缓慢的发展过程。不同的个体和不同的阶段其中医病机表现不一，中医界通过十多年来的探索，对艾滋病的中医病因病机有了一定的认识，形成了治疗艾滋病的一些基本方药。目前中医对艾滋病治疗的主要目标是提高免疫功能，控制机会性感染，改善生存质量，使患者带毒生存。由于艾滋病病毒感染后的各种机会性感染错综复杂，为了易于临床操作，对各期进行如下辨证分型论治，在临床上可参照执行。

1. 急性感染期

此期治疗的原则是尽快透邪外出，消除急性感染的症状。

（1）风热型：症见身热，头痛，咽痛，微恶风，咳嗽痰黄稠，自汗出，脉浮数，舌苔薄白或兼黄。

治法：辛凉解表

方药：银翘散加减

组成：连翘　金银花　苦桔梗　薄荷　淡竹叶　生甘草　荆芥穗　淡豆豉　牛蒡子

中成药：板蓝根冲剂、VC银翘片

（2）风寒型：症见恶风、恶寒明显，头痛剧烈，发热汗不出，周身肌肉疼痛，脉浮紧，舌苔薄白。

治法：辛温解表

方药：荆防败毒散加减

组成：羌活　独活　柴胡　前胡　枳壳　茯苓　荆芥　防风　桔梗　川芎　甘草

中成药：川芎茶调散、正柴胡饮

2. 潜伏期（无症状HIV感染）

此期的治疗原则是尽量增强机体的免疫功能，调整全身的功能状态，使正邪处于平衡状态，尽量延缓发病时间。

（1）气血两亏型：平素体质虚弱，面色苍白，畏风寒，易感冒，声低气怯，时有自汗，舌质淡，脉虚弱或细弱。

治法：气血双补

方药：八珍汤或归脾汤加减

组成：当归　川芎　白芍　熟地黄　人参　白术　茯苓　甘草　黄芪　龙眼肉　酸枣仁　远志

中成药：人参归脾丸

(2) 肝郁气滞火旺型：平素性格内向，情感脆弱，情绪易抑郁，得知自己感染HIV后，更是焦虑恐惧，胸胁胀闷，失眠多梦，不能控制自己的情绪，甚至产生轻生念头，妇女可有月经不调，乳房、少腹结块，查体可较早出现淋巴结肿大，舌苔薄白，脉弦。

治法：疏肝理气

方药：柴胡疏肝散加减

组成：陈皮　柴胡　川芎　香附　枳壳　芍药　甘草　当归　白术　茯苓

中成药：丹栀逍遥丸

(3) 痰热内扰型：平素饮食不节，或嗜食辛辣厚腻，易于心烦急躁，口苦吞酸，呕恶嗳气，失眠，目眩头晕，苔腻而黄，脉滑数。

治法：化痰清热，理气和中

方药：温胆汤加减

组成：半夏　陈皮　茯苓　枳实　竹茹　甘草　生姜

3. 发病期

此期的治疗原则是减轻患者的症状，提高生存质量，延长生命，减少死亡率。以下见主症两项、次症三项或见主症三项、次症一项者即可确定为该证型。

(1) 热毒内蕴　痰热壅肺

主症：咳嗽，喘息，痰多色黄，发热，头痛。

次症：胸痛，口干口苦，皮疹或疱疹，或大热、大渴、大汗出、日晡潮热。

舌脉：舌红苔白或兼黄，脉浮数或弦数。

治法：清热解毒　宣肺化痰

方药：清金化痰汤合麻杏石甘汤加减

组成：半夏　杏仁　陈皮　瓜蒌仁　黄芩　枳实　茯苓　麻黄　生石膏　甘草

中成药：羚羊清肺散、二母宁嗽丸

艾滋病机会性感染之上呼吸道感染、肺炎（包括PCP）初、中期可参考此型论治。

(2) 气阴两虚　肺肾不足

主症：低热盗汗，五心烦热，干咳少痰，痰稠黏难咳出，乏力。

次证：口干咽燥，午后或夜间发热，或骨蒸潮热，心烦少寐，颧红，尿黄，或面色白、气短心悸，头晕，咳嗽无力、咳痰困难或夹血丝，或恶风、多汗，皮肤受风后起痒疹、如粟粒或成片状。

舌脉：舌质干红，少苔，脉细数。

治法：补肺益气　滋肾养阴

方药：生脉散合百合固金汤加减

组成：人参　麦冬　五味子　熟地黄　百合　甘草　生地黄　贝母　白芍　玄参

桔梗

中成药：生脉饮口服液或胶囊、养阴清肺丸

艾滋病呼吸系统机会性感染（包括PCP）之后期可参考此型论治。

（3）气虚血瘀　邪毒壅滞

主症：乏力气短，躯干或四肢有固定痛处或肿块，甚至肌肤甲错，面色萎黄或黧黑。

次症：口干不欲饮，午后或夜间发热，或自感身体某局部发热，或热势时高时低，遇劳而复发或加重，自汗，易感冒，食少便溏，或肢体麻木，甚至偏瘫，或脱发。

舌脉：舌质紫暗或有瘀点、瘀斑，脉涩。

治法：益气活血　化瘀解毒

方药：补中益气汤合血府逐瘀汤加减

组成：黄芪　桃仁　红花　当归　生地黄　川芎　赤芍　牛膝　桔梗　枳壳　甘草　人参　橘皮　升麻　柴胡　白术

中成药：血府逐瘀口服液或胶囊、补中益气丸

艾滋病见周围神经炎、带状疱疹后遗症、脂溢性皮炎等可参考此型论治。

（4）肝经风火　湿毒蕴结

主症：疱疹，口疮，不易愈合。

次症：皮肤瘙痒或糜烂、溃疡，或小水泡、疼痛、灼热，或发于面部躯干，或发于口角、二阴，口苦，心烦易怒。

舌脉：舌质红苔腻，脉滑数。

治法：清肝泻火　利湿解毒

方药：龙胆泻肝汤加减

组成：龙胆草　黄芩　栀子　泽泻　车前子　当归　生地黄　柴胡　生甘草　白鲜皮　地肤子

中成药：龙胆泻肝丸、皮肤病血毒丸或防风通圣丸，冰硼散、锡类散、湿毒膏外涂患处

艾滋病见带状疱疹、单纯性疱疹、脓疱疮、脂溢性皮炎、药疹等可参考此型论治。

（5）气郁痰阻　瘀血内停

主症：瘰疬肿块，抑郁寡欢，病情常随情绪而变化，善太息，按之不痛或轻痛，胸胁胀满。

次症：梅核气，或大便不爽，妇女可见月经不畅或痛经或兼血块。

舌脉：舌淡红苔薄白，脉弦。

治法：利气化痰　解毒散结

方药：消瘰丸合逍遥丸加减

组成：海藻　昆布　牡蛎　玄参　半夏　陈皮　连翘　贝母　川芎　茯苓　桔梗　当归　柴胡　白术　芍药

中成药：内消瘰疬丸、牛黄解毒片

艾滋病出现的卡波氏肉瘤，或淋巴瘤紫色丘疹和结节，或颈部淋巴结核等可参考此

型论治。

(6) 脾肾亏虚　湿邪阻滞

主症：腹泻便溏，脘闷食少。

次症：大便如稀水，间歇发作，或持续不断而迁延难愈；或泄泻清稀，甚则如水，腹痛肠鸣，恶寒发热，泻下急迫；或腹痛，大便不爽，粪色黄而臭，肛门灼热，烦热口渴，小便短黄；或泻下粪臭如败卵，得泻而痛减，伴不消化之物，脘腹痞满，嗳腐酸臭；或大便时溏时泻，时发时止，日久不愈，水谷不化，稍进油腻等难消化之物或凉食则发，食少腹胀，面色萎黄；或五更泄泻，甚则滑泄不禁，迁延反复，形寒肢冷，腰膝酸软，腹痛绵绵，下腹坠胀，脱肛；或恶心，呕吐，食欲不振，腹痛腹胀，泄泻频多，经久不愈；或伴腰酸腿软，消瘦痿弱，毛发疏落，耳聋耳鸣。

舌脉：舌淡苔白或黄腻或厚腻秽浊，脉沉细或滑数，或濡缓。

治法：和胃健脾　利湿止泻

方药：参苓白术散加减

组成：党参　白术　茯苓　桔梗　缩砂仁　白扁豆　山药　薏苡仁　黄连

中成药：参苓白术丸、葛根芩连微丸、四神丸

艾滋病以消化道为主的各种慢性疾病可参考此型论治。

(7) 元气虚衰　肾阴亏涸

主症：消瘦脱形，乏力身摇，水谷难入。

次症：四肢厥逆，神识似清似迷，冷汗淋漓，或喘脱息高；耳鸣重听，齿摇发脱，排尿困难，鸡鸣泄泻，下利清谷或洞泄不止；或口腔舌面布满腐糜；或面色苍白，疲惫腰酸，两耳不聪，小便频数，夜尿增多，甚至失禁；女子月经不行，带下清稀或子宫脱垂；口干咽燥，声音嘶哑。

舌脉：舌苔灰或黑或舌光剥无苔，脉沉弱或虚大无力或脉微欲绝。

治法：大补元气　滋阴补肾

方药：补天大造丸加减

组成：人参　白术　当归　熟地黄　山药　泽泻　茯苓　枸杞　山茱萸　紫河车　菟丝子　鹿胶　龟胶

中成药：参麦注射液合六味地黄丸或左归丸

艾滋病晚期恶液质可参考此型酌情治疗。

注：临床医师可根据本人实践经验随症加减。

（中国中医研究院艾滋病中医药防治中心危剑安、孙利民、王健）

白 喉

白喉是由白喉杆菌引起，以发热，咽痛，咽、喉、鼻等处出现白色假膜不易剥脱为主要表现的疾病。临床特点为低热，乏力，咽或鼻、喉部发生灰白色假膜，可导致呼吸道梗阻，重者可引起心肌炎或末梢神经麻痹。

一、病原学

（一）形态染色

白喉杆菌细长稍弯，排列不规则，常呈 L、V、X、T 等字形或排成栅栏状。革兰氏染色阳性；用美兰液染色菌体着色不均匀，常呈着色深的颗粒；用奈瑟氏染色菌体染成黄褐色，一端或二端染成蓝色或深蓝色颗粒，称为异染颗粒，是本菌形态特征之一。

（二）培养特性

白喉杆菌为需氧菌或兼性厌氧菌，最适温度为 37℃，最适 PH 为 7.2~7.8，根据在亚碲酸钾培养基上菌落的形态及生化反应可分为三型：①轻型：菌落光滑凸起，黑色，不发酵淀粉而溶血。②重型：菌落半粗糙，平坦，灰至黑色，发酵淀粉而不溶血。③中间型：菌落光滑，呈黑色中心，不发酵淀粉亦不溶血。白喉杆菌侵袭力较弱，但能产生强烈外毒素，是致病的主要因素。白喉杆菌不耐酸，对干燥、寒冷、光线的抵抗力较强，在干假膜内可存活数月，在日常物品、食品、衣服上可生存数日。

（三）致病性

致病物质主要是白喉毒素。白喉毒素是含有两个二硫键的多肽链，分子量为 62000。经蛋白酶水解后，可分为 A 和 B 两个片段，中间仍由二硫键连接。B 片段，无酶活性，但能与宿主易感细胞表面特异性受体结合，并通过易位作用使 A 片段进入细胞。A 片段具有酶活性，能将氧化型烟酰胺腺嘌呤二核苷（NAD+）水解为烟酰胺及腺嘌呤二磷酸核糖（ADPR）两部分，并催化延伸因子-2 与 ADPR 共价结合，使 EF-2 失去转位活性，从而中止肽-tRNA 及 mRNA 在核糖体上由受位转移至供位，肽链不能延长，细胞蛋白质合成受阻，细胞死亡，病变产生。

（四）抵抗力

对湿热的抵抗力不强，对一般消毒剂敏感。经 60℃ 10 分钟或煮沸迅速被杀死，1% 石炭酸中经 1 分钟死亡，但对干燥、寒冷和日光的抵抗力较其他无芽孢的细菌为强，在日常物品、食品及衣服上能生存多日，本菌对青霉素和常用抗生素比较敏感，白喉杆菌为染色不匀的革兰阳性细菌。

二、流行病学

（一）传染源

病人和带菌者是重要传染源。

（二）传播途径

本病以飞沫传播为主，多于密切接触时受染。

（三）易感人群

人群对白喉普遍易感，儿童尤易感染。

（四）潜伏期和传染期

秋冬季发病率高，10~12月为高峰。

三、发病机制

（一）西医发病机制

白喉的病变分为局部急性假膜性炎症及外毒素引起的毒血症两种。白喉杆菌侵入易感者上呼吸道，通常在咽部黏膜生长繁殖，并分泌外毒素及侵袭性物质，引起局部炎症和全身中毒症状。

白喉杆菌侵入黏膜后仅在浅表部位繁殖，约24h即引起局部组织炎症、坏死与渗出，大量渗出的纤维蛋白与红细胞、白细胞、细菌及坏死的上皮细胞于表面凝结成皮革样假膜。初呈白色或浅灰色，以后加深，混合感染时呈黄色，伴出血时呈黑色。假膜质地致密，与下面组织紧贴，剥离时出血，可再形成新假膜。其部位多在扁桃体、咽、喉、鼻腔，可下延至气管、支气管，可引起呼吸道阻塞，甚至窒息。

白喉杆菌在局部可产生强烈的外毒素，对人及哺乳类动物的细胞有毒性，尤其对心肌、神经、肾上腺组织亲和力强。毒素由局部吸收，通过血循环和淋巴散播于全身，引起中毒症状。其轻重常因假膜部位、范围大小和病期长短而异。

（二）中医病因病机

白喉病属温病范畴，中医学文献中的"喉痹"、"喉风"、"锁喉风"、"白蚁疮"、"白缠喉"、"白喉风"等包括本病。

中医学认为，白喉的病因为温疫疠气或疫毒燥热时邪，当素体肺肾阴虚加之干燥气候的影响，如秋冬久晴不雨，则邪易从口鼻而入，直犯肺胃，酿成阴虚阳热而发病。郑梅涧《重楼玉钥》说："白喉乃由热毒蕴结肺胃二经，复由肠寒，下焦凝滞，胃气不能下行，而上灼于肺、咽、喉一线三地，上当其行，终日蒸腾，无有休息，以致肿且滞，溃见闭矣……"。"……或多服辛热之物，感能而发"的饮食因素。

咽喉为肺胃之通道，外感疫病之毒，直犯肺胃，流注经络。疫毒与气血相搏，故红肿热痛，腐烂而成伪膜，以致气道不和或梗塞。热毒内陷心肾，耗阴伤气，以致酿成阴虚阳微之候（约相当于白喉性心肌炎）。热毒流注，阴损络伤，故致麻痹。邪毒痰浊，窒于喉间气管，使肺气的升降清肃功能发生障碍，轻者出现发热喘咳，干咳如吠，声音嘶哑等痰浊窒盛证候；重者出现面色苍白，痰鸣唇绀，吸气困难等喉部梗阻证候。

四、病理改变

（一）假膜

一般为灰白色，有混合感染时可呈黄色或污秽色，伴有出血时可呈黑色。开始薄，继之变厚，边缘较整齐，不易脱落，用力剥脱时可见出血点。假膜形成处及周围组织呈轻度充血肿胀。

（二）外毒素

与各组织细胞结合后可引起全身性病理变化。病理变化以心脏及末梢神经最明显。心肌可呈脂肪变性，玻璃样、颗粒样变化，甚至肌纤维断裂。末梢神经病变以运动神经为主，呈脱髓鞘现象或脂肪变性，神经轴可断裂。麻痹多发生于眼、咽、喉部肌肉，也可发生于四肢或皮肤白喉的局部肌肉。肾上腺充血、退行性变或出血，肾呈混浊肿胀。肝细胞呈脂肪变性或小叶中央坏死。

五、临床表现

（一）症状和体征

1. 咽白喉

发病常较慢。病人有轻度咽痛或不适，扁桃体中度红肿，其上有点状或片状灰白色假膜，可渐扩大。全身症状为低热或中等发热、乏力、纳差，偶恶心、呕吐。面色常苍白。小儿常不活泼或哭闹、唾液多。

重型则假膜扩散至悬雍垂、咽弓、咽后壁、鼻咽及喉部。易发生继发感染而使假膜呈黄色、污秽灰色，甚至出血而呈黑色。咽部黏膜广泛水肿。颈、颌下、耳下淋巴结均可肿大，有压痛，颈部组织亦可水肿。极重型发病急，假膜范围广，且因出血呈黑紫色。扁桃体及咽部黏膜高度水肿，使呼吸及吞咽发生困难。口内有腐臭味。颈部至锁骨上窝软组织可明显水肿，称为"牛颈"。

2. 喉白喉

多由咽白喉向下扩散所致。少数为原发性。单纯喉白喉，毒素吸收较少，中毒症状较轻。发病时呈犬吠样干咳，声嘶哑，重者失音。假膜、局部组织水肿及痉挛可引起呼吸道梗阻，出现呼吸急促以至呼吸困难。常见鼻翼扇动、三凹征（吸气时肋间软组织、锁骨上、剑突下均凹陷）、口唇青紫、烦躁不安等。假膜伸展至气管、支气管时则呈极度呼吸困难。如不及时气管切开，可因窒息缺氧而迅速死亡。

3. 鼻白喉

较少见。可单独发生或与咽、喉白喉同时发生。呈鼻塞、浆液血性鼻涕,极黏稠。鼻孔外围及上唇皮肤充血、糜烂、结痂。全身症状仅有微热,张口呼吸,睡眠不安,消瘦等。

4. 其他部位白喉

以皮肤白喉在热带地区较多见,病程长,但不发生中毒症状。病灶多在四肢,为圆而深的溃疡,覆以灰黄或灰棕色膜,不经治疗历 1~3 周自然脱落。眼结膜、耳、舌、颊黏膜、牙龈、食管、宫颈、外阴、阴茎、膀胱、新生儿脐带也可发生白喉,但均极少见。

(二)并发症

并发症以中毒性心肌炎及神经麻痹为主。

1. 心肌炎多发生于病期 2~3 周,病人衰弱、苍白、烦躁、心率快或慢、心律不齐、浮肿、肝肿大等,心电图出现心肌损害、传导阻滞等多种改变。

2. 神经麻痹以软腭最多见,常发生于病期第 3~4 周,言语不清,由鼻呛出流质饮食或水;亦可见眼肌、面肌、颈肌、四肢肌、肋间肌、膈肌的麻痹,多经数周或数月恢复;也可见感觉神经受损现象。

极少数病人可并发亚急性细菌性心内膜炎。

六、诊断

(一)西医诊断要点

1. 多发于秋、冬或初春。儿童多见。有与白喉病人接触史。
2. 发热,咽喉肿痛,精神不振,或声音嘶哑,咳嗽如犬吠,甚则呼吸困难,面白唇紫,烦躁,嗜睡,神昏肢厥。
3. 咽、喉或鼻可见白色假膜,致密光滑,边缘清楚,周围轻度充血,不易剥脱,强行擦拭则易出血,并于 1 天内形成新膜。
4. 白细胞总数及中性粒细胞增高。鼻、咽等拭子培养或涂片镜检可找到白喉杆菌。病人双份血清特异性抗体四倍以上增长。

(二)中医辨证

白喉多因肺胃素虚,复感时行疫疠之邪毒,邪毒从口鼻入,疫毒搏结于咽喉所致,主要辨证分型为:

1. 风热疫毒

主症:初起恶寒发热,伴见头痛,咽痛,全身不适,有汗或无汗,咽部多见红肿,附有点状假膜,不易拭去,吞咽困难,舌质红,苔薄白,脉浮数。

2. 阴虚燥热

主症:咽部红肿,喉间干燥,发热口干,口气臭秽,咳如犬吠,喉部有条状假膜,颜色灰白或灰黄，甚则侵及悬雍垂和上腭部，饮水则呛咳，舌质红绛少津、苔黄且少，脉细数。

3. 疫毒攻喉

主症：身热目赤，咽痛明显，假膜迅速蔓延，可波及咽喉深部，呼吸急促，烦躁不安，甚则吸气困难，喉间痰多如拽锯，胸高胁陷，面唇青紫，舌质深绛或紫暗、苔黄燥或灰而干，脉滑数。

（三）鉴别诊断

1. 西医鉴别诊断

（1）急性扁桃体炎：本病较白喉起病急，热度高，咽痛剧烈，红肿显著，扁桃体上的点或片状黄白色渗出物松散易剥去，且不易出血。

（2）鹅口疮：多见于消化与营养不良而致体质虚弱的婴幼儿，多不发热，膜洁白像豆腐渣，且多在口腔前部，涂片可检见念珠菌。

（3）传染性单核细胞增多症：咽部也可有白膜，但症状多轻，且血片可发现异常淋巴细胞增高（10%～30%或绝对值在 1×10^9/升以上），血清嗜异性凝集试验阳性。

（4）其他：咽白喉应同腺病毒、柯萨奇病毒等引起的咽炎相鉴别，喉白喉应同急性喉炎、喉头水肿、气管异物相鉴别，鼻白喉应同慢性鼻炎、鼻内异物鉴别。

2. 中医类证鉴别

（1）乳蛾：喉核红肿大如乳头或蚕蛾，或喉核表面有黄白色脓液，拭之易去，而非白色假膜难以剥除，涂片或培养找不到白喉杆菌。

（2）急喉风：咽喉部突起红肿疼痛，痰涎壅盛，语声难出，口噤如锁，吞咽、呼吸困难，汤水难下，但咽喉部无白色假膜。

（3）飞扬喉：口腔上腭等处突生血泡，易破溃出血，无白色假膜出现。

七、临床处理及治疗

（一）一般治疗

患者应卧床休息和减少活动，一般不少于3周，假膜广泛者延长至4～6周。要注意口腔和鼻部卫生。

（二）抗生素治疗

抗生素能抑制白喉杆菌生长从而阻止毒素的产生。

常选用青霉素，约需7～10天，用至症状消失和白喉杆菌培养阴转为止。对青霉素过敏者或应用青霉素1周后培养仍是阳性者，可改用红霉素。羟氨苄青霉素、利福平等也可能有效。

（三）抗毒素治疗

白喉抗毒素：抗毒素为治疗白喉的特效药，可以中和局部病灶和血液循环中的游离毒素，但不能中和已进入细胞的毒素，因此应尽早、足量应用。对高度可疑或临床病例，不必等待化验结果，应及时给予。抗毒素的剂量应根据假膜的范围、部位、中毒症状的轻重和治疗早晚而定，假膜侵及范围，轻、中型患者用3万~5万u，重型患者用6万~10万u，咽白喉应减量，治疗晚者应加量。

（四）其他治疗

1. 呼吸道梗阻

可采用直接喉镜抽取假膜和分泌物；或喉部插管法，可解除喉头部位的梗阻，如假膜已蔓延到气管、支气管，须行气管切开，切开后须严密观察患者，及时抽取分泌物，预防窒息及肺炎的发生。病情好转后及时拔管，以免喉头或气管狭窄。

2. 并发病

患者并发心肌炎者，应卧床休息，若烦躁较重者可适当给予镇静剂。可用强的松20~40mg/天，分4次口服，症状好转后逐渐减量。严重病人可用三磷酸腺苷（ATP）20mg，辅酶A 50u，溶于5%~10%葡萄糖溶液50~100ml中作静滴。

3. 白喉带菌者的处理

先作白喉杆菌毒力试验，阳性者隔离，并用青霉素或红霉素治疗，剂量同前，不必用抗毒素。培养连续3次阴性后解除隔离，对顽固带菌者可考虑扁桃体摘除。白喉恢复期带菌者如需作扁桃体摘除，必须在痊愈后3个月，心脏完全正常时进行。

（五）中医辨证治疗

1. 风热疫毒

治法：清热解毒，肃肺利咽

方药：玄参、板蓝根、山豆根、黄芩、金银花、连翘、牛蒡子、薄荷、生甘草、土牛膝根等。

2. 阴虚燥热

治法：养阴清肺，泄热解毒

方药：玄参、生地黄、麦冬、川贝母、赤芍、牡丹皮、板蓝根、土牛膝根、山豆根、天花粉等。

3. 疫毒攻喉

治法：泻火解毒，涤痰通腑

方药：黄连、黄芩、黄柏、山栀、生石膏、青礞石、鲜竹沥、土牛膝根、赤芍、生大黄等。

（六）中西医结合治疗

1. 卧床休息，隔离治疗，注意口腔和鼻部的清洁。
2. 咽喉肿痛者，可刺少商穴放血，或针合谷、尺泽、关冲、曲池等穴。
3. 可用冰硼散或冰麝散吹咽喉部，亦可用鲜土牛膝汁（或干品煎汤）含漱。
4. 抗菌素如青霉素、红霉素、羟氨苄青霉素及白喉抗毒素等均可酌情选用。

八、预后

白喉预后与病人年龄、病型、有无并发症和治疗的早晚有关。婴幼儿的病死率较年长儿童和成人为高。重型咽白喉可产生严重中毒性症状,多在病后第2~3周出现中毒性心肌炎,是白喉的主要死因。喉白喉可引起窒息。

九、康复及出院标准

1. 临床症状消失,局部假膜脱落,血象正常,停药后病灶部位细菌培养,每日1次,连续3次阴性。
2. 出院后,每两周复查,至心电图正常,并发症治愈为止。

十、预防

1. 3、4、5月龄婴儿,每月接种百、白、破三联疫苗一针,共3针为初免。1岁半至2岁时再加强1针。7岁和15岁时各接种精制白喉、破伤风二联类毒素一次,以加强对白喉的免疫持久性,保护大儿童和成年人不患白喉。必要时成人也应加强免疫。
2. 将患儿隔离治疗,居室要通风,衣被要勤洗勤晒,患儿用过的玩具、用具可用3%来苏水消毒。鼻咽内分泌物及擦鼻涕用的手纸要焚烧消毒。
3. 不要让孩子与白喉患者接触,白喉流行期间不要带孩子到公共场所去。
4. 百日咳、白喉、破伤风三联疫苗对白喉有预防作用,要按时给婴幼儿进行预防接种。

十一、中医治疗临床报道

郗雅俐报道临床应用白喉散治疗轻型白喉,治愈率达80%。处方:牛黄二分、珍珠、梅片、琥珀、藏硇各三分,血竭、象皮、龙骨、儿茶、乳香、没药各一钱,五倍子(焙黄)一两。上述药品各研为极细末,过细筛,混合均匀。装入瓷瓶中,经一寒暑,再加入梅片七厘五,研匀成咖啡色之散剂备用。用时取药粉撒于伪膜,15分钟后令患者漱口,1日喷撒2~3次。早期应用一般2~6天伪膜即消失,细菌培养转为阴性。

徐华等按白喉病程将其分为初期、中期、极期进行辨治。初期应用荆防败毒散、清解汤、紫正地黄汤,内服以疏解表邪,同时局部外吹吹喉散;中期内服养阴清肺汤加减,以清凉解毒、甘寒养阴,同时外吹吹喉散;极期急用养阴清肺汤顿服,局部以吹喉散日吹数次,必要时需注射血清和抗菌素相配合。如体质虚弱,可用四物汤加参芪,以善其后。

根据临床症状周忠监将白喉心肌炎分为三型:正实邪实型:金银花、玄参、板蓝根、麦冬、山慈菇、马勃、重楼、青果、甘中黄、珠黄散(分冲),每日1剂。邪实正虚型:西洋参、生石膏、玄参、天冬、麦冬、知母、炙甘草、珠黄散(分冲),每日1剂。邪去正虚型:煅牡蛎、红参、麦冬、天冬、炙甘草,每日1剂。

《白喉忌表抉微》将治疗白喉的药物分为猛将、正将、次将三类,以分别治白喉之轻、重症。并进一步分为上层镇药、次层润药、中层消药与下层导药四种。王光伟认为白喉的治疗，要以养阴忌表为主，"三将"之中，以正将为定法，而以猛将驭其重，次将驭其轻。四层之中，又以镇润为定法，而以消药去其滞，导药利其行；镇润之中，又以养阴清肺汤为定法，而以他药济病之偏颇，辅方之不足。审定主宾，因症施治，有条不紊。同时严禁表散药，以及禁忌食物。对于初次诊断不明确的病例，可以除瘟化毒汤进行试探，待白膜出现，即改用养阴清肺汤加减治疗。凡白喉流行地区，可用蛇泡叶、金银花、麦冬、苇茎、土牛膝、薄荷（宜少）等煎汤服，有预防的效果。

应用针刺治疗白喉，主穴：印堂、太冲；配穴：合谷、少商。除少商放血外，余穴均强刺激，留针。治疗16例，除1例无效转用其他药物治疗外，其余15例治愈，一般患者经过连续2天针刺，全身症状和局部症状都能显著减退或消失，治愈最快5天，最长9天。

文明峰以自制复方巴豆丸外敷印堂穴，治疗白喉13例，全部治愈，无并发症出现。药物配制：巴豆肉2份，乌梅肉、朱砂各1份。将巴豆及乌梅捣烂，加入朱砂混合搅匀，做成绿豆大的小丸，装瓶密封备用。使用方法：先在患儿头额部涂少量鸡蛋清，取出巴豆丸1粒置于印堂穴上，用胶布加压固定。巴豆油对皮肤刺激性大，敷贴8小时后，如出现红晕或水泡，应用冷水冲洗冷敷后，再涂蛋清并在印堂穴上垫小棉片，另换药丸外贴。

对于疫苗注射后硬结，李金霞等采用散结止痛膏外敷治疗取得满意疗效。方法：随机分为2组，中药组用散结止痛膏，药物组成：生天南星10g、山栀子15g、透骨草20g、赤芍20g、红花20g、冰片6g、皂荚10g、滑石粉15g、生姜汁20g、蜂蜜30g等。用法：先将患儿硬结处皮肤清洗干净后，取散结止痛膏涂于纱布上，厚约2~3mm，面积大于硬结范围，然后将其贴敷于硬结处皮肤上，保持6~12小时，日1次。对照组用25%硫酸镁溶液湿敷患处，日1次。2组均3日为1个疗程。共1~2个疗程。疗效标准：痊愈：硬结完全消散，硬结面积明显减小。有效：未完全消散。结果：疗效比较：中药组30例，全部治愈；对照组30例，治愈24例，有效6例；2组比较有显著性差异，中药组疗效优于对照组（$P<0.05$）。不良反应情况：均无皮肤不良反应发生。结论：本方通络活血，散结，凉血解毒，消肿止痛，疗效满意。

参考文献

[1] 郗雅俐.白喉散治疗白喉32例的疗效观察.中医杂志,1957,(5)239

[2] 周忠监.白喉心肌炎中药辨证治疗的点滴经验.江苏中医,1964,(8)12

[3] 徐华,徐德年.辨证施治白喉47例.福建中医药,1960,(2)21

[4] 王光伟,潘勇.王光伟老中医治疗白喉经验总结.中国民族民间医药,2009,12:80~81

[5] 苏侗志.针刺治疗白喉16例简介.江西医药,1960,(10)31

[6] 文明峰.复方巴豆丸外敷治疗白喉13例.湖北中医杂志,1994,16(6):43

[7] 李金霞,迟金云,冯国雯,等.散结止痛膏外敷治疗疫苗注射后硬结60例.中国民间疗法,2004,12(3):22~23

百 日 咳

百日咳是由百日咳杆菌引起的小儿呼吸道传染病，传染性很强。临床特征为咳嗽逐渐加重、呈阵发性痉挛性咳嗽，咳末有鸡啼声，未经治疗的病人，病程可延续2~3个月，故名"百日咳"。

一、病原学

由百日咳嗜血杆菌引起，含内毒素及外毒素，细菌离开人体后生存不久，对紫外线抵抗力较弱，经阳光直接照射1小时或加热至50~60℃经10~15分钟，干燥数小时均可灭活，一般常用的化学消毒剂迅速灭活。

副百日咳杆菌也为包特菌属，形态和百日咳菌属一致，但抗原性不同，二者无交叉免疫。

二、流行病学

一般呈散发，也可发生流行。

（一）传染源

病人是唯一的传染源。

（二）传播途径

病原菌随飞沫散播。

（三）易感人群

本病多见于婴幼儿，尤其6个月以下婴儿发病率较高。

（四）潜伏期和传染期

全年均可发病，但以春夏季为多。从发病前1~2天至病程6周内，均有传染性。潜伏期3~4天，一般为5~10天。

三、发病机制

（一）西医发病机制

咳嗽时，病原菌随飞沫散播至周围空气中，密切接触者吸入百日咳杆菌后，细菌在喉部、气管及支气管上皮细胞表面繁殖，引起局部黏膜发炎。大量病原菌及黏稠性渗出物积聚在整个呼吸道，使黏膜纤毛运动发生障碍，分泌物不能顺利排出，黏膜内神经末梢受到刺激，即传入并兴奋咳嗽神经中枢，产生反射性剧烈、连续、阵发性及痉挛性咳嗽。气管内未被排除的分泌物导致不同程度的呼吸道阻塞，以致形成肺不张或肺气肿。

（二）中医病因病机

本病主要由于内蕴伏痰，感染时行疫邪，客于肺系所致。主要病机为邪郁肺卫，与伏痰搏结，阻遏气道，肺气上逆为患。病位主要在肺，常犯胃伤肝。病情可寒可热，而以热证多见。初期证多属实，后期则可见虚证或虚实夹杂之证。

四、病理改变

长时期连续剧咳可引起肺泡破裂，严重者发生纵隔气肿或皮下气肿。整个支气管系统包括毛细支气管和肺泡壁都有明显的间质性浸润。痉咳又可导致血流循环障碍，引起瘀血，使脸部及四肢浮肿，眼球结膜、鼻黏膜和皮下发生出血点。脑实质有充血及出血点，严重时发生大片出血。

五、临床表现

（一）症状和体征

临床症状为阵发性痉挛性咳嗽，并在阵咳终末出现深长的"鸡鸣样"吸气性回声。病程可长达2~3个月。

1. 卡他期：约1~2周。主要表现为上呼吸道感染，如低热、流涕、结膜充血、流泪和轻咳。以后咳嗽加重而一般症状好转，进入痉咳期。

2. 痉咳期：约2~4周或更久。突出表现为阵发性痉挛性咳嗽，闻有吸气性鸡鸣样吼声，以后继续咳嗽，反复出现吼声，至咳出黏稠痰液或发生呕吐为止。每次数分钟，每日十数次至数十次，夜重昼轻。

3. 恢复期：约2~3周。阵咳逐渐减少至停止。但遇冷空气、浓烟等刺激，或呼吸道感染时，可再导致阵咳发作。

（二）并发症

1. 肺炎：是婴幼儿百日咳死亡的主要原因，常发生在痉咳期。病变为间质性肺炎，继发其他细菌感染时为支气管肺炎。

2. 肺不张或肺气肿：由黏稠分泌物堵塞或部分堵塞所致。如咳剧使肺泡破裂，可引起气胸或皮下、纵隔气肿。

3. 百日咳脑病：剧烈咳嗽使脑部缺氧或出血，加之毒素作用，均可引起脑病。

六、诊断

（一）流行病学史

发病前1~3周有百日咳患儿接触史。

（二）临床特点

1. 病初咳嗽，低热3~4天后热退咳加重，呈阵发性痉挛性咳，有鸡鸣样长吸气性吼声，夜间为重，咳剧时可出现面部浮肿、结膜下出血。如未并发肺炎则肺部无阳性体征。

2. 新生儿和2~3个月以下乳儿常无典型痉咳，发作时仅咳3~4声就发生屏气，面色青紫或窒息、惊厥，甚至心跳停搏。

（三）辅助检查

1. 细菌培养：于卡他期和痉咳早期，用鼻咽拭子自鼻咽后壁取分泌物或咳碟法对病人咳出的飞沫进行培养，均可获阳性结果。

2. 血象：白细胞总数升高，可达 $20 \sim 50 \times 10^9/L$，以淋巴细胞为主，约占60%~95%。

3. 血清学检查：酶标法测定抗百日咳杆菌的抗体可为阳性。

4. 免疫荧光检查：取鼻咽分泌物作涂片，用荧光标记的特异抗体染片，荧光显微镜下检查病原菌。

（四）中医辨证

本病在早期多见实证，以痰浊阻肺为主，后期则多见虚证或虚实夹杂之证，以气阴亏虚为主。由于邪有轻重，患儿体质不同，故临床症状亦有差异。临证之时辨析邪之深浅，气之虚实是本病辨证之关键。

初咳期

主症：微热，喷嚏，流涕，咳嗽逐渐加剧。偏于风寒者，伴恶寒，痰白，舌苔薄白，脉浮紧。偏于风热者，伴咽红，痰稠不易咳出，舌苔薄黄，脉浮数。

痉咳期

主症：咳嗽阵作，昼轻夜重，咳时连声不已，面红目赤，涕泪交流，咳后回吼，甚则吐出乳食痰涎后痉咳方能暂停。剧咳时痰中带血丝，甚则鼻衄，舌苔黄，脉数有力。

恢复期

主症：痉咳逐渐减轻，食欲不振，乏力，气短多汗，面唇色淡，形体消瘦，咽干舌燥，口渴欲饮，或咳而无力，痰少，气短唇干，两颧发红，舌光如镜，脉象细数无力。

（五）鉴别诊断

1. 西医鉴别诊断

（1）急性喉气管支气管炎：本病也可有阵发性刺激性咳嗽和吸气性喉鸣，但无鸡鸣样吼声，阵咳间歇期呼吸困难无减轻，并常有发热、声音嘶哑等。

（2）气管内异物：有异物吸入史，突然发生阵发性痉挛性咳嗽，无鸡鸣样吼声。

（3）肺门淋巴结核：发生压迫症状时出现阵咳，也可有回声，但根据结核病接触史、结核菌素试验及肺部X线检查有助于诊断。

（4）百日咳综合征：临床表现与百日咳酷似，其病因和发病机理目前尚未明确，可能由腺病毒1、2、5型引起。鼻咽或咽拭培养无百日咳杆菌生长。

2. 中医类证鉴别

（1）肺热病：以发热、咳嗽、胸痛为主要表现，X线检查肺部可见斑点状、片状、网织状或均匀阴影，无阵发性呛咳与咳后鸡鸣样回声。

（2）暴咳：咳嗽新起较剧，但无咳后回气声，白细胞分类计数无淋巴细胞增高，咳碟法或鼻咽拭子培养无百日咳杆菌生长。

（3）肺痨：以咳嗽、咳血、潮热、盗汗、逐渐消瘦为特征，结核菌素试验阳性，血沉增速，X线检查肺部有阳性指征。

七、临床处理及治疗

本病治疗重点为良好的护理及对症处理，辅以抗生素治疗。

（一）一般治疗

保持空气新鲜，温度适宜，环境安静，避免一切刺激诱发患儿痉咳。应给予易消化、营养丰富的饮食，食品以偏干为宜，少量多餐。

（二）对症治疗

1. 止咳：一般不主张用强镇咳剂。如痉咳重而影响睡眠者，可给镇静剂如苯巴比妥、氯丙嗪。可试用维生素K_1，剂量为1岁以内每日20mg，1岁以上每日50mg，肌肉注射。本品有解除平滑肌痉挛，减轻痉咳的作用。

2. 化痰：可用吐根、氯化铵、痰易净等祛痰药。痉咳频繁又痰黏稠不易咳出时，可用α糜蛋白酶和5%碳酸氢钠混合剂雾化吸入，每日多次。

（三）抗生素治疗

卡他期用抗生素，可减短或阻断痉咳发生，痉咳期应用则不能缩短病程，但可缩短排菌期，预防继发感染。首选红霉素，每天30~50mg/kg，分3~4次口服。也可用氨苄青霉素，每天100~150mg/kg，分2次肌肉注射或静脉滴注。或用庆大霉素，每天3~5mg/kg，分2次肌肉注射或静滴。也可用复方新诺明，每日50mg/kg，分2次口服。用药疗程均为7~10天。

（四）并发症治疗

如并发百日咳脑病，出现脑水肿迹象，应及时进行脱水治疗，防止发生脑疝。并发肺炎、气胸、肺不张等，均应进行相应治疗。

（五）其他疗法

1. 肾上腺皮质激素：痉咳严重及重症婴儿，可给泼尼松每日1~2mg/kg，连续3~5日。

2. 高效价百日咳免疫球蛋白：重症幼婴可给本品，剂量为每日 1.25ml。
3. 大蒜糖浆：用于轻症及年长儿，1% 的大蒜糖浆 2~8ml，每日 3~5 次口服。

（六）中医治疗

本病治疗以止咳化痰为基本原则。根据疾病发展不同阶段，初咳期施以宣肺降气，痉咳期治以泻肺清热，后期则给予润肺养阴之法。如此痰浊得清，肺虚得补，疾病可愈。

1. 辨证论治

（1）初咳期

治法：疏风宣肺止咳

方药：风热者选桑菊饮加减。桑叶、菊花、桔梗、杏仁、连翘、薄荷、甘草，痰多者加胆南星、半夏、鱼腥草；发热重加生石膏、黄芩；风寒者选用杏苏散加减。杏仁、紫苏叶、前胡、茯苓、百部、半夏、炒枳壳、桔梗、甘草、生姜，咳痰量多可加紫菀、竹沥。

（2）痉咳期

治法：清热化痰，肃肺镇咳

方药：麻杏石甘汤加减。生石膏、百部、半夏、钩藤、麻黄、杏仁、川贝母、胆南星、甘草，偏寒去石膏、胆南星，加半夏、细辛、荆芥；肋胀痛加龙胆草、黄芩、青黛。

（3）恢复期

治法：益气滋阴，润肺止咳

方药：沙参麦冬汤加减。沙参、麦冬、玉竹、冬桑叶、生扁豆、天花粉、牛蒡子、阿胶、马兜铃、杏仁，久咳出血加山栀炭、侧柏炭；久咳不止加川贝母、枇杷叶、百部。

2. 单方或验方

（1）百咳灵：百部 20g，石胡荽 20g，蜈蚣 10g，侧柏叶 20g，黄豆粉 10g，甘草 50g。取牛胆 1 个刺破取汁，文火煎熬成固体，研为细末。与上药共为细末混匀。1~3 岁每服 0.5g，3~6 岁每服 1g，日服 3 次。适用于百日咳痉咳期。

（2）胆汁百部丸：鲜猪胆汁 2 份，百部 3 份，白糖 25 份。先将白糖加热溶化，再加入百部粉、猪胆汁，文火熬 2~3 分钟，去火稍冷后制成丸剂，如桐子大。1~3 岁每服 2 丸，3~6 岁每服 4 丸，日服 3 次。适用于百日咳痉咳期。

（3）痉咳灵：百部 15g，紫菀 12g，沙参 12g，麦冬 12g，枳实 15g，黄精 15g，甘草 10g，蜈蚣 1~2 条。水煎服，每日 1 剂，分 3~4 次服。适用于百日咳痉咳期。

（4）润肺止咳汤：麦冬 9g，生地黄 9g，牡丹皮 9g，白茅根 9g，诃子肉 2g，甘草 2g。水煎服，每日 1 剂，分 2 次服。适用于百日咳恢复期。

（5）百部煎剂：百部 6g，瓜蒌皮 6g，橘皮 5g，天冬 6g，麦冬 10g，法半夏 5g。水煎服，每日 1 剂，分 2 次服。适用于百日咳恢复期。

（6）百日咳片：具有疏散风寒，宣肺止咳之功。治疗百日咳痉咳期。1 岁每服 1

片，2～3岁每服2片，3～6岁每服3片，6岁以上每服4片，每日3次。

（7）蛇胆陈皮末：具有清热化痰，祛风定惊之功。治疗百日咳痉咳期，痰热蕴肺。1～3岁每服0.1g，3～6岁每服0.2g，6岁以上每服0.3g，日服3次。

（8）儿童清肺丸：具有清热化痰，宣肺止咳之功。适用于百日咳初期，外感风寒，里热不重者。1～3岁每服1丸，3～6岁每服11/2丸，6岁以上每服2丸，每日2～3次。

（9）百部丸：具有补益五脏，化痰止咳之功效。用于百日咳恢复期，气阴两虚证。1岁以下每服1g，1～3岁每服2g，3～6岁每服2.5g，6岁以上每服3g，日服3次。

（10）鹭鸶咳丸：具有清热理肺，化痰止咳之功。适用于百日咳痉咳不止，痰热壅盛之证。1～3岁每服1/2丸，3～6岁每服1丸，6岁以上每服2丸。

3. 针灸

取肺俞、定喘、丰隆、天突为主穴，配列缺、合谷、大椎。用平补平泻法，不留针，每日1次，7次为1个疗程，用于痉咳期。

4. 推拿按摩

清肺经、清肝经、运内八卦、清板门、清天河水、揉天突，用于百日咳初期；清补肺经、推补脾经、逆运内八卦、揉一窝风、揉二人上马，用于痉咳期；推补肺经、推补肾经、揉小天心、揉二人上马、揉小横纹，用于恢复期。

5. 穴位贴敷疗法

紫菀15g，椒目10g，乌梅10g，钩藤15g。共研细末，用鸡胆汁调成糊状，贴敷于天突、肺俞、身柱、膻中穴，每日1次。

（七）中西医结合治疗

1. 保持室内空气清新，隔离治疗。
2. 单方验方

（1）新鲜鸡胆汁加白糖适量，蒸熟后服，1～2岁每日服半只鸡苦胆，2岁以上每日服1只鸡苦胆。

（2）蛇胆陈皮末，冲服。

（3）百部3g，水煎加糖，口服。

3. 针刺疗法：取尺泽、合谷，用泻法。

4. 抗生素：红霉素、氨苄青霉素等可酌情使用，也可短期使用皮质激素，如强的松龙或氢化考的松等。

八、预后

百日咳的预后与患者年龄、一般健康情况、有无并发症有关。近年来由于多能早期治疗，病死率显著降低；但新生儿和幼婴易并发肺炎和脑病，预后仍危重。佝偻病患儿感染百日咳，病情多较重。

九、康复及出院标准

1. 治愈：隔离期满（发病后40天或痉咳后30天）；痉咳消失或新生儿、乳幼儿屏气消失；白细胞恢复正常。
2. 好转：隔离期未满；痉咳减轻，发作次数明显减少。

十、预防

1. 隔离传染源：对本病患者严格执行呼吸道隔离是重要的预防环节。隔离期自起病开始，为期7周；或痉咳开始，为期4周。密切接触的易感儿（特别在集体机构中）需检疫3周。成人患者需注意避免接触小儿。疫源地需通风换气。
2. 保护易感者：①主动免疫：目前常用白百破（DPT，白喉类毒素、百日咳疫苗、破伤风类毒素）三联疫苗，对出生3~6个月的婴儿进行基础免疫，一般每隔4~6周注射一针"百白破"三联预防针，连续注射3次，1年后进行强化免疫，至4~6岁时再进行第二次强化免疫。以保持长期稳定的免疫力。在流行期，1个月的患儿即可接受疫苗接种。强调全程免疫，以后再按规定加强。百日咳疫苗偶可引起脑病等神经性反应，故原有脑部疾患或惊厥性疾病、或首剂百日咳疫苗注射后曾有惊厥者，一概不应再予注射。乙型脑炎流行季节也不进行百日咳疫苗注射。无细胞百日咳疫苗：即使用百日咳杆菌的某些组成部分，而不是用全个百日咳杆菌制成的百日咳疫苗，其保护效果较全细胞百日咳疫苗好，同时避免了全细胞疫苗的副反应。②被动免疫对幼婴或体弱者，于接触病人后可给百日咳高效价免疫球蛋白，可暂不发病。特异性高价免疫球蛋白可用于重症婴儿患者，以改善及控制病情。
3. 药物预防：婴儿接触病人后，即给红霉素每日50mg/kg，分4次口服，连用10~14天，效果较好。

十一、中医治疗临床报道

（一）应用中药为主治疗百日咳

李喜梅应用清燥救肺汤加减（桑白皮9g，生石膏15g，党参6g，炙枇杷叶7g，黄芩5g，杏仁7g，麦冬7g，川贝母7g，桔梗7g，炙百部7g，厚朴7g，甘草3g）治疗小儿百日咳30例，入院后给予红霉素50mg/（kg·日）静脉点滴，14天为1个疗程。合并肺炎者加用酚妥拉明0.3~0.5mg/kg静脉点滴，合并心功能不全者加用西地兰0.03mg/（kg·次）。入院当天配合清燥救肺汤加减口服，1岁以内每天100ml，1~3岁每天180ml，3~6岁每天250ml，10天为1个疗程。治疗后患儿临床症状、体征消失时间平均为6.5天，与对照组比较差异明显（$P<0.05$）。说明在应用抗菌素的同时，加用清燥救肺汤加减口服，可有效缓解痉咳期的症状，明显缩短疗程，临床疗效肯定，是基层医院治疗小儿百日咳行之有效的方法之一。

陈寄尘应用凉血化瘀法治疗百日咳患者10例，其中男7例，女3例，年龄2~5岁，病程最短14日，最长63日。所有病人均参照全国高等医学院校教材《中医儿科学》诊断标准诊为百日咳，并有典型的阵发性痉挛性咳嗽，伴有不同程度面红、目赤、白晴出血、鼻衄及鸡鸣样吼声。药用自拟丹七双紫麻石汤：牡丹皮3g，三七1g，紫珠3g，紫草3g，麻黄3g，杏仁3g，地龙3g，僵蚕4g，石膏5g，生甘草1g。水煎服，每日1剂，分2次温服。随症加减，痉咳频作者，加蜈蚣、全蝎；呕吐频繁者，加代赭石、半夏；咳血衄血甚者，加白茅根、仙鹤草；面目浮肿者，加车前子、滑石、薏苡仁。结果治愈7例，有效3例，效果良好。

金灿明运用麻杏代赭汤加减治疗小儿百日咳取得满意疗效。方用麻黄、杏仁宣肺降气而止咳平喘，旋覆花、代赭石化痰行饮可降胃气之逆，清半夏可散凝结之痰饮，云茯苓、甘草健脾可绝生痰之源。再佐以前胡、枇杷叶、百部、鹅不食草，可共奏降肺和胃化痰散邪之功。若胸满者，可加栝蒌；痰多可加浙贝母；大便干结者加桃仁、冬瓜仁；热壅者可加石膏；气虚者，可加人参、五味子。根据患儿具体病情随证加减。

张晓库应用顿咳汤治疗小儿百日咳78例，药用百部6~9g，旋覆花（包煎）3~9g，地龙3~9g，甘草3g，每日1剂。水煎分3~4次服，婴幼儿不拘次数，频服，收效满意。

王轶等应用川贝内金散配合针刺治疗百日咳40例，药用川贝内金散（处方：川贝母、鸡内金等量混合，研细末，分包，每包3g）每次1包，每天3次，白糖水送下。针刺少商穴，针尖略向上方，速刺半分，出血而终；四缝穴（手部食、中、环、小4指掌面第一指节与第二指节横纹缝中取之），刺出黄白色透明浆液为度。两手均刺，隔日1次。经治疗，40例中痊愈29例，显效9例，无效2例。

（二）应用外治疗法治疗百日咳

范建场采用针刺少商、商阳穴治疗百日咳30例，方法：用三棱针点刺出血，如粟米大即可。每隔5日针刺1次，1次治愈者17例，占56.7%；2次治愈者11例，占36.6%；3次治愈者2例，占6.7%；总有效率100%。

王会来等采用针刺后拔水罐的方法治疗散发性百日咳31例。取穴：肺热型主穴取大椎、肺俞，配合肝俞、丰隆；肺寒型主穴取肺俞、脾俞，配合足三里、太渊。针刺：用直径0.25mm、长25~40mm毫针，肺热型用捻转泻法，肺寒型用捻转补法，均不留针。针刺后将维生素K1注射液0.5ml（5mg）装入小罐内，扣放在针刺后的主穴上，再用注射器经胶皮盖抽出小罐内空气，使罐内形成负压，留罐15~20分钟（把注射用青霉素小瓶的底磨掉制成小罐，起罐时用注射器向罐内注入少许空气即可）。治疗每天1次，5次为1个疗程。痉咳剧烈，有青紫、窒息、呼吸困难者辅以镇静、吸氧、人工呼吸和呼吸兴奋剂等治疗，未用抗生素。结果：31例中治愈25例，占80.6%，其中肺热型20例，肺寒型5例；显效4例，占12.9%，其中肺热型1例，肺寒型3例；好转2例，占6.5%，均为肺热型；未有无效者。治疗次数短者7次，长者15次。

侯林等采用十宣点刺出血为主治疗百日咳（痉咳期）208例。方法：全部采用针刺法治疗。主穴：十宣（双侧）；配穴：合谷（双）、内关（双）。在无菌操作下，双侧十宣毫针点刺（速刺法）出血，进针0.5~1分余，挤压针眼放少许血即可；双侧合谷、内关毫针直刺5分~1寸，用泻法，不留针或稍留针。针刺治疗期间，停用一切药物。每天治疗 1 次,连续 4 次为 1 个疗程。经 1 个疗程治疗,治愈(痉咳消失)192 例,显效(每日痉咳次数及每次持续的时间减少 1/2 以上)12 例,无效(痉咳无减轻)4 例。治愈者中,2 次治愈 56 例,3 次治愈 128 例,4 次治愈 8 例。治愈者平均针刺次数为 2.75 次。未发现任何副作用。

参考文献

[1] 李喜梅. 清燥救肺汤加减治疗小儿百日咳 30 例. 甘肃中医,2010,23(5):41~42

[2] 陈寄尘. 凉血化瘀法治疗百日咳. 浙江中医药大学学报,2009,33(2):199~200

[3] 金灿明. 麻杏代赭汤治疗小儿百日咳. 浙江中医杂志,2009,44(5):341

[4] 张晓库. 顿咳汤治疗百日咳 78 例. 医学信息,2009,22(6):1045~1046

[5] 王轶,何颖,王永山. 川贝内金散配合针刺治疗百日咳 40 例. 上海针灸杂志,2007,26(4):34~35

[6] 范建场. 针刺治疗百日咳 30 例. 实用中医药杂志,2007,23(8):520~521

[7] 王会来,付淑文. 针刺后拔水罐治疗百日咳 31 例. 中国针灸,2004,24(7):518

[8] 侯林,庞桂香,侯冠英. 十宣点刺出血为主治疗百日咳 208 例. 新中医,1999,(10)30

包虫病

本病是人感染细粒棘球绦虫（犬绦虫）的幼虫（棘球蚴）所致的慢性寄生虫病。临床表现视包虫囊部位、大小和有无并发症而不同；长期以来，包虫病被认为是一种人兽（畜）共患寄生虫病，称之为动物源性疾病，也称为地方性寄生虫病；在流行区带有职业性损害的特点，被列为某些人群的职业病。

一、病原学

棘球属绦虫种类较多，近年来大多数学者认为有4种：细粒棘球绦虫、多房棘球绦虫、少节棘球绦虫、福氏棘球绦虫。在我国，仅发现前两种。细粒棘球绦虫的幼虫期称为棘球蚴，俗称为包虫；多房棘球绦虫的幼虫期称为多房棘球蚴，又称为泡球蚴。这两种绦虫的成虫形态、生活史和传播途径是相似的。但它们的寄生部位不尽相同，故产生不同的疾病。

细粒棘球绦虫长仅1.5~6mm由一个头节和3个体节组成。成虫寄生于狗的小肠内，但狼、狐、豺等野生动物亦可为其终宿主。虫卵呈圆形有双层胚膜，其形态与带绦虫虫卵相似，对外界抵抗力较强，当虫卵随狗粪便排出体外，污染牧场、畜舍、蔬菜、土壤和饮水，被人或羊等其他中间宿主吞食后经胃而入十二指肠。狗吞食含有包虫囊的羊或其他中间宿主的内脏后，原头蚴进入小肠肠壁隐窝内发育为成虫（约经7~8周）而完成其生活史。多房棘球绦虫的终末宿主以狐、狗为主，幼虫（包球蚴）主要寄生在中间宿主啮齿动物或人体的肝脏。

二、流行病学

包虫病的地理分布很广泛，几乎遍布世界各大洲。我国包虫病的分布主要在畜牧地区，西藏、新疆、内蒙古、青海、宁夏等省、自治区较为严重，甘肃、山西、河北、四川、黑龙江和辽宁等地也有不同程度的流行。

（一）传染源

主要传染源为狗、狼、狐、豺等。在流行区的羊群中常有包虫病，居民常以羊或其他家畜内脏喂狗，使狗有吞食包虫囊的机会，肠内寄生虫可达数百至数千，其妊娠节片具有活动能力，可爬在皮毛上，并引起肛门发痒，当狗舔咬时把节片压碎，粪便中虫卵常污染全身皮毛，如与其密切接触则甚易感染。

（二）传播途径

人因误食虫卵可成为其中间宿主，而发生包虫病。

(三) 易感人群

脑包虫病发病率低，多见于儿童。骨包虫病的发病率占全部包虫病的1%~2%。

(四) 潜伏期和传染期

由于包虫在骨内生长缓慢，大约要10~20年后才产生症状。所以，虽然很多病人在儿童期受感染，但儿童骨包虫病者极少，发病年龄大多在30~50岁。

三、发病机制

(一) 西医发病机制

细粒棘球绦虫，是绦虫中最小者，长仅3~6mm，雌雄同体，成虫寄生于犬的小肠内，狼、狐、豺等野生动物亦可为其终宿主。虫卵随狗粪排出体外，污染牧场、畜舍、蔬菜、土壤和饮水，被人或羊等中间宿主吞食后，经胃而入十二指肠。经消化液的作用，六钩蚴脱壳而出，钻入肠壁，随血循环进入门静脉系统。

幼虫大部分被阻于肝脏，发育成包虫囊（棘球蚴），部分可逸出而至肺，或经肺而散布于全身各器官发育为包虫囊。六钩蚴脱壳逸出后，6~12h到达肝脏，其周围有大单核细胞及嗜酸粒细胞浸润。如不被单核细胞所破坏，则第4日即长成为直径40μm的幼虫，第3周末幼虫直径为2mm，并转变为囊状体，即棘球蚴。感染后5个月其直径仅1cm。多数幼虫在5年左右死亡，但部分则继续生长成巨大囊肿，容积从数百至数千毫升不等。囊肿分内外两囊，内囊为虫体本身，外囊为宿主组织形成的纤维包膜，两者间有轻度粘连，内有来自宿主微血管供给营养。囊壁由角皮层与生发层（胚层）组成，前者具有弹性，状如粉皮，无细胞结构，由生发层分泌物组成，起保护生发层细胞、吸收营养物质等作用。生发层具有细胞核，实系寄生虫的本体，可向囊腔芽生成群的细胞，形成许多带小蒂的育囊、子囊和原头蚴。游离于囊液中的育囊、子囊、原头蚴统称为棘球蚴。包虫囊穿破而囊液溢出时，原头蚴可在邻近组织形成新囊肿。较大、较老的包虫囊，其囊壁具相当厚度而与周围组织粘连，囊液亦具相当密度与张力，数百个子囊相互撞击或囊壁震动时可产生包虫囊震颤。囊液清澈，其主要成分为氯化物、卵磷脂、蛋白质、葡萄糖、钠、钾、钙、磷、非蛋白氮等，囊液含有毒性白蛋白。

(二) 中医病因病机

包虫病是因包虫卵在人体内发育为幼虫，主要寄着于肝、肺等处，与痰瘀水湿相搏结而形成包块。中医认为本病以食入沾染虫卵的食物为外因；而饮食不节，损伤脾胃，内生湿热，有利于绦虫的生存和繁殖为内因。其典型的临床表现为，积聚的虫体逐渐形成，并造成压迫症状，也可因积聚体破裂，湿浊痰瘀溃流而并发中毒及脏腑阻塞症状。

四、病理改变

是由寄生于狗、狼等动物小肠内的细粒棘球绦虫引起，绦虫卵经口入，在胃及十二指肠内经胃酸作用，六钩蚴脱壳逸出，钻入肠壁，进入肠系膜小静脉而到达门脉系统。棘球蚴对人体的病理作用主要是机械性和中毒性两种，囊液与头节破入体腔，可致过敏性休克和继发性包虫囊肿。

五、临床表现

（一）症状和体征

在包囊形成初期，由于生长缓慢，体积不大，临床上常无特殊表现。随着包囊逐渐增大，其临床表现可因囊肿部位、大小、多少及机体反应性和有无合并症等不同而异。在囊肿发育过程中，机体经常吸收少量的包虫抗原，因而致敏，若囊肿穿破或手术时囊液溢出可致皮疹、发热、气急、腹痛、腹泻、昏厥、谵妄、昏迷等过敏反应，重者可死于过敏性休克。人体长期吸收囊液与寄生虫的代谢产物后，可产生一系列中毒症状。当囊肿长得很大时，常见消瘦与贫血等，少数患者还可出现包虫病性恶液质。有并发症或多发性囊肿的病人，全身情况常较差，儿童常呈发育迟缓。

1. 肝包虫病

包虫囊肿寄生于肝脏，临床上表现为肝包虫病。因门脉右支较左支粗直，故囊肿大多位于右叶，且多在表面。位于左叶者仅1/4，但体征出现较早且较显著。囊肿位于右叶中心部时肝脏呈弥漫性肿大，向上发展压迫胸腔时可引起反应性胸腔积液、肺不张等。向下向前生长时则向腹腔鼓出。大多数患者体检时可发现肝脏极度肿大，局部可扪及表面平滑的圆形囊肿，少数病例叩打囊肿后可听到震颤。肝功能大多正常。

2. 肺包虫病

包虫囊肿寄生于肺时，临床上表现为肺包虫病。肺组织疏松，故包虫囊生长较快，常伴干咳、咯血等症状。2/3患者的病变位于右侧，且以下叶居多。囊肿破入支气管时，可咳出粉皮样内囊。

3. 脑包虫病

发病率低，多见于儿童，寄生部位以顶叶最为常见，临床表现为癫痫发作与颅内压增高症状。包囊多为单个，多数位于皮质下。病变广泛者可累及侧脑室，并可压迫、侵蚀颅骨，出现颅骨隆凸。心包、肾、脾、骨骼、肌肉、胰腺等包虫病均属少见，其症状类似良性肿瘤。

4. 骨包虫病

病变在骨盆、脊柱、股骨、肱骨、胫骨等处。病变常为原发性。棘球蚴随血流带至骨骼。病变自松质骨或骨髓腔开始，在长骨则病变大多由骨端开始，由于骨质坚硬，骨内空隙又狭小，包虫不可能象在肝、肺部发展成圆形大囊，而只能沿髓腔或骨质薄弱部发展蔓延而成多房性的包囊，其外围没有纤维包膜，内面也没有典型的生发层。囊肿逐渐增大，骨皮质受压萎缩，髓腔变宽，最后可穿破皮质，形成软组织包囊。亦可发生继发性感染及病理性骨折，在脊柱可并发截瘫。临床主要表现为局部疼痛及病理性骨折，截瘫者极少。病理性骨折后连接困难。

（二）并发症

1. 囊肿穿破

肝包虫囊可因外伤或穿刺而破裂。破入腹腔时可误诊为急腹症，有剧烈腹痛伴休克继而出现过敏症状，因此，肝穿刺在肝包虫病患者应视为严格的禁忌症，包虫囊腔内压力甚高，穿刺后不仅发生囊液外漏、过敏性休克，且可使原头蚴种植于腹腔内而产生继发性包虫囊。囊肿破入肝内胆管，破碎囊皮引起胆管阻塞每导致胆绞痛与黄疸。

2. 感染

约 1/5~1/4 肝包虫囊有继发感染，感染多来自胆道，肺包虫囊并发感染者亦颇常见。感染可促使包虫死亡，但亦明显加重病情

六、诊断

（一）诊断要点

1. 主要流行于畜牧区，有与狗、羊等密切接触史。
2. 包虫寄着于肝者，右上腹部缓起无痛性肿块，按之有坚韧、光滑、囊样感，扣打囊肿可听到震荡，伴有脘腹痞胀，或肝肿大，肝功能正常，白、球蛋白比例倒置，肝B超、同位素扫描及CT检查均显示肝占位性病变。
3. 包虫寄着于肺者，可出现干咳、咯血或气促，若囊肿穿破，囊液可随咳出而愈，亦有穿入胸腔而成液气胸者，胸部X线检查可见单个或多个圆形、卵圆形或多环形边缘清晰而光滑的肿块。
4. 包虫寄着于脑者，多见于儿童，常有痫病样发作或头痛，呕吐，颅骨隆凸。预后较差，脑血管造影、脑CT、脑核磁共振均有助于诊断。
5. 实验室检查（免疫学诊断）

皮内试验的灵敏性强但特异性差，通常以囊液抗原0.1ml 注射前臂内侧，15~30min 后观察反应，阳性者局部出现红色丘疹，可有伪足（即刻反应），2~24h 后消退；12~24h 时出现的红肿和硬结为延迟反应。皮试阳性率在80%~90%之间，可出现假阳性。

6. 影像学诊断

胸部X线检查在无并发症的病例可见单个或多个肿块（圆形、卵圆形或多环形），边缘清晰、光滑（有继发感染时边缘不清）。囊肿随呼吸而变形，罕见钙化，大小不一，最大可占一侧肺野。囊肿被咳出后，肺部X线呈空洞变。肝包虫囊退化后X线检查囊壁可呈弧形钙化。骨骼包虫囊每有剥蚀（表现为孤立的膨胀性溶骨性病灶）、骨折等。如囊壁已钙化，可见弧形钙化边缘。CT对肝包虫病与脑包虫病有定位诊断的价值。肝B型超声波可示囊性病变。肝放射性核素扫描示占位性病变。

7. 血清学诊断

补体结合试验、间接血凝试验、胶乳凝集、免疫电泳、琼脂扩散、酶联免疫吸附等，约80%包虫病患者呈阳性反应。当囊肿穿破或手术后，短时期内有继发感染，阳

性率可提高。晚期囊肿退化、包虫死亡或囊腔内容物变浓厚时，抗体效价显著降低。囊肿被完全摘除后数月，补体结合试验即可转阴；在包虫囊手术摘除后12个月，如仍呈阳性，则为复发的依据。间接血凝试验试管法与玻片法的结果相仿，玻片法尤为快速简易。免疫电泳、酶联免疫吸附试验具有较高的灵敏性和特异性。

（二）鉴别诊断

本病应与肝脏非寄生虫性良性囊肿、肝脓肿、肠系膜囊肿、巨型肾积水、肺脓肿、肺结核球、脑瘤、骨肿瘤等鉴别。

七、临床处理及治疗

（一）西医治疗

1. 外科手术

争取在压迫症状或并发症发生前施行。术时先用细针将囊液抽去（慎防囊液外溢），然后将内囊摘除。内囊与外囊仅有轻度粘连，极易剥离，常可完整取出。肺、脑、骨等部位的包虫病亦应行摘除手术。

在手术摘除包虫内囊之前，向包虫囊内注入10%福尔马林液以助杀死原头蚴，由于本品对肺部组织具有刺激性和偶有的中毒副作用，故尤其不适用于破裂性肺或肝包虫囊肿。国外有人采用西曲溴胺杀原头蚴，并认为是毒性低、效果好的理想杀原头蚴剂。

骨包虫病者只有少数情况下能彻底切除病骨，故刮除植骨术是较常用的方法，术中要注意子囊的扩散及术后继发感染的可能性甚大，必要时只能考虑截肢。脊柱及骨盆的病变治疗更难，Fontann介绍在刮除囊壁后用20%苯酚（石炭酸）甘油涂搽囊腔，10min后再用90%乙醇冲洗，置引流管缝合伤口，术后第4日开始，每日经引流管注入20%~30%高渗氯化钠溶液，效果较好。

2. 抗包虫药物

WHO将阿苯达唑和甲苯咪唑均列为抗包虫的首选药物。阿苯达唑问世后，在治疗包虫病方面有取代甲苯咪唑的趋势。

（1）阿苯达唑

吸收较好，其血清浓度比甲苯咪唑高100倍。包虫囊液中浓度比甲苯咪唑高60倍。治疗囊型包虫病时，其剂量为每日10~40mg/kg，分2次服，30天为1个疗程，可视病情连续数个疗程，其疗效优于甲苯咪唑，尤以肺包虫病为佳。对泡型包虫病国内有报道显示长期较大剂量的阿苯达唑治疗，其每日剂量为20mg/kg，疗程可从17月~66月（平均为36月）不等，经长期的随访，发现CT扫描示明显进步，大部分病例原病变区域全部钙化而获痊愈，有效率达91.7%。一般病人对长期治疗均能耐受，未见严重的毒副作用，但治疗过程中宜监测肝、肾功能与骨髓。孕妇忌用。

（2）甲苯咪唑

国外采用剂量与疗程不一。通常以每日40~50mg/kg为宜，分3次口服，疗程为1个月，休息半月再服另1个疗程，一般治疗3个月。甲苯咪唑吸收差，一般空腹服用仅

1%吸收，为求提高疗效，服药时应配合脂肪餐，药物容易和脂肪一并吸收，据报告脂肪餐伴服时吸收率可为5%~20%。

（二）中西医结合治疗

1. 手术摘除包囊，可在压迫症状或并发症之前施行。
2. 可适当选用抗包虫药，如甲苯咪唑和丙硫咪唑。
3. 单方验方

（1）柳树娃（即柳树皮上所生的植物包块），适量，水煎服。

（2）蛇蜕研末，6~10g/次，冲服。

（3）灭消包虫汤（黄芪、党参、海藻、白术各15g，补骨脂、槟榔各15g，蛇蜕、蝉蜕、炙穿山甲各6g，土鳖虫、露蜂房各3~6g，雷丸12g），1剂/日，水煎服，4周为1个疗程，小儿量酌减，孕妇忌服。为丸则每丸重10g，1丸/次，3次/日。

八、预后

本病的预后取决于包虫囊的部位、大小以及有无并发症等因素。脑及其他重要器官的包虫病预后较差。

九、康复及出院标准

凡达到临床治愈即可停药，疗效评价标准以B超影像为主。

1. 治愈

症状和体征消失，且B超检查具有以下特征之一：

（1）囊型包虫病：包囊消失；囊壁完全钙化；囊内容物实变。

（2）泡型包虫病：病灶消失；病灶完全钙化。

2. 有效

（1）囊型包虫病：症状和体征改善，且B超检查具有以下特征之一者：囊直径缩小2cm以上；内囊分离征象；囊内容物中回声增强，光点增强、增多。

（2）泡型包虫病：症状和体征改善或B超检查具有以下特征之一者：病灶缩小；病灶未增大，回声增强。

3. 无效

症状和体征无缓解，且B超检查显示病灶无任何变化或进行性增大。

十、预防

包虫病为人兽共患疾病，中间宿主包括家畜和野生动物，其预防不仅是生物学范畴内的一个复杂问题，而且也是一个严重的社会问题：

1. 加强流行区犬的处理和管制为预防人体包虫感染的关键性一环。在包虫流行区野犬应一律灭绝，家犬严加限制，对必用的牧羊犬、猎犬或警犬等必须挂牌登记。定期驱绦虫和药物监测应列为常规制度，据新西兰报告，重度流行区规定每隔6周投药驱绦一次，轻度流行区改为3个月投药一次。

2. 严格肉食卫生检查。肉联厂或屠宰场要认真执行肉食的卫生检疫，病畜肝、肺等脏器感染包虫，必须妥善进行无活化处理，采用集中焚烧、挖坑深埋、药液消毒等法，切忌喂狗。

3. 大力开展卫生宣教。宣教方式可多样化，内容要简单通俗易懂，讲求实效。并要充分发动群众，做到家喻户晓，人人皆知。

十一、中医临床报道

朱文钧等应用包虫散治疗100例包虫病。基本方：雷丸150g、槟榔150g、南瓜子100g、乳香30g、没药30g、板蓝根100g、贯众100g、蝉蜕30g、全蝎30g、蜈蚣20条、金银花100g、连翘100g、蒲公英100g、夏枯草100g、黄芪100g、红花30g、延胡索60g、薏苡仁100g、枳实50g、茯苓60g。共研末。每次12g，1日3次，温开水送下，病在下饭前服，病在上饭后服，小儿酌减。服药时忌酸物。90天为1个疗程。疗效标准：治愈：B超复查病灶包块消失；好转：病灶包块明显缩小，临床症状消失；无效：服药2个疗程，病灶无变化。治疗结果：100例中治愈46例，好转36例，无效18例，治愈率46%，总有效率82%。

刘振忠等应用乌雷合剂治疗包虫病，药用乌药10g、雷丸10g、南瓜子30g、槟榔30g、牛尾草30g，如有表实肥胖者可加丹参、桃仁、红花，气虚者加黄芪，血虚者加鸡血藤，每天1剂，先用半量2次煎汤内服，如无不良反应，3天后加至全量继续服药。服药同时忌食高脂肪、高蛋白、高糖饮食。

蒋次鹏等采用中西医结合治疗包虫病，自拟"灭消包虫汤"药物组成：黄芪15g、党参15g、炒白术15g、补骨脂15~30g、槟榔15~30g、蛇蜕6g、蝉蜕6g、炙穿山甲6g、土鳖虫3~6g、海藻6g、露蜂房3~6g、雷丸12g（研末冲服）。肝包虫加柴胡6g、香附6g；肺包虫加瓜蒌9g、枳壳9g。每天1剂水煎服，4周为1个疗程。共治疗14例肝、肺或腹腔包虫病，其中2例单服中药，其他12例并服国产甲苯咪唑，总有效率为78.6%。

参考文献

[1] 朱文钧,刘放民.包虫散治疗包虫病100例.实用中医药杂志,1997,(6)4

[2] 刘振忠,李永祥,刘梅,等.乌雷合剂治疗包虫病120例.中国中西医结合杂志,2004,24(7)：616~617

[3] 蒋次鹏,曾俊兰,姚起立,等.中西医结合治疗包虫病的临床研究.中医杂志,1982,(1)24~27

病毒性肝炎

病毒性肝炎是由多种肝炎病毒引起的常见传染病,临床上主要表现为乏力、食欲减退、恶心、呕吐、肝脏肿大及肝功能损害,部分病人可有黄疸和发热,隐性感染较为常见。病毒性肝炎可分为甲型、乙型、丙型、丁型和戊型五种。

一、病原学

按病原分类,目前已发现的病毒性肝炎至少可分为甲、乙、丙、丁、戊、庚、TTV等7型肝炎。主要为前5种。

(一)甲型肝炎病毒(HAV)

是一种RNA病毒,属微小核糖核酸病毒科,是直径约27nm的球形颗粒,由32个壳微粒组成对称20面体核衣壳,内含线型单股RNA。HAV具有4个主要多肽,即VP1、VP2、VP3、VP4,其中VP1与VP3为构成病毒壳蛋白的主要抗原多肽,诱生中和抗体。HAV在体外抵抗力较强,在-20℃条件下保存数年,其传染性不变,能耐受56℃30分钟的温度及PH3的酸度。

(二)乙型肝炎病毒(HBV)

是一种DNA病毒,属嗜肝DNA病毒科,直径42nm的球形颗粒。又名Dane颗粒,有外壳和核心两部分。外壳厚7~8nm,有表面抗原(HBsAg),核心直径27nm,含有部分双链,部分单链的环状DNA,DNA聚合酶,核心抗原及e抗原。HBVDNA的基因组约含3200个碱基对。长链的长度固定,有一缺口(nick),此处为DNA聚合酶;短链的长度不定。当HBV复制时,内源性DNA聚合酶修补短链,使之成为完整的双链结构,然后进行转录。HBVDNA的长链有4个开放性读框(ORF),即S区、C区、P区和X区。S区包括前S1、前S2和S区基因,编码前S1、前S2和S三种外壳蛋白;C区以包括前C区,C区基因编码HBcAg蛋白,前C区编码一个信号肽,在组装和分泌病毒颗粒以及在HBeAg的分泌中起重要作用;P基因编码DNA聚合酶;X基因的产物是X蛋白。

乙型肝炎患者血清在显微镜的观察下可查见3种颗粒:①直径22nm的小球形颗粒;②管状颗粒,长约100~700nm,宽约22nm;③直径为42nm的大球形颗粒。小球形颗粒及管状颗粒均为过剩的病毒外壳,含表面抗原,大球形颗粒即病毒颗粒,有实心与空心两种,空心颗粒缺乏核酸。

1. 乙型肝炎表面抗原(HBsAg)和表面抗体(抗-HBs)

HBsAg存在于病毒颗粒的外壳以及小球形颗粒和管状颗粒。于感染后2~12周,丙氨酸转氨酶(ALT)升高前,即可由血内测到,一般持续4~12周,至恢复期消失,但感染持续者可长期存在。HBsAg 无感染性而有抗原性，能刺激机体产生抗 – HBs。在 HBsAg 自血中消失后不久或数星期或数月，可自血中测到抗 – HBs，抗 – HBs 出现后其滴度逐渐上升，并可持续存在多年。抗 – HBs 对同型感染具有保护作用。近期感染者所产生的抗 – HBs 属 IgM，而长期存在血中的为抗 – HBs 属 IgG。

2. 乙型肝炎核心抗原（HBcAg）和核心抗体（抗 – HBc）

HBcAg 主要存在于受染的肝细胞核内，复制后被释至胞浆中，由胞浆中形成的 HBsAg 包裹，装配成完整的病毒颗粒后释放入血。血液中一般不能查到游离的 HBcAg。血中的 Dane 颗粒经去垢剂处理后可以查到其核心部分的 HBcAg 和 DNA 聚合酶。

HBVDNA 聚合酶存在于 Dane 颗粒核心内，是一种依赖于 DNA 的 DNA 聚合酶，其功能与修补及延伸双链 DNA 的短链有关。患者血清中 HBVDNA 聚合酶活性增高常伴有 HBV 增殖。在急性乙肝的潜伏期内，血清 ALT 升高之前，血清 DNA 聚合酶活力即已升高，因此，DNA 聚合酶活力测定具有早期诊断意义。急性肝炎患者在发病 1 个月后若 HBVDNA 聚合酶活力仍持续升高，是肝炎转为慢性的征兆。

3. 乙型肝炎 e 抗原（HBeAg）和 e 抗体（抗 – HBe）

HBeAg 是以隐蔽形式存在 HBV 核心中的一种可溶性蛋白，其编码基因相互重叠，是 HBcAg 的亚成分。在感染 HBV 后，HBeAg 可与 HBsAg 同时或稍后出现于血中，其消失则稍早于 HBsAg。HBsAg 仅存在于 HBsAg 阳性者的血液中，通常伴有肝内 HBVDNA 的复制，血中存在较多 Dane 颗粒和 HBVDNA 聚合酶活性增高，因此，HBeAg 阳性是病毒活动性复制的重要指标，传染性高。

（三）丙型肝炎病毒（HCV）

是一种具有脂质外壳的 RNA 病毒，直径 50 ~ 60nm，其基因组为 10kb 单链 RNA 分子。HCV 的基因编码区可分为结构区与非结构区两部分，其非结构区易发生变异。HCV 与 HBV 及 HDV 无同源性，可能是黄病毒属中分化出来的一种新病毒。本病毒经加热 100℃ 10 分钟或 60℃ 10 小时或甲醛 1：1000 37℃ 96 小时可灭活。HCV 细胞培养尚未成功，但 HCV 克隆已获成功。HCV 感染者血中的 HCV 浓度极低，抗体反应弱而晚，血清抗 – HCV 在感染后平均 18 周阳转，至肝功能恢复正常时消退，而慢性患者抗 – HCV可持续多年。

（四）丁型肝炎病毒（HDV）

是一种缺陷的嗜肝单链 RNA 病毒，需要 HBV 的辅助才能进行复制，因此 HDV 现 HBV 同时或重叠感染。HDV 是直径 35 ~ 37nm 的小圆球状颗粒，其外壳为 HBsAg，内部由 HDAg 和一个 1.7kb 的 RNA 分子组成。HDAg 具有较好的抗原特异性。感染 HDV 后，血液中可出现抗 – HD。目前已知 HDV 只有一个血清型。HDV 有高度的传染性，及很强的致病力。

（五）戊型肝炎病毒（HEV）

为直径 27 ~ 34nm 的小 RNA 病毒。在氯化铯中不稳定，在蔗糖梯度中的沉降系数为183S。HEV对氯仿敏感，在4℃或-20℃下易被破坏，在镁或锰离子存在下可保持其完整性，在碱性环境中较稳定。HEV存在于替伏末期及发病初期的患者粪便中。

二、流行病学

（一）传染源

甲型肝炎的主要传染源是急性患者和隐性患者。病毒主要通过粪便排出体外，自发病前2周至发病后2~4周内的粪便具有传染性，而以发病前5天至发病后1周最强，潜伏后期及发病早期的血液中亦存在病毒。唾液、胆汁及十二指肠液亦均有传染性。

乙型肝炎的传染源是急、慢性患者的病毒携带者。病毒存在于患者的血液及各种体液（汗、唾液、泪、乳汁、阴道分泌物等）中。急性患者自发病前2~3个月即开始具有传染性，并持续于整个急性期。HBsAg（+）的慢性患者和无症状携带者中，凡伴有HBeAg（+），或抗-HbcIgM（+），或DNA聚合酶活性升高或血清中HBVDNA（+）者均具有传染性。

丙型肝炎的传染源是急、慢性患者和无症状病毒携带者。病毒存在于患者的血液及体液中。

丁型肝炎的传染源是急、慢性患者和病毒携带者。HBsAg携带者是HDV的保毒宿主和主要传染源。

戊型肝炎的传染源是急性及亚临床型患者。以潜伏末期和发病初期粪便的传染性最高。

（二）传播途径

甲型肝炎主要经粪、口途径传播。粪便中排出的病毒通过污染的手、水、苍蝇和食物等经口感染，以日常生活接触为主要方式，通常引起散发性发病，如水源被污染或生食污染的水产品（贝类动物），可导致局部地区暴发流行。通过注射或输血传播的机会很少。

乙型肝炎的传播途径包括：①输血及血制品以及使用污染的注射器或针刺等；②母婴垂直传播（主要通过分娩时产道血液，哺乳及密切接触，通过胎盘感染者约5%）；③生活上的密切接触；④性接触传播；⑤有经吸血昆虫（蚊、臭虫、虱等）叮咬传播的可能性。

丙型肝炎的传播途径与乙型肝炎相同，以输血及血制品传播为主，但母婴传播不如乙型肝炎多见。

丁型肝炎的传播途径与乙型肝炎相同。

戊型肝炎通过粪、口途径传播，水源或食物被污染可引起暴发流行；也可经日常生活接触传播。

（三）易感人群

人类对各型肝炎普遍易感，各种年龄均可发病。

甲型肝炎感染后机体可产生较稳固的免疫力，在本病的高发地区，成年人血中普遍存在甲型肝炎抗体，发病者以儿童居多。

乙型肝炎在高发地区，新感染者及急性发病者主要为儿童，成人患者则多为慢性迁延型及慢性活动型肝炎；在低发地区，由于易感者较多，可发生流行或暴发。

丙型肝炎的发病以成人多见，常与输血与血制品、药瘾注射、血液透析等有关。

丁型肝炎的易感者为HBsAg阳性的急、慢性肝炎及或无症状携带者。

戊型肝炎各年龄普遍易感，感染后具有一定的免疫力。

（四）流行特征

病毒性肝炎的分布遍及全世界，但在不同地区各型肝炎的感染率有较大差别。我国属于甲型及乙型肝炎的高发地区，但各地区人群感染率差别较大。

甲型肝炎全年均可发病，而以秋冬季为发病高峰，通常为散发；发病年龄多在14岁以下，在托幼机构，小学校及部队中发病率较高，且可发生大的流行；如水源被污染或生吃污染水中养殖的贝壳类动物食品，可在人群中引起暴发流行。

乙型肝炎见于世界各地，人群中HBsAg携带率以西欧、北美及大洋洲最优（0.5%以下），而以亚洲与非洲最高（6~10%），东南亚地区达10~20%；我国人群HBsAg携带率约10%，其中北方各省较低，西南方各省较高，农村高于城市。乙型肝炎的发病无明显季节性；患者及HBsAg携带者男多于女；发病年龄在低发区主要为成人，在高发区主要为儿童，而成人患者多为慢性肝炎；一般散发，但常见家庭集聚现象。

丙型肝炎见于世界各国，主要为散发，多见于成人，尤以输血与血制品者、药瘾者、血液透析者、肾移植者、同性恋者等多见；发病无明显季节性，易转为慢性。

丁型肝炎在世界各地均有发现，但主要聚集于意大利南部，在我国各省市亦均存在。

戊型肝炎的发病与饮水习惯及粪便管理有关。常以水媒流行形式出现，多发生于雨季或洪水泛滥之后，由水源一次污染者流行期较短（约持续数周），如水源长期污染，或通过污染环境或直接接触传播则持续时间较长。发病者以青壮年为多，儿童多为亚临床型。

三、发病机制

（一）西医发病机制

甲型肝炎病毒在肝细胞内复制的过程中仅引起肝细胞轻微损害，在机体出现一系列免疫应答（包括细胞免疫及体液免疫）后，肝脏出现明显病变，表现为肝细胞坏死和炎症反应。

乙型肝炎病毒感染肝细胞并在其中复制，HBV基因整合于宿主的肝细胞染色体中，可能产生远期后果。乙型肝炎的肝细胞损伤主要是通过机体一系列免疫应答所造成，其中以细胞免疫为主。表达在肝细胞膜上的（HBcAg）和肝特异性脂蛋白是主要的靶抗原，致敏T淋巴细胞的细胞毒效应是肝细胞损伤的主要机制，而抗体依赖的细胞毒作用及淋巴因子、单核因子等的综合效应也十分重要，尤其在慢性活动型肝炎的病理损伤机制中，而特异性 T 辅助性细胞在持续性损伤中起重要作用。

在免疫应答和免疫调节机能正常的机体，受染肝细胞被效应细胞攻击而破坏，使感染终止。急性肝炎由于病毒数量的多寡及毒力强弱所致肝细胞受损的程度不同，而表现急性黄疸型或急性无黄疸型肝炎。若机体针对 HBV 的特异性体液免疫及细胞免疫功能缺损、免疫耐受或免疫麻痹，受染肝细胞未遭受免疫性损伤或仅轻微损伤，病毒未能清除，则表现为无症状慢性带毒者。若机体免疫功能（主要是清除功能）低下，病毒未得到彻底清除，肝细胞不断受到轻度损害，则表现为慢性迁延型肝炎、慢性活动型肝炎。

慢性活动型肝炎的发病机制较复杂，机体由于特异性免疫功能低下，不能充分清除循环中以及受染肝细胞内的病毒，病毒持续在肝细胞内复制，使肝细胞不断受到免疫损伤，且由于抑制性 T 细胞的数量或功能不足，以及肝细胞代谢失常所致肝内形成的免疫调节因子发生质与量改变，导致免疫调节功能紊乱，以致 T－B 细胞之间及 T 细胞各亚群之间的协调功能失常，自身抗体产生增多，通过抗体依赖细胞毒效应或抗体介导补体依赖的细胞溶解作用，造成自身免疫性肝损伤；或大量抗原－抗体复合物的形成，导致肝细胞和其他器官更严重持久的损害。重型肝炎的病理损伤机制主要是由于机体的免疫功能严重失调，特异性免疫反应增强，自身免疫反应明显，通过肝内免疫复合物反应和抗体依赖细胞毒作用造成肝细胞大量坏死。近年来认为内毒素血症所致肿瘤坏死因子－α（TNFα）大量释出，引起局部微循环障碍，可导致肝脏急性出血性坏死及大块坏死；且发现自由基变化对肝损伤及肝性脑病等的发生有关。

丙型及戊型肝炎的发病机制的研究提示，丙型和戊型肝炎的发病机制有免疫系统的参与，肝细胞损伤主要是由免疫介导的。

丁型肝炎的动物实验研究表明，HDV 与 HBV 重叠感染导致 HDV 大量复制，明显多于 HDV 与 HBV 联合感染者。HDV 对肝细胞具有直接致病性，乙型肝炎伴有 HDV 感染，尤其以二者重叠感染者，肝细胞损伤明显加重。

各型病毒性肝炎之间无交叉免疫。HDV 与 HBV 联合感染或重叠感染可加重病情，易发展为慢性肝炎及重型肝炎，尤其是 HDV 重叠感染于慢性乙型肝炎者。HAV 或 HBV 重叠感染也使病情加重，甚至可发展为重型肝炎。

（二）中医病因病机

中医认为病毒性肝炎是湿热疫毒为患，急性发病后失治、误治而致湿热未清，余邪残留，病症反复不愈而成慢性；或急性发病同时并见正气不足，或多用寒凉之品，正不抗邪，外邪留恋，造成复发，以致长期不愈。

1. 肝气郁结：情志抑郁，或暴怒伤肝，使肝失条达，疏泄不利，气阻络痹而致胁痛。

2. 瘀血停着：气郁日久，血行不畅，积而成瘀血，阻塞脉络。

3. 肝阴不足：久病体虚，劳欲过度，导致精血亏损，肝阴不足，血虚不能养肝，使络脉失养而发生胁痛。

4. 外邪侵袭：湿热病邪最易侵袭肝胆，使肝胆失于疏泄条达而引起胁痛。

5. 饮食不节：嗜酒过度，饮食不节，滋生湿热，损伤脾胃，清阳不升，浊阴不降，壅塞中焦，则肝失疏泄，气血瘀滞。

四、病理改变

各型肝炎的肝脏病理改变基本相似。

（一）急性肝炎

肝脏肿大，表面光滑。镜下可见：肝细胞变性和坏死，以气球样变最常见。电镜下可见内质网显著扩大，核糖体脱落，线粒体减少，嵴断裂，糖原减少或消失。高度气球样变可发展为溶解性坏死，此外亦可见到肝细胞嗜酸性变和凝固性坏死，电镜下呈细胞器凝聚现象。肝细胞坏死可表现为单个或小群肝细胞坏死，伴局部以淋巴细胞为主的炎性细胞浸润。汇管区的改变多不明显，但有的病例出现较明显的炎性细胞浸润，主要是淋巴细胞，其次是单核细胞和浆细胞。肝窦内枯否细胞增生肥大。肝细胞再生表现为肝细胞体积增大，有的有核丝分裂、双核现象，以至可出现肝细胞索排列紊乱现象。

黄疸型肝炎的病理改变与无黄疸型者相似而较重，小叶内淤胆现象较明显，表现为一些肝细胞浆内有胆色素滞留，肿胀的肝细胞之间有毛细胆管淤胆。

（二）慢性肝炎

1. 慢性迁延型肝炎

肝脏多较正常为大（即有肿大现象），质较软。

（1）慢性小叶性肝炎：以肝细胞变性、坏死及小叶内炎性细胞浸润为主。汇管区改变不明显。

（2）慢性间隔性肝炎：有轻度的肝细胞变性及坏死，伴以小叶内炎性细胞浸润。汇管区纤维组织伸展入小叶内，形成间隔，间隔内炎性细胞很少，无假小叶形成。

（3）慢性门脉性肝炎：肝细胞变性较轻，有少数点状坏死，偶见嗜酸性小体。汇管区有多数炎性细胞浸润，致使汇管区增大。但无界板破坏或碎屑状坏死。

2. 慢性活动型肝炎

肝脏体积增大或不大，质中等硬度。镜下改变可分为中、重二型。

（1）中型慢性活动型肝炎：小叶周边有广泛的碎屑状坏死和主动纤维间隔形成。

（2）重型慢性活动肝炎：桥形坏死范围更广泛，可累及多数小叶并破坏小叶完整性。

（三）重型肝炎

1. 急性重型肝炎

肝脏体积明显缩小，边缘变薄，质软，包膜皱缩。镜下见到广泛的肝细胞坏死消失，遗留细胞网支架，肝窦充血。有中性、单核、淋巴细胞及大量吞噬细胞浸润。部分残存的网状结构中可见小胆管淤胆。

2. 亚急性重型肝炎

肝脏体积缩小或不缩小,质稍硬,肝脏表面和切面均有大小不等的再生结节。镜下可见新旧不等的大片坏死和桥形坏死,网织支架塌陷,有明显的汇管区集中现象。残存的肝细胞增生成团,呈假小叶样结构。

3. 慢性重型肝炎

在慢性活动型肝炎或肝硬化病变的基础上,肝脏有新鲜的大块或亚大块坏死。

(四) 淤胆型肝炎

有轻度急性肝炎的组织学改变,伴以明显的肝内淤胆现象,毛细胆管及小胆管内有胆栓形成,肝细胞浆内亦可见到胆色素淤滞。

五、临床表现

各型肝炎的潜伏期长短不一。甲型肝炎为 2~6 周(平均 1 个月);乙型肝炎为 6 周~6 个月(一般约 3 个月);丙型肝炎为 5~12 周(平均 7.8 周)。

(一) 急性肝炎

1. 急性黄疸性肝炎

(1) 黄疸前期:多以发热起病,伴以全身乏力,食欲不振,厌油,恶心,甚或呕吐,常有上腹部不适,腹胀,便秘或腹泻;少数病例可出现上呼吸道症状,或皮疹,关节痛等症状。尿色逐渐加深,至本期末尿色呈红茶样。肝脏可轻度肿大,伴有触痛及叩击痛。检验:尿胆红素及尿胆原阳性,血清丙氨酸转氨酶(ALT)明显升高。本期一般持续 5(3~7) 天。

(2) 黄疸期:尿色加深,巩膜及皮肤出现黄染,且逐日加深,多于数日至 2 周内达高峰,然后逐渐下降。在黄疸出现后发热很快消退,而胃肠道症状及全身乏力则见增重,但至黄疸即将减轻前即迅速改善。在黄疸明显时可出现皮肤瘙痒,大便颜色变浅,心动过缓等症状。儿童患者黄疸较轻,且持续时间较短。本期肝肿大达肋缘下 1~3cm,有明显触痛及叩击痛,部分病例且有轻度脾肿大。肝功能改变明显。本期持续约 2~6 周。

(3) 恢复期:黄疸消退,精神及食欲好转。肿大的肝脏逐渐回缩,触痛及叩击痛消失。肝功能恢复正常。本期约持续 1~2 个月。

2. 急性无黄疸型肝炎

起病大多徐缓,临床症状较轻,仅有乏力,食欲不振,恶心,肝区痛和腹胀,便溏等症状,多无发热,亦不出现黄疸。肝常肿大伴触痛及叩击痛;少数有脾肿大。肝功能改变主要是 ALT 升高。不少病例并无明显症状,仅在普查时被发现。多于 3 个月内逐渐恢复。部分乙型及丙型肝炎病例可发展为慢性肝炎。

(二) 慢性肝炎

1. 慢性迁延型肝炎

急性肝炎病程达半年以上,仍有轻度乏力,食欲不振,腹胀,肝区痛等症状,多无黄疸。肝肿大伴有轻度触痛及叩击痛。肝功检查主要是 ALT 单项增高。病情延迁不愈或反复波动可达 1 年至数年，但病情一般较轻。

2. 慢性活动性肝炎

既往有肝炎史，目前有较明显的肝炎症状，如倦怠无力、食欲差、腹胀、便溏、肝区痛等，面色常晦暗，一般健康情况较差，劳动力减退。肝肿大质较硬，伴有触痛及叩击痛，脾多肿大。可出现黄疸、蜘蛛痣、肝掌及明显痤疮。肝功能长期明显异常，ALT 持续升高或反复波动，白蛋白降低，球蛋白升高，丙种球蛋白及 IgG 增高，凝血酶原时间延长，自身抗体及类风湿因子可出现阳性反应，循环免疫复合物可增多而补体 C3、C4 可降低。部分病例出现肝外器官损害，如慢性多发性关节炎，慢性肾小球炎，慢性溃疡性结肠炎，结节性多动脉炎，桥本氏甲状腺炎等。

（三）重型肝炎

1. 急性重型肝炎

亦称暴发型肝炎。特点是：起病急，病情发展迅猛，病程短（一般不超过 10 天）。患者常有高热，消化道症状严重（厌食、恶心、频繁呕吐、腹胀等），极度乏力。在起病数日内出现神经、精神症状（如性格改变、行为反常、嗜睡、烦躁不安等）。体检有扑翼样震颤、肝臭等，可急骤发展为肝昏迷。黄疸出现后，迅速加深。出血倾向明显（鼻衄、瘀斑、呕血、便血等）。肝脏迅速缩小。亦出现浮肿，腹水及肾功不全。实验室检查：外周血白细胞计数及中性粒细胞增高，血小板减少；凝血酶原时间延长，凝血酶原活动度下降，纤维蛋白原减少；血糖下降；血氨升高；血清胆红素上升，ALT 升高，但肝细胞广泛坏死后 ALT 可迅速下降，形成"酶胆分离"现象。尿常规可查见蛋白及管型，尿胆红素强阳性。

2. 亚急性重型肝炎

起病初期类似一般急性黄疸型肝炎，但病情进行性加重，出现高度乏力、厌食、频繁呕吐、黄疸迅速加深，血清胆红素升达 >171.0μmol/L（10mg/dl），常有肝臭，顽固性腹胀及腹水（易并发腹膜炎），出血倾向明显，常有神经、精神症状，晚期可出现肝肾综合征，死前多发生消化道出血、肝性昏迷等并发症。肝脏缩小或无明显缩小。病程可达数周至数月，经救治存活者大多发展为坏死后肝硬化。实验室检查：肝功能严重损害，血清胆红素快速升高，ALT 明显升高，或 ALT 下降与胆红素升高呈"酶胆分离"；血清白蛋白降低，球蛋白升高，白、球蛋白比例倒置，丙种球蛋白增高；凝血酶原时间明显延长，凝血酶原活动度下降；胆固醇酯及胆碱酯明显降低。

3. 慢性重型肝炎

在慢性活动性肝炎或肝硬化的病程中病情恶化，出现亚急性重型肝炎的临床表现。预后极差。

（四）淤胆型肝炎

淤胆型肝炎亦称毛细胆管型肝炎或胆汁瘀积型肝炎。起病及临床表现类似急性黄疸型肝炎，但乏力及食欲减退等症状较轻，而黄疸重且持久，有皮肤瘙痒等梗阻性黄疸的表现，肝脏肿大。大便色浅，转肽酶、碱性磷酸酶以及 5 – 核苷酸酶等梗阻指标升高。ALT 多为中度升高。尿中胆红素强阳性而尿胆原阴性。

六、诊断

（一）临床诊断

1. 急性肝炎

（1）急性无黄疸型肝炎

症状及肝功损害均较轻，须对流行病学资料、症状、体征及实验室检查进行综合分析。其诊断依据如下。

①流行病学资料：半年内是否与确诊的病毒性肝炎患者密切接触史，尤其是家族中有无肝炎患者有重要参考价值。半年内有无接受输血或血制品史，或消毒不严格的注射史或针刺史。有无水源、食物污染史等。

②症状：近期内出现的持续数日以上的、无其他原因可解释的乏力、食欲减退、厌油、腹胀、便溏和肝区痛等。

③体征：近期内肝脏肿大且有触痛，叩击痛。可伴脾脏轻度肿大。

④检验：主要为 ALT 活力增高。病原学检查阳性（详见病原学诊断）。

凡检验阳性，且其他 3 项中有 2 项阳性，或检验与症状或检验与体征明显阳性，且能排除其他疾病者，可诊断为急性无黄疸型肝炎。

凡单项 ALT 增高，或仅有症状、体征，或仅有流行病学资料及其他 3 项中之一项均为疑似患者。疑似患者若病原学诊断阳性且除外其他疾病，可以确诊。

（2）急性黄疸型肝炎

根据急性发病，具有急性肝炎的症状，体征，检验异常，且血清胆红素在 17μmol/L 以上，尿胆红素阳性，并排除其他原因引起的黄疸，可作出诊断。

2. 慢性肝炎

（1）慢性迁延型肝炎：有确诊或可疑急性肝炎的病史，病程超过半年仍有轻度症状，伴有血清 ALT 升高或并有其他肝功能轻度损害。或肝活体组织检查符合迁延型肝炎之诊断。

（2）慢性活动性肝炎：既往有肝炎史，或急性肝炎病程迁延，超过半年，而目前有较明显的肝炎症状；肝肿大、质中等硬度以上，可伴有蜘蛛痣、面色晦暗、肝掌及脾肿大；血清 ALT 活力持续增高或反复波动，血清胆红素长期或反复增高，伴有白蛋白降低，球蛋白升高，白、球蛋白比例异常，或丙种球蛋白增高；可出现自身抗体或肝外损害。或肝活体组织检查符合慢性肝炎的组织学改变。

3. 重型肝炎

凡急性、慢性肝炎或肝硬变患者出现高热，极度乏力，严重的消化道症状，黄疸进行性加深，出血倾向，神经、精神症状，肝脏进行性缩小，肝细胞明显损害，凝血酶原时间明显延长者，均应考虑为重型肝炎。

4. 淤胆型肝炎

起病急,有持续3周以上的肝内梗阻性黄疸的症状及体征,肝炎症状较轻,肝脏肿大较明显;肝功检验主要表现为梗阻性黄疸的结果;并可除外其他肝内、外梗阻性黄疸者,可诊断为急性淤胆型肝炎。在慢性肝炎基础上出现上述表现者,可诊断为慢性淤胆型肝炎。

(二)病原学诊断

1. 甲型肝炎:①急性期血清抗-HAVIgM 阳性。②急性期及恢复期双份血清抗-HAV 总抗体滴度呈4倍以上升高。③急性早期的粪便免疫电镜查到 HAV 颗粒。④急性早期粪便中查到 HAAg。具有以上任何一项阳性即可确诊为 HAV 近期感染。⑤血清或粪便中检出 HAVRNA。

2. 乙型肝炎

(1) 现症 HBV 感染:具有以下任何一项即可作出诊断。①血清 HBsAg 阳性。②血清 HBVDNA 阳性或 HBVDNA 聚合酶阳性。③血清抗-HBc-IgM 阳性。④肝内 HBcAg 阳性及(或)HBsAg 阳性,或 HBVDNA 阳性。

(2) 急性乙型肝炎:具有以下动态指标中之一项者即可诊断。①HBsAg 滴度由高到低,消失后抗-HBs 阳转。②急性期血清抗-HBc-IgM 呈高滴度,而抗-HbcIgG 阴性或低滴度。

(3) 慢性乙型肝炎:临床符合慢性肝炎,且有现症 HBV 感染的一种以上阳性指标。

(4) 慢性 HBsAg 携带者:无任何临床症状或体征,肝功能正常,血清 HBsAg 检查持续阳性达6个月以上者。

3. 丙型肝炎

(1) 排除诊断法:凡不符合甲型、乙型、戊型病毒性肝炎诊断标准,并除外 EB 病毒,巨细胞病毒急性感染(特异性 IgM 抗体阴性)及其他已知原因的肝炎,如药物性肝炎、酒精性肝炎等,流行病学提示为非经口感染者,可诊断为丙型肝炎。

(2) 特异性诊断:血清抗-HCV 或 HCVRNA 阳性者。

4. 丁型肝炎:与 HBV 同时或重叠感染。

(1) 血清中抗-HD-IgM 阳性,或抗-HD 阳性,或 HDAg 阳性。

(2) 血清中 HDVRNA 阳性。

(3) 肝组织内 HDAg 阳性。

5. 戊型肝炎

(1) 排除诊断法:凡有符合甲型、乙型、丙型、丁型、巨细胞病毒、EB 急性感染及其他已知原因的肝炎,流行病学证明经口感染者,可诊断为戊型肝炎。

(2) 特异性诊断:急性期血清抗-HEV-IgM 阳性,或急性期粪便免疫电镜找到 HEV 颗粒,或急性期抗-HEV 阴性而恢复期阳转者。

（三）辅助检查诊断

1. 血象

白细胞总数正常或稍低，淋巴细胞相对增多，偶有异常淋巴细胞出现。重症肝炎患者的白细胞总数及中性粒细胞均可增高。血小板在部分慢性肝炎病人中可减少。

2. 肝功能试验

（1）黄疸指数、胆红素定量试验，黄疸型肝炎上述指标均可升高。尿检查胆红素、尿胆原及尿胆素均增加。

（2）血清酶测定，常用者有谷丙转氨酶（ALT）及谷草转氨酶（AST），血清转氨酶在肝炎潜伏期、发病初期及隐性感染者均可升高，故有助于早期诊断。

（3）胆固醇、胆固醇酯、胆碱脂酶测定，肝细胞损害时，血内总胆固醇减少，梗阻性黄疸时，胆固醇增加。重症肝炎患者胆固醇、胆固醇酯、胆碱脂酶均可明显下降，提示预后不良。

（4）血清蛋白质及氨基酸测定，慢性活动性肝炎时蛋白电泳示 γ-球蛋白常 >26%，肝硬化时 γ-球蛋白可 >30%。但在血吸虫病肝硬化、自身免疫性疾病、骨髓瘤、结节病等，γ-球蛋白百分比均可增高。检测血浆中支链氨基酸（BCAA）与芳香族氨基酸（AAA）的比值，如比值下降或倒置，则反映肝实质功能障碍，对判断重症肝炎的预后有参考意义。

（5）血清前胶原Ⅲ（PⅢP）测定，血清 PⅢP 值升高，提示肝内有纤维化形成的可能，文献报道其敏感性为 31.4%，特异性为 75.0%。PⅢP 正常值为 <175μg/L。

3. 血清免疫学检查

测定抗 HAV-IgM 对甲型肝炎有早期诊断价值，HBV 标志（HBsAg、HBeAg、HBcAg及抗-HBs、抗-HBe、抗-HBc）对判断有无乙型肝炎感染有重大意义。HBV-DNA、DNA-P 及 PHSA 受体测定，对确定乙型肝炎病人体内有无 HBV 复制有很大价值。高滴度抗 HBc-IgM 阳性有利于急性乙型肝炎的诊断。

丙型肝炎常有赖排除甲型、乙型、戊型及其他病毒（CMV、EBV）而诊断，血清抗 HCV-IgM 或/和 HCV-RNA 阳性可确诊。

丁型肝炎的血清学诊断有赖于血清抗 HDV-IgM 阳性或 HDAg 或 HDVcDNA 杂交阳性；肝细胞中 HDAg 阳性或 HDVcDNA 杂交阳性可确诊。

戊型肝炎的确诊有赖于血清抗 HEV-IgM 阳性或免疫电镜在粪便中见到 30~32nm 病毒颗粒。

4. 肝穿刺病理检查对各型肝炎的诊断有很大价值，通过肝组织电镜、免疫组化检测，以及以 KnodellHAI 计分系统观察，对慢性肝炎的病原、病因、炎症活动度以及纤维化程度等均得到正确数据，有利于临床诊断和鉴别诊断。

（四）中医辨证

病毒性肝炎的一般症候为全身乏力，胃脘胀满，纳呆，恶心，厌油食，大便燥结，有时溏泻，大便呈白色或灰白色（黄疸型），尿黄色或深黄色，甚至赤褐色，左胁胀痛，拒按，肝脾肿大等症。

1. 阳黄症（湿热内蕴）

（1）热重于湿

主症：身目俱黄，其色鲜明如橘子色，口干口苦，恶心厌油，纳差，上腹胀满，大便秘结，小便黄赤。舌质红，苔黄腻，脉弦滑而数。

（2）湿重于热

主症：身目俱黄，其色较鲜明，口淡或黏，恶心纳呆，胸脘痞满，倦怠乏力，便溏或黏滞不爽，小便黄。舌质淡而润，苔白腻，脉弦滑。

2. 阴黄症（寒湿困脾）

主症：身目皆黄，其色较晦暗，呕逆纳少，脘闷腹胀，畏寒肢冷，身体困倦，大便稀溏，小便色黄。舌质淡，苔白腻，脉濡缓或沉迟。

3. 肝郁脾虚

主症：两胁胀痛，腹胀午后为甚，肢困乏力，食欲不振，大便稀溏。舌淡或暗红，苔薄白，脉沉弦。

4. 瘀血阻络

主症：两胁刺痛，痛有定处，胁下或有痞块，面色晦暗，赤缕红掌，肌肤甲错，妇女闭经或行经夹块，小腹疼痛。舌质紫暗或有瘀斑，或舌下静脉曲张，脉弦涩。

5. 肝肾阴虚

主症：头昏目眩，两目干涩，咽干口燥，失眠多梦，右胁隐痛，腰膝酸软，手足心热，或伴低热。舌质红，少苔或无苔，脉弦细数。

6. 脾肾阳虚

主症：面色不华或晦暗，畏寒肢冷，食少腹胀，便溏或完谷不化，或五更泄，少腹、腰膝冷痛，肢胀浮肿，小便清长或尿频。舌胖淡，有齿痕，苔白，脉沉细。

（五）鉴别诊断

1. 急性黄疸型肝炎

（1）黄疸前期：应与上呼吸道感染、传染性单核细胞增多症、风湿热及胃肠炎等相鉴别。

（2）黄疸期：应与其他可引起黄疸的疾病相鉴别，如药物性肝炎、钩端螺旋体病、传染性单核细胞增多症、胆囊炎、胆石症等。

2. 无黄疸型肝炎及慢性肝炎

应与可引起肝（脾）肿大及肝功损害的其他疾病相鉴别，如慢性血吸虫病、华支睾吸虫病、药物性或中毒性肝炎、脂肪肝等。

3. 慢性肝炎黄疸持续较久者：须与肝癌、胆管癌、胰头癌等相鉴别。

4. 重型肝炎：应与其他原因引起的严重肝损害，如药物中毒、暴发性脂肪肝等进行鉴别。此外，在急性重型肝炎临床黄疸尚不明显时，应注意与其他原因引起的消化道大出血、昏迷、神经精神症状相鉴别。

七、临床处理及治疗

(一) 中西医综合治疗

一般采用综合疗法,以适当休息和合理营养为主,根据不同病情给予适当的药物辅助治疗,同时避免饮酒、使用肝毒性药物及其他对肝脏不利的因素。

1. 急性肝炎

多为自限性疾病。若能在早期得到及时休息,合理营养及一般支持疗法,大多数病例可在 3~6 个月内临床治愈。

(1) 休息:发病早期必须卧床休息,至症状明显减轻、黄疸消退、肝功能明显好转后,可逐渐增加活动量,以不引起疲劳及肝功能波动为度。在症状消失、肝功能正常后,再经 1~3 个月的休息观察,可逐步恢复工作。

(2) 营养:发病早期宜给易消化,适合患者口味的清淡饮食,但应注意含有适量的热量、蛋白质和维生素,并补充维生素 C 和 B 族维生素等。若患者食欲不振,进食过少,可由静脉补充葡萄糖液及维生素 C。食欲好转后,应给予含有足够蛋白质、碳水化合物及适量脂肪的饮食,不强调高糖低脂饮食,不宜摄食过多。

(3) 中药治疗:可因地制宜,采用中草药治疗或中药方剂辨证治疗。急性肝炎的治疗应清热利湿、芳香化浊、调气活血。热偏重者可用茵陈蒿汤、栀子柏皮汤加减,或龙胆草、板蓝根、金钱草、金银花等煎服;湿偏重者可用茵陈四苓散、三仁汤加减。淤胆型肝炎多与湿热瘀阻,肝胆失泄有关,在清热解毒利湿的基础上,重用消瘀利胆法,如赤芍、黛矾、硝矾散等。

(4) 抗病毒治疗:对慢性 HBV 感染,病毒复制指标持续阳性者,抗病毒治疗是一项重要措施。目前抗病毒药物,效果都不十分满意。应用后可暂时抑制 HBV 复制,停药后这种抑制作用消失,使原被抑制的指标又恢复到原水平。有些药物作用较慢,需较长时间才能收到效果。由于抗病毒药物的疗效有限,且仅当病毒复制活跃时才能显效,故近年治疗慢性乙型肝炎倾向于联合用药,以提高疗效。

(5) 免疫调节剂:目的在于提高抗病毒免疫。①白细胞介素 2(IL-2)能刺激免疫效应细胞增殖及诱生 γ-干扰素。用法为每日 1000~2000U,肌肉注射,每日 1 次,疗程 28~56 日。可使部分患者 HBeAg 转阴。②淋巴因子激活性杀伤细胞,系用淋巴因子(如 IL-2 和 γ-IFN)刺激其前体细胞而得。国内报告可使部分患者 HBeAg 及 HBV-DNA 转阴。

(6) 保护肝细胞药物:①益肝灵由水飞蓟草种子提取的黄体甙,可稳定肝细胞膜,促进肝细胞再生。用法为每次 2 片,每日 3 次,疗程 3 个月。②强力宁由甘草中提取的甘草甜素,对四氯化碳中毒性肝损害有效,对肝炎治疗,以降酶作用较好,停药后有反弹。现有同类产品甘利欣注射液,经研究降酶效果优于强力宁。用法为 150mg 加入 10% 葡萄糖液静脉滴注,每日 1 次,疗程 1~2 个月,注意对心、肾功能衰竭、严重低血钾、高血钠症禁用。孕妇及婴幼儿不宜用。

2. 慢性肝炎

(1) 休息：在病情活动期应适当卧床休息；病情好转后应注意动静结合；至静止期可从事轻工作；症状消失，肝功能恢复正常达3个月以上者，可恢复正常工作，但应避免过劳，且须定期复查。

(2) 营养：应进高蛋白饮食；热量摄入不宜过高，以防发生脂肪肝；也不宜食过量的糖，以免导致糖尿病。

(3) 抗病毒药物治疗

①α-干扰素（InterferonIFNα）：能阻止病毒在宿主肝细胞内复制，且具有免疫调节作用。治疗剂量每日不应低于100万u，皮下或肌注，每日1次，亦有隔日注射1次者。疗程3~6个月。可使约1/3患者血清HBVDNA阴转，HbeAg阳性转为抗-Hbe阳性，HBVDNA聚合酶活力下降，HCVRNA转阴，但停药后部分病例以上血清指标又逆转。早期、大剂量、长疗程干扰素治疗可提高疗效。副作用有发热、低血压、恶心、腹泻、肌痛、乏力等，可在治疗初期出现，亦可发生暂时性脱发、粒细胞减少、血小板减少、贫血等，但停药后可迅速恢复。

②干扰素诱导剂：聚肌苷酸：聚肌苷酸（聚肌胞）在体内可通过诱生干扰素而阻断病毒复制，但诱生干扰素的能力较低。一般用量为2~4mg肌注，每周2次，3~6个月为1个疗程；亦有采用大剂量（每次10~40mg）静脉滴注，每周2次者。对HbeAg近期转阴率似有一定作用。近又合成新药Ampligen（PolyI：C·12U）是一种作用较聚肌胞强大的干扰素诱生剂。

③阿糖腺苷（Ara-A）及单磷阿糖腺苷（Ara-AMP）：主要能抑制病毒的DNA聚合酶及核苷酸还原酶活力，从而阻断HBV的复制，抗病毒作用较强但较短暂，停药后有反弹。Ara-A不溶于水，常用剂量为每日10~15mg/公斤，稀释于葡萄液1000ml内，缓慢静脉滴注12小时，连用2~8周，副作用为发热、不适、纳差、恶心、呕吐、腹胀、全身肌肉及关节痛、血小板减少等。单磷酸阿糖腺苷易溶于水，常用剂量为每日5~10mg/公斤，分为2次肌注，连续3~5周，或每日5mg/公斤，分2次肌注，连续8周。可使血清HBVDAN转阴，DNA聚合酶转阴，HBsAg滴度下降，HbeAg转为抗-Hbe。本品亦可静脉滴注。大剂量可产生发热、不适、下肢肌肉疼痛、血小板减少等副作用。

④无环鸟苷（Acyclovir）及6-脱氧无环鸟苷：选择性抑制病毒DNA聚合酶，有较强的抗病毒活动，对人体的毒性较低。剂量为每日10~45mg/公斤静脉滴注，7~14日为1个疗程。有部分抑制病毒复制作用。大剂量可引起肾功能损害、静脉炎、嗜睡、谵妄、皮疹、ALT增高等。6-脱氧无环鸟苷口服吸收良好，可长期服用。

⑤其他抗病毒药物：三氮唑核苷（ribavirin）、膦甲酸盐、替诺福韦等，均在试用中。

⑥抗病毒药物联合治疗：如α-干扰素与单磷酸阿糖腺苷联合使用，有协同抗病毒作用，可增疗效，但毒性亦增大，α-干扰素与无环鸟苷、脱氧无环鸟苷、或与r-干扰素联合应用，均可增强疗效。

⑦α-干扰素加强的松冲击疗法：在干扰素治疗前，先给予短程（6周）强的松，

可提高患者对抗病毒治疗的敏感性，从而增强疗效。但在突然撤停强的松时，有激发严重肝坏死的危险。

⑧核苷类药物：拉米夫定（贺普丁），阿德福韦酯（贺维力、代丁、阿甘定、阿迪仙、优贺丁），恩替卡韦（博路定），素比伏（替比夫定）。

（4）中医治疗

①中医辨证论治：治疗原则为祛邪、补虚及调理阴阳气血。湿热未尽者可参照急性肝炎治疗；肝郁脾虚者宜舒肝健脾，用逍遥散加减；肝肾阴虚者宜滋补肝肾，用一贯煎加减；脾肾阳虚者宜补脾肾，用四君子汤合金匮肾气丸等；气阴两虚者宜气阴两补，用人参养荣汤加减；气滞血瘀者宜调气养血，活血化瘀，用鳖甲煎丸加减。

②促进肝组织修复，改善肝功能，抗肝纤维化的中药治疗。ALT升高长期不降者：湿热偏重者可选用垂盆草、山豆根及其制剂；湿热不显者可选用五味子制剂。在酶值降至正常后应该逐步减量，继续治疗2~3个疗程后停药，以防反弹。丹参和毛冬青有活血化瘀作用，与上述药物合用可提高疗效。改善蛋白代谢：以益气养血滋阴为主，可选用人参、黄芪、当归、灵芝、冬虫夏草等，及当归丸、乌鸡白凤丸、河车大造丸等。

③抗肝纤维化：以活血化瘀软坚为主，可选用桃仁、红花、丹参、三七、百合、山慈菇、柴胡、鳖甲、䗪虫等。

（5）免疫调节疗法

①特异性免疫核糖核酸能传递特异性细胞免疫与体液免疫。剂量为2~4mg，每周2次，注射于上臂内侧或腹股沟淋巴结远侧皮下，3~6个月为1个疗程。

②特异性转移因子能增强特异性细胞免疫。剂量为每次2~4单位，每周2~3次，注射部位同上。

③普通转移因子有增强细胞免疫功能及调节免疫功能的作用。剂量及注射部位与特异性转移因子相同。

④胸腺素（肽）能提高细胞免疫功能及调节免疫系统。剂量每次10mg，每周2~3次，注射部位同上。

⑤其他：右旋儿茶素（四羟基黄烷醇）、左旋咪唑，中药人参、黄芪、灵芝、香菇等均可酌情采用。

（6）免疫抑制疗法

用于自身免疫指标阳性或有肝外系统表现，而HBsAg阴性，且经其他治疗无效的慢性活动型肝炎。可用强的松龙、地塞米松、硫唑嘌呤等。

（7）护肝药物

①维生素类：适量补充维生素C及B族维生素；维生素E有抗氧化、抗肝坏死作用，肝功障碍应予补充；凝血酶原时间延长者及黄疸患者应予维生素K。

②促进能量代谢的药物：如三磷酸腺苷、辅酶A、肌苷等。

③提高血清白蛋白、改善氨基酸代谢的药物：复方支链氨基酸注射液静脉滴注。

④促进肝细胞修复和再生的药物：胰高糖素（1mg）及普通胰岛素（10U）加于葡萄糖液内静脉滴注。

⑤其他：肝泰乐、维丙胺、肝必复等可酌情选用。

3. 重型肝炎

重型肝炎的治疗应及早采取合理的综合措施，加强护理，密切观察病情变化，及时纠正各种严重紊乱，防止病情进一步恶化。

（1）支持疗法

①严格卧床休息，精心护理，密切观察病情，防止继发感染。

②每日摄入热量维持在 67~134KJ/kg。饮食中的蛋白质含量应严格限制（低于20g/d），昏迷者禁食蛋白质。给予足量的维生素（E、C、B族、K）并予高渗葡萄糖溶液静脉滴注，其中可加能量合剂和胰岛素。入液量及糖量不可过多，以防发生低血钾及脑水肿。有条件可输入新鲜血浆、白蛋白或新鲜血。注意液体出入量平衡。

③维持电解质和酸碱平衡：根据临床和血液检查以确定电解质的补充量。低钾者每日应补钾 3g 以上，低钠可酌予生理盐水，不宜用高渗盐水纠正，使用利尿剂时注意防止发生低钾血症及碱中毒。

（2）阻止肝细胞坏死，促使肝细胞再生

①胰高糖素—胰岛素（G-I）疗法：胰高糖素 1mg 及普通胰岛素 10U，加于葡萄糖液内静脉滴注，每日 1~2 次。

②肝细胞再生因子静脉滴注或人胎肝细胞悬液静脉滴注。

（3）改善微循环

莨菪类药物有改善微循环障碍的作用，可采用东莨菪碱或山莨菪碱加于葡萄糖液内静脉滴注。丹参、低分子右旋糖苷亦有改善微循环的作用。

（4）防治并发症

①肝性脑病的防治

预防和治疗氨中毒：a. 减少氨由肠道吸收：限制蛋白质摄入量（0.5g/公斤）；口服肠道不易吸收的广谱抗生素（如新霉素每日 2g 或（及）灭滴灵 0.2g 每日 4 次）；口服乳果糖 15~20g 每日 3 次，或食醋 30ml + 温水 100ml 保留灌肠；禁用含氨药物。b. 降低血氨：谷氨酸盐（钠，钾等）及乙酰谷酰胺等药物静脉滴注；精氨酸或天门冬氨酸钾镁静脉滴注。c. 给予脲酶拮抗剂（如乙酰氧肟酸等）以减少尿素分解产氨。

纠正氨基酸比例失衡：提高血中支链氨基酸、亮氨酸、异亮氨酸的比例，可竞争性地减少芳香族氨基酸通过血脑屏障，从而减少神经抑制介质 5-羟色胺的形成，有利于防治肝性昏迷。可予复方支链氨基酸制剂 500ml/日静脉滴注。

抗假神经传导介质：左旋多巴进入脑组织，经多巴脱羧酶的作用转变为多巴胺后，与假性神经传导介质 C 羟苯乙醇胺、苯乙醇氨等相拮抗竞争，可促使患者苏醒。用法：左旋多巴每次 100~150mg 加于 10% 葡萄糖液内静脉滴注，每日 2~3 次；或每日 2~4g，分 4 次口服。用本药过程中，禁用维生素 B6 和氯丙嗪。

②脑水肿的防治

如出现颅内压增高的征象，应及时静脉给予高渗脱水剂（如 20% 甘露醇、25% 山梨醇等）及利尿剂。并可给东莨菪碱或山莨菪碱以改善微循环。使用脱水剂时应注意维持水与电解质平衡，以及防止心脏功能不全。

③防治出血

给予维生素 k1 肌注或静脉滴注、凝血酶原复合物或新鲜血浆静脉滴注等。如有胃肠道大出血，可给予新鲜全血静脉滴注，胃黏膜糜烂或溃疡引起渗血者，可予三七粉或云南白药口服。

④防治肝肾综合征

注意避免各种诱发因素，如大量放腹水，过度利尿，消化道大出血导致的血容量逐降，低钾血症，重度黄疸，继发感染，播散性血管内凝血以及肾毒性药物的使用等。当出现少尿时，可静脉给予低分子右旋糖酐、白蛋白或血浆等以扩充容量，并可给予小剂量多巴胺静脉滴注以增进肾血流量。有条件者早期采用透析疗法。

⑤防治腹水

静脉滴注白蛋白、新鲜血浆等以提高血清白蛋白水平；使用利尿剂时，注意并用具排钾（如氢氯噻嗪）和潴钾（如安体舒通、氨苯蝶啶）作用者，以避免引起电解质失调。

⑥防治继发性感染

精心护理，诊疗操作尽可能做到无菌；在病程中注意观察有无腹膜炎、肺炎、尿路感染等征象；使用皮质激素的患者，感染的临床表现常不明显，尤应提高警惕。一旦发生感染，应及早选用敏感的抗感染药予以控制，且注意药物须对肝、肾无毒性或影响较小。

(5) 抗病毒药物（见慢性肝炎的治疗）

(6) 免疫增强及免疫调节疗法（见慢性肝炎的治疗）

(7) 肾上腺皮质激素

急性重型肝炎早期应用可能有益。可予琥珀酰氢化可的松每日 300~500mg 加于葡萄液内静脉滴注，5~7 天为 1 个疗程。宜同时给予免疫调节剂。

(8) 人工肝支持疗法

如血液透析、血浆交换、肝脏移植、交叉循环，可部分除去血液中的有害物质，代偿肝脏功能。

(9) 中医药治疗

对湿热毒盛者可予茵栀黄注射液静脉滴注，或黄连解毒汤口服；对气营两燔者可予清瘟败毒饮加减；对湿热伤营入血，迫血妄行者，以清营汤合犀角地黄汤加减；对神识昏迷者以安宫牛黄丸加减；若见气虚上脱，阴阳隔绝，当速予生脉散注射液或配合大剂量西洋参煎汤频服。

4. 淤胆型肝炎

酌情选用氢化泼尼松每日 40~60mg 口服或氟美松每日 10~15mg 溶于葡萄糖液内静脉滴注。皮肤瘙痒明显者可口服异丁嗪 5mg，每日 2 次，或消胆胺，每日 2~3g。

(二) 中医辨证治疗

中医辨证治疗的总则是除湿。阳黄以清热利湿通二便为主。阴黄则宜温补化湿为主。

1. 阳黄（湿热内蕴）

(1) 热重于湿

治法：清热利湿

方药：茵陈蒿汤加味。茵陈、栀子、大黄、制鳖甲、生石膏

(2) 湿重于热

治法：利湿清热，健脾和中

方药：茵陈五苓散。茵陈、茯苓、白术、猪苓、泽泻、桂枝、制鳖甲

2. 阴黄（寒湿困脾）

治法：温阳散寒，健脾利湿

方药：茵陈术附汤。茵陈、制附子、白术、干姜、茯苓、泽泻、甘草、制鳖甲

无黄疸型病毒性肝炎的治疗，应首先辨别虚实，选用清热开郁，健脾舒肝，解毒活血利湿为主的方法；苦辛淡渗法兼通泄法；或苦辛淡清法。实证宜用清肝化瘀、泻热和胃之剂；虚证宜用补气和胃、疏肝化瘀为主的药物。

3. 肝郁脾虚

治法：疏肝解郁，健脾益气

方药：龙胆泻肝汤合补中益气汤。龙胆草、栀子、黄芩、生地黄、车前子、木通、泽泻、当归、甘草、制鳖甲、黄芪、白术、陈皮、升麻、柴胡、人参、甘草

4. 瘀血阻络

治法：行气化瘀

方药：膈下逐瘀汤加减。桃仁、红花、五灵脂、延胡索、乌药、川芎、香附、当归、赤芍、牡丹皮、枳壳、甘草、制鳖甲、䗪虫

5. 肝肾阴虚

治法：滋补肝肾，养血活血

方药：一贯煎去川楝子加枳实。生地黄、沙参、当归、枸杞子、麦冬、制鳖甲

6. 脾肾阳虚

治法：温补脾肾

方药：附子理中丸合肾气丸。党参、白术、干姜、制附子、桂枝、熟地黄、山药、茯苓、山茱萸、炙甘草、制鳖甲

八、预后

甲型、戊型肝炎多急性起病，病程较短，一般不超过半年，除少数重症肝炎外，预后较好。乙型、丙型和丁型肝炎起病可急可缓，临床表现各异，病程长短不一，容易发展为慢性肝炎，甚至肝硬化及肝癌，亦可发展为重症肝炎，总体预后不良。

九、康复及出院标准

(一) 急性肝炎

1. 出院标准：疗程结束具备以下各条件可以出院。①隔离期满（乙型肝炎不作此

要求）；②主要症状消失；③肝恢复正常或明显回缩，肝区无明显压痛或叩痛；④肝功能检查恢复正常。

2. 基本治愈标准：符合出院标准后，随访半年无复发者（乙型肝炎患者要求HBsAg转阴，如HBsAg持续阳性，肝功能正常者，应诊断HBsAg携带者，肝功能异常者应诊断为慢性肝炎）。

3. 治愈标准：符合出院标准后，随诊1年无异常改变者（乙型肝炎患者要求HBsAg转阴）。

（二）慢性迁延性肝炎

除隔离期一项外，同急性肝炎。

（三）慢性活动性肝炎

1. 好转标准：①主要症状消失；②肝脏肿大稳定无变化，且无明显压痛及叩痛；③肝功能检查正常或轻微异常；④病毒复制标志水平降低（滴度降低或P/N值降低）。

2. 基本治愈标准：①自觉症状消失；②肝脏肿大稳定无变动或回缩，无叩痛及压痛；③肝脏功能检查正常；④病毒复制标志消失而HBsAg仍可持续存在；⑤以上各项保持稳定1年以上。

十、预防

（一）管理传染源

1. 报告和登记

对疑似、确诊、住院、出院、死亡的肝炎病例，均应分别按病原学进行传染病报告，专册登记和统计。

2. 隔离和消毒

急性甲型及戊型肝炎自发病日算起隔离3周；乙型及丙型肝炎隔离至病情稳定后可以出院。各型肝炎宜分室住院治疗。对患者的分泌物、排泄物、血液以及污染的医疗器械及物品均应进行消毒处理。

3. 对儿童接触者管理

对急性甲型或戊型肝炎患者的儿童接触者应进行医学观察45天。

4. 献血员管理

献血员应在每次献血前进行体格检查，检测ALT及HBsAg（用RPHA法或ELISA法），肝功能异常HBsAg阳性者不得献血。有条件时应开展抗-HCV测定，抗-HVC阳性者不得献血。

5. HBsAg携带者

HBsAg携带者不能献血，可正常工作和学习，但要加强随访，应注意个人卫生和经期卫生，以防其唾液、血液及其他分泌物污染周围环境，感染他人；个人食具，刮刀修面用具，漱洗用品等应与健康人分开。HBeAg阳性者不可从事饮食行业，饮用水卫生管理及托幼工作。HBsAg 阳性的婴幼儿,在托幼机构中应与 HBsAg 阴性者适当隔离。

（二）切断传播途径

1. 加强饮食卫生管理、水源保护、环境卫生管理以及粪便无害化处理,提高个人卫生水平。

2. 加强各种医疗器械的消毒处理,注射实行一人一管,或使用一次性注射器,医疗器械实行一人一用一消毒。加强对血液及血液制品的管理,做好血液制品的 HBsAg 检测工作,阳性者不得出售和使用。非必要时不输血或血液制品。漱洗用品及食具专用。接触病人后用肥皂和流动水洗手。保护婴儿切断母婴传播是预防重点,对 HBsAg 阳性,尤其是 HBeAg 亦呈阳性的产妇所产婴儿,出生后须迅即注射乙型肝炎特异免疫球蛋白及（或）乙型肝炎疫苗。

（三）保护易感人群

1. 甲型肝炎

市售人血丙种球蛋白和人胎盘血丙种球蛋白对甲型肝炎接触者,具有一定程度的保护作用,主要适用于接触甲型肝炎患者的易感儿童。剂量每公斤体重 0.02～0.05ml,注射时间愈早愈好,不得迟于接触后 7～14 天。

2. 乙型肝炎

（1）乙型肝炎特异免疫球蛋白：主要用于母婴传播的阻断,应与乙型肝炎疫苗联合使用。亦可用于意外事故的被动免疫。

（2）乙型肝炎血源疫苗或基因工程乙肝疫苗：主要用于阻断母婴传播和新生儿预防,与乙型肝炎特异免疫球蛋白联合使用可提高保护率。亦可用于高危人群中易感者的预防。前 S2、前 S1 与 S 基因联合的基因工程疫苗亦已研制成功。

十一、中医治疗临床报道

（一）中医药治疗病毒性肝炎

黄春萍等应用疏肝健脾化湿解毒汤治疗病毒性肝炎 48 例,其中男 32 例,女 16 例；年龄最大的 38 岁,最小的 17 岁,平均年龄 25 岁；病程最长的 2 年,最短 1 月；其中急性甲型黄疸肝炎 32 例,急性乙型病毒肝炎 10 例,乙肝伴黄疸者 6 例,无黄疸者 2 例,慢性乙型病毒性肝炎 6 例,均伴有 ALT、AST 的升高。基本方：柴胡、香附、枳壳、厚朴各 12g,白芍、白术、茯苓、丹参、白花蛇舌草各 15g,黄芪 30g,甘草 6g。随症加减：湿热盛者,加茵陈 30～60g,山栀 12g；脾阳虚损者加干姜、桂枝、砂仁各 10g,白蔻仁 12g；肝肾阴虚者加山茱萸、枸杞子、生地黄各 12g；瘀血阻络者加牡丹皮、桃仁、红花各 12g；肝脾肿大者加穿山甲、鸡内金、鳖甲各 15g；肝区痛者加川楝子、延胡索、郁金各 12g；食欲不振者加焦三仙各 12g；饮酒过多者加葛根 12g；脂肪肝者加山楂 20g；转氨酶高者加五味子 15g；乙肝病毒定量高者加贯众 15g,重用白花蛇舌草。48 例患者中治愈 36 例,显效 8 例,有效 2 例,无效 2 例。

何开仁应用茵陈野葡萄汤治疗病毒性肝炎60例，其中女32例，男28例；年龄3～46岁；病程5～24天。药用茵陈20g，野葡萄藤30g，板蓝根20g，贯众20g，密蒙花20g，马鞭草20g，黄鳝草20g，四方草20g，柴胡15g，龙胆草10g，车前草15g。随症加减：发热、身黄、目黄甚者，重用茵陈30g，加大青叶15g，连翘15g；腹胀纳呆者加炒麦芽20g，生山楂30g；胸胁疼痛者加川楝子15g，鸡矢藤15g；大便干结者加大黄10g，木通15g；肝脾肿大者加莪术15g，锅产藤15g；黄疸消退后出现神疲乏力，血清谷丙转氨酶、谷草转氨酶升高者，加五味子15g，女贞子30g，生黄芪30g。加水1500ml，煎至600ml，分3次口服。1日1剂，15剂为1个疗程。治疗后治愈57例，好转3例。

毛毛等观察大黄解毒汤灌肠治疗慢性乙型病毒性肝炎肠源性内毒素血症的疗效。方法：将90例轻、中度慢性乙型病毒性肝炎内毒素检测0.01Eu/ml的患者，随机分为治疗组和对照组各45例。在综合治疗基础上，治疗组加用大黄解毒汤（茯苓、薏苡仁、赤芍、白及、黄芩、大黄、紫草、儿茶等）保留灌肠，对照组加用乳果糖保留灌肠，观察2组患者治疗前后血内毒素、肝功能、症状等变化，并进行统计学分析。结果：大黄解毒汤保留灌肠可快速改善慢性乙型肝炎肠源性内毒素血症，对抗内毒素所致肝损害，显著优于对照组。结论：中药灌肠治疗慢性乙型病毒性肝炎肠源性内毒素血症有清热解毒、活血化瘀的功效。

（二）中医药治疗病毒性肝炎高胆红素血症

侯光华等应用中药退黄灌肠方治疗病毒性肝炎高胆红素血症，将108例病毒性肝炎高胆红素血症住院患者，随机分为治疗组和对照组各为54例。对照组给予甘草酸二铵、S-腺苷蛋氨酸、熊去氧胆酸、促肝细胞生长素等治疗，治疗组在对照组的基础上给予中药退黄灌肠方灌肠治疗，治疗8周后观察2组患者腹胀、纳差、乏力等临床症状的改善和肝功能的改善情况。结果显示，治疗组在改善患者腹胀、纳差、乏力等临床症状方面明显优于对照组（$P<0.01$），治疗组的肝功能改善情况明显优于对照组（$P<0.01$，或$P<0.05$）。说明中药退黄灌肠方联合西药治疗病毒性肝炎高胆红素血症疗效确切。

郑其进等应用赤红活血退黄汤治疗病毒性肝炎高胆红素血症，将221例患者随机分为治疗组112例与对照组109例。对照组给予西药治疗，治疗组在对照组治疗基础上加用赤红活血退黄汤治疗。2组患者治疗前后检测肝功能指标、血清总胆红素、直接胆红素、谷丙转氨酶、谷草转氨酶，观察临床症状变化情况。结果显示，临床疗效总有效率治疗组为80.36%，对照组为66.97%，2组比较，差异有统计学意义（$P<0.05$）。治疗后2组的肝功能指标、血清总胆红素、直接胆红素、谷丙转氨酶、谷草转氨酶均较治疗前显著改善，差异均有统计学意义（$P<0.01$）。治疗后治疗组血清总胆红素、直接胆红素改善较对照组明显，差异有统计学意义（$P<0.05$或$P<0.01$）。说明赤红活血退黄汤有明显退黄、降酶作用，其疗效明显优于单纯使用西药治疗。

宋春荣等应用清肝活血汤治疗病毒性肝炎高胆红素血症。方法：将60例高胆红素血症患者随机分为治疗组、对照组各30例。对照组采用对症支持、抗感染、人工肝血浆置换等综合治疗，治疗组在此基础上，加用清肝活血汤口服治疗，1个疗程10天，3

个疗程后，主要观察肝功能中 TBIL、PTA、ALT、AST 及临床症状体征。结果：治疗组的临床症状及体征有显著改善，治疗后 TBIL、PTA、ALT、AST 血清浓度较治疗前明显降低。治疗组好转率 66.7%（20/30 例），显著高于对照组的 40.0%（12/30 例）。结论：清肝活血汤有明显的退黄作用，可减轻炎症细胞因子对肝细胞的损害，且无明显的不良反应。

向志平应用自拟虎杖汤治疗急性病毒性肝炎高胆红素血症 116 例，总有效率 94%。药物组成：虎杖、丹参、板蓝根、茵陈、生大黄、山栀子、白术、山豆根、生黄芪等。

（三）中医药治疗肝纤维化

冯德富等观察以扶正益肝、清热解毒、化瘀软坚为主的复方半枝莲汤治疗病毒性肝炎后肝硬化、血清 AFP 增高的治疗效果。方法：将 50 例患者随机分为 2 组，对照组（26 例）予常规对症支持治疗和抗病毒治疗；治疗组（24 例）在对照组治疗的基础上服扶正益肝、清热解毒、化瘀软坚法组成方药，每日 1 剂，早晚分服，2 组疗程均为 3 个月；观察 2 组治疗前后甲胎球蛋白（AFP）、丙氨酸氨基转移酶（ALT）、白蛋白（A）、透明质酸（HA）的变化。结果：显效率治疗组（66.66%）明显优于对照组（30.76%）；AFP、ALT、HA 方面，治疗组均优于对照组（$P<0.01$，$P<0.01$，$P<0.05$）。结论：复方半枝莲汤能降低 AFP 含量，并具有抗肝损伤和抗肝纤维化的作用。

梁小立应用大黄䗪虫丸治疗病毒性肝炎肝硬化。方法：将 60 例病毒性肝炎肝硬化患者随机分为治疗组和对照组。2 组均采用常规内科综合治疗，治疗组加用大黄䗪虫丸口服，疗程 3 个月。观察并比较 2 组治疗前后的症状、体征和肝功能、肝纤维化指标变化等情况。结果：治疗组总有效率为 96.7%，对照组总有效率为 76.7%，治疗组疗效高于对照组（$P<0.01$）。治疗组治疗后 ALT、TBIL、HA、LN、PCⅢ 较治疗前明显改善（$P<0.01$ 或 $P<0.05$）；且 ALT、HA、LN、PCⅢ 的下降优于对照组（$P<0.01$ 或 $P<0.05$）。结论：大黄䗪虫丸治疗病毒性肝炎肝硬化疗效显著。

李葳等探讨苦参素在慢性病毒性肝炎抗肝纤维化中的作用。方法：选择 160 例慢性乙型肝炎患者，分为观察组及对照组。观察组在常规治疗基础上给予苦参素 6ml 肌肉注射，每日 1 次；对照组常规治疗。分别于治疗前后检测肝功能、病毒指标，用放射免疫法（RIA）测定肝纤维化血清学指标透明质酸（HA）、层黏连蛋白（LM）、Ⅲ型前胶原（PCⅢ）、Ⅳ型胶原（Ⅳ-C）及 B 超测定门静脉内径（Dpv）。结果：观察组治疗后肝纤维化指标均明显下降，HA、LM、PCⅢ、Ⅳ-C 分别为（151.42 ± 19.43）ng/ml、（115.75 ± 20.92）ng/ml、（15.60 ± 55.10）ng/ml 和（57.60 ± 33.29）ng/ml，与治疗前及对照组治疗后比较差异有统计学意义（$P<0.01$）；Dpv 治疗后明显减小（12.8 ± 0.17）cm，与对照组治疗后比较差异亦有统计学意义（$P<0.05$）。结论：苦参素有明显的抗肝纤维化作用，同时还能减轻和缓解门静脉高压症。

何青等观察复方鳖甲散对中、晚期肝硬化患者的远期疗效。方法：88 例慢性乙型病毒性肝炎后肝硬化 HBV.DNA（-）、Child-Pugh B 级以低蛋白腹水为主要表现的患者，按入院时就诊顺序随机分为治疗组（复方鳖甲散组）和对照组（冰莲健肝灵组），分别于治疗前及治疗后 3 个月、半年、1 年及以后每年查肝肾功能和凝血功能及肝脏

CT/B超和AFP、HBVDNA。结果：治疗组与对照组半年、1年、3年血浆蛋白水平分别为（38.5±2.1）、（39.1±3.9）、（40.8±3.4）和（28.9±1.6）、（28.8±1.7）、（25.6±1.5）g/L；治疗组与对照组半年、1年、3年显效率分别为：34（77.3）、41（93.2）、42（95.5）和0（0）、0（0）、0（0）；以及PTA3者均明显高于对照组（$P<0.01$）；AFP及治疗3个月以后3年内需再次住院治疗的比率和3年内病死率3者明显低于对照组（$P<0.01$）。结论：复方鳖甲散能有效改善慢性乙型病毒性肝炎后中、晚期肝硬化患者肝功能及临床症状，并有效提高生存质量及生活时间。

（四）中医药治疗肝性脑病

余世锋等应用中医五联疗法治疗肝性脑病。方法：将肝性脑病患者65例随机分为治疗组34例与对照组31例，均予常规西药和中药汤剂口服治疗，治疗组加中药静脉滴注、中药灌肠、中药肝区热敷、中药穴位敷贴五联疗法。比较2组患者精神意识、智力及扑翼样震颤的改善情况，治疗前后总胆红素、血氨及凝血酶原时间变化情况。结果：治疗组和对照组总有效率分别为76.47%、51.61%，治疗组疗效显著优于对照组（$P<0.05$）；2组患者治疗后总胆红素、血氨及凝血酶原时间均显著下降（$P<0.05$），且治疗组在降低凝血酶原时间、血氨方面显著优于对照组（$P<0.05$）。结论：中医五联疗法发挥了中药综合治疗的优势，疗效显著。

参考文献

[1]黄春萍.疏肝健脾化湿解毒汤治疗病毒性肝炎48例.陕西中医,2008,29(5):586~587

[2]何开仁,岳新茸.茵陈野葡萄汤治疗病毒性肝炎60例.云南中医中药杂志,2007,28(3):55

[3]毛毛,李勇.大黄解毒汤灌肠治疗慢性乙型病毒性肝炎肠源性内毒素血症45例.陕西中医,2010,31(5):515~516

[4]侯光华,胡启江,汪卉兰,等.中药退黄灌肠方辅助治疗病毒性肝炎高胆红素血症54例.中国中西医结合消化杂志,2010,18(6):398~399

[5]郑其进,李佑桥,常昕,等.赤红活血退黄汤治疗病毒性肝炎高胆红素血症112例临床观察.新中医,2010,42(5):64~65

[6]宋春荣,冯小红,毛明华.清肝活血汤治疗病毒性肝炎高胆红素血症临床观察.山西中医,2010,26(7):31~32

[7]向志平.虎杖汤治疗急性病毒性肝炎高胆红素血症116例.四川中医,2010,28(6):81~82

[8]冯德富,李小沙.复方半枝莲汤治疗肝炎后肝硬化AFP增高的疗效观察.四川中医,2010,28(3):72~73

[9]梁小立.大黄䗪虫丸治疗病毒性肝炎肝硬化临床观察.中外医疗,2009,28(11):129~130

[10]李葳,刘晓彦,刘娅.苦参素抗肝纤维化作用的临床观察.宁夏医科大学学报,2009,31(5)585~586

[11]何青,王志华.复方鳖甲散治疗Child-Pugh B级肝硬化的3年期临床观察.中华中医药杂志,2009,24(9):1232~1235

[12]佘世锋,侯江涛,杨晓军.中医五联疗法治疗肝性脑病临床研究.安徽中医学院学报,2010,29(4):6~9

布鲁氏菌病

布鲁氏菌病又称地中海弛张热、马耳他热、波浪热或波状热，是由布鲁氏菌引起的人畜共患性全身传染病，其临床特点为长期发热、多汗、关节痛及肝脾肿大等。

一、病原学

布鲁氏菌为革兰氏阴性短小杆菌，初次分离时多呈球状、球杆状和卵圆形。该菌传代培养后渐呈短小杆状，菌体无鞭毛，不形成芽胞，毒力菌株可有菲薄的荚膜。1985年WHO布鲁氏菌病专家委员会把布鲁氏菌属分为6个种19个生物型，即羊种（生物型1~3），牛种（生物型1~7.9），猪种（生物型1~5）及绵羊型副睾种，沙林鼠种，犬种（各1个生物型）。我国已分离到15个生物型，即羊种（1~3型），牛种（1~7.9型），猪种（1.3型），绵羊副睾种和犬种各1个型。临床上以羊、牛、猪三种意义最大，羊种致病力最强。多种生物型的产生可能与病原菌为适应不同宿主而发生遗传变异有关。

本菌有A、M和G三种抗原成份，G为共同抗原，一般牛种菌以A抗原为主。A与M之比为20:1；羊种菌以M为主，M比A为20:1；猪种菌A:M为2:1。制备单价A、M抗原可用其鉴定菌种。布鲁氏菌的抗原与伤寒、副伤寒、沙门菌、霍乱弧菌、变形杆菌OX19等的抗原有某些共同成份。本菌致病力与各型菌新陈代谢过程中的酶系统，如透明质酸酶、尿素酶、过氧化氢酶、琥珀酸脱氢酶及细胞色素氧化酶等有关。细菌死亡或裂解后释放内毒素是致病的重要物质。

布鲁氏菌在自然环境中生活力较强，在病畜的分泌物、排泻物及死畜的脏器中能生存4个月左右，在食品中约生存2个月。加热60℃或日光下曝晒10~20分钟可杀死此菌，对常用化学消毒剂较敏感。

二、流行病学

本病流行于世界各地，据调查全世界160个国家中有123个国家有布鲁氏菌病发生。我国多见于内蒙、东北、西北等牧区。解放前在牧区常有流行，在北方农区也有散发。解放后国家成立了专门防治机构，发病率也逐年下降。

（一）传染源

目前已知有60多种家畜、家禽、野生动物是布鲁氏菌的宿主。与人类有关的传染源主要是羊、牛及猪，其次是犬。染菌动物首先在同种动物间传播，造成带菌或发病，随后波及人类。病畜的分泌物、排泄物、流产物及乳类含有大量病菌，如实验性羊布氏菌病流产后每毫升乳含菌量高达3万个以上，带菌时间可达1.5~2年，所以是人类最危险的传染源。各型布鲁氏菌在各种动物间有转移现象，即羊种菌可能转移到牛、猪，或相反。羊、牛、猪是重要的经济动物，家畜与畜产品与人类接触密切，从而增加了人类感染的机会。

患者也可以从粪、尿、乳向外排菌，但人传人的实例很少见到。

（二）传播途径

1. 经皮肤黏膜接触传染。直接接触病畜或其排泄物，阴道分泌物，娩出物；或在饲养、挤奶、剪毛，屠宰以及加工皮、毛、肉等过程中没有注意防护，可经皮肤微伤或眼结膜受染；也可间接接触病畜污染的环境及物品而受染。

2. 经消化道传染。食用被病菌污染的食品、水或食生乳以及未熟的肉、内脏而受染。

3. 经呼吸道传染。病菌污染环境后形成气溶胶，可发生呼吸道感染。

4. 其他如苍蝇携带，蜱叮咬也可传播本病。

（三）易感人群

人类普遍易感，病后可获得一定免疫力，不同种布鲁氏菌间有交叉免疫，再次感染者有2%～7%，疫区居民可因隐性染病而获免疫。

（四）潜伏期和传染期

为7～60天，平均两周。少数患者可长达数月或1年以上。

三、发病机制

（一）西医发病机制

1. 潜伏期

病菌自皮肤或黏膜侵入人体，随淋巴液达淋巴结，被吞噬细胞吞噬。如吞噬细胞未能将菌杀灭，则细菌在胞内生长繁殖，形成局部原发病灶。

2. 菌血症

细菌在吞噬细胞内大量繁殖导致吞噬细胞破裂，随之大量细菌进入淋巴液和血液循环。在血液里细菌又被血流中的吞噬细胞吞噬，并随血流带至全身，在肝、脾、淋巴结、骨髓等处的单核-吞噬细胞系统内繁殖，形成多发性病灶。

3. 败血症期

当病灶内释放出来的细菌，超过了吞噬细胞的吞噬能力时，则在细胞外血流中生长、繁殖。在机体各因素的作用下，有些遭破坏死亡，释放出内毒素及菌体其他成份，造成临床上不仅有菌血症、败血症，而且还有毒血症的表现。机体免疫功能正常，通过细胞免疫及体液免疫清除病菌而获痊愈。如果免疫功能不健全，或感染的菌量大、毒力强，则部分细菌逃脱免疫，又可被吞噬细胞吞噬带入各组织器官形成新感染灶，称为多发性病灶阶段。经一定时期后，感染灶的细菌生长繁殖再次入血，导致疾病复发，组织病理损伤广泛，临床表现也呈多样化，如此反复成为慢性感染。

4. 变态反应性改变期

机体的各组织器官、网状内皮系统，因细菌、细菌代谢产物及内毒素不断进入血流，反复刺激使敏感性增高，发生变态反应性改变。以单核细胞浸润为特征的变态反应性炎症，形成肉芽肿、纤维组织增生等慢性病变。

（二）中医病因病机

由于本病临床表现复杂，变化多端，故目前对其认识尚不一致，一般认为是由机体外感湿热毒邪，病邪外犯肌表关节，内犯脏腑所致。湿热毒邪经口或经皮肤经络外犯肌表，侵入中焦，伏于膜原，渐次入血，伤及肝脾，损及全身。湿热浸淫，表卫失权，发热多汗，邪郁经络，血行受阻，关节游走疼痛，肝脾肿大。热胜者，阴液耗损，壮热烦渴；湿胜者，气机受阻，头痛身重，肌肉关节酸痛。若病邪迁延，元气耗伤，气血阻滞，络脉凝瘀，则心烦失眠，关节疼痛，筋脉拘急。

四、病理改变

病理变化广泛，但以单核-吞噬细胞系统如肝、脾、淋巴结、骨髓等受累较显著，有细胞增生及由上皮样细胞、大单核细胞组成的肉芽肿。

网状内皮系统在急性期呈弥漫性增生，慢性期则可出现由上皮细胞、巨细胞、浆细胞、淋巴细胞等组成的肉芽肿，此系组织对细菌产生的变态反应。肝、脾、淋巴结及骨髓中均可有类似的病变。

血管的增生破坏性病变也为变态反应所致，主要累及肝、脾、脑、肾等的小血管及毛细血管，导致血管内膜炎、血栓性脉管炎、脏器的浆液性炎症及微小坏死等。

骨、关节和神经系统的变态反应性炎症，主要表现为关节炎、关节强直、脊椎炎、骨髓炎、神经炎、神经根炎等。肺可有出血卡他性炎症，心脏病变较血管病变少见，有心内膜炎、心肌炎等。肾混浊肿胀，偶可见弥漫性肾炎和肾盂肾炎。此外，尚有睾丸炎、附睾炎、子宫内膜炎等。

布氏杆菌骨髓炎：是血源性布氏杆菌感染在骨与关节的局部表现。任何骨骼均可受累，但以脊柱炎最为多见。关节病变常侵犯大关节，故骨髓关节炎最常见，病变先在骨髓中发展成为局限性上皮样结节，最常受累的部位是椎体，如腰椎。

五、临床表现

（一）症状和体征

本病的病程一般可分为急性期、亚急性期和慢性期，牛型的急性期常不明显。其临床表现多种多样而缺少特异性。

1. 急性期和亚急性期

病程在3个月以内者为急性期，3~6个月者为亚急性期。

（1）发热：典型热型为波状热，其发热期平均为2~3周，继以3~5日至3周无热期后热再起，2~3波后常自然缓解，偶可达10余波，但此型目前少见，仅占5%~

20%。常见者为长期不规则发热或弛张热。

（2）多汗及全身乏力：多汗是本病的突出症状，常于深夜清晨热急骤下降时出现大汗淋漓，甚至可湿透衣服。全身中毒症状常不明显。

（3）关节疼痛常较剧烈：患者辗转呻吟和痛楚难忍，可累及一个或数个关节，主要为骶髂、髋、膝、肩、腕、肘等大关节，呈游走性。部分患者可见关节红肿，偶有化脓、亦可见滑囊炎、腱鞘炎及关节周围炎。肌肉疼痛多见于大腿两侧及臀部，有时呈痉挛性疼痛。

（4）生殖系统病变：睾丸肿痛占男性病例的 20%~40%，是本病的特征性症状之一。可有睾丸炎及附睾炎，睾丸肿大多为单侧，可大如鹅卵。女病人可有卵巢炎、输卵管炎及子宫内膜炎，可引起痛经、闭经及流产。

（5）其他：可有头痛、神经痛、肝、脾、淋巴结肿大及皮肤软组织病变，如皮疹、皮下结节及纤维组织炎。亦可出现心肌炎、心内膜炎、咳嗽、鼻衄及便血等。

2. 慢性期

病程超过 6 个月者。可由急性期发展而来，亦可无急性病史（尤其是牛型患者）。

（1）器质性损害可侵犯多器官及系统。

①骨骼肌肉系统：最为常见，关节持续性钝痛，反复发作持续数年，固定而顽固者多见于羊型。亦可有滑膜炎及脊椎病变。久病者可发生关节强直或挛缩。

②神经系统：外周神经损伤多见，表现为神经痛、神经炎、神经根炎及神经丛神经炎等。中枢神经系统损害较少见，可有脑膜炎、脑膜脑炎及脑脊髓炎，而出现头痛、脑膜刺激征、昏迷、惊厥及瘫痪等表现。

（2）其他：亦可有泌尿生殖系病变、心肌炎、气管炎、间质性肺炎、胸膜炎及肝脾肿大等。

（二）并发症

1. 主要并发心内膜炎。
2. 严重者并发中枢神经系统损害、全血细胞减少症等。
3. 慢性患者可遗有关节病变、肌腱挛缩等，使机体活动受限。

六、诊断

（一）诊断要点

1. 流行病学史

流行地区居留史，与病畜接触史，进食未严格消毒的乳制品及未煮熟的畜肉史。

2. 临床特点

反复发作的发热，伴有多汗、游走性关节痛。查体发现肝脾及淋巴结肿大。如有睾丸肿大疼痛，神经痛，则基本可确诊。

3. 实验室检查

（1）血象：白细胞多数正常或轻度减少，淋巴细胞相对或绝对增多，分类可达

60%以上。血沉在各期均增速。久病者有轻或中度贫血。

（2）细菌学检查：患者血液、骨髓、乳汁、子宫分泌物均可做细菌培养。因牛种菌初分离困难，要求严格的环境，故各种标本最好采集两份，一份用含肝浸液的肉汤做培基，在 CO_2 孵箱中培养；另一份放一般环境中孵育，培养时间不得短于2周。急性期阳性率高，慢性期低，骨髓标本较血液标本阳性率高。

3. 免疫学检查

（1）血清凝集试验（Wright 试验）：试管法较灵敏。患者多在第二周出现阳性反应，1：100 以上有诊断价值。病程中效价递增 4 倍及以上意义更大。正常人可有低滴度的凝集素；某些传染病的假阳性率可达 30% 以上，如兔热病该凝集效价升高；注射霍乱疫苗的人 90% 可呈假阳性；接种布鲁氏菌活菌苗者，凝集效价也增高，诊断时要注意分析。另外由于抗体 IgA、IgG、IgM 量的比例不同，如 IgA 含量高则可出现患者血清低稀释度为阴性，高稀释度反为阳性的所谓前带现象。因此做该实验时应增大患者血清稀释范围。

（2）补体结合试验：补体结合抗体主要为 IgG，出现较迟，持续较久，一般 1：16 以上即为阳性。对慢性患者有较高特异性。

（3）抗人球蛋白试验（Coombs'tist）：用于测定血清中的不完全抗体。不完全抗体可阻断完全抗体与抗原的凝集反应，使凝集试验呈假阴性。Coombs 试验是使不完全抗体与不可见抗原结合的复合物通过抗人球蛋白血清结合成块，直接可见。故凝集试验阴性者可作此检查。1：160 以上为阳性。

（4）酶联免疫吸附试验（ELISA）：1：320 为阳性。此法比凝集法敏感 100 倍，特异性好。目前又发展有 Dat-ELISA、生物素-新合素 ELISA 法检测，特异性更好。

（5）皮肤试验：为细胞介导的迟发型变态反应，一般发生在起病 20 天以后。其方法是以布鲁氏菌抗原作皮内试验，阴性有助于除外布鲁氏菌感染。阳性仅反映过去曾有过感染。接种疫苗也可呈阳性。

（6）其他实验检查：琼脂扩散、对流电泳、被动血凝试验、放射免疫及免疫荧光抗体试验等均可应用。并发骨关节损害者可行 X 线检查；有心脏损害可做心电图；有肝损伤做肝功能检查；对于肿大的淋巴结必要时可做淋巴结活检，镜下看有无特异的肉芽肿；有脑膜或脑病变者可作脑脊液检查及脑电图，脑脊液变化类似结核性脑膜炎者，应当注意。

（二）中医辨证

本病辨证的关键在于是邪盛还是正虚。在疾病急性期湿热毒邪外犯肌表，内侵脏腑，患者多以邪实为主。慢性期由急性期误治、失治而来，湿热潜伏或热去湿存。久病正气耗伤，以致气血阻滞，经络闭阻，临床多呈现正虚邪恋之证候。

湿热内蕴

主症：畏寒发热，午后热甚，全身疲乏，身痛，多汗湿衣，胃脘痞满，纳呆食少，苔腻，脉濡数。湿热之邪初犯肺卫、肌肤，则畏寒发热；热被湿遏，则身热不畅，午后为甚；湿热阻遏上中焦，则胃脘痞满，纳呆食少；苔腻，脉濡数均为湿热在卫之象。此相当于急性期，菌毒血症及病灶损害尚属轻浅阶段。

湿热伤营

主症：烦热多汗，神疲乏力，关节疼痛，肝、脾、睾丸肿痛，苔黄，脉细数。湿热之邪伤营入络，经气不畅，则烦热多汗，湿热留滞经络，则关节痛、肝脾肿大；湿热留伏下焦，久而凝滞结聚，则睾丸肿痛。此时菌毒血症及脏器病损均较严重。

正虚邪恋

主症：无热或微热、乏力、心烦、失眠，或腰腿疼痛，舌质有瘀斑，苔白腻，脉沉细。久病正气耗伤，以致气血阻滞，故证见腰背疼痛；阴血两虚，则微热、乏力，心烦、失眠，脉细。此为慢性期，已无菌毒血症，身体虚弱，以神经功能失调为主，或已有关节变形及活动受限。

（三）鉴别诊断

1. 急性期病人须与下列疾病鉴别

（1）风湿热：二者均有发热和关节痛。但风湿热可有特殊的心脏病变、皮下结节及环形红斑，而肝脾肿大、睾丸炎及神经损害则极少见。血中性粒细胞增高、血沉增快更加明显，抗"O"阳性，水杨酸治疗有效。

（2）伤寒：二者均有发热、肝脾肿大及血白细胞减少。伤寒可有特殊热型及毒血症症状，玫瑰疹。血培养有伤寒杆菌生长，血清免疫学试验检测伤寒杆菌抗原、抗体阳性。

（3）败血症：二者均有发热、关节症状及肝脾肿大。败血症常有原发感染灶，中毒症状重，白细胞及中性粒细胞可明显升高，血培养可有其他致病菌生长。

此外，尚需与类风湿关节炎、流感、疟疾、淋巴瘤等鉴别。

2. 慢性期需与下列疾病鉴别

（1）神经官能症：二者症状类似，但神经官能症病人症状多，而无相应体征，发病多与精神刺激有关，布鲁氏菌病试验阴性。

（2）睾丸附睾结核：均有局部肿痛，但睾丸附睾结核可有硬结及窦道，布鲁氏菌病特异性试验阴性，抗痨治疗有效。

七、临床处理及治疗

（一）抗菌治疗

1. 链霉素、四环素联合治疗：链霉素0.5g，肌注，每日2次；四环素0.5g，每日4次。疗程一般不少于3周，间歇5~7天，以2~3个疗程为宜。

2. 链霉素、强力霉素联合治疗：链霉素0.5g，每日2次，肌注2~3周；强力霉素每日0.2g，连服6周。

3. 卡那霉素或庆大霉素、四环素联合治疗：卡那霉素每日1.5g或庆大霉素24万u，稀释后静滴；四环素0.5g，每日4次，疗程3周。

4. 利福平、强力霉素联合治疗：利福平每日0.6~0.9g，强力霉素每日0.2g，顿服，疗程6周，共用2个疗程。利福平为广谱抗生素，易于透过细胞壁，疗效较佳，复发率低。

（二）特异性脱敏疗法

1. 特异性脱敏疗法：可用菌苗、水解素、溶菌素，以慢性关节病及迁徙性病灶者为宜。

（1）菌苗脱敏疗法：成人一般用量（为灭活布鲁氏菌）为10万/20万、20万/30万、30万/50万、50万/100万、50万/250万、50万/500万个细菌，每一分数代表1日量，分子为准备量，分母为作用量，第1次静注准备量，第2次（给准备量后1.5~2.0h后）给作用量。两次间隔3~5日，7~10次为1个疗程。可根据注射后的反应逐次增加用量，以静注后体温波动于38℃~40℃为宜。本疗法可引起寒战、高热、大汗、关节痛等剧烈反应。多在注射后1~2h开始，8~12h达高峰，持续12~24h缓解。菌苗疗法宜与抗菌药物合用。肝、肾功能不全，心血管疾病，活动性肺结核，孕妇忌用。

（2）水解素和溶菌素脱敏疗法：首剂每日1% 1ml，以后根据情况渐增至2ml，10~15日为1个疗程。

（三）手术治疗

适用于细菌性滑膜炎、关节炎、骨髓炎等。对脓性病灶可予手术引流，骨髓炎应予彻底清创。脊椎炎或椎间盘感染一般无需外科引流。

（四）中医治疗

1. 辨证论治

（1）湿热内蕴

治法：利湿化浊，清热解毒

方药：甘露消毒汤加减。方中茵陈、木通清利湿热；黄芩清热燥湿；藿香、白蔻仁、石菖蒲芳香化浊，开畅气机；连翘清热解毒。

（2）湿热伤营

治法：清热解毒，滋阴养血

方药：清营汤合三仁汤加减。方中玄参、生地黄、麦冬清热养阴；黄连、连翘清心解毒；丹参清热凉血，活血散瘀；杏仁宣肺化湿；薏苡仁渗利湿热；滑石、芦根清利湿热。

（3）正虚邪恋

治法：益气养血化瘀，并清除余邪

方药：人参养营汤或独活寄生汤加减。方中人参补益正气；熟地黄养血滋阴；当归、白芍养血和血；丹参、赤芍凉血散瘀。

2. 单方或验方

（1）穿山龙：每日2ml，肌肉注射，内含生药1g，15日为1个疗程。近期疗效为30%。本品为一种非特异性脱敏疗法，并有祛风除湿，舒筋活血的作用。

(2) 0.2%黄连素注射液：每次4ml，肌肉注射，每日2~3次，疗程2~3周。

(3) 雄蒜丸：雄黄30g，大蒜60瓣。将雄黄研末，大蒜捣成泥状，揉合为60丸，每次1丸，每日3次，连服20日为1个疗程。配合针灸，可提高疗效。

(4) 三黄汤：黄连15g，黄芩20g，黄柏10g，每日1剂，水煎服。连服20日。

3. 针灸

根据疼痛部位不同，可选用下列穴位：

(1) 头痛：太阳、头维、合谷；
(2) 肩关节痛：巨骨、肩三针；
(3) 肘关节痛：阳池、曲泽、天井；
(4) 腰痛：腰根（阿是穴）、双肾俞、委中；
(5) 髋关节痛：环跳、承扶配委中；
(6) 膝关节痛：委中、阳陵泉、阴陵泉、内外膝眼、足三里、悬钟。

（五）中西医结合治疗

1. 物理疗法

(1) 热疗法：借用某种物质（如泥土、石蜡、麦麸等）将热传给机体而起治疗作用的一种疗法。主要用于局部病变的治疗，如关节痛，一般以10~20次为1个疗程，每次15~40分钟。

(2) 透热疗法：适用于关节病变的治疗。方法：将短波电疗机电缆电极置于患者胸部及大腿上方，电流量为200mA，作用时间为1.5h，隔日1次，10次为1个疗程。

(3) 封闭疗法：用于固定性关节疼痛及神经痛。常用药为0.25%~0.5%奴佛卡因，膝、肘、髋关节每次注射3~5ml，腕、踝关节每次注射1~3ml，一般注射3~5次为宜。

2. 急性期抗菌与清热解毒治疗

抗生素应早期、足量、全程，并可根据邪毒所犯部位和虚实施以清热除湿，解毒凉血汤药，可加速缓解临床症状，缩短病程，减少复发。

八、预后

本病一般预后良好，患者大多在3~6个月内康复，仅10%~15%病程超过6个月，未经抗菌药物治疗前病死率为2%~3%，采用抗菌治疗后很少死亡。主要死因为心内膜炎、严重中枢神经系统并发症、全血细胞减少症等。慢性患者可遗有关节病变、肌腱挛缩等，使肢体活动受限。

九、康复及出院标准

1. 治愈

(1) 体温恢复正常，其他临床症状、体征消失；
(2) 体力和劳动能力恢复；
(3) 原有布鲁氏菌培养阳性者，应两次细菌培养转阴。临床化验检查各脏器功能正常。

2. 基本治愈

（1）体温恢复正常，其他主要临床症状、体征消失；

（2）体力和劳动能力基本恢复；

（3）原布鲁氏菌培养阳性者，两次细菌培养转阴。

3. 好转

上述三项指标达到两项者，或三项指标比治疗前有好转。

十、预防

预防接种和病畜管理是控制本病的主要措施。

1. 控制传染源，发现病畜应予隔离，对流产胎羔应加生石灰深埋。急性期病人应隔离至症状消失，血、尿培养阴性。

2. 切断传播途径，加强粪水管理，防止病畜、病人的排泄物污染水源。加强畜产品的卫生监督，禁止销售与食用病畜肉类及乳品。对乳品、肉类、皮毛要严格消毒。相关从业人员应做好个人防护工作。

3. 对健康牲畜的预防接种应有连续性（连续免疫3~5年）和连片性，采用减毒活菌苗，做皮下注射或气溶吸入。

4. 保护易感人群，对牧民、兽医、实验室工作人员均应预防接种，采用布鲁氏菌病104M冻干活菌苗皮上划痕法接种，接种30天后抗体水平明显增高，6个月后开始下降，故每年应加强复种一次。

十一、中医临床报道

霍素梅应用中医辨证治疗布鲁氏菌病。

1. 湿热型（常见于急性期）主证：发热恶寒，头身疼痛，大量出汗，口渴引饮或不欲饮，胸闷不饥，大便干燥，小便短赤，或兼肝、脾、睾丸肿大，舌苔黄或黄腻，脉弦数或细数。治法：清热解毒，利湿化浊。方药：金银花30g，连翘15g，黄芩12g，黄柏10g，滑石10g，黄连10g，生石膏30g，柴胡10g，葛根12g，草果6g，薏苡仁15g，甘草6g。

2. 阴虚内热型（常见于亚急性期和慢性患者急性发作期）主证：午后或夜间发热，次晨渐降，盗汗，肌肉关节酸痛，口干咽燥，大便干结，尿少色黄，舌质干红无苔或少苔，脉细数。治法：滋阴清热，通经活络。方药：银柴胡15g，地骨皮12g，胡黄连10g，知母12g，茵陈15g，秦艽10g，生地黄12g，丹参12g，牡丹皮10g，黄柏10g，川芎12g。

3. 痹证型（慢性期）主证：身倦乏力，肢体关节、肌肉酸痛，游走不定，甚则屈伸不利，严重者关节肿大，舌苔白或白腻，脉弦紧或弦细。治法：通经活络，疏风祛湿。方药：独活12g，桑寄生12g，秦艽10g，当归12g，赤芍10g，海风藤15g，鸡血藤12g，乳香10g，没药10g，延胡索12g，丹参15g，防风10g，薏苡仁15g，威灵仙12g，甘草6g。加减法：上肢痛加桂枝10g，桑枝12g；下肢痛加川牛膝15g；腰痛者加川续断、杜仲、菟丝子各15g。

4. 气阴两虚型（恢复期和慢性布鲁氏菌病）主证：头晕乏力，气短懒言，动则汗出，易于感冒，稍一劳作则病情复发，舌质淡，苔薄白，脉细弱。治法：益气养阴，扶正固本。方药：黄芪15g，白术20g，党参12g，太子参15g，沙参12g，当归12g，川芎10g，麦冬10g，五味子10g，山药15g，山茱萸12g，枸杞15g，陈皮10g，甘草6g。

生永夫等对150例慢性布鲁氏菌病患者应用辨证论治方法分为气虚血亏、肝肾阴虚、血瘀、湿热4型，分别应用中药治疗，结果临床治愈59例，基本治愈54例，好转25例，无效12例，总有效率92%。

马丁等采用大补元煎加味（山药、山茱萸、熟地黄、枸杞、杜仲、川续断、女贞子、黄精、桑寄生）治疗慢性布鲁氏菌病43例，近期治愈率44.19%，远期（1年）治愈率31.82%。提示补肾治疗的方药具有较好的调节机体免疫功能的作用。

惠云杰应用清热解毒，滋阴活血中药清火栀麦片治疗慢性布鲁氏菌病。方法：随机分2组。治疗组清火栀麦片（由穿心莲、栀子、麦冬等组成，由江西清江制药厂生产）4粒，日3次；复方丹参片4粒，日3次口服。连用30日为1个疗程。间隔10日，再服1个疗程。对照组用穿山龙散每次1袋，日2次口服。疗效标准：参照1977年全国布鲁氏菌病防治工作会议制定的标准。痊愈：体温恢复正常，临床症状、体征消失，体力劳动能力恢复，原布鲁氏菌培养阳性者两次培养转阴。显效：体温恢复正常，主要症状、体征消失，体力劳动能力基本恢复，原布鲁氏菌培养阳性者两次培养转阴。有效：上述3项指标达到2项者，或体温、症状、体征比治疗前有好转。无效：治疗后有短时间症状改善，但停药2周后又复发。结果：治疗组60例，近期疗效：痊愈48例，显效6例，有效5例，无效1例，总有效率98.33%；对照组60例，痊愈13例，显效20例，有效20例，无效7例，总有效率88.33%。2组比较有显著性差异（$P<0.01$）。1年后远期疗效：治疗组痊愈37例，显效8例，有效10例，无效5例，总有效率91.67%；对照组痊愈8例，显效10例，有效18例，无效24例，总有效率60%。2组比较有显著差异（$P<0.01$）。结论：清热滋阴活血法可提高慢性布鲁氏菌病的远期疗效。

于晶等应用中西医结合方法治疗布鲁氏菌病，方法如下：

1. 急性期（或亚急性期）：湿热证（6例）治以清热除湿，解毒扶正。方用茵陈汤加减，20日为1个疗程。药物组成：茵陈、大黄、羌活、柴胡、茯苓各20g，升麻、黄芪各15g。加减：湿盛加泽泻15g，猪苓10g；热盛加生石膏60g，知母20g。解毒：依毒邪属性，治以清热解毒与凉血解毒为主。对于恶寒，发热，身热夜甚，头身痛，苔白如积粉，疫毒较甚者可选用清热解毒法，如金银花、连翘、黄连、升麻等；而身热夜甚，舌暗红者，属血分热盛，多选凉血解毒法，以清营汤为主方，常用药有：升麻、麦冬、玄参、牡丹皮、生地黄、丹参、金银花、连翘等。但应注意，苔白滑者，为有湿郁之象，则禁用本方，以防滋腻而助湿邪。同时西药治疗：四环素每日2g，分4次口服，21日为1个疗程；利福平6g，分2次口服，21日为1个疗程。

2. 慢性期（或残余期）：①虚证型（12例）：治以补益气血，扶正祛邪。方用八珍汤加减，药物组方：黄芪、当归、川芎、茯苓、白术、山药、羌活、熟地黄各20g，五味子、甘草各20g。方中芪、术、苓、草补脾益气；川芎入血分而理气，则使补血之归、地补而不滞；山药补肾健脾除湿，五味子敛肺滋肾，宁心安神，加之羌活解表除湿。综合全方，共奏补虚祛邪之效。加减：阳气亏虚加桂枝、附片、木瓜、干姜；阴血亏虚加女贞子、白芍、生地黄、麦冬、黄精；气血两虚加党参、麦冬、丹参、白芍等。20日为1个疗程，服2个疗程，疗程之间停药5日。②血瘀证：疫毒入侵日久入络，肝肾亏虚，气血不足，久则成瘀。治以益肝肾、补气血、化瘀止痛。方以独活寄生汤加减，药物组成：羌活、独活、桑寄生、秦艽、续断、牛膝、当归、川芎、生地黄、茯苓各20g，人参、甘草各15g。20日为1个疗程，服2个疗程，疗程之间停药5日。

刘祖义应用头针治疗布鲁氏菌病肩关节疼痛，效果满意，方法如下：头针的运动区分上、中、下3部，运动区定位取上点在前后正中线中点往后0.5cm处；下点在眉枕线和鬓角发际前缘相交处，如鬓角不明显，可以从颧弓中点向上引垂直线，此线与眉枕线交叉处向前移0.3cm为运动区下点，上下两点连线即为运动区。针刺时患者取坐位，取患者对侧的运动区中2/5区，双肩患病取双侧运动区，肩部常规消毒后，横刺进针一定深度后，以每分钟180~200次的快速频率持续捻转5分钟间歇10分钟，同时嘱患者配合患肩活动，如此反复运针3次，隔日1次，10次为1个疗程。

参考文献

[1]霍素梅.布鲁氏菌病的中医辨证论治.北京中医,2004,23(1):32~33

[2]生永夫,胡素华.中医辨证治疗慢性布鲁氏菌病150例.中医杂志,1996,37(5):292~293

[3]马丁,张铎,孙承恩.大补元煎治疗慢性布鲁氏菌病43例.陕西中医,1997,18(5):197~198

[4]惠云杰,张召.中药治疗慢性布鲁氏菌病60例.陕西中医,2003,24(9):785~786

[5]于晶,石志山,程世武,等.中西医结合治疗布鲁氏菌病28例临床分析.中国地方病防治杂志,2009,24(4):307~308

[6]刘祖义.头针治疗布鲁氏菌病肩关节疼痛24例报告.地方病通报,2001,16(2)

传染性非典型肺炎

传染性非典型肺炎又称严重急性呼吸综合症（Severe Acute Respiratory Syndromes，简称SARS）。在未查明病因前，被叫做"非典型性肺炎"，因感染SARS相关冠状病毒而导致的以发热、干咳、胸闷为主要症状，严重者出现快速进展性呼吸系统衰竭，是一种新的呼吸道传染病。

一、病原学

2003年4月16日WHO在日内瓦宣布，一种新的冠状病毒是SARS的病原，并将其命名为SARS冠状病毒（SARS-CoV）。该病毒包括三个群，第一、二群主要为哺乳动物冠状病毒，第三群主要为禽类冠状病毒。人冠状病毒有两个血清型（HCoV-229E，HCoV-OC43），是人呼吸道感染的重要病原，人类20%的普通感冒由冠状病毒引起。冠状病毒也是成人慢性气管炎急性加重的重要病因之一。基因组学研究结果表明，SARS-CoV的基因与已知三个群经典冠状病毒均不相同，第一群病毒血清可与SARS-CoV反应，而SARS病人血清却不能与已知的冠状病毒反应。

（一）形态

SARS-CoV属冠状病毒科冠状病毒属，为有包膜病毒，直径多为60~120nm，包膜上有放射状排列的花瓣样或纤毛状突起，长约20nm或更长，基底窄，形似王冠，与经典冠状病毒相似。病毒的形态发生过程较长而复杂，成熟病毒呈圆球形、椭圆形，成熟的和未成熟的病毒体在大小和形态上都有很大差异，可以出现很多古怪的形态，如肾形、鼓槌形、马蹄形、铃铛形等，很容易与细胞器混淆。在大小上，病毒颗粒从开始的400nm减小到成熟后期的60~120nm。在病人尸体解剖标本切片中也可见到形态多样的病毒颗粒。

（二）生物学特性

病毒在细胞质内增殖，由RNA基因编码的多聚酶利用细胞材料进行RNA复制和蛋白合成，组装成新病毒并出芽分泌到细胞外。利用Vero-E6或Vero（绿猴肾细胞）细胞很容易对SARS-CoV进行分离培养，病毒在37℃条件下生长良好，细胞感染24小时即可出现病变，可用空斑进行病毒滴定，早期分离株的培养滴度一般可达1×10^6pfu/ml左右。在RD（人横纹肌肿瘤细胞）、MDCK（狗肾细胞）、293（人胚肾细胞）、2BS（人胚肺细胞）等细胞系上也可以培养，但滴度较低。

室温24℃条件下，病毒在尿液里至少可存活10天，在腹泻病人的痰液和粪便里能存活5天以上，在血液中可存活约15天，在塑料、玻璃、马赛克、金属、布料、复印纸等多种物体表面均可存活2~3天。

病毒对温度敏感，随温度升高抵抗力下降，37℃可存活4天，56℃加热90分钟、75℃加热30分钟能够灭活病毒。紫外线照射60分钟可杀死病毒。

病毒对有机溶剂敏感，乙醚4℃条件下作用24小时可完全灭活病毒，75%乙醇作用5分钟可使病毒失去活力，含氯的消毒剂作用5分钟可以灭活病毒。

（三）分子生物学特点

SARS-Cov 基因组为单股正链 RNA，由大约3万个核苷酸组成，与经典冠状病毒仅有约60%的同源性，但基因组的组织形式与其他冠状病毒相似。基因组从5′端到3′端依次为：5′-多聚酶-S-E-M-N-3′。5′端有甲基化帽子结构，其后是72个核苷酸的引导序列。基因组 RNA 约2/3为开放阅读框架（ORF）1a/1b，编码 RNA 多聚酶（Rep），该蛋白直接从基因组 RNA 翻译，形成多蛋白前体，后者进一步被病毒主要蛋白酶3CLpro 切割，主要负责病毒的转录和复制。Rep 的下游有4个 ORF，分别编码 S、E、M、N 四种结构蛋白，它们从亚基因组 mRNA 中翻译，亚基因组 mRNA 以不连续转录的机制合成，其转录由转录调控序列（TRS）启始，后者的保守序列为 AAACGAAC。基因组3′端有 polyA 尾。

病毒包膜为双层脂膜，外膜蛋白包括糖蛋白 S、M 和小衣壳 E 蛋白。M 糖蛋白与其他冠状病毒糖蛋白不同，仅有短的氨基末端结构域暴露于病毒包膜的外面。长而弯曲的螺旋状核衣壳结构由单一分子的基因组 RNA、多分子的碱性 N 蛋白以及 M 蛋白的羧基末端组成。S 蛋白负责细胞的黏附、膜融合及诱导中和抗体，相对分子质量大约150000~180000，包括胞外域、跨膜结构域以及短羧基末端的胞质结构域。在经典冠状病毒中，E 蛋白和 M 蛋白可能组成最小的装配单位，E 蛋白对病毒的组装发挥关键作用，M 蛋白对于病毒核心的稳定发挥重要作用。与其他冠状病毒不同的是，SARS-CoV 在 S 和 E 之间以及 M 和 N 之间有多于50个氨基酸的多肽潜在编码序列（S 和 E 之间的 X1 为274个氨基酸，X2 为154个氨基酸；M 和 N 之间的 X3 为63个氨基酸，X4 为122个氨基酸，X5 为84个氨基酸），M 和 N 之间还有少于50个氨基酸的多肽潜在编码序列。同源性搜索结果表明，这些潜在多肽与任何其他蛋白都没有序列的相似性。

（四）免疫学特征

大多数情况下，SARS-CoV 感染时，人体免疫系统能够激发体液免疫和细胞免疫反应，并逐渐控制感染、清除病毒。有许多证据表明，SARS-CoV 感染可导致患者淋巴细胞明显减少和外周淋巴组织的病理损伤。多数 SARS 患者外周血白细胞计数正常或降低，而 $CD3^+$、$CD4^+$、$CD8^+$ T 淋巴细胞明显低于正常人，病情越重，T 淋巴细胞计数下降越明显。

二、流行病学

发病前2周曾密切接触过同类病人或者有明确的传染给他人的证据。生活在流行区或发病前2周到过 SARS 正在流行的地区。此病死亡率接近11%。

(一) 传染源

SARS 病人是最主要的传染源。

(二) 传播途径

近距离呼吸道飞沫传播，即通过与病人近距离接触，吸入病人咳出的含有病毒颗粒的飞沫，是 SARS 经呼吸道传播的主要方式，也是 SARS 传播最重要的途径。气溶胶传播，即通过空气污染物气溶胶颗粒这一载体在空气中作中距离传播，是经空气传播的另一种方式，被高度怀疑为严重流行疫区的医院和个别社区暴发的传播途径之一。

(三) 易感人群

人群普遍易感，在家庭和医院中具有明显的聚集现象，医护人员是本病的高危人群。

(四) 潜伏期和传染期

接触感染源后 2~10 天发病，2 周内传染机会最高。

三、发病机制

(一) 西医发病机制

体外实验表明，SARS-CoV 进入人体细胞是通过与细胞膜融合而不是通过入胞作用实现的。至少血管紧张素转换酶 II（ACE2）作为 SARS-CoV 的受体之一介导着 SARS-CoV 进入细胞。但是，并不是所有表达 ACE2 的细胞，例如血管内皮细胞，都是 SARS-CoV 的靶细胞。SARS-CoV 在呼吸道黏膜上皮内复制，进一步引起病毒血症。不同的人类白细胞抗原基因型可能对 SARS-CoV 的敏感性不同。被病毒侵染的细胞包括气管和支气管上皮细胞、肺泡上皮细胞、巨噬细胞、肠道上皮细胞、肾脏远端曲管上皮细胞等。

肺组织是 SARS-CoV 作用的主要靶器官之一，它对 SARS-CoV 感染的反应可表现为肺间质内有巨噬细胞和淋巴细胞渗出，激活的巨噬细胞和淋巴细胞可释放细胞因子和自由基，进一步增加肺泡毛细血管的通透性和诱发成纤维细胞增生。肺泡上皮细胞（特别是 I 型肺泡上皮细胞）受累可损伤呼吸膜气血屏障的完整性，同时伴有炎症性充血，引起浆液和纤维蛋白原的大量渗出，渗出的纤维蛋白原凝集成纤维素，进而与坏死的肺泡上皮碎屑共同形成透明膜。受损的肺泡上皮细胞脱落到肺泡腔内可形成脱屑性肺泡炎，且肺泡腔内含有大量巨噬细胞，增生脱落的肺泡上皮细胞和巨噬细胞可形成巨细胞。就巨细胞表型来说，主要为肺泡上皮细胞源（AE1/AE3 阳性），少数为巨噬细胞源（CD68 阳性）。巨细胞的形成可能与 SARS-CoV 侵染有关，因为体外实验证明，SARS-CoV 感染可使 Vero 细胞融合形成合体细胞。肺脏的上述改变符合弥漫性肺泡损伤（diffuse alveolar damage，DAD）的渗出期变化。病变严重或恢复不良的病人随后出现 DAD 的增殖期和纤维化期的变化，增生的细胞包括肌纤维母细胞和成纤维细胞，并产生 I 型和 III 型胶原纤维。由于 DAD 和弥漫性肺实变致血氧饱和度下降，以及血管内皮细胞损伤等因素所引起的弥漫性血管内凝血，常常造成多器官功能衰竭而导致病人死亡。

肠道也是 SARS-CoV 攻击的靶器官之一。研究表明 ACE2 存在于肠黏膜上皮，在 SARS 病人的小肠黏膜上皮也发现有 SARS-CoV 的存在。肠道上皮细胞被 SARS-CoV 侵染可解释部分临床病人的消化道症状。另一方面，肠道和肾脏远段曲管上皮细胞被病毒侵染，在疾病的传播方面有一定流行病学意义。

SARS-CoV 作用的另一类靶器官为免疫系统（淋巴结、脾脏等），病人末梢血淋巴细胞减少，特别是 $CD4^+$ 细胞数减少。末梢血淋巴细胞减少可能与 SARS-CoV 的细胞毒性作用以及诱导细胞凋亡作用有关。SARS 病人末梢血自然杀伤细胞减少也在 SARS 的发病中起一定作用。虽然 SARS 病人的体液免疫反应似乎正常，但从 SARS 病人恢复期血清有明显的治疗作用的角度看，SARS-CoV 感染也会不同程度地影响病人的体液免疫反应。SARS-CoV 影响细胞免疫和体液免疫反应在 SARS 发生发展过程中起一定作用，至少意味着细胞免疫和体液免疫损伤的病人预后较差。

（二）中医病因病机

SARS 属于中医学瘟疫范畴，为感染 SARS 疫毒所致，正气不足是发病的重要因素，紧张劳累、寒温失调等是其诱因。病位主要在肺，常累及其他脏腑。SARS 起病急，病情呈阶段性发展，多数患者预后较好，少数患者病势凶险。

SARS 基本病机可概括为以下四个方面：

1. 疫毒壅肺：疫毒自口鼻而入，首先犯肺，肺主表主气，正邪交争于肺卫，故寒热身痛；疫毒壅肺，肺失宣降，故高热汗出不解、干咳、喘憋；正邪交争，疫毒之邪深入，部分病人可见邪入心包，出现烦躁、神昏、谵语。

2. 肺气郁闭：疫毒蕴结于肺，肺气郁闭，故气促胸闷、喘息憋气；肺胃相关，气机失降，则出现脘腹胀满、纳差、恶心、呕吐；肺与大肠相表里，肺肠同病，可见便秘或泄泻；心肺同居上焦，肺朝百脉，肺气郁闭，百脉失调，可见喘憋紫绀。

3. 湿痰瘀阻：疫毒犯肺，肺失肃降，气不行津，则津变为湿，湿浊瘀阻，湿蕴为痰；气为血帅，气不行则血不行，血不行则为瘀，湿痰瘀阻于肺，阻塞气机，损伤肺络，故表现为胸闷、喘憋、干咳、痰难咳出或痰中有血丝等。

4. 气阴亏虚：疫毒耗气伤阴，肺之气阴亏虚在感邪后发病初期就可出现。发病早期即可见乏力、倦怠、懒言、口干、自汗等症。随病程进展，肺病及心、气病及血、肺病及肾、肾不纳气，可见不同程度心悸气短、喘憋欲脱，严重者心阳暴脱，可见体温、血压下降、四末发冷、冷汗淋漓等。后期常见口干口渴、五心烦热、动则汗出气喘、腹胀纳呆等表现。

四、病理改变

本病肺部的病理改变明显，双肺明显膨胀，镜下以弥漫性肺泡损伤病变为主，有肺水肿及透明膜形成。病程3周后有肺泡内机化及肺间质纤维化,造成肺泡纤维闭塞。可见小血管内微血栓和肺出血,散在的小叶性肺炎,肺泡上皮脱落、增生等病变。肺门淋巴结多充血、出血及淋巴组织减少。

五、临床表现

(一) 症状和体征

1. 潜伏期:SARS 的潜伏期通常限于2周之内,一般约2~10天。

2. 临床症状:急性起病,自发病之日起,2~3周内病情都可处于进展状态。主要有以下三类症状。

(1) 发热及相关症状:常以发热为首发和主要症状,体温一般高于38℃,常呈持续性高热,可伴有畏寒、肌肉酸痛、关节酸痛、头痛、乏力。在早期,使用退热药可有效;进入进展期,通常难以用退热药控制高热。使用糖皮质激素可对热型造成干扰。

(2) 呼吸系统症状:咳嗽不多见,表现为干咳,少痰,少数病人出现咽痛。可有胸闷,严重者渐出现呼吸加速、气促,甚至呼吸窘迫。常无上呼吸道卡他症状。呼吸困难和低氧血症多见于发病6~12天以后。

(3) 其他方面症状:部分病人出现腹泻、恶心、呕吐等消化道症状。

3. 体征:SARS 病人的肺部体征常不明显,部分病人可闻及少许湿啰音,或有肺实变体征。偶有局部叩浊、呼吸音减低等少量胸腔积液的体征。

(二) 临床分期

1. 早期

一般为病初的1~7天。起病急,以发热为首发症状,体温一般高于38℃,半数以上的病人伴有头痛、关节肌肉酸痛、乏力等症状,部分病人可有干咳、胸痛、腹泻等症状,但少有上呼吸道卡他症状,肺部体征多不明显,部分病人可闻及少许湿啰音。X线胸片肺部阴影在发病第2天即可出现,平均在4天时出现,95%以上的病人在病程7天内出现肺部影像改变。

2. 进展期

多发生在病程的8~14天,个别病人可更长。在此期,发热及感染中毒症状持续存在,肺部病变进行性加重,表现为胸闷、气促、呼吸困难,尤其在活动后明显。X线胸片检查肺部阴影发展迅速,且常为多叶病变。少数病人(10%~15%)出现ARDS而危及生命。

3. 恢复期

进展期过后,体温逐渐下降,临床症状缓解,肺部病变开始吸收,多数病人经2周左右的恢复,可达到出院标准,肺部阴影的吸收则需要较长的时间。少数重症病人可能在相当长的时间内遗留限制性通气功能障碍和肺弥散功能下降,但大多可在出院后2~3个月内逐渐恢复。

（三）并发症

1. 肺功能障碍

初步的随诊结果表明，相当数量的 SARS 患者在出院后仍遗留有胸闷、气短和活动后呼吸困难等症状，这在重症患者中尤为常见。复查 X 线胸片和 HRCT 可发现不同程度的肺纤维化样改变和肺容积缩小，血气分析可有 PaO_2 下降，肺功能检查显示限制性通气功能障碍（包括肺总量和残气量）和弥散功能减退。通常以 HRCT 的改变最明显。值得注意的是，部分恢复期患者虽然有活动后呼吸困难，但 X 线胸片、HRCT 和肺功能检查却无异常。病后体力下降及心理因素等综合因素可能与气促有关。

2. 肝肾功能损害

部分 SARS 患者在出院后遗留有肝肾功能损害，但原因尚不清楚，不排除药物性损害的可能。其中，以肝功能异常较为常见，主要表现为丙氨酸转氨酶（ALT）和天冬氨酸转氨酶（AST）的异常，大多程度较轻，无须处理，少数需要护肝治疗。

3. 骨质疏松和股骨头缺血性坏死

骨质疏松和股骨头缺血性坏死在 SARS 患者恢复期并非罕见，尚未证实此种异常表现与 SARS 病变波及骨骼有关。主要发生于长期大剂量使用糖皮质激素的患者，防治的关键在于严格掌握糖皮质激素的使用指征、控制糖皮质激素的剂量和疗程。对于长期大剂量使用糖皮质激素的患者，出院后应定期复查骨密度、髋关节 X 线片，特别是对有骨关节症状的患者，必要时还应进行股骨头 MRI 检查，以早期发现股骨头的缺血性病变。

六、诊断

（一）诊断要点

结合流行病学史、临床症状和体征、一般实验室检查、肺部 X 线影像变化，配合 SARS 病原学检测阳性，排除其他表现类似的疾病，可以作出 SARS 的诊断。

具有临床症状和出现肺部 X 线影像改变，是诊断 SARS 的基本条件。

流行病学方面有明确支持证据和能够排除其他疾病，是能够作出临床诊断的最重要支持依据。对于就诊时未能追及明确流行病学依据者，就诊后应继续进行严密的流行病学追访。

动态观察病情演变（症状、氧合状况、肺部 X 线影像）、抗菌药物治疗效果和 SARS 特异性病原学检测结果，对于诊断具有重要意义。

临床医生应根据以下标准尽快对有关人员进行甄别分类，并及时进行相应处置。

1. 医学隔离观察者：无 SARS 临床表现但近 2 周内曾与 SARS 病人或 SARS 疑似病人接触者，列为医学隔离观察者。应接受医学隔离观察。

2. 疑似病例：对于缺乏明确流行病学依据，但具备其他 SARS 支持证据者，可以作为疑似病例，需进一步进行流行病学追访，并安排病原学检查以求印证。对于有流行病学依据，有临床症状，但尚无肺部 X 线影像学变化者，也应作为疑似病例。对此类病例，需动态复查 X 线胸片或胸部 CT，一旦肺部病变出现，在排除其他疾病的前提下，可以作出临床诊断。

3. 临床诊断和确定诊断：对于有 SARS 流行病学依据、相应临床表现和肺部 X 线影像改变，并能排除其他疾病诊断者，可以作出 SARS 临床诊断。在临床诊断的基础上，若分泌物 SARS-CoV RNA 检测阳性，或血清（或血浆）SARS-CoV 特异性抗原 N 蛋白检测阳性，或血清 SARS-CoV 抗体阳转，或抗体滴度升高≥4 倍，则可作出确定诊断。

(二) 重症 SARS 的诊断标准

具备以下三项之中的任何一项，均可以诊断为重症 SARS。
1. 呼吸困难，成人休息状态下呼吸频率≥30 次/min，且伴有下列情况之一。
（1）X 线胸片显示多叶病变或病灶总面积在正位胸片上占双肺总面积的 1/3 以上。
（2）病情进展，48 小时内病灶面积增大超过 50%，且在正位胸片上占双肺总面积的 1/4 以上。
2. 出现低氧血症，氧合指数低于 300mmHg（1mmHg=0.133kPa）。
3. 出现休克或多器官功能障碍综合征（MODS）。

(三) 中医辨证

1. 疫毒犯肺证，多见于早期
主症：初起发热，或有恶寒，头痛，身痛，肢困，干咳，少痰，或有咽痛，乏力，气短，口干，舌苔白或黄或腻。
2. 疫毒壅肺证，多见于早期、进展期
主症：高热，汗出热不解，咳嗽，少痰，胸闷，气促，腹泻，恶心呕吐，或脘腹胀满，或便秘，或便溏不爽，口干不欲饮，气短，乏力，甚则烦躁不安，舌红或绛，苔黄腻。
3. 肺闭喘憋证，多见于进展期及危重症 SARS
主症：高热不退或开始减退，呼吸困难，憋气胸闷，喘息气促，或有干咳，少痰，痰中带血，气短，疲乏无力，口唇紫暗，舌红或暗红，苔黄腻。
4. 内闭外脱证，见于危重症 SARS
主症：呼吸窘迫，憋气喘促，呼多吸少，语声低微，燥扰不安，甚则神昏，汗出肢冷，口唇紫暗，舌暗红，苔黄腻。
5. 气阴亏虚、痰瘀阻络证，多见于恢复期
主症：胸闷，气短，神疲乏力，动则气喘，或见咳嗽，自觉发热或低热，自汗，焦虑不安，失眠，纳呆，口干咽燥，脱发，月经异常，舌红少津，舌苔黄或腻。

(四) 鉴别诊断

SARS 的诊断目前主要为临床诊断，在相当程度上属于排除性诊断。在作出 SARS 诊断前，需要排除能够引起类似临床表现的其他疾病。

1. 感冒：普通感冒病人可有发热、咳嗽、外周血白细胞计数正常等表现，需与 SARS 早期相鉴别。与 SARS 的鉴别要点包括：普通感冒发病时多伴有明显的上呼吸道卡他症状如鼻塞、流涕、打喷嚏等；胸部 X 线动态检查无异常发现；病程自限，预后良好，经对症治疗后临床症状可逐渐消失。

2. 流感：流感于冬春季节高发，发热、头痛、肌痛、乏力等全身症状突出，外周血白细胞总数可正常或降低，重症病人可发生肺炎和呼吸困难，有传染性，可引起暴发流行，抗生素治疗无效，因此需与 SARS 鉴别。与 SARS 的鉴别要点包括：在全身症状之外常有明显的上呼吸道卡他症状；体格检查可有眼球结膜充血、眼球压痛、口腔黏膜疱疹等体征；外周血淋巴细胞比例常增加；发病 48 小时内投以奥司他韦（oseltamivir）可减轻症状、缩短病程；采用 IFA 法可从鼻咽洗液的黏膜上皮细胞涂片中检出流感病毒抗原；采用血凝抑制试验或补体结合试验检测急性期和恢复期血清，可发现流感病毒特异性抗体滴度呈 4 倍或以上升高。

3. 人禽流感：禽流感具有传染性，重症病例（主要由 H5N1 亚型引起）可出现肺炎和 ARDS，外周血白细胞计数及淋巴细胞计数也可减少，病死率高，应注意与 SARS 鉴别。与 SARS 的鉴别要点包括：人禽流感的传染源主要为已患禽流感或携带禽流感病毒的禽类（特别是家禽），详细询问病史可了解到相关的流行病学依据，包括发病前 1 周内曾到过禽流感暴发的疫区，或曾接触过被感染的禽类，或曾与被感染禽类的羽毛、排泄物、分泌物等有密切接触，或曾接触过不明原因病死禽类等；常有明显的流涕、鼻塞等上呼吸道卡他症状；发病 48 小时内应用抗病毒药物奥司他韦或扎那米韦可减轻病情、缩短病程、改善预后；采用 IFA 法或 ELISA 法可从呼吸道分泌物中检出禽流感病毒核蛋白抗原（NP）和 H 亚型抗原；发病初期和恢复期双份血清抗禽流感病毒抗体滴度呈 4 倍或以上升高。

4. 细菌性肺炎：细菌性肺炎多以发热、咳嗽起病，胸部 X 线检查有炎症浸润影（可为大片实变影或小的斑片影），可伴头痛、肌肉酸痛、乏力等全身症状，部分重症病例可有气急、发绀，甚至出现中毒性休克，因此需与 SARS 鉴别。与 SARS 的鉴别要点包括：细菌性肺炎无传染性，通常为散发病例，一般不会出现群体性发病；咳嗽时常有脓性痰，某些细菌性肺炎还常常有特征性的脓性痰，如铁锈色痰提示肺炎链球菌感染，果酱样痰提示肺炎克雷伯杆菌感染，黄色脓痰提示金黄色葡萄球菌感染，黄绿色脓痰提示铜绿假单胞菌感染；常有明显肺部体征，以局部湿啰音多见，部分病例可有肺实变体征；大多数病例往往同时有外周血白细胞计数升高和中性粒细胞比例增加，老年体弱者外周血白细胞计数可不升高，但一般均有中性粒细胞比例增加；胸部 X 线检查显示肺段或肺叶的大片实变影而不合并磨玻璃密度影；痰涂片革兰染色和痰细菌培养可发现致病菌；合理选择抗菌药物进行治疗可迅速控制体温，并促使肺部阴影迅速吸收。

5. 肺炎支原体肺炎和肺炎衣原体肺炎：多呈散发，也可在学校或社区中发生小规模流行。常见的临床症状包括发热、干咳、咽痛、声嘶、头痛、肌痛、乏力等，外周血白细胞计数和中性粒细胞比例大多正常，肺部病变的 X 线影像常为斑片状浸润，而且往往吸收较慢。因此，单纯依据临床症状、血常规及胸部 X 线检查常较难与 SARS 鉴别。与 SARS 鉴别诊断的关键是特异性血清抗体检测和抗菌药物的治疗效果。血清肺炎支原体特异性 IgM 阳性，或双份血清肺炎支原体特异性 IgG 滴度升高≥4 倍，可诊断为近期肺炎支原体感染。微量免疫荧光试验血清肺炎衣原体特异性 IgG≥1∶512 或特异性 IgM≥1∶32，或双份血清抗体滴度升高≥4 倍，可诊断为近期肺炎衣原体感染。大环内酯类药物或新氟喹诺酮类药物治疗有效，有助于明确肺炎支原体肺炎或肺炎衣原体肺炎的诊断。

6. 军团菌性肺炎：好发于夏秋季，多见于中老年人，可在中老年人比较集中的单位如养老院中发生暴发流行。以高热起病，头痛、乏力、肌痛等全身中毒症状较重，呼吸道症状相对较轻，但重症病例可出现呼吸困难，可伴有相对缓脉、精神症状、水样腹泻等消化道症状，部分病例继发肾功能损害，胸部 X 线检查早期为外周性斑片状浸润影，病变进展可累及双肺，胸腔积液并不少见。大环内酯类药物、新氟喹诺酮类药物、利福平、多西环素等抗菌药物治疗有效。确诊有赖于血清学检查，IFA 法血清特异性抗体阳性且双份血清抗体滴度升高≥4 倍，可明确诊断。

7. 真菌性肺炎：为散发病例，不会出现群体性发病。常见于体质较差或有严重基础疾病者，真菌感染前往往有较长时间使用广谱抗生素、糖皮质激素或免疫抑制剂的病史，起病相对缓慢，虽有发热，但体温多呈渐进性升高。痰多而黏稠、不易咯出是其重要的临床特征。胸部 X 线检查可发现斑片状浸润影，重者可累及双肺。痰培养有真菌生长，痰涂片发现真菌菌丝是诊断真菌性肺炎的重要依据。抗真菌药物治疗有效有助于其与 SARS 的鉴别。

8. 普通病毒性肺炎：常见的致病病毒包括腺病毒、鼻病毒、呼吸道合胞病毒等，多发生于冬春季，散发病例居多，但也可在婴幼儿或老人比较集中的单位发生暴发流行。常以发热起病，出现肺炎前往往有咽干、咽痛、鼻塞、流涕等上呼吸道感染症状，咳嗽通常为干咳，可有气急、胸痛和咯血丝痰等症状，重症病例可有显著呼吸困难。肺部病变主要为间质性肺炎，严重时表现为双肺弥漫分布的网结节状浸润影。外周血白细胞计数正常或减少，但淋巴细胞计数往往相对增多，与 SARS 有所区别。血清特异性病毒抗体检测有助于明确诊断和与 SARS 鉴别。

9. 肺结核：多为散发病例。起病大多较为隐匿，病情进展较 SARS 慢，发热往往有一定规律，多为午后低热，持续高热相对较为少见，常有体重减轻、乏力、盗汗、食欲减退等结核中毒症状。血白细胞一般正常。胸部 X 线影像有一定特征，病灶多位于双上肺，形态不规则，密度不均匀，可有空洞和钙化。皮肤结核杆菌纯蛋白衍生物（PPD）试验、血清结核抗体检测、痰集菌找抗酸杆菌有助于鉴别诊断，必要时可进行诊断性抗结核治疗。

七、临床处理及治疗

（一）一般治疗与病情监测

卧床休息，注意维持水、电解质平衡，避免用力咳嗽。密切观察病情变化（不少患者在发病后的 2~3 周内都可能属于进展期）。一般早期给予持续鼻导管吸氧（吸氧浓度一般为 1~3L/min）。

根据病情需要，每天定时或持续监测脉搏容积血氧饱和度。

定期复查血常规、尿常规、血电解质、肝肾功能、心肌酶学、T细胞亚群（有条件时）和胸部X线检查等。

（二）对症治疗

1. 体温>38.5℃，或全身酸痛明显者，可使用解热镇痛药。高热者给予冰敷、酒精擦浴、降温毯等物理降温处理，儿童禁用水杨酸类解热镇痛药。
2. 咳嗽、咳痰者，可给予镇咳、祛痰药。
3. 有心、肝、肾等器官功能损害者，应采取相应治疗。
4. 腹泻患者，应注意补液及纠正水、电解质失衡。

（三）糖皮质激素的使用

糖皮质激素应用的目的在于抑制异常的免疫病理反应，减轻全身炎症反应状态，从而改善机体的一般状况，减轻肺的渗出、损伤，防止或减轻后期的肺纤维化。应用指征如下：①有严重的中毒症状，持续高热不退，经对症治疗3日以上最高体温仍超过39℃；②X线胸片显示多发或大片阴影，进展迅速，48小时之内病灶进展>50%且在正位胸片上占双肺总面积的1/3以上；③达到急性肺损伤（ALI）或急性呼吸窘迫综合征（ARDS）的诊断标准。

成人推荐剂量相当于甲基强的松龙80~320mg/d，静脉给药具体剂量可根据病情及个体差异进行调整。当临床表现改善或胸片显示肺内阴影有所吸收时，逐渐减量停用。一般每3~5天减量1/3，通常静脉给药1~2周后可改为口服强的松或强的松龙。一般不超过4周，不宜过大剂量或过长疗程使用，应同时应用制酸剂和胃黏膜保护剂，还应警惕继发感染，包括细菌或/和真菌感染，亦要注意潜在的结核病灶感染扩散。

（四）抗病毒治疗

目前尚未发现针对SARS-CoV的特异性药物。临床回顾性分析资料显示，利巴韦林等常用抗病毒药对本病没有明显治疗效果。

（五）免疫治疗

胸腺肽、干扰素、静脉用丙种球蛋白等非特异性免疫增强剂对本病的疗效尚未肯定，不推荐常规使用。SARS恢复期血清的临床疗效尚未被证实，对诊断明确的高危患者，可在严密观察下试用。

（六）抗菌药物的使用

抗菌药物的应用目的主要有两个：
1. 用于对疑似患者的试验治疗，以帮助鉴别诊断。
2. 用于治疗和控制继发细菌、真菌感染。鉴于SARS常与社区获得性肺炎（CAP）相混淆，而后者常见致病原为肺炎链球菌、支原体、流感嗜血杆菌等，在诊断不清时可

选用新喹诺酮类或 β-内酰胺类联合大环内酯类药物试验治疗。继发感染的致病原包括革兰阴性杆菌、耐药革兰阳性球菌、真菌及结核分支杆菌，应有针对性地选用适当的抗菌药物。

（七）重症 SARS 的治疗原则

尽管多数 SARS 患者的病情可以自然缓解，但大约有 30% 的病例属于重症病例，其中部分可能进展至急性肺损伤或 ARDS，甚至死亡。因此对重症患者必须严密动态观察，加强监护，及时给予呼吸支持，合理使用糖皮质激素，加强营养支持和器官功能保护，注意水、电解质和酸碱平衡，预防和治疗继发感染，及时处理合并症。

1. 监护与一般治疗：一般治疗及病情监测与非重症患者基本相同，但重症患者还应加强对生命体征、出入液量、心电图及血糖的监测。当血糖高于正常水平，可应用胰岛素将其控制在正常范围，可能减少并发症及降低病死率，但应注意避免低血糖。

2. 呼吸支持治疗：重症 SARS 应常监测脉搏容积血氧饱和度（SpO_2）的变化。活动后的 SpO_2 下降是呼吸衰竭的早期表现，应给予及时的处理。可根据情况采取以下措施：①氧疗；②无创正压人工通气（NIPPV）；③有创正压人工通气。

3. 糖皮质激素的应用：对于重症且达到急性肺损伤标准的病例，应及时规律地使用糖皮质激素，以减轻肺的渗出、损伤，改善肺的氧合功能。目前使用的成人剂量相当于甲基强的松龙 80~320mg/d，具体可根据病情及个体差异来调整。少数危重患者可考虑短期（3~5 天）甲基强的松龙冲击疗法（500mg/d）。待病情缓解或/和胸片有吸收后逐渐减量停用，一般可选择每 3~5 天减量 1/3。

4. 临床营养支持：由于大部分重症患者存在营养不良，因此早期应鼓励患者进食易消化的食物。当病情恶化不能正常进食时，应及时给予临床营养支持，采用肠内营养与肠外营养相结合的途径，非蛋白热量 25~30kcal/kg/d，适当增加脂肪的比例，以减轻肺的负荷。蛋白质的摄入量为 1~1.5g/kg/d，过量对肝肾功能可能有不利影响。要补充水溶性和脂溶性维生素。尽量保持血浆白蛋白在正常水平。

5. 预防和治疗继发感染：重症患者通常免疫功能低下，需要密切监测和及时处理继发感染，必要时可慎重地进行预防性抗感染治疗。

（八）中医治疗

根据患者症状和体征，舌象、脉象，结合病程、热势、呼吸困难程度、气阴损伤情况等为辨证要点。治疗原则为：①早治疗：在中医理论指导下，早期、全程合理使用中药；②重祛邪：清热解毒、透邪化浊要贯穿治疗始终；③早扶正：但见虚象，及时扶正；④防传变：初见传变的端倪即可采取措施，先于病机控制病势，阻止传变。

1. 疫毒犯肺证

治法：清肺解毒，化湿透邪

方药：金银花、连翘、黄芩、柴胡、青蒿、白蔻仁、炒杏仁、生薏苡仁、沙参、芦根。加减：无汗加薄荷，热甚加生石膏、知母；苔腻甚者加藿香、佩兰；腹泻者加黄连、炮姜；恶心呕吐者加制半夏、竹茹；肌肉酸痛甚者加羌活、荆芥。

中成药：辨证选用以下品种。口服剂可选用紫雪颗粒、金莲清热颗粒、梅花点舌丹、紫金锭等；注射剂可选用清开灵注射液、鱼腥草注射液、复方苦参注射液等。

2. 疫毒壅肺证

治法：清热解毒、宣肺化湿

方药：生石膏、知母、炙麻黄、金银花、炒杏仁、生薏苡仁、浙贝母、太子参、生甘草。加减：烦躁、舌绛、口干，有热入心营之势者，加生地黄、赤芍、玄参、牡丹皮；气短、乏力、口干重者去太子参，加西洋参；恶心呕吐者加制半夏；便秘者加全瓜蒌、生大黄；脘腹胀满、便溏不爽者加焦槟榔、木香。

中成药：辨证选用以下品种。口服剂可选用清开灵口服液（胶囊）、清热解毒口服液（胶囊）、紫雪颗粒、金莲清热颗粒、紫金锭等；注射剂可选用清开灵注射液、鱼腥草注射液、双黄连粉针剂等。

3. 肺闭喘憋证

治法：清热泻肺，祛瘀化浊，佐以扶正

方药：葶苈子、桑白皮、黄芩、郁金、蚕砂、全瓜蒌、萆薢、丹参、败酱草、西洋参。加减：气短、疲乏、喘重者加山茱萸；脘腹胀满、纳差加厚朴、麦芽；口唇紫绀加三七、益母草。

中成药：辨证选用以下品种。口服剂可选用双黄连口服液（颗粒）、葛根芩连微丸、紫雪颗粒、金莲清热颗粒、猴枣散、生脉饮口服液等；注射剂可选用清开灵注射液、鱼腥草注射液、复方苦参注射液、香丹注射液、川芎嗪注射液、生脉注射液、参脉注射液、黄芪注射液等。

4. 内闭外脱证

治法：益气敛阴，回阳固脱，化浊开闭

方药：红参、麦冬、郁金、三七、炮附子、山茱萸。加减：神昏者上方送服安宫牛黄丸；冷汗淋漓加煅龙骨、煅牡蛎；肢冷者加桂枝、干姜；喉间痰鸣者加用猴枣散。

中成药：辨证选用以下品种。注射剂可选用生脉注射液、参脉注射液、参附注射液、黄芪注射液等。必要时参附注射液或参麦注射液静脉推注。

5. 气阴亏虚、痰瘀阻络证

治法：益气养阴，化痰通络

方药：党参、沙参、麦冬、生地黄、赤芍、紫菀、浙贝母、麦芽。加减：气短气喘较重、舌暗者易党参为白参，加三七、五味子、山茱萸；自觉发热或心中烦热、舌暗者加青蒿、山栀、牡丹皮；大便偏溏者加茯苓、白术；焦虑不安者加醋柴胡、香附；失眠者加炒枣仁、远志；肝功能损伤加茵陈、五味子；骨质损伤者加龟板、鳖甲。

中成药：依据症状，辨证选用以下品种，注射剂可选用生脉注射液、参脉注射液、黄芪注射液、香丹注射液、川芎嗪注射液等。口服剂可选用生脉饮、百令胶囊、金水宝胶囊、宁心宝胶囊、诺迪康胶囊、六味地黄丸、补中益气丸等。

八、预后

本病一般经过早期、进展期，进入恢复期，其中进展期最为关键。大部分患者经过积极治疗，进入恢复期。少数患者出现疫毒邪热，内陷心包以及内闭外脱属于危证。恢复期，少数患者可出现胸闷憋气，动则喘促，干咳少痰等症状。

九、康复及出院标准

收入住院的患者具备以下条件即可出院：
1. 已停用主要治疗药物，体温正常超过 7 天；
2. 胸片示肺部炎症明显吸收；
3. 咳嗽及呼吸道症状明显减轻；
4. 无合并症。

十、预防

（一）基本原则

1. 根据中医防治疾病的理论和经验，实施预防，注意养生保健，合理饮食，劳逸适度，增强体质。在 SARS 流行地区，对接触或可疑接触 SARS 患者的人，可在医师的指导下合理应用中医药预防方法和措施。

2. 在应用中药预防时，要区别不同情况，因时、因地、因人选择中药预防处方。老人、儿童应在医师的指导下服用；慢性疾病患者及妇女经期、产后慎用；孕妇禁用。中药预防处方不宜长期服用，一般服用 3～5 天。服用中药预防处方后感觉不适者，应立即停止服药，并及时咨询医师；对中药预防处方中的药物有过敏史者禁用；过敏体质者慎用。

（二）生活、行为预防

1. 在 SARS 流行期间或有 SARS 病例发生的区域，要避免过多外出，避免去公共场所，如商场、医院等人群密度较大，通风不良的场所，在乘坐电梯、公交车等交通工具时要带口罩。

2. 家庭居室注意开窗通风，保持清洁，定期消毒。

3. 在家庭或医院有已知 SARS 病例发生后，与 SARS 病人接触的人员要进行隔离观察，不能进入公共场所。

（三）心理预防

1. 正确认识 SARS 的流行性、危害性，防止不必要的紧张，客观分析疫情，学习、了解预防疾病的方法。经常与亲人、朋友交流信息，沟通感情，保持良好的心态。

2. 得知自己的亲人或朋友患病后，应该正确对待，面对现实，不要惊慌失措，切实做好自己生活环境的消毒防护。若与患者有过密切接触，应该按照卫生防疫部门的要求进行隔离观察。若自己有身体不适等情况，当及时就诊，不要心存侥幸或回避诊疗。避免过度紧张，保持乐观的心态。

（四）药物预防

在心理、行为、生活预防的同时，也可以配合药物预防，积极服用中药有较好的预防作用。此外，积极治疗慢性呼吸道及其他原有疾病，有助于提高对本病的抵抗力。

基本方及参考剂量：

处方一

功能：益气化湿，清热解毒。适用于素体气虚，兼有湿热者。

太子参 15g　败酱草 15g　生薏苡仁 15g　桔梗 6g

处方二

功能：清热解毒，利湿化浊。适用于素体湿毒内盛者。

鱼腥草 15g　野菊花 6g　茵陈 15g　草果 3g

处方三

功能：清热解毒。适用于内热偏盛，易感风热者。

芦根 15g　连翘 10g　金莲花 12g　薄荷 6g

处方四

功能：健脾养阴，化湿解毒。适用于气阴两虚，素体有湿易于感冒者。

生黄芪 10g　金银花 10g　白术 6g　防风 6g　藿香 10g　北沙参 10g

处方五

功能：益气化湿解毒。适用于素体气虚湿重者。

党参 10g　佩兰 10g　连翘 10g　紫苏叶 6g　大青叶 12g

十一、中医临床报道

（一）中医对本病病机的认识

张晓梅等对 65 例"非典"患者的症状进行分析，认为本病以肺热、湿浊、瘀阻为标实，气阴亏虚为本虚，高热期以邪热炽盛为突出，喘憋期以湿浊阻肺为突出，后期以气阴亏虚为突出。吉春玲等对 14 例"非典"患者临床表现进行分析，得出其病机特点为"正虚、热毒、痰瘀"三方面。彭胜权认为风热病邪与湿邪相合，郁阻少阳，或湿热蕴蒸，邪伏膜原。若夹湿不明显，可演变为痰热交阻而见邪热壅肺证；若正不胜邪，或邪热过盛，湿已化燥，热毒内炽，可传入营血，而见热扰心神，重则热入心包，严重者可成热盛厥深之证，亦可出现阴竭阳脱之危候；若正能胜邪，热邪虽渐退，但余热未净，虚热内生，可出现气阴两虚之候。邓铁涛认为"非典"属于中医春温病伏湿之证，病机以湿热蕴毒，阻遏中上二焦，并易耗气夹瘀，甚则内闭喘脱为特点。

（二）中医药辨证治疗

全国名老中医、长春中医学院任继学教授建议采用升降散合达原饮为基础方，根据临床实际辨证加减。达原饮出自吴又可所著的《温疫论》，吴氏在书中论述的温疫病表现与"非典"有着极其相似的症状表现。吴氏写道："温疫初起，先憎寒而后发热，日后但热无憎寒也。初得之二三日，其脉不浮不沉而数，昼夜发热，日晡益甚，头疼身痛。"达原饮方由槟榔、厚朴、草果仁、知母、芍药、黄芩、甘草组成。槟榔除伏邪又除岭南瘴气，为疏利之药；厚朴破戾气所结；草果辛烈气雄，除伏邪盘踞；三药共用为君，协力使邪气溃败速离膜原。热伤津液，加知母以滋阴；热伤营气，加白芍以和血；黄芩清燥热之余；甘草为和中之用。升降散出自杨栗山《寒温条辨》，是杨栗山治温十五方中的首方，药物组成非常简单但却有桴鼓相应之效。有白僵蚕、金蝉蜕、广姜黄和川大黄四味药。杨栗山认为"温病亦杂气中之一也"，此方可治"表里三焦大热，其证不可名状者"。

左俊岭等对中医辨证为风热袭肺，邪在肺卫证的传染性非典型肺炎（SARS）病人60例，治以清肺解毒，用银翘清解方为基础加减，配合鱼腥草注射液及清开灵注射液，并合理选用抗生素，严格掌握糖皮质激素的使用适应症，结合对症及支持治疗，结果全部病例治愈出院。体温恢复至正常时间平均为3.15日；胸部X光片示肺部阴影完全吸收者37例，平均时间为6.64日；肺部阴影明显吸收者23例，平均时间为9.03日。平均住院时间为10日。

仝小林等将SARS的发展过程分为五期，即潜伏期、发热期、喘咳期、喘脱期和恢复期。发热期分为：①初期（邪在卫表）；②壮热期（邪热壅肺）；③热毒期（气营两燔、毒瘀互结）。喘咳期分为：①应用激素（阴虚火旺，血瘀水停）；②未用激素（肺热壅盛、痰瘀互结）。喘脱期分为：①宗气外脱；②元气外脱。恢复期分为：①心脾两虚；②心肾不交；③肝经湿热；④火毒伤阴；⑤肺络瘀积。以上12个证型分别给予SARS1号方到SARS12号方，同时配合静滴中药（清开灵注射液、鱼腥草注射液、丹参注射液、川芎嗪注射液等）进行治疗。结果表明，单纯中医中药治疗具有退热时间短、疗效稳定、无反复、无病情恶化的特点，提示中医药早期干预此疾病的治疗，对减轻肺损害程度有一定作用。

仝小林等还通过对收治的16例新发的传染性非典型肺炎患者进行单纯中医药治疗的效果评价，探讨中医治疗的临床思路以及单纯中医治疗的可行性和有效性。方法：运用12个主要中医处方和相应静脉用中药对16例新发病的SARS患者进行治疗，不使用糖皮质激素、抗病毒药物、免疫调节剂等西医常规用药，在没有明确的细菌感染证据前，不使用抗生素。严密监测病情变化，包括临床症状、体征、胸部影像学、生化指标等，通过退热时间、影像学改变时间、病情转归等来评价疗效。结论：平均退热时间为4.44±1.46天，X线胸片显示肺部斑片状阴影平均吸收时间为10.87±2.92天，治疗期间，无一病例病情发生恶化。研究认为，以中医药为主导的干预治疗，可以有效地控制和缓解症状，阻断病情恶化。

谢雁鸣等比较中西医结合治疗与单纯西医治疗对传染性非典型肺炎（严重急性呼吸综合征，SARS）患者主要症状的影响。方法：524例临床诊断为SARS的住院患者按照研究方案分为中西医结合治疗组318例和西医治疗组206例，利用Kaplan – Meier生存分析方法和Mixed统计模型分析2组治疗方法对症状改善程度的差异。结果：中西医结合治疗组患者乏力、呼吸急促、气短等症状出现率治疗后显著低于单纯西医治疗组，前者乏力时间较后者平均缩短1.5天，呼吸急促、气短、肌肉酸痛分别平均缩短2天、

1 天、2 天。结论：中西医结合治疗法可有助于改善 SARS 患者的乏力、气短、呼吸急促等临床症状。

林琳等在依据广东省非典型肺炎诊治指导原则进行西医治疗的基础上，根据该病证候和病机制定中西医结合治疗方案。结果：初步发现该病早期病机以湿热遏阻、卫气同病为主，治疗宜重在宣透清化；中期病机以湿热蕴毒、邪阻募原及少阳为主，治疗宜重在清化湿热、宣畅气机；极期病机以湿热毒盛、耗气伤阴、重则内闭喘脱为主，治疗应重在祛邪扶正；恢复期病机为正虚邪恋，易夹湿夹瘀，治疗宜重在扶正透邪、化湿、活血。按此方案辨证施治共 103 例，治愈 96 例，治愈率为 93.2%；死亡 7 例，病死率为 6.8%；从发热到体温恢复正常的时间为（9.86±4.14）日，入院治疗后，退热时间为（6.72±3.95）日；96 例出院患者最后胸部 X 线复查，94 例病灶完全消失，病灶吸收时间为（18.18±8.99）日，2 例吸收不完全，呈纤维条索状改变。结论：初步形成的 SARS 中西医结合治疗方案对 SARS 的症状改善及预后均有积极作用。

参考文献

[1] 张晓梅, 张允岭, 杨祖福, 等. 65 例传染性非典型肺炎症状分析及中医辨证论治探讨. 中国医药学报, 2003, 18(5): 263~264

[2] 吉春玲, 李静. 传染性非典型肺炎病机刍议. 辽宁中医杂志, 2004, 31(1): 48~49

[3] 彭胜权. 中医对非典型肺炎的认识及论治. 新中医, 2003, 35(7): 3~5

[4] 邓铁涛. 论中医诊治非典型肺炎. 新中医, 2003, 35(6): 3~5

[5] 任继学. 升降散合达原饮治疗非典——任继学教授诊治非典经验溯源. 中国社区医师, 2003, 18(11): 12

[6] 左俊岭, 朱敏, 叶志中. 银翘清解方为主治疗 SARS 患者 60 例临床体会. 河南中医, 2005, 25(2): 41~42

[7] 仝小林, 陈晓光, 李爱国, 等. 中西医结合治疗 SARS 的临床疗效分析. 中国医药学报, 2003, 18(10): 603~608

[8] 仝小林, 李爱国, 张志远, 等. 中医药治疗传染性非典型肺炎 16 例临床观察. 中医杂志, 2003 年, 44(7) 506~507

[9] 谢雁鸣, 胡镜清, 翁维良, 等. 中西医结合疗法对 318 例传染性非典型肺炎患者临床症状的影响. 中医杂志, 2004, 45(9): 671~674

[10] 林琳, 张敏洲, 杨志敏, 等. 中西医结合治疗传染性非典型肺炎的临床实践与探讨. 广州中医药大学学报, 2003, 20(2): 91~94

十二、已发布的中医诊疗指南

附：传染性非典型肺炎（SARS）中医诊疗指南

中医药治疗瘟疫具有悠久的历史和丰富的经验，在几千年的中医学发展史中，逐步形成了独特的疫病认识观和治疗观。2003 年 SARS 疫情流行期间，面对病原体尚不明确的特殊情况，中医药工作者以临床证候学为依据，进行辨证预防、辨证论治、辨证调护，充分地体现了中医整体观和个体化治疗思想。

本指南是国家中医药管理局委托中华中医药学会组织曾参加SARS临床一线治疗工作的专家，在4月11日推荐治疗方案、6月初推荐恢复期方案基础上，总结了2003年中医药防治经验，形成初稿，经多次专家论证，反复修改，形成了《传染性非典型肺炎（SARS）中医诊疗指南》。

本指南具有以下3个特点：

1. 以中医理论为指导，以临床研究为重点，进一步明确中医对SARS证候学特征、病因病机、辨证论治规律的认识，为临床救治和科学研究提供指导。

2. 借鉴循证医学方法，统计分析了3701例的症状和体征数据和1667例中医病例的病因病机和证治方药，结合了中医专家的经验、论述，使本指南具备了较好的科学性、实用性和可操作性。

3. 重视疾病发生发展全过程，强调中医整体观念和辨证论治个体化诊治原则，同时参照中华医学会和中华中医药学会联合制订的《传染性非典性肺炎（SARS）诊疗方案》，如采用统一病名、诊断与鉴别诊断标准等，便于临床工作者使用，也有利于国际交流。

SARS是一种新发现的传染病，中医对本病的认识仍有待提高与完善，因此本指南也难免存在不足和疏漏，希望全国医务工作者和科技工作者在参照执行中发现问题，提出建议，不断完善。

（一）概述

传染性非典型肺炎（SARS）是由SARS冠状病毒（SARS – CoV）引起的一种具有明显传染性、可累及多个脏器系统的特殊肺炎，世界卫生组织（WHO）将其命名为严重急性呼吸综合征（Severe Acute Respiratory Syndrome，SARS）。

近距离呼吸道飞沫是传播的主要方式，气溶胶传播是经空气传播的另一种方式，通过手接触传播是另一种重要的传播途径；SARS的潜伏期通常限于2周之内，一般约2~10天。

（二）临床表现

临床上以发热、恶寒、乏力、头痛、肌肉关节酸痛等全身症状和干咳、胸闷、呼吸困难等呼吸道症状为主要表现，部分病例可有恶心、呕吐、不思饮食、腹泻或便秘等消化道症状；胸部X线检查可见肺部炎性浸润影；实验室检查外周血白细胞计数正常或降低；抗菌药物治疗无效是其重要特征。重症病例表现为明显的呼吸困难，并可迅速发展成为急性呼吸窘迫综合征。

依SARS病情进展可分为前驱期、早期、进展期、恢复期，各期在疾病发展过程中往往互相交错。

前驱期：临床症状无特异性，可见神疲乏力，关节酸痛，食少纳呆等表现。

早期：一般为病初的1~7天。起病急，多以发热为首发症状，体温一般>38℃，半数以上的患者伴有头痛、关节肌肉酸痛、倦怠乏力等症状，部分患者可有干咳、胸痛、腹泻等症状；但少有上呼吸道卡他症状，肺部体征多不明显，部分患者可闻及少许湿啰音。胸片肺部阴影早在发病第 2 天即可出现，平均在 4 天时出现，绝大多数患者在病程 7 天内均出现肺部阳性改变。

本期以发热、乏力、干咳为主要临床表现。

进展期：多发生在病程的 8~14 天，个别患者可更长。在此期，发热及感染中毒症状持续存在，肺部病变进行性加重，表现为胸闷气促、呼吸困难，尤其在活动后明显。胸片检查肺部阴影发展迅速，且常为多叶病变。少数患者可出现急性呼吸窘迫综合征而危及生命。

本期以呼吸困难，高热为特征。

恢复期：多在 2 周左右进入恢复期。患者体温逐渐下降，临床症状缓解，肺部病变开始吸收，多数患者可达到出院标准，肺部阴影的吸收则需要较长的时间。

本期以气短、乏力、咳嗽、胸闷、腹胀为特征。

部分患者在康复阶段尚可见到：①胸闷、气短，活动后加重，或心悸等心肺系症状；②全身骨骼、关节疼痛，以胯关节为主的骨关节病表现；③心悸、失眠、头晕、多虑、忧郁等心理异常表现。

(三) 诊断与鉴别诊断

1. 诊断

从流行病学史、临床症状和体征、一般实验室检查、胸部 X 线影像学变化，配合 SARS – CoV PCR 检测阳性并排除其他表现类似的疾病来做出 SARS 的诊断。

(1) 流行病史

(2) 症状与体征

①症状

主要有以下三类症状：

a. 发热、乏力、头身痛等症状。

b. 呼吸系统症状。

c. 其他方面症状：部分患者出现腹泻，恶心，呕吐等消化道症状。

②体征

SARS 患者的肺部体征常不明显，部分患者可闻少许湿啰音，或有肺实变体征。偶有局部叩浊、呼吸音减低等少量胸腔积液的体征。

③一般实验室检查

外周血象

在病程 2~7 天时白细胞计数一般不升高，部分患者可降低；常有淋巴细胞计数减少（若淋巴细胞计数 < 0.9×10^9/L，对诊断的提示意义较大；若淋巴细胞计数介于 $0.9 \sim 1.2 \times 10^9$/L，对诊断的提示仅为可疑）；部分患者血小板减少。

(3) T 淋巴细胞计数

常于发病早期即见 $CD4^+$ 细胞、$CD8^+$ 细胞计数降低，二者比值基本正常或降低。

(4) 胸部影像学检查

病变初期肺部出现不同程度的片状、斑片状磨玻璃影，少数为肺实变影。阴影常为多发或/和双侧改变，并于发病中呈进展趋势，部分患者进展迅速，短期内融合成大片状阴影。

当肺部病变处于早期阶段，磨玻璃影淡薄或其位置与心影和/或大血管影重合时，X线胸片可能难以发现。故如果早期X线胸片阴性，尚需每1~2天动态复查。若有条件，可安排胸部CT检查，有助于发现早期轻微病变或与心影和/或大血管影重合的病变。

必须定期进行胸部X线影像学复查，以观察肺部病变的动态变化情况。

(5) 特异性病原学检测

①ARS-CoV血清特异性抗体检测。

②SARS-CoV核酸（RNA）检测。

③其他的早期诊断方法：免疫荧光抗体检测鼻咽或气道脱落细胞、基因芯片等检测方法尚有待进一步研究。

2. 重症SARS诊断

(1) 呼吸困难，成人休息状态下RR≥30次/分且伴有下列情况之一：

①胸片显示多叶病变或病灶总面积在正位胸片上占双肺总面积的1/3以上；

②病情进展，48小时内病灶面积增大超过50%且在正位胸片上占双肺总面积的1/4以上。

(2) 出现低氧血症，氧合指数低于300mmHg。

(3) 休克或出现多器官功能障碍综合征（MODS）。

总之，具有临床症状和出现胸部X线影像学改变是考虑SARS的基本条件。

流行病学方面有明确支持证据和能够排除其他疾病是能够做出临床诊断的最重要支持依据。

对于未能追及前向性流行病学依据者，需注意动态追访后向性流行病学依据。对病情演变、抗菌治疗效果和特异性抗体进行动态观察对于诊断具有重要意义。应合理、迅速安排初步治疗和有关检查，争取尽速明确诊断。

(1) 临床诊断

对于有SARS流行病学依据，有典型症状和胸部X线改变，并能排除其他疾病诊断者，可以做出SARS临床诊断；在临床诊断的基础上，若分泌物SARS-Cov PCR检测阳性或血清Cov抗体阳转或4倍以上增高，则可做出确定诊断。

(2) 疑似病例

对于缺乏明确流行病学依据，但具备其他SARS支持证据者，可以作为疑似病例，需进一步进行流行病学追访，并安排病原学检查以求印证。

对于有流行病学依据，有临床症状，但尚无胸部X线影像学变化者，也应作为疑似病例。对此类病例，需动态复查X线胸片或胸部CT，一旦典型胸部病变出现，在排除其他疾病的前提下，可以作出临床诊断。

(3) 医学隔离观察病例：对于近2周内有与SARS患者或者疑似SARS患者接触史，但无临床表现者，应自与前者脱离接触之日计，进行医学隔离观察2周。

3. 鉴别诊断

SARS 的诊断目前主要为临床诊断，在相当程度上属于排除性诊断，在作出 SARS 诊断前需要排除能够引起类似临床表现的其他疾病。

普通感冒、流行性感冒、一般细菌性肺炎、军团菌性肺炎、支原体肺炎、衣原体肺炎、真菌性肺炎、艾滋病和其他免疫抑制患者（器官移植术后等）合并肺部感染、一般病毒性肺炎是需要与 SARS 进行鉴别的重点疾病。

其他需要鉴别的疾病还包括肺结核、流行性出血热、肺部肿瘤、非感染性间质性肺疾病等。

本病应与中医学中的感冒、时行感冒、风温肺热病、麻疹等相鉴别。

（1）感冒（普通感冒）

初起以卫表及鼻咽症状为主，鼻塞、流涕、喷嚏、咳嗽、头痛、恶寒、发热、全身不适、脉浮；肺部 X 线检查一般无炎性改变；实验室检查：中性粒细胞减少，或正常，淋巴细胞增多或正常，痰培养一般正常，病原学检查可有相应发现。

（2）时行感冒（流行性感冒）

多呈流行性，在同一时期发病人数剧增，且病症相似，多突然起病，恶寒、发热、头痛、周身酸痛、疲乏无力，病情一般较感冒为重。一般不会出现气急、呼吸困难等表现；肺部 X 线检查一般无炎性改变；实验室检查中性粒细胞减少，或正常，淋巴细胞增多或正常，病原学检查可有相应发现。

（3）风温肺热病

发热，恶寒，身痛，胸痛，咳嗽，咳痰，痰色黄或痰中带血，传染性小；肺部 X 线检查淡片状或大片状阴影，胸片进展比较慢；实验室检查：血白细胞计数或可升高，中性粒细胞升高，病原学检查可有相应发现。

（4）成人麻疹

高热，咳嗽，羞明流泪，发热第 2、3 天左右出现口腔黏膜斑，发热第 3、4 天之后出现皮疹，为孤立的红色斑丘疹，初发于耳后、发际、颊部等处，蔓延于全身；肺部 X 线检查一般无炎症改变；实验室检查：血白细胞计数正常或降低。

此外在有发热、咳嗽、咯痰的情况下，要与肺痨、肺痈、喘证、哮病、肺癌、肺胀、悬饮等呼吸系统疾病相鉴别。

（四）病因病机

SARS 属于中医学瘟疫范畴，为感染 SARS 疫毒所致，正气不足是发病的重要因素，紧张劳累、寒温失调等是其诱因。病位主要在肺，常累及其他脏腑。SARS 起病急，病情呈阶段性发展，多数患者预后较好，少数患者病势凶险。

SARS 基本病机可概括为以下四个方面：

1. 疫毒壅肺：疫毒口鼻而入，首先犯肺，肺主表主气，正邪交争于肺卫，故寒热身痛；疫毒壅肺，肺失宣降，故高热汗出不解、干咳、喘憋。正邪交争，疫毒之邪深入，部分病人可见邪入心包，出现烦躁、神昏、谵语。

2. 肺气郁闭：疫毒蕴结于肺，肺气郁闭，故气促胸闷、喘息憋气；肺胃相关，气机失降，则出现脘腹胀满、纳差、恶心、呕吐；肺与大肠相表里，肺肠同病，可见便秘或泄泻；心肺同居上焦，肺朝百脉，肺气郁闭，百脉失调，可见喘憋紫绀。

3. 湿痰瘀阻：疫毒犯肺，肺失肃降，气不行津，则津变为湿，湿浊瘀阻，湿蕴为痰；气为血帅，气不行则血不行，血不行则为瘀，湿痰瘀阻于肺，阻塞气机，损伤肺络，故表现为胸闷、喘憋、干咳、痰难咳出或痰中有血丝等。

4. 气阴亏虚：疫毒耗气伤阴，肺之气阴亏虚在感邪后发病初期就可出现。发病早期即可见乏力，倦怠，懒言，口干，自汗等症。随病程进展，肺病及心、气病及血，肺病及肾、肾不纳气，可见不同程度心悸气短、喘憋欲脱，严重者心阳暴脱，可见体温、血压下降，四末发冷，冷汗淋漓等。后期常见口干口渴、五心烦热、动则汗出气喘、腹胀纳呆等表现。

（五）治疗

1. 辨证要点

根据患者临床症状和体征，舌象脉象，结合病程、热势、呼吸困难程度、气阴损伤情况等为辨证要点。

2. 治疗原则

（1）早治疗：在中医理论指导下，早期、全程合理使用中药。

（2）重祛邪：清热解毒、透邪化浊要贯穿治疗始终。

（3）早扶正：但见虚象，及时扶正。

（4）防传变：初见传变的端倪即可采取措施，先于病机控制病势，阻止传变。

3. 分证论治

（1）疫毒犯肺证：多见于早期。

症状：初起发热，或有恶寒，头痛，身痛，肢困，干咳，少痰，或有咽痛，乏力，气短，口干，舌苔白或黄或腻。

治法：清肺解毒，化湿透邪

基本方及参考剂量：

银花15g　连翘15g　黄芩10g　柴胡10g　青蒿15g　白蔻6g（打）　炒杏仁9g　生薏苡仁15g　沙参15g　芦根15g

加减：无汗加薄荷；热甚加生石膏、知母；苔腻甚者加藿香、佩兰；腹泻者加黄连、炮姜；恶心呕吐者加制半夏、竹茹；肌肉酸痛甚者加羌活、荆芥。

中成药：辨证选用以下品种。口服剂可选用紫雪颗粒、金莲清热颗粒、梅花点舌丹、紫金锭等；注射剂可选用清开灵注射液、鱼腥草注射液、复方苦参注射液等。

（2）疫毒壅肺证：多见于早期、进展期。

症状：高热，汗出热不解；咳嗽，少痰，胸闷，气促；腹泻，恶心呕吐，或脘腹胀满，或便秘，或便溏不爽；口干不欲饮，气短，乏力；甚则烦躁不安，舌红或绛，苔黄腻。

治法：清热解毒、宣肺化湿

基本方及参考剂量：

生石膏45g（先煎）　知母10g　炙麻黄6g　银花20g　炒杏仁10g　生薏苡仁

15g　浙贝 10g　太子参 10g　生甘草 10g

加减：烦躁、舌绛、口干，有热入心营之势者，加生地黄、赤芍、元参、牡丹皮；气短、乏力、口干重者去太子参，加西洋参；恶心呕吐者加制半夏；便秘者加全瓜蒌、生大黄；脘腹胀满、便溏不爽者加焦槟榔、木香。

中成药：辨证选用以下品种。口服剂可选用清开灵口服液（胶囊）、清热解毒口服液（胶囊）、紫雪颗粒、金莲清热颗粒、紫金锭等；注射剂可选用清开灵注射液、鱼腥草注射液、双黄连粉针剂等。

（3）肺闭喘憋证：多见于进展期及危重症 SARS。

症状：高热不退或开始减退，呼吸困难、憋气胸闷，喘息气促，或有干咳、少痰、痰中带血；气短，疲乏无力；口唇紫暗，舌红或暗红，苔黄腻。

治法：清热泻肺，祛瘀化浊，佐以扶正

基本方及参考剂量：

葶苈子 15g　桑白皮 15g　黄芩 10g　郁金 10g　蚕砂 10g（包）　全瓜蒌 30g　萆薢 12g　丹参 15g　败酱草 30g　西洋参 15g

加减：气短疲乏、喘重者加山萸肉，脘腹胀满、纳差加厚朴、麦芽，口唇紫绀加三七、益母草。

中成药：辨证选用以下品种。口服剂可选用双黄连口服液（颗粒）、葛根芩连微丸、紫雪颗粒、金莲清热颗粒、猴枣散、生脉饮口服液等；注射剂可选用清开灵注射液、鱼腥草注射液、复方苦参注射液、香丹注射液、川芎嗪注射液、生脉注射液、参脉注射液、黄芪注射液等。

（4）内闭外脱证：见于危重症 SARS。

症状：呼吸窘迫、憋气喘促、呼多吸少，语声低微、燥扰不安，甚则神昏，汗出肢冷，口唇紫暗，舌暗红，苔黄腻。

治法：益气敛阴，回阳固脱，化浊开闭

基本方及参考剂量：

红参 10~30g（另煎兑服）　麦冬 15g　郁金 10g　三七 6g　炮附子 10g　山萸肉 30g

加减：神昏者上方送服安宫牛黄丸，冷汗淋漓加煅龙牡，肢冷者加桂枝、干姜，喉间痰鸣者加用猴枣散。

中成药：辨证选用以下品种。注射剂可选用生脉注射液、参脉注射液、参附注射液、黄芪注射液等。必要时参附注射液或参麦注射液静脉推注。

（5）气阴亏虚、痰瘀阻络证：多见于恢复期。

症状：胸闷，气短，神疲乏力，动则气喘，或见咳嗽，自觉发热或低热，自汗，焦虑不安，失眠，纳呆，口干咽燥，脱发，月经异常，舌红少津，舌苔黄或腻。

治法：益气养阴、化痰通络

基本方及参考剂量：

党参 15g　沙参 15g　麦冬 15g　生地 15g　赤芍 12g　紫菀 15g　浙贝 10g　麦芽 15g

加减：气短气喘较重，舌暗者去党参改白参，加三七、五味子、山萸肉，自觉发热或心中烦热，舌暗者加青蒿、山栀、牡丹皮，大便偏溏者加茯苓、白术，焦虑不安者加醋柴胡、香附，失眠者加炒枣仁、远志，肝功能损伤加茵陈、五味子，骨质损伤者加龟板、鳖甲。

中成药：依据症状，辨证选用以下品种。注射剂可选用生脉注射液、参脉注射液、黄芪注射液、香丹注射液、川芎嗪注射液等。口服剂可选用生脉饮、百令胶囊、金水宝胶囊、宁心宝胶囊、诺迪康胶囊、六味地黄丸、补中益气丸等。

（六）转归预后

本病一般经过早期、进展期、进入恢复期，其中进展期最为关键。大部分患者经过积极治疗，进入恢复期。少数患者出现疫毒邪热，内陷心包以及内闭外脱属于危证。恢复期，少数患者可出现胸闷憋气，动则喘促，干咳少痰等症状。

（七）调护与康复

1. 精神调摄

SARS 是一种新发的急性传染病，患者对此都非常紧张，加之患病住院后长期处于隔离、封闭状态，缺乏与外界沟通，易产生孤独感、恐惧感，出现焦虑、急躁、自卑、自闭等精神心理异常表现，这些均属于中医学情志不调范畴。情志不调可以导致人体的脏腑功能失调，气机逆乱，机体免疫功能紊乱，抵抗力低下，不利于患者的治疗与康复。对此，应针对患者的异常心理变化，在疾病的不同阶段，加强与患者的交流、沟通，帮助患者正确认识病情，了解 SARS 的发生发展规律，对患者讲解健康知识和心理指导，帮助患者消除孤独、恐惧的不良心理因素，树立战胜疾病的信心，使患者保持心态平和，情绪稳定，气机调畅，积极配合治疗，以利于早日康复。对于病愈后仍有心理障碍的患者在给予适当的心理治疗同时，配合中药治疗。

2. 起居调理

SARS 患者在患病期间应注意卧床休息，病房内要保持空气流通，定期消毒。发热期高热汗出，适时增减衣服，防止汗出当风，避免复感外邪。患病后为减少传染性，要注意戴口罩，勤洗手，消毒液漱口。后期体温正常符合出院标准，出院居家观察两周，尽可能保持居室环境相对独立。注意室内通风、消毒。

3. 饮食调理

（1）早期

宜给予清热生津、调理脾胃之品。补充富含蛋白质的食物，如牛奶、豆浆、鸡蛋等。富含维生素、纤维素的食物，如新鲜的蔬菜、水果、谷类食品。

（2）进展期

宜给予清肺化痰、益气健脾之品。以营养丰富、易于消化、清淡、不易生痰的食物为主，忌食辛辣刺激、油腻生痰之品。注意食用新鲜水果蔬菜，如梨、桔子、枇杷等，多饮水，或用鲜芦根、竹沥水、梨、贝母等煎水饮用。

（八）疑似 SARS 的处理

1. 疑似病例的诊断

根据 SARS 的诊断标准，经综合判断与 SARS 有较多吻合处，但尚不能作出临床诊断者，可作为疑似病例处理。

2. 疑似病例处理原则

（1）隔离留观，严密观察病情变化。

（2）给予对症处理，卧床休息，及时给吸氧、补液等治疗。

（3）动态观察胸片或胸部 CT 检查。应首选每天查胸片 1 次。若胸片出现片状、斑片状浸润性阴影或呈网状改变时，或原有小片肺部炎症迅速扩大者，当警惕 SARS。若患者的临床症状、体征非常符合 SARS 的特征，应考虑尽早作胸部 CT 检查，CT 可以较早的发现 X 线胸片难以发现的病变。

（4）动态观察血常规，每天查血常规 1 次。若血白细胞不升高或进行性下降，淋巴细胞计数下降，CD4、CD8 细胞计数降低，当警惕 SARS 的可能。

（5）可以使用抗菌药治疗，若抗菌药治疗有效者，可以考虑除外 SARS。

（6）尽早使用中药辨证治疗。在发病之初，以发热为主，或有恶寒；头痛，身痛，肢困；干咳，少痰，咽痛；气短，乏力，口干。舌苔白或黄，脉滑数。可拟法清肺解毒，化湿透邪，参考以下处方及加减法：

银花 15g　连翘 15g　黄芩 10g　柴胡 10g　青蒿 15g　白蔻 6g（打）　杏仁 9g（炒）　生苡仁 15g　沙参 15g　芦根 15g

加减：无汗者加薄荷，热甚者加生石膏、知母，苔腻者加藿香、佩兰，腹泻者去知母，加黄连、炮姜，恶心呕吐者加制半夏、竹茹，咳嗽明显者加前胡、百部，喘憋明显者加葶苈子。

（九）预防

1. 基本原则

（1）根据中医防治疾病的理论和经验，实施预防，注意养生保健，合理饮食，劳逸适度，增强体质。在 SARS 流行地区，对接触或可疑接触 SARS 患者的人，可在医师的指导下合理应用中医药预防方法和措施。

（2）在应用中药预防时，要区别不同情况，因时、因地、因人选择中药预防处方。老人、儿童应在医师的指导下服用；慢性疾病患者及妇女经期、产后慎用；孕妇禁用。中药预防处方不宜长期服用，一般服用 3~5 天。服用中药预防处方后感觉不适者，应立即停止服药，并及时咨询医师；对中药预防处方中的药物有过敏史者禁用；过敏体质者慎用。不要轻信所谓秘方、偏方、验方，应由执业医师开具处方使用预防中药。

2. 生活、行为预防

（1）在 SARS 流行期间或有 SARS 病例发生的区域，要避免过多外出，避免去公共场所，如商场、医院等人群密度较大，通风不良的场所，在乘坐电梯、或公交车等交通工具时要带口罩。

(2) 家庭居室注意开窗通风，保持清洁，定期消毒。

(3) 在家庭或医院有已知 SARS 病例发生后，与 SARS 病人接触的人员要进行隔离观察，不能进入公共场所。

3. 心理预防

(1) 正确认识 SARS 的流行性、危害性，防止不必要的紧张，客观分析疫情，学习、了解预防疾病的方法。经常与亲人、朋友交流信息，沟通感情，保持良好的心态。

(2) 得知自己的亲人或朋友患病后，应该正确对待，面对现实，不要惊慌失措，切实作好自己生活环境的消毒防护。若与患者有过密切接触，应该按照卫生防疫部门的要求进行隔离观察。若自己有身体不适等情况，当及时就诊，不要心存侥幸或回避诊疗。避免过度紧张，保持乐观的心态。

4. 药物预防

在心理、行为、生活预防的同时，也可以配合药物预防，积极服用中药有较好的预防作用。此外，积极治疗慢性呼吸道及其他原有疾病，有助于提高对本病的抵抗力。

基本方及参考剂量：

处方一

功能：益气化湿，清热解毒。适用于素体气虚，兼有湿热者。

太子参 15g　败酱草 15g　生苡仁 15g　桔梗 6g

处方二

功能：清热解毒，利湿化浊。适用于素体湿毒内盛者。

鱼腥草 15g　野菊花 6g　茵陈 15g　草果 3g

处方三

功能：清热解毒。适用于内热偏盛，易感风热者。

芦根 15g　连翘 10g　金莲花 12g　薄荷 6g

处方四

功能：健脾养阴，化湿解毒。适用于气阴两虚，素体有湿易于感冒者。

生黄芪 10g　银花 10g　白术 6g　防风 6g　藿香 10g　北沙参 10g

处方五

功能：益气化湿解毒。适用于素体气虚湿重者。

党参 10g　佩兰 10g　连翘 10g　苏叶 6g　大青叶 12g

登革热

登革热是登革热病毒引起、依蚊传播的一种急性传染病。临床特征为起病急骤，高热，全身肌肉、骨骼及关节痛，极度疲乏，部分患者可有皮疹、出血倾向和淋巴结肿大。本病于1779年在埃及开罗、印度尼西亚雅加达及美国费城发现，并根据症状命名为关节热。1869年由英国伦敦皇家内科学会命名为登革热。在大多数国家登革热的死亡率大约为5%，发生在儿童和青壮年中的登革热死亡率可以高达15%，甚至30%~40%。

一、病原学

登革热病毒的大小为17~25mμ。在4℃冰箱中可保存数周，用冰冻干燥法可以保存数年。对紫外线比较敏感，数分钟就可灭活。登革热病毒属B组虫媒病毒，现归入披盖病毒科黄热病毒属。病毒颗粒呈哑铃状（700×20~40nm）、棒状或球形（直径为20~50nm），髓核为单股线状核糖核酸（RNA）。

登革病毒可分为4个血清型，与其他B组虫媒病毒如乙型脑炎病毒可交叉免疫反应。登革病毒在1~3日龄新生小白鼠脑、猴肾细胞株、伊蚊胸肌及C6/36细胞株内生长良好，并产生恒定的细胞病变。但接种猴子、猩猩和其他实验动物，不产生症状。

登革病毒对寒冷的抵抗力强，在人血清中贮存于普通冰箱可保持传染性数周，-70℃可存活8年之久；但不耐热，50℃30min或100℃2min皆能使之灭活；不耐酸、不耐醚。用乙醚、紫外线或0.05%福尔马林可以灭活。

二、流行病学

这种疾病最初发生在热带地区，通常发生在雨季，这种环境下极易滋生大量携带病毒的蚊子。

（一）传染源

患者和隐性感染者为主要传染源，伊蚊受染后终身具传染性。

（二）传播途径

通常由在白天叮咬人的埃及伊蚊和白纹伊蚊传播。已知12种伊蚊可传播本病，但最主要的是埃及伊蚊和白伊蚊。广东、广西多为白纹伊蚊传播，而雷州半岛、广西沿海、海南省和东南亚地区以埃及伊蚊为主。伊蚊只要与有传染性的液体接触一次，即可获得感染，病毒在蚊体内复制8~14天后即具有传染性，传染期长者可达174日。具有传染性的伊蚊叮咬人体时，即将病毒传播给人。因在捕获伊蚊的卵巢中检出登革病毒颗粒，推测伊蚊可能是病毒的储存宿主。

（三）易感人群

人群普遍易感。1980年在广东流行中，收病者最小年龄3个月，最大86岁，但以青壮年发病率最高。在地方性流行区，20岁以上的居民100%在血清中能检出抗登革病毒的中和抗体，因而发病者多为儿童。

（四）潜伏期和传染期

以发病前1天至发病后5天传染性最强，轻型和隐性感染者可能是重要的传染源。蚊虫吸血受染后8~14天才有传染性，再次叮人即可传播疾病。

三、发病机制

（一）西医发病机制

登革热病毒经伊蚊叮咬进入人体后，即侵入单核吞噬细胞系统和淋巴组织，在细胞内繁殖复制后，再度进入血循环引起病毒血症。

初次感染登革病毒的人，临床上表现为典型登革热，不发生出血和休克；再次感染异型登革病毒时，病毒在血液中与原有的抗体结合，形成免疫复合物，激活补体，引起组织免疫病理损伤，临床上呈现出血和休克。

血清学研究证实，登革病毒表面存在两种不同的抗原决定簇。即群特异性决定簇和型特异性决定簇。群特异性决定簇为黄病毒（包括登革病毒在内）所共有，产生的抗体对登革病毒感染有较强的增强作用，称为增强性抗体；型特异性决定簇产生的抗体具有较强的中和作用，称中和抗体，能中和同一型登革病毒的再感染，对异型病毒也有一定中和能力。

二次感染时，如血清中增强性抗体活性弱，而中和抗体活性强，足以中和入侵病毒，则病毒血症迅速被消除，患者可不发病。反之，体内增强性抗体活性强，后者与病毒结合为免疫复合物，通过单核细胞或巨噬细胞膜上的Fc受体，促进病毒在这些细胞中复制，称抗体依赖性感染增强现象，导致登革出血热发生。有人发现Ⅱ型登革病毒株有多个与抗体依赖性感染增强现象有关的抗原决定簇，而其他型病毒株则无这种增强性抗原决定簇，故Ⅱ型登革病毒比其他型病毒易引起登革出血热。

四、病理改变

登革热病毒在各脏器如肝、肾、心、脑的实质细胞中可引起非特异性退行性变。由于毛细血管内皮细胞的损伤，在心内膜、心包膜、胸膜、腹膜、胃肠黏膜、肌肉、皮肤和脑等部位有不同程度的出血。登革出血热大多为二次感染，故在发病前血液中已存在抗登革热病毒的抗体，但水平不高，不足以中和登革热病毒，再感染登革热病毒时，抗体与病毒形成免疫复合物。后者与血液中大单核细胞表面Fc受体结合，可产生免疫促进作用，促进登革热病毒在大单核细胞内大量复制，大单核和巨噬细胞被免疫复合物激活后，可释出裂解补体C3的蛋白酶，激活补体系统，产生过敏毒素，导致血管通透性增加，血浆蛋白渗出，血液浓缩和休克。同时，大单核和巨噬细胞还可释出白细胞凝血活酶，激活凝血系统，引起弥散性血管内凝血（DIC）。

五、临床表现

登革热病毒能够引起一系列临床症状，包括有生命危险的失血性休克综合征和伴有肝衰与脑病。感染登革热病毒轻则突然发热、剧烈肌肉疼痛、骨关节痛，重则广泛出血、迅速休克。

潜伏期5~8日。按世界卫生组织标准分为典型登革热、登革出血热和登革休克综合征3型。我国近年来所见的登革热可分为典型登革热、轻型登革热和重型登革热。

（一）典型登革热

1. 发热：所有患者均发热。起病急，先寒战，随之体温迅速升高，24小时内可达40℃。一般持续5~7日，然后骤降至正常，热型多不规则，部分病例于第3~5日体温降至正常，1日后又再升高，称为双峰热或鞍型热。

2. 全身毒血症状：发热时伴全身症状，如头痛、腰痛，尤其骨关节疼痛剧烈，似骨折样或碎骨样，严重者影响活动，但外观无红肿。

3. 皮疹：于病程3~6日出现，为斑丘疹或麻疹样皮疹，分布于全身、四肢、躯干和头面部，多有痒感，皮疹持续5~7日。疹退后无脱屑及色素沉着。

4. 出血：25%~50%病例出现牙龈出血、鼻衄、消化道出血、咯血、血尿等。

5. 其他：多有浅表淋巴结肿大。约1/4病例有肝脏肿大及ALT升高，个别病例可出现黄疸，束臂试验阳性。

（二）登革出血热

开始表现为典型登革热，出血倾向严重，如鼻衄、呕血、咯血、尿血、便血等。常有两个以上器官大量出血，出血量大于100ml。血浓缩，红细胞压积增加20%以上，血小板计数 $<100 \times 10^9/L$。

（三）登革休克综合征

具有典型登革热的表现；在病程中或退热后，病情突然加重，有明显出血倾向伴有周围循环衰竭。表现皮肤湿冷，脉快而弱，脉压差进行性缩小，血压下降甚至测不到，烦躁、昏睡、昏迷等。

六、诊断

1. 流行病学史

发病前14日内去过登革热流行区。居住场所或工作场所周围1个月内出现过登革热病例。

2. 临床表现

（1）急性起病，发热（24~36h内达39℃~40℃，少数为双峰热），较剧烈的头痛、眼眶痛、全身肌肉痛、骨关节痛及明显疲乏等症状。可伴面部、颈部、胸部潮红，结膜充血等。

（2）皮疹：于病程第5~7日出现为多样性皮疹（麻疹样皮疹、猩红热样疹、针尖样出血性皮疹）或"皮岛"样表现等。皮疹分布于四肢躯干或头面部，多有痒感，不脱屑。持续3~5日。

（3）有出血倾向（束臂试验阳性），一般在病程第5~8日皮肤出现瘀点、瘀斑、紫癜及注射部位出血，牙龈出血、鼻出血等黏膜出血，消化道出血、咯血、血尿、阴道出血等。

（4）消化道大出血，或胸腹腔出血，或颅内出血。

（5）肝肿大，胸腹腔积液。

（6）皮肤湿冷，烦躁，脉搏细数，低血压和脉压小于20mmHg（2.7kPa）及血压测不到，尿量减少等休克表现。

3. 实验室检查

（1）白细胞计数减少。

（2）血小板减少（低于$100 \times 10^9/L$）。

（3）血液浓缩，如血细胞比容较正常水平增加20%以上，或经扩容治疗后血细胞比容较基线水平下降20%以上；低白蛋白血症等。

（4）单份血清特异性IgG抗体或IgM抗体阳性。

（5）从急性期患者血清、脑脊液、血细胞或组织等中分离到登革病毒。

（6）恢复期血清特异性IgG抗体滴度比急性期有4倍及以上增长。

（7）应用RT-PCR或实时荧光定量PCR检出登革病毒基因序列。

七、临床处理及治疗

（一）一般治疗

急性期应卧床休息，给予流质或半流质饮食，在有防蚊设备的病室中隔离到完全退热为止，不宜过早下地活动，防止病情加重。保持皮肤和口腔清洁。

（二）对症治疗

1. 高热应以物理降温为主。对出血症状明显的患者，应避免酒精擦浴。解热镇痛剂对本病退热不理想，且可诱发G-6PD缺乏的患者发生溶血，应谨慎使用。对中毒症状严重的患者，可短期使用小剂量肾上腺皮质激素，如口服强的松5mg，3次/日。

2. 维持水电解质平衡。对于大汗或腹泻者应鼓励患者口服补液，对频繁呕吐、不能进食或有脱水、血容量不足的患者，应及时静脉输液，但应高度警惕输液反应致使病情加重，及导致脑膜脑炎发生。

3. 有出血倾向者可选用安络血、止血敏、维生素C及K等止血药物。对大出血病例，应输入新鲜全血或血小板，大剂量维生素K1静脉滴注，口服云南白药等，严重上消化道出血者可口服甲氰咪胍。

4. 休克病例应快速输液以扩充血容量，并加用血浆和代血浆，合并 DIC 的患者，不宜输全血，避免血液浓缩。

5. 脑型病例应及时选用 20% 甘露醇 250~500ml，快速静脉注入，同时静脉滴注地塞米松，以降低颅内压，防止脑疝发生。

八、预后

登革热为自限性疾病，预后良好，病死率在 0.1% 以下。老年人有动脉硬化者及严重出血者的预后较差。登革出血热有较高的病死率，尤其是出现休克者，病死率可高达 10%~40%；如休克或出血处理得当，则病死率可降至 5%~10%。登革出血热与登革热不同，恢复迅速而完全，很少有后遗抑郁和软弱者。血小板低于 5 万/mm^3 者，应警惕有发生大出血可能，脉压降低为休克的预兆。

九、康复及出院标准

1. 症状消失，体力恢复。
2. 谷草转氨酶及心电图正常。

十、预防

应做好疫情监测，以便及时采取措施控制扩散。患者发病最初 5 天应防止其受蚊类叮咬，以免传播。典型患者只占传染源的一小部分，所以单纯隔离患者不足以制止流行。

预防措施的重点在于防蚊和灭蚊。做好卫生宣传，动员群众做好环境卫生工作，尤其是树林、草丛和水域的环境卫生管理，对饮用水缸要加盖防蚊，勤换水，并在缸内放养食蚊鱼。室内成蚊可用敌敌畏喷洒消灭，室外成蚊可用 50% 马拉硫磷、杀螟松等做超低容量喷雾，或在重点区域进行广泛的药物喷洒。由于使用药物具有一定的危险性和污染性，也可以使用物理性的防蚊工具，如防蚊纱窗、防蚊纱门、防蚊纱网等。

十一、中医临床报道

（一）中药治疗登革热

刘叶等应用清营汤加减治疗登革热 1 例，药用青蒿（后下）、黄芩、竹茹、紫草、牡丹皮、青天葵、薏苡仁各 10g，滑石 20g，大青叶、金银花各 15g，葛根 30g，甘草 5g，4 剂，每天 1 剂，水煎服。方中青蒿、金银花清透邪热，青天葵、大青叶、黄芩清热解毒，竹茹、薏苡仁、滑石利湿清热和胃，紫草、牡丹皮清营凉血，葛根生津活络，获得良好疗效。

罗翌等应用名老中医周仲瑛教授的清气凉营汤（由大青叶、金银花、石膏、大黄、知母、野菊花、青蒿、淡竹叶、白茅根等组成）治疗 18 例登革热。结果：显效 11 例，有效 4 例，无效 3 例。研究认为，清气凉营汤具有良好的退热效果，而且还能明显减轻临床症状。

翟洪用宣毒化湿、清营凉血的中药汤剂，配合板蓝根注射液肌注，治疗登革热20例，结果全部治愈，体温恢复正常最快者8小时，最迟者64小时，24小时内体温恢复正常者20例。

曾冲报道用清热凉血汤治疗登革热156例，获效明显。方药：小牛角（先煎）60g，石膏（先煎）50g，板蓝根、金银花各30g，连翘、贯众、柴胡、黄芩、牡丹皮各15g，甘草12g。儿童用量酌减。若头痛加菊花，头晕加钩藤，咽痛加薄荷，呕吐加竹茹，烦渴加天花粉，口苦加龙胆草，厌食加山楂，尿赤加车前草，便秘加大黄，腹泻加黄连，腹痛加延胡索，低热不退加青蒿，鼻出血加血余炭，牙龈出血加生地黄，尿血加白茅根，痰中见血加藕节，便血加地榆，子宫出血加茜草，皮下出血加紫草。日1~2剂，水煎2次早午晚分服。治疗3~9日，痊愈134例，好转18例，无效4例，总有效率97.4%。

丁世新等应用小柴胡汤加味治疗登革热。基本方用柴胡、黄芩、姜半夏、党参各15g，红枣10枚，生姜3片，板蓝根、大青叶各20g，甘草3g。体温39℃以上者，除加大柴胡、板蓝根用量外，再加青蒿20g；皮下出血及齿衄者，加赤芍、紫草、白茅根、仙鹤草；腹满、大便秘结者，加大黄8~10g；若邪虽入少阳，但仍兼项背强者，可加葛根15g；小便黄赤、舌苔黄厚腻者，加滑石15g，藿香10g，薏苡仁20g。治疗37例，体温于24~48小时降至正常者28例，48小时内体温下降但仍有低热者6例，3例无效。

李剑萍等应用痰热清注射液治疗登革热，将60例登革热患者随机分为治疗组与对照组各30例，2组均给予林格液、维生素C、止血敏为主的综合治疗。治疗组另予痰热清注射液20ml加入5%葡萄糖注射液250ml静滴，每日1次。对照组加用病毒唑注射液0.8g兑入5%葡萄糖注射液250ml静滴，每日1次。疗程均为5日。结果：在白细胞复常、血小板复常方面，治疗组均显著优于对照组；在病毒血症的改善、减轻病情、肝功能恢复、减少并发症、治愈率和总有效率诸方面2组无明显差异。研究认为，痰热清注射液治疗登革热早期患者有良好效果，且副作用少。

（二）中医外治法为主治疗登革热

李杜非等将126例分为2组，观察组64例用针灸、拔罐配合板蓝根冲剂、Vc银翘片和云南白药治疗；西药组62例高热时采用物理降温，必要时使用退热药，如高热不退可短期应用肾上腺皮质激素，有出血倾向者加止血药。治疗2周后进行疗效观察。结果：白细胞、血小板恢复正常时间治疗组为（6.5±0.77）天，对照组为（7.48±0.89）天。治疗组、对照组三期持续时间分别为（2.12±1.17）天、（2.13±1.11）天、（4.12±1.18）天和（3.11±1.16）天、（3.16±1.18）天、（5.19±2.14）天。2组比较差异有统计学意义（$P<0.01$）。结论：针灸配合中成药治疗登革热能促进白细胞、血小板更快恢复正常，缩短发热期、出疹期、恢复期各期持续时间，其疗效明显优于西药对症支持治疗。

蒋进明应用刺络拔罐法治疗登革热，疗效显著，方法如下：患者取坐位，上肢放于床上，在大椎穴常规消毒，用三棱针点刺3~5下，取大号火罐拔于点刺部位，待拔出约 2~4ml 血后取罐拭净皮肤。然后平卧,针刺合谷、曲池、足三里,行泻法,留针 15 分钟。治疗次数视症状改善情况而定,针刺每日 1 次,刺络拔罐隔日 1 次,最多治疗 4 次。

参考文献

[1] 刘叶,钟嘉熙,阮静. 登革热的中医辨治. 新中医,2007,39(11):97~98

[2] 罗翌,李际强,杨荣源,周仲瑛(指导). 清气凉营汤为主治疗登革热 18 例临床观察. 新中医,2003,35(7):33~34

[3] 翟洪. 中医药治疗登革热 20 例报告. 中医杂志,1996,37(4):233~234

[4] 曾冲. 清热凉血汤治疗登革热 156 例观察. 黑龙江中医药,1991,(2):22

[5] 丁世新,张丽霞. 小柴胡汤加味治疗登革热. 河南中医,1989,9(2):10

[6] 李剑萍,洪文昕,王建. 痰热清注射液治疗登革热疗效观察. 中国中医急症,2008,17(6):740~741

[7] 李杜非. 针灸配合中成药治疗登革热临床分析. 实用中医药杂志,2008,24(9):553~554

[8] 蒋进明,牛书铭,宁俊忠. 刺络拔罐为主治疗登革热 36 例. 中国针灸,2003,23(2):125~126

肺结核

肺结核简称TB，临床上多呈慢性过程，少数可急起发病。常有低热、乏力等全身症状和咳嗽、咯血等呼吸系统表现。病理特点是结核结节和干酪样坏死，易形成空洞。

一、病原学

结核菌属分支杆菌，无活动性、无芽胞或鞭毛，需氧生长，在成长中具多形性。根据其致病性，结核菌可分为人型、牛型、鸟型、鼠型等。前两型是人类结核病的主要致病菌源，其中尤以人型标准菌株H37RV为人类结核病的主要病原菌。牛型菌是牛及其他畜类的病原体，但亦能使人致病。鸟型菌对鸟、家禽与猪类致病，极少对人体致病。人型菌与牛型菌都有对热不稳定的触酶，在温度68℃，经20min即可灭活。

结核菌细胞壁厚约20μm，富脂质，约占菌壁干重的60%。细胞壁内有胞质膜，具通透性，胞质内富含蛋白质和核酸、无机偏磷酸盐和脂样体等，还时有噬菌体存在。在结核菌生长期间，菌体表面还被有一层膜性索状因子，使相邻的菌体首尾相连不能分离。索状因子与细菌的毒力和型别有关。结核菌的类脂质除使它对环境具顽强的抵抗力外，还导致组织内结核结节的形成；丰富的蛋白质还引起迟发型过敏反应，中性粒细胞和大单核细胞浸润；菌体的碳水化合物虽不产生组织反应，但能产生沉淀素，与体液免疫有关。结核菌可由染色体或质粒性遗传基因的突变而获得耐药性。由于菌群中具有天然耐药基因者极少，故在一般情况下，耐药菌无法增殖，只有在单一抗菌药物治疗，敏感菌大量地被杀灭后，耐药菌才有繁殖成为优势菌群的可能。所以结核菌的获得性耐药性，为菌株接触药物、不规则治疗的结果。

二、流行病学

（一）传染源

开放性肺结核病人是主要的传染源。

（二）传播途径

当吸入病人咳嗽、喷嚏或讲话时所喷出的细小飞沫后，在肺泡内沉积，当结核菌接触到易感的肺泡组织，即在其中生长繁殖而造成感染。病人吐的痰，干燥后随尘埃飞扬虽亦可造成吸入感染，但多数在上呼吸道和气管内即粘附在黏膜上，最后被咳出，不成为主要的传播方式。由于对奶牛饲养业管理的加强，饮食带菌的牛奶造成的牛型结核菌感染已少见。由于结核菌在干燥、热、阳光下迅速死亡，所以传播途径主要为室内污染空气，室外一般不造成传染。

(三) 易感人群

一年四季都可以发病，可发生在各个年龄段，其中 15~35 岁的青少年是结核病的高发年龄，多在人体抵抗力下降时，感染结核杆菌而发病。

(四) 潜伏期和传染期

潜伏期 4~8 周。

三、发病机制

(一) 西医发病机制

初次感染结核杆菌即发病者称为原发型肺结核，多见于儿童，其典型表现为由原发灶、引流淋巴管和肺门或纵隔淋巴结炎症所构成的 X 线显示为哑铃状阴影的原发综合征。

原发型肺结核临床症状多轻微而短暂，且无明显体征，绝大多数病人（90%以上）自然痊愈，且很少排菌。少数患者由于机体抵抗力下降，病灶继续扩大，结核杆菌可沿淋巴道或支气管播散，若侵入血流经血道播散，可引起肺粟粒性结核并可能伴有其他脏器结核。以上病变达到临床治愈，其潜伏病灶中的结核菌在适当时机仍可能重新活动和释放，成为继发型肺结核的主要来源。少数继发性肺结核是由外源性再感染所致，成人多见。

(二) 中医病因病机

有关肺结核的病因，中医认为是内因和外因相互作用的结果，外因为感染痨虫，内因为正气虚弱，气血不足，阴精耗损所致。正气虚弱可因多种因素而致，如先天素质不强，酒色过度，重伤脾肾，耗损精血，大病久病后失于调治或生活贫困，营养不充均能导致气血不足。

上述两种因素互为因果。正气虚弱是痨虫入侵和发病的条件，感染痨虫是发病的直接病因，因此，正虚是结核病发病的基础，体虚感染痨虫是形成本病的关键。

肺痨的发病机理为痨虫入侵后首先侵蚀肺体，肺体受损，肺阴耗伤，肺失滋润。发病后积年累月，久病不愈，肺阴更虚，继则阴虚生内热而致阴虚火旺，或因阴伤气耗，阴虚不能化气导致气阴两虚，甚则阴损及阳。肺痨久延，继传变于其他脏腑，特别是肾及脾。重者因精血亏损可以发展到肺、脾、肾三脏均虚损。故本病的病理性质以阴虚为主，但阴虚可致火旺、气虚或阴阳两虚。

四、病理改变

1. 渗出型病变：是结核初起时的基本改变，表现为组织充血水肿，随后中性粒细胞、淋巴细胞、单核细胞浸润和纤维蛋白渗出，病灶内还可找到少量类上皮细胞和多核原细胞以及结核菌。依机体免疫力及变态反应的强弱可有不同的转归，或吸收好转或演变为增生型病变，或恶化坏死。

2. 增生型病变：是免疫力强而结核菌量少时的主要病理改变，典型表现为结核结节的形成：中央为由巨噬细胞衍生而来的体大、核多的郎罕氏巨细胞，周边由巨噬细胞转变来的类上皮细胞层状包绕，外围散在的覆盖着淋巴细胞和浆细胞。另一种表现为结核性肉芽肿：是一种主要由类上皮细胞和新生毛细血管以及散在的郎罕细胞、淋巴细胞和中性粒细胞构成的，多出现在空洞壁、窦道及干酪样坏死灶周围的弥漫性增生型病变。

3. 干酪样坏死：病变恶化的情况下，病变组织肿胀，脂肪样变，最后核溶解完全坏死后形成黄色似干酪样的物质，外周有纤维包裹。干酪样坏死组织可多年静止不变，亦可液化经气管排出。

五、临床表现

1. 发热：多表现为长期低热，午后或傍晚开始，清晨恢复正常；或仅表现为体温不稳定，运动或月经后体温不能如常恢复正常，当病情急剧恶化进展时亦可出现高热，呈稽留或弛张热型。

2. 呼吸系统症状：咳嗽、咳痰、咯血、胸痛，严重者可出现气急。早期咳嗽轻微，干咳或咳少量黏液痰，慢性病人或有空洞形成时痰量增加。约 1/3~1/2 病人有咯血，表现为痰血，侵及血管则为大咯血。

3. 胸痛：部位不定的隐痛多为肺组织结核，部位固定的刺痛多为累及胸膜。

六、诊断标准

（一）原发性肺结核

1. 为原发结核感染引起的结核病变，包括原发综合征及胸内淋巴结核。并发淋巴结支气管瘘时，如淋巴结肿大比较明显，而肺内只有较少量的播散性病变时，仍属本型。

2. 多发生于儿童、少年或来自边远地区的青年。症状较轻微，有时发生泡性结膜炎、结节性红斑等过敏性增高现象，并可伴有不同程度的发热、疲乏、食欲减退，肿大的淋巴结压迫气管、支气管时有阵发性咳嗽、哮鸣或呼吸困难。

3. 体征多不明显，少数重症病灶范围大者，局部叩诊呈浊音，呼吸音减低或闻及支气管呼吸音及湿啰音。

4. 血沉增快。结核菌素试验多呈强阳性。

5. X线检查原发综合征可见双极哑铃状征象；胸内淋巴结结核一般可见肺门淋巴结肿大，或伴有肺门炎性浸润。

（二）血行播散型肺结核

包括急性血行播散型肺结核（急性粟粒性肺结核）及亚急性、慢性血行播散型肺结核。

1. 急性粟粒性肺结核

（1）发病急剧，有畏寒、高热、盗汗、虚弱及轻咳、气急等症状。肺部常无明显异常体征，可能有肝脾肿大或脑膜刺激征。

（2）血液白细胞计数可减少，血沉增快，结核菌素试验可阴性。痰结核菌阳性或阴性。

（3）眼部检查部分患者可见脉络膜结核病变。

（4）胸部X线摄片早期可无发现，两周后复查，可见两肺分布大小、密度皆均匀的粟粒状阴影（粟粒状阴影透视往往不能发现，必须摄胸片）。

（5）应排除伤寒、败血症、急性血吸虫病及细支气管肺泡癌等疾病。

2. 亚急性、慢性血行播散型肺结核

有反复低热、盗汗、乏力、消瘦及咳嗽等症状，体征可能为两肺上中部有轻度浊音和湿啰音。血沉可增快。痰菌阳性或阴性。X线检查见两肺上中部有分布不均、大小不等的粟粒状或结节状阴影。

（三）浸润型肺结核

1. 为继发性肺结核的主要类型。肺部有渗出、浸润及/或不同程度的干酪样病变，可见空洞形成。干酪性肺炎或结核球也属于本型。

2. 轻度病变早期无症状，病变进展时可有低热、中度发热，甚至高热、盗汗、乏力等中毒症状及咳嗽、咯痰、咯血。年青妇女可有月经失调。轻度病变无异常体征，病变明显时肺尖、锁骨下区叩诊呈浊音，呼吸音减弱。活动性病变有湿性啰音。

3. 病程活动阶段血沉增快，痰菌阳性。

4. 胸部X线检查病灶多见于锁骨上、下部位，根据不同的发展阶段，形态不一，可有大小不等的絮状阴影，边缘模糊；好转时病变有不同程度的吸收、纤维化；进展时，则病变扩大，并发各种类型的空洞、支气管播散病灶，如病变为圆形或椭圆形边缘锐利的干酪球，直径超过2cm以上称为结核球（瘤）。

5. 干酪性肺炎，为急性严重类型，发病急，有高热、盗汗、咳嗽、呼吸困难等症状，并可很快全身衰竭。病变部位（右上肺多见）可有实变体征。血液白细胞计数增多、血沉增快、痰菌阳性，X线检查呈大叶性密度较浓的不均匀阴影，短期内溶解成蚕蚀样空洞，可有支气管播散阴影。

（四）慢性纤维空洞型肺结核

1. 继发性肺结核类型，伴有明显纤维组织增生、厚壁空洞，造成患侧肺组织收缩或纵隔、肺门牵拉移位，肺中、下野常见代偿性肺气肿。常伴有较广泛的支气管播散性病变及明显的胸膜增厚。

2. 病程较长，病情的好转与恶化反复交替出现。好转时除咳嗽、咯痰、咯血外无明显中毒症状，恶化时全身及局部症状均明显。体检可见气管向患侧移位，该侧胸廓下陷，呼吸动度受限，叩诊呈浊音，呼吸音减弱，常有大小不等的湿啰音。有杵状指。

3. 血沉快，痰菌阳性。

4. 胸部 X 线检查肺部有较多的新老实质性病变和纤维条索阴影，其中有单个或多个纤维厚壁空洞；肺门抬高，肺纹呈垂柳状，气管向患侧移位，同侧或对侧肺常有支气管播散病变，胸膜肥厚，胸部缩小。

（五）结核性胸膜炎

1. 干性结核性胸膜炎

多有局限性胸痛，随呼吸咳嗽加剧，伴干咳、乏力、低热、气促等症状。在下胸的腋部常可闻及胸膜摩擦音。血沉快、结核菌培养少数可阳性、结核菌素试验强阳性。胸片多为正常。

2. 结核性渗出性胸膜炎

①起病较急，常伴有发热、胸痛、干咳、乏力、盗汗、进食少、呼吸困难。积液少时偶闻及胸膜摩擦音，积液多时该侧胸廓饱满，呼吸运动减弱，叩诊浊音，呼吸音减低或消失。②胸部超声波探查见液平段。③X 线检查，少量积液仅见肋膈角变钝，中等量积液显示有向外侧、向上的弧形上缘的积液影。平卧时积液散开，整个肺透亮度降低。大量积液时患侧胸腔呈均匀致密影，纵隔偏向健侧。包裹性积液不随体位改变而变动，边缘光滑饱满，常局限于肺与膈之间或叶间。④胸水呈草黄色透明，少数为血性，比重 >1.018，蛋白含量 >25g/L（2.5%），粘蛋白试验（Rivat-ta 试验）阳性。细胞分类以淋巴细胞为主，胸水中一般找不到抗酸菌，结核菌素试验多为强阳性。⑤胸膜活检有时可发现结核病灶。

（六）中医辨证

1. 肺阴亏损证

主症：干咳，咳声短促，痰中带有血丝或血点，色鲜红，午后潮热，胸部隐隐闷痛，低热，午后手足心热，皮肤干灼，口干咽燥，少量盗汗。舌边尖红，苔薄或少苔，脉细数。

感染痨虫，侵蚀肺体，肺阴亏虚，阴虚肺燥，肺失滋润，故干咳痰少；肺伤络损则痰中带血，胸闷隐痛；阴虚生内热，故见午后低热，手足心热，皮肤灼热；肺阴耗伤，津不上承则口干咽燥；阴虚阳盛，迫津外泄，故有少量盗汗；舌边尖红，苔少，脉细数为阴虚之候。

2. 阴虚火旺证

主症：咳呛气急，痰少质黏，时时咯血，血色鲜红，午后潮热，骨蒸颧红，五心烦热，盗汗量多，心烦失眠，性急善怒，胸胁掣痛，男子梦遗失精，女子月经不调，形体日渐消瘦。舌红绛而干，苔薄黄或剥，脉细数。

病久不愈传及他脏，肺肾阴伤，虚火内灼，炼津成痰，故咳呛气急，痰少质黏；虚火灼伤血络则咯血，色鲜红；水亏火旺则见午后潮热，五心烦热，骨蒸颧红；阴虚火旺，迫津外泄则见盗汗量多；心肝火旺则心烦失眠，性急善怒；肝肺络脉不利则胸胁掣痛；阴虚相火偏旺则见男子梦遗失精；阴血亏虚，冲任失养则女子月经不调；阴精耗伤以致形体消瘦；舌红绛，苔薄黄或剥，脉细数为阴虚燥热内盛之象。

3. 气阴耗伤证

主症：咳嗽无力，气短声低，痰中偶夹血丝，血色淡红，午后潮热，热势不高，面色㿠白，颧红，怕风畏冷，自汗盗汗并见，食少便溏。舌质嫩红，边有齿痕，苔薄，脉细弱而数。

久病肺脾两虚，阴伤气耗，清肃失司，肺不主气而为咳，声低气短；气不化津而成痰；肺虚络损则痰中夹血，且血色淡；气虚不能卫外，阳陷入阴，故见怕风，自汗；阴虚则内热，故盗汗潮热；脾虚不健，则食少便溏；气阴两伤故面白颧红，舌嫩红，脉细弱而数。

4. 阴阳两虚证

主症：咳逆喘息少气，痰中或见夹血，血色黯淡，潮热，形寒，盗汗，自汗，声嘶失音，面浮肢肿，心慌，唇紫，肢冷，五更腹泻，口舌糜烂，大肉尽脱，男子滑精阳痿，女子经少经闭。舌光质红少津，或舌淡体胖边有齿痕，脉微细而数，或虚大无力。

阴伤及阳，肺脾肾三脏并损，肺不主气，肾不纳气则咳喘；阴亏声道失润，金破不鸣而声嘶；肺络损伤则痰中带血；脾肾两虚，故面浮肢肿，五更腹泻；病及于心，乃致心慌，唇紫；虚火上炎则口舌糜烂；卫虚则形寒自汗；阴虚则潮热盗汗；精气虚竭，无以充养形体，资助冲任化源，故女子经少经闭，大肉尽脱；命门火衰故男子滑精阳痿；舌光质红少津，或舌淡体胖边有齿痕，脉微细数虚大，俱系阴阳交亏之候。

（七）鉴别诊断

不同类型和性质的肺结核的临床和 X 线表现不同。1978 年我国修订的《肺结核临床分类》将肺结核分为五型，即原发型肺结核、血行播散型肺结核、浸润型肺结核、慢性纤维空洞型肺结核和结核性胸膜炎，各型肺结核应与不同疾病相鉴别。

1. 原发型肺结核：该型 X 线常见肺门或（和）病灶内支气管淋巴结肿大，临床上要和肺癌纵隔转移、纵隔肿瘤、结节病等鉴别。当仅显示肺内病灶，及病灶周围有大片渗出时，当与各种非结核性炎症鉴别。若出现干酪样坏死或空洞当与肺脓疡鉴别。

2. 血行播散型肺结核：本型多由于抵抗力降低，原发潜隐病灶中的结核菌侵入血行所致。急性者 X 线表现为散布于两肺野，分布较均匀，密度和大小相近的粟粒样阴影，亚急性或慢性者结核粟粒和阴影密度不均一，范围局限，此时当与各种非结核肺部感染、支气管肺泡细胞癌、各种肺泡炎、弥漫性肺间质纤维化、矽肺等鉴别。若早期 X 线征象不明显，或发热等中毒性症状明显时，当与伤寒、败血症等鉴别。

3. 浸润型肺结核：当病灶以渗出性病变为主时当与各种细菌性或非细菌性炎症相鉴别，可痰涂片查找结核菌，若痰菌阴性，可给予不含抗结核作用的抗生素进行诊断性治疗。干酪性肺炎当与各种原因引起的大叶肺实变相鉴别。结核球当与肺癌鉴别。

4. 慢性纤维空洞型肺结核：由于强有效的化疗药的应用，本型已少见。当空洞周围有较多炎性浸润时当与肺脓肿相鉴别，薄壁结核空洞当与肺囊肿和囊性支气管扩张相鉴别。

5. 结核性胸膜炎：为结核菌从原发综合征的肺门淋巴结经淋巴管到达胸膜，或从胸膜下的结核病灶蔓延至胸膜所致。分为干性胸膜炎和渗出性胸膜炎。后者约占肺结核的10%，其鉴别要点详见胸腔积液。

七、临床处理及治疗

（一）抗结核化学药物治疗

化疗的主要作用在于缩短传染期，降低死亡率、感染率及患病率。对于患者，则为达到临床及生物学治愈的主要措施。合理化疗是指对活动性结核病坚持早期、联用、适量、规律和全程使用敏感药物的原则。

1. 异烟肼：具有杀菌力强、可以口服、不良反应少、价廉等优点。其作用主要是抑制结核菌脱氧核糖核酸（DNA）的合成，并阻碍细菌细胞壁的合成。口服后，吸收快，渗入组织，通过血脑屏障，杀灭细胞内外的代谢活跃或静止的结核菌。胸水、干酪样病灶及脑脊液中的药物浓度亦相当高。常用剂量为成人每日300mg（或每日4~8mg/kg），一次口服；小儿每日5~10mg/kg（每日不超过300mg）。结核性脑膜炎及急性粟粒型结核时剂量可适当增加（加大剂量时有可能并发周围神经炎，可用维生素B6每日300mg预防；但大剂量维生素B6亦可影响异烟肼的疗效，故使用一般剂量异烟肼时，无必要加用维生素B6），待急性毒性症状缓解后可恢复常规剂量。异烟肼在体内通过乙酰化灭活，乙酰化的速度常有个体差异，快速乙酰化者血药浓度较低，有认为间歇用药时须增加剂量。

2. 利福平：为利福霉素的半合成衍生物，是广谱抗生素。其杀灭结核菌的机制在于抑制菌体的RNA聚合酶，阻碍其mRNA合成。利福平对细胞内、外代谢旺盛及偶尔繁殖的结核菌（A、B、C菌群）均有作用，常与异烟肼联合应用。成人每日1次，空腹口服450~600mg。本药不良反应轻微，除消化道不适、流感症候群外，偶有短暂性肝功能损害。长效利福霉素类衍生物如利福喷丁（DL473）在人体内半衰期长，每周口服1次，疗效与每日服用利福平相仿。螺旋哌啶利福霉素（LM427，利福布丁）对某些已对其他抗结核药物失效的菌株（如鸟复合分枝杆菌）的作用较利福平强。

3. 链霉素：为广谱氨基糖苷类抗生素，对结核菌有杀菌作用，能干扰结核菌的酶活性，阻碍蛋白合成。对细胞内的结核菌作用较少。剂量：成人每日肌肉注射1g（50岁以上或肾功能减退者可用0.5~0.75g）。间歇疗法为每周2次，每次肌注1g。妊娠妇女慎用。

4. 吡嗪酰胺：能杀灭吞噬细胞内，酸性环境中的结核菌。剂量：每日1.5g，分3次口服，偶见高尿酸血症、关节痛、胃肠不适及肝损害等不良反应。

5. 乙胺丁醇：对结核菌有抑菌作用，与其他抗结核药物联用时，可延缓细菌对其他药物产生耐药性。剂量：25mg/kg，每日1次口服，8周后改为15mg/kg，不良反应甚少为其优点，偶有胃肠不适。剂量过大时可引起球后视神经炎、视力减退、视野缩小、中心盲点等，一旦停药多能恢复。

6. 对氨基水杨酸：为抑菌药，与链霉素、异烟肼或其他抗结核药联用，可延缓对其他药物发生耐药性。其抗菌作用可能在结核菌叶酸的合成过程中与对氨苯甲酸（PABA）竞争，影响结核菌的代谢。剂量：成人每日8~12g，分2~3次口服。不良反应有食欲减退、恶心、呕吐、腹泻等。本药饭后服用可减轻胃肠道反应，亦可每日 12g 加入 5%~10% 葡萄糖液 500ml 中避光静脉滴注，1 个月后改为口服。

（二）对症治疗

1. 一般全身中毒性症状如低热、盗汗、乏力、食欲减退等，无须特殊治疗，随着抗结核化疗疗效的产生，可自行减轻消失。若毒性症状严重，可在有效的抗结核治疗同时给予激素，但 1 个月后即应逐步撤药。高热者亦可给予小剂量非类固醇类退热药。

2. 咯血：少量咯血可予维生素 K、止血芳酸、凝血酶等促进血凝剂；大咯血者可同时给予垂体后叶素；药物止血无效可采取经纤支镜止血；有手术指征，且能耐受手术者可手术治疗。大咯血时还应预防窒息，应采取体位引流，取患侧卧位，头低脚高，张口叩背。有窒息产生则行气管插管或切开。

3. 并发气胸时，按气胸常规处理。

（三）手术治疗

有下列指征者应考虑外科手术治疗：①经化疗尤其是经过规则的、强有力的化疗 9~12 个月，痰菌仍阳性的干酪性病灶，厚壁空洞，阻塞性空洞；②一侧毁损肺、支气管结核管腔狭窄伴远端肺不张或肺化脓症；③结核性脓胸或伴支气管胸膜瘘；④不能控制的大咯血；⑤疑似肺癌或并发肺癌。但手术治疗前必须控制播散灶，并全面衡量病人的心肺功能。

（四）中医治疗

1. 辨证论治

（1）肺阴亏损型

治法：养阴润肺，清热杀虫

方药：月华丸加减。沙参、麦冬、天冬、生地黄、百部、白及、山药、茯苓、川贝母、菊花、阿胶（烊化）、三七（冲服）。水煎服，1 日 1 剂，早晚分 2 次口服。咯血加茜草、大蓟、小蓟，重用三七，盗汗加糯稻根，虚火盛加黄芩、知母，遗精加煅牡蛎。

（2）阴虚火旺型

治法：滋阴降火，抗痨杀虫

方药：百合固金汤合青蒿鳖甲散加减。龟板、阿胶（烊化）、冬虫夏草、胡黄连、银柴胡、百合、生地黄、麦冬、桔梗、贝母、当归、青蒿、知母。水煎服，1 日 1 剂，早晚分 2 次口服。

（3）气阴耗伤型

治法：益气养阴

方药：参苓白术散加减。太子参、云苓、白术、山药、桔梗、百合、大枣、黄芪、莲子、当归、白及、功劳叶。水煎服，1 日 1 剂，早晚分 2 次口服。

（4）阴阳两虚型

治法：滋阴补阳

方药：补天大造丸加减。太子参、白术、山药、茯苓、黄芪、紫河车、当归、鹿角、龟板、白芍、白及、功劳叶。水煎服，1日1剂，早晚分2次口服。本型多为气阴耗损发展而成，见于重症肺结核晚期。

2. 单方验方

（1）紫河车胶丸，可用于盗汗者。

（2）大剂量鲜白及500～1000g煮、炒食之，可用于咯血者。

3. 针灸

咳血：选用巨骨、尺泽、肺俞穴。

盗汗：选用合谷、复溜、百劳、阴郄穴。

咳嗽：选用天突、大杼、风门、肺俞、曲池、列缺、尺泽、孔最、合谷、巨骨等穴。

失眠：选用神门、三阴交、合谷、足三里。

长期发烧：选用内关、足三里、列缺、公孙、涌泉、百劳穴。每次取主穴1个，配穴2个，轮流使用。

艾灸：可分2组取穴。1组：百劳（双）、肺俞、膏盲；2组：中府（双）、膻中、关元、足三里（双）。

穴位药物注射：取奇穴（大椎、大杼两穴连线中点）注射链霉素0.2g溶于0.25%的普鲁卡因1ml中。

（五）中西医结合治疗

在西药化疗的基础上，配合中药治疗以提高机体免疫力和对抗西药的毒副作用。还可考虑应用中药激活休眠状态的结核菌，或阻抑结核菌耐药性的产生以增强化疗药物的疗效。

八、预后

由于强效有力的化疗药物的问世，本病已不再是人类健康的致命性威胁，早期发现，及时治疗，不但可以彻底消灭结核菌，也能使病变组织得到最大程度的修复。

九、康复及出院标准

1982年全国结核病防治学术会议修订的疗效考核标准

以痰结核菌阴转为主要指标，结合X线改变，也可参考临床表现。一般可按痰菌、病变、空洞分项判定疗效，也可按综合疗效标准判定。

（一）结核菌检查结果

以查痰为主，无痰或儿童可采用胃洗涤液、喉拭子等。根据条件，可采用涂片、集菌、培养法等。

阴性：查痰未找到结核菌者。

阳性：查痰找到结核菌者。

阴转：连续3个月痰菌阴性，每月至少查痰2次。

复阳：原来持续阴性或已阴转者，连续2个月排菌或6个月内排菌2次者为复阳。随访过程中偶尔一次阳性不作复阳论。

（二）病变改变情况（与治前相比）

1. 明显吸收：病变吸收1/2及以上者。
2. 吸收：病变吸收不足1/2者。
3. 无改变：病变无改变者。
4. 恶化：病变增大或出现新病变者。

（三）空洞改变情况（与治前相比）

1. 闭合（包括瘢痕愈合和阻塞愈合）或消失。
2. 缩小：空洞平均直径缩小1/2及以上者。
3. 无改变：包括空洞平均直径缩小不足1/2者。
4. 增大：空洞平均直径增加1/2及以上者。

（四）综合疗效标准

1. 临床治愈：痰菌连续阴性（或连续阴转），病变全吸收或无活动性，空洞闭合均达半年及以上者；如有空洞，则需满疗程停药后痰菌连续阴转1年及以上者。
2. 显著有效：痰菌连续阴性（或连续阴转），病变明显吸收或吸收，空洞闭合或缩小均达3个月及以上者。
3. 有效：痰菌连续阴性，病变明显吸收、吸收或无改变，空洞闭合、缩小或无改变，均达2个月以上者。
4. 无效：痰菌和X线均无改变者。
5. 恶化：具备以下1项者属之：痰菌阳转，病变增多，空洞增大及/或出现新空洞。

十、预防

1. 消灭传染源：建立结核病监测网络，及时发现病人，积极彻底治疗，可迅速控制传染源。有效的化疗虽然需数月才能使痰菌阴转，但2周内可使患者的传染性降低到几乎消失。
2. 保护易感人群：接种卡介苗是预防结核病最有效的办法，新生儿出生时即接种，以后每5年补种，直至15岁。接种卡介苗有划痕法和皮内注射法两种。在青少年中，对结素试验阳性者，可采用INH化学性预防，每日300mg，持续半年到1年。
3. 切断传播途径：活动期病人带口罩，不随地吐痰，防止大笑和情绪激昂的讲话，保持室内通风，空气清洁，紫外线照射消毒等，都是切断传播途径的有效手段。

十一、中医临床报道

（一）中医药治疗肺结核

许振伟等应用中草药肺痨康散治疗肺结核 362 例，其中男 227 例，女 135 例；年龄最大 72 岁，最小 6 岁。所有患者均根据临床资料、病原学检查、X 线及其他相关的检查确诊为肺结核。处方如下：果上叶 20g，白及 15g，百部 10g，猫爪草 20g，肺形草 50g，拟多黑刺蚂蚁 20g。气虚加黄芪、党参、白术；阴虚加生地黄、麦冬、天冬、川贝母；血虚加川芎、红花、当归、丹参；咳血加茜草、仙鹤草并重用白及。10 剂为 1 个疗程，一般服用 2~3 个疗程。结果治愈 356 例，未愈 6 例，其中有 1 例患者在服药过程中出现激烈咳嗽而中途停止治疗，总治愈效率达 98.3%。

杜志荣应用补气滋阴类方剂治疗肺结核 709 例，其诊断标准均符合中华医学会 2005 年制定的结核病诊断标准。其中男 447 例，女 262 例。年龄 35~76 岁，平均年龄 (56.9±7.5) 岁。所有患者均采用常规抗结核化疗方案和口服中药联合治疗方法，卧床休息，增加营养。抗结核化疗方案：根据耐药试验选用 4 种敏感的抗结核药物，短程化疗。补气滋阴方组成：丹参 15g，白术、黄芪、白及各 9g，茯苓、麦冬、赤芍、白芍、知母、黄柏、五味子、柴胡、地骨皮各 6g，甘草、陈皮各 4g，百合 10g。有明显的盗汗者，可加人参、麦冬、五味子、浮小麦、麻黄根等；咳嗽痰稀者，可加款冬花、紫苏子温润止嗽；湿痰者，可加半夏以燥湿化痰；有咯血，或痰中带血者，可加仙鹤草、侧柏叶、紫珠等止血。每日 1 剂，连服 6 个月，愈后仍可加服 1 个月。经过全程规范抗结核化疗方案和口服中药联合治疗后，患者临床症状如发热、咳嗽、咳痰、盗汗、咯血等均得到改善。治疗 1 个月末痰菌转阴 489 例（69.0%），治疗 3 个月末痰菌转阴 561 例（79.1%），疗程结束时痰菌转阴 650 例（91.7%）。治疗结束后复查胸片，与治疗前胸片比较，明显吸收 409 例（57.7%），吸收 213 例（30.0%），不变 45 例（6.3%），恶化 42 例（5.9%）。中药与抗结核药物在治疗过程中起协同作用，有明显的改善症状、促进痰菌阴转和病灶吸收等方面的临床效果，大大提高了患者治愈率，促进患者早日康复。

吴远明应用抗痨丸治疗肺结核 46 例，46 例患者全系西药治疗失败病例，均在专科门诊治疗，家中隔离。其中男性 30 例，女性 16 例；最大年龄 75 岁，最小年龄 6 岁；病程最长 6 年，最短 2 月；均在县级以上定点单位确诊；28 例西药治疗 8~12 月，6 例西药治疗 3~6 月，12 例因严重副反应，西药治疗均在 2 月内终止。抗痨丸组成：沙参 100g，黄精 150g，何首乌 150g，山药 150g，土茯苓 150g，干泽漆 100g，夏枯草 100g，鱼腥草 150g，山楂 150g，神曲 100g，甘草 30g。加减：潮热甚（体温高出正常值）加青蒿、百合；咳甚加五味子、紫菀、百部；咳血加三七、阿胶、沙参易为人参；水肿伴蛋白尿加黄芪、僵蚕、茯苓；胁痛纳差（肝功：转氨酶及黄疸指数增高）加茵陈、五味子、郁金、玄胡；空洞久不愈合加白及、三七、浙贝母；烦躁失眠加夜交藤、生牡蛎。用法：口服汤剂：用丸剂五分之一量，分煎 3 次，每次 15min，取汁 900ml，药汁和匀，平分 6 份。丸剂：共为细末，过 160 目筛，炼蜜为丸，每丸 10g，密封保存。服法：急重症患者，开始7~15天服汤剂，每日6次，缓解后改服丸剂。慢性患者服丸剂，疗程12~18个月，每日3次，每次1丸，餐后30min服。痰涂阳性及空洞型肺结核，入睡前加服1丸，持续4~6月。半年内每月复查X线胸片1次。复查血常规、尿常规、肝肾功各1次，确定无异常则继续治疗。半年后3个月复查1次，痰涂片阳性则15天复查1次，转阴后停止。治愈（临床症状消失，肺部病灶钙化，痰涂阴性，1年后无复发）29例，占63%；好转（症状改善，肺部病灶部分吸收，1年后病情反复，继续服抗痨丸治疗）12例，占26.2%；无效（大咯血死亡1例，外省未复诊1例，并发肠结核且肠梗阻终止治疗1例，症状及病灶无变化2例）5例，占10.8%，总有效率89.2%。

马小宁认为中药黄芪具有补气生阳、固表止汗、利尿消肿等功效，常用于治疗气虚神疲、中气下陷、表虚自汗等。现代药理研究：黄芪含有糖类、黏液质、甜菜碱及多种氨基酸，可兴奋单核-吞噬细胞系统，增强巨噬细胞吞噬作用，提高淋巴细胞转化及T细胞比值，增加IgG、IgA含量，诱生干扰素，舒张末梢毛细血管，改善皮肤循环，扩张肾动脉，增加肾血流量。可提高机体的抗病能力及改善营养状况，使受损的细胞恢复活力。故在治疗肺结核时加用中药黄芪可提高机体的免疫力，促进病灶的吸收。

陈福连应用中西医结合治疗浸润型肺结核病。诊断标准：参照西医诊断标准，确诊为浸润型肺结核，痰涂片或痰培养抗酸杆菌阳性，并且为初次治疗，排除有严重心、肝、肾等疾病患者。方法：按2S（E）HRZ/4HR方案抗结核（即链霉素或乙胺丁醇、异烟肼、利福平、吡嗪酰胺等）治疗，同时配以扶正抗痨膏。药物组成：党参、黄芪、百部、丹参、猫爪草、黄精、五味子、何首乌、白及、紫河车、蜈蚣、贝母（按国家药典规定煎熬后用蜂蜜收膏）。用法：每次10g，日2次口服。每月复查1次血常规、尿常规、血沉、肝功能、肾功能和全胸片及痰涂片检查，6个月为1个疗程。疗效标准：痊愈：症状消失，肺部病灶吸收钙化，痰菌阴转。好转：症状改善，肺部病灶部分吸收。无效：症状及病灶无变化。结果：本组88例，服药6个月后进行疗效评定，痊愈38例，好转44例，无效6例，总有效率93.2%。结论：本方案益气养血，补益肝肾，中西药合用，疗效显著。

罗凯等观察中西医结合治疗肺结核咯血的临床效果。方法：91例肺结核咯血患者随机分为治疗组50例和对照组41例。2组均按全国统一标准化疗方案给予治疗，并给予卡巴克络、止血芳酸或垂体后叶素等止血药，治疗组在上述治疗的基础上加用降逆滋阴敛血中药治疗。结果：治疗组显效41例，有效8例，无效1例，总有效率98.0%；对照组分别为25例、8例、8例，总有效率80.5%。治疗组疗效好于对照组（$P<0.05$），复发率治疗组为8.0%，明显低于对照组的26.8%（$P<0.05$）。结论：中西医结合治疗肺结核咯血疗效好、复发率低。

（二）中医药治疗空洞型肺结核

空洞型肺结核患者病程长，传染性强，空洞闭合慢，李振魁在西医治疗方案基础上应用肺结核丸对100例空洞型肺结核进行治疗。方法：采用强化期INH、RFP、PZA、EMB治疗，并在治疗中加用肺结核丸。结果：空洞闭合的总有效率为92%。结论：肺结核丸可有效使病灶空洞闭合和缩小,治疗空洞有效率达92%,因而肺结核丸治疗空洞肺结核有较好的疗效。

黄瑞彬等观察狼毒枣合抗痨药治疗慢性纤维空洞型肺结核的临床疗效。方法:用锅煮狼毒500g,蒸红枣2000g10小时,每晨空腹食红枣10粒,服完为1个疗程;并按常法服用利福平、乙胺丁醇和异烟肼。结果:治疗25例,服药1个疗程后,痊愈22例;治疗2个疗程后又痊愈2例。共治愈24例,好转1例,治愈率为96%,好转率为4%,总有效率为100%。结论:狼毒枣合抗痨药治疗慢性纤维空洞型肺结核疗效满意。

(三) 中西医结合治疗耐多药肺结核

廖鲁燕等探讨中西医联合免疫调节剂治疗耐多药肺结核的疗效。方法:将耐多药肺结核随机分为治疗组和对照组,应用相同化疗方案,治疗组在此基础上加用抗结核中药制剂(结核灵片、肺结核丸、优福宁、猫爪草胶囊、月华胶囊、补金片)和胸腺肽,观察疗效。结果:疗程结束时,两者痰菌阴转率,空洞闭合率,病灶吸收好转率有显著差异。结论:治疗组疗效优于对照组,在化疗基础上加用中药及免疫调节剂可提高耐多药肺结核近期治疗效果。

林存智等探讨中药肺腑汤治疗耐药性肺结核病的临床疗效。方法:选择住院复治耐药肺结核病患者80例,分成治疗组和对照组。2组患者在给予相同抗结核药物治疗的基础上,治疗组40例,每日1剂中药肺腑汤剂(中药肺腑汤制剂组方:沙参、天冬、麦冬、山药、黄芪、熟地黄、茯苓、阿胶、炙甘草等),分2次给药;对照组40例只给予口服抗结核药物治疗,疗程均为1个月。健康对照组40人外周血做对照。结果:治疗组与对照组在治疗前,外周血中T细胞亚群差异无统计学意义($P>0.05$),与健康对照组比较差异有统计学意义($P<0.05$);治疗组痰涂片和痰结核分枝杆菌培养的阴转、病灶吸收好转、血沉恢复正常与对照组比较差异有统计学意义($P<0.05$);外周血中T淋巴细胞亚群变化治疗前、后比较差异有统计学意义($P<0.05$),对照组治疗前后差异无统计学意义($P>0.05$)。结论:中药肺腑汤可以改善耐药肺结核病患者免疫状况,促进临床症状的改善。

赵伟等观察中药芪参四味散联合二线抗结核药物治疗由耐药所致的难治性肺结核的疗效。方法:将126例难治性肺结核患者随机分为2组,观察组应用中药芪参四味散联合二线抗痨药治疗,对照组单纯使用二线抗痨药,观察2组疗效及不良反应发生情况。结果:治疗12个月后,观察组痰菌阴转率和病灶吸收率明显高于对照组(P均<0.01),不良反应发生率明显低于对照组($P<0.05$)。结论:中药芪参四味散联合二线抗结核药物治疗难治性肺结核,疗效显著,药物不良反应小。

王玉标研究西药与百合固金丸联合治疗复治涂阳肺结核的效果。方法:对30例临床具有咳黄色黏稠痰液,时有咯血,午后潮热,五心烦热,盗汗,消瘦等阴虚火旺证候的复治涂阳肺结核患者,采用国家标准复治涂阳化疗方案2S3H3E3Z3/6H3R3E3,配合使用百合固金丸治疗。结果:中西医结合治疗临床具有阴虚火旺证候的复治涂阳肺结核患者,其有效率100%,治愈率90%。结论:采用国家标准复治涂阳化疗方案2S3H3E3Z3/6H3R3E3,配合百合固金丸治疗临床具有阴虚火旺证候的复治涂阳肺结核患者是行之有效的好方法。

（四）艾灸和贴敷疗法治疗肺结核

逢金岐等观察"二冬琼玉汤"和隔蒜灸联合应用对肺结核患者的治疗效果及对免疫调控的影响。方法：将100例肺结核患者随机分为治疗组50例，对照组50例，对照组采用3HRZES（V）/6HRE方案，治疗组在3HRZES（V）/6HRE方案基础上，加"二冬琼玉汤"和隔蒜灸辅助治疗。结果：治疗组经治疗1个月和3个月后，痰菌阴转率较对照组均有显著差异（$P<0.05$）；治疗组胸部病灶吸收率（1、3月末）较对照组均有显著差异（$P<0.05$）；治疗组与对照组比较 IL-2 和 IFN-γ 均较对照组升高明显，有显著性差异（$P<0.05$）。结论：药灸结合辅助治疗肺结核疗效满意，并且通过促进细胞因子 IFN-γ、IL-2 释放，从而增强细胞免疫功能。

赵秀萍等观察艾灸对复治肺结核患者疗效的影响。方法：将53例患者随机分为观察组（31例）和对照组（22例）。2组均采用西医常规化疗方案，观察组在此基础上，行隔蒜灸法，主穴取肺俞、膏肓、身柱等。通过临床症状、X线、CT检查及各项化验指标观察其治疗效果。结果：观察组病灶吸收率为87.1%，优于对照组的63.6%（$P<0.05$）；观察组痰菌阴转率为90.5%，优于对照组的56.3%（$P<0.05$）；对乏力、盗汗、咳嗽症状的改善，观察组优于对照组（均 $P<0.05$）。结论：隔蒜灸能提高复治肺结核患者的疗效。

丁若望等观察中药合敷穴治疗肺结核的临床疗效。方法：均按辨证分型给中药口服治疗；肺阴亏虚型，治以滋阴润肺，杀虫止咳，用月华丸加减，药物组成：黄精、沙参、天冬、麦冬、生地黄、熟地黄、百部、獭肝、桑叶、菊花、阿胶、三七、茯苓、山药。随症加减：咳频痰少而黏加百合、杏仁、枇杷叶；痰血丝多加白及、仙鹤草、白茅根；潮热骨蒸甚加银柴胡、地骨皮、功劳叶、青蒿。阴虚火旺型，治以滋阴降火，用百合固金汤加减，药物组成：百合、麦冬、玄参、生地黄、熟地黄、当归、白芍、桔梗、贝母、甘草、黄精、鳖甲、知母、百部、白及、龟板、阿胶、五味子。随症加减：骨蒸劳热久不退用清骨散或秦艽鳖甲散；火旺热势高加胡黄连、黄芩、黄柏泻火坚阴；咯血多者去当归，加黑山栀、大黄炭、地榆炭；盗汗多者加乌梅、煅牡蛎。气阴耗伤型，治以益气养阴，用保真汤加减，药物组成：党参、黄芪、白术、云苓、甘草、天冬、麦冬、生地黄、熟地黄、当归、白芍、地骨皮、黄柏、知母、柴胡、莲心、厚朴、陈皮、白及、百部。随症加减：痰稀加紫菀、款冬花、紫苏子；咯血多加花蕊石、蒲黄、三七、仙鹤草。阴阳两虚型，用补天大造丸加减，药物组成：党参、黄芪、白术、山药、云苓、地黄、白芍、当归、枸杞、龟板、鹿角胶、紫河车、酸枣仁、远志。随症加减：肾虚气逆喘者加胡桃仁、冬虫夏草、蛤蚧、五味子；阳虚血瘀水停用真武汤合五苓散加泽泻、红花、北五加皮；五更泻加煨肉豆蔻、补骨脂。用法：日1剂水煎服。并配合抗痨丹，药物组成：白及、百部、穿山甲、蜈蚣、全蝎、三七、侧柏叶、冬虫夏草、灵芝。用法：共研细末，醋调敷神阙、肺俞以及阿是穴、肺热穴、结核穴，每10日换药1次，30日为1个疗程，共治疗5～10个疗程。疗效标准：治愈：痰菌连续阴性，病变吸收，X线摄片示病灶钙化，空洞闭合半年以上，症状及体征消失。显效：痰菌阴转，病变吸收或无变化,空洞闭合1个月以上,症状及体征消失。有效:痰菌阴转,病变明显吸收达1个月以上,症状及体征部分消失。无效:痰菌阳性,空洞增大,症状及体征无变化。结果:本组142例,各型(肺阴亏虚、阴虚火旺、气阴耗伤及阴阳两虚型等)分别治愈30、22、14、12例,显效10、8、11、6例,有效3、6、3、4,无效0、2、6、5例,总有效率100%、94.74%、82.35%、81.48%。结论:中药杀虫补虚,疗效满意。

张春晓应用五倍子敷脐治疗肺结核盗汗。方法:将77例肺结核患者随机分成2组,在规则抗结核治疗基础上,治疗组加用五倍子脐疗。结果:治疗组盗汗好转情况明显优于对照组。结论:五倍子敷脐可促使肺结核患者的盗汗症状尽早好转或消失,方便安全,疗效满意。

参考文献

[1]许振伟,丁武应,王兆晶.中草药治疗肺结核362例疗效观察.四川中医,2010,28(2):84

[2]杜志荣.补气滋阴方治疗肺结核709例.陕西中医,2010,31(10):1354~1355

[3]吴远明.抗痨丸治疗肺结核46例.四川中医,2009,27(3):79~80

[4]马小宁.黄芪在治疗肺结核中的应用.中国民族民间医药,2010,(13):68

[5]陈福连.中西医结合治疗浸润型肺结核病88例.江苏中医药,2002,23(2):28

[6]罗凯,欧炯昆.中西医结合治疗肺结核咯血50例疗效观察.广西医学,2010,32(8):1011~1012

[7]李振魁.肺结核丸治疗空洞型肺结核临床100例疗效观察.医学信息,2011,24(2A):617~618

[8]黄瑞彬,黄周红.狼毒枣合抗痨药治疗慢性纤维空洞型肺结核25例.中国中医药现代远程教育,2008,6(8):860

[9]廖鲁燕,周忠海.中西医联合免疫调节剂治疗耐多药肺结核疗效分析.临床肺科杂志,2011,16(1):152

[10]林存智,朱新红,邓凯,田红,王坚,张海燕.中药肺腑汤治疗耐药性肺结核病的临床研究.中华中医药学刊,2008,26(11):2472~2473

[11]赵伟,袁云枝,王颖,徐秀英,陈晓艳.芪参四味散联合治疗难治性肺结核疗效观察.现代中西医结合杂志,2010,19(7):808~809

[12]王玉标.中西医结合治疗复治涂阳肺结核30例.中国社区医师·医学专业,2010,12(27):152

[13]逄金岐,吕洪清.药灸结合治疗肺结核的临床观察及免疫调控研究.辽宁中医药大学学报,2010,12(5):198~199

[14]赵秀萍,陈瑞香,吕洪清.隔蒜灸对复治肺结核患者疗效影响的对照观察.中国针灸,2009,29(1):10~12

[15]丁若望,丁文,丁自然.中药合敷穴治疗肺结核142例.中国民间疗法,2002,10(3):34~35

[16]张春晓.五倍子治疗肺结核盗汗疗效观察.中国民康医学,2008,20(22):2663

风 疹

风疹是由风疹病毒引起的急性呼吸道传染病。以前驱期短,皮疹,耳后、枕后和颈部淋巴结肿大为其临床特征。若胎儿早期感染风疹病毒,可造成严重的先天畸形,称为先天性风疹综合征。

一、病原学

风疹病毒是一种囊膜病毒,直径约 60~70nm,呈粗糙球状,由一单股 RNA 基因组及脂质外壳组成,内含一个电子稠密核心,复盖两层疏松外衣。病毒不耐热,在 37℃ 和室温中很快灭活,-20℃ 可短期保存,-60℃ 可相对稳定几个月,出疹前 7 天及疹退后 7、8 天,鼻咽部分泌物中可发现病毒,亚临床型患者亦具传染性。

二、流行病学

(一) 传染源

病人及隐性感染者为传染源。

(二) 传播途径

主要通过空气飞沫传播或患者口、鼻、眼分泌物直接传染。

(三) 易感人群

本病多见于冬春两季。多见于 2~5 岁小儿。

(四) 潜伏期和传染期

潜伏期 14~21 天。

三、发病机制

(一) 西医发病机制

风疹病毒属披盖病毒,为 RNA 型,只有一个抗原型。病毒自呼吸道侵入鼻咽部,先在局部黏膜和淋巴结内繁殖,后进入血液引起病毒血症,并引起皮疹及全身浅表淋巴结肿大。孕妇感染风疹病毒后,经胎盘引起胎儿的炎症性病变及抑制胚胎细胞的增殖、分化,导致胎儿异常。

(二) 中医病因病机

风疹是指外感风热时邪郁于肺卫,邪热与气血相搏,外发于皮肤。邪轻病浅,一般只伤肺卫,故可见恶风、发热、咳嗽、流涕等症,皮疹色泽浅红,分布均匀。若邪毒炽盛,内传入里,燔灼气营,则可见壮热、烦渴、尿赤、便秘等症,皮疹鲜红或深红,疹点分布较密。邪毒与气血相搏,阻滞于少阳经络,则发为耳后及枕后淋巴结肿大。中医又名"风痧"、"风瘾"。

四、临床表现

（一）症状和体征

1. 前驱期：短暂或不显,易被忽略。有低到中度发热,持续1~3日（1~2日者最多）,伴轻度上呼吸道炎症表现,如咳嗽、流涕、眼结膜及咽部充血等,软腭上可见细小红疹或出血点。

2. 出疹期：发热第1~2日开始出疹,1日出齐,持续2~5日消退。出疹从头面部开始,迅速遍及颈部、躯干及四肢。皮疹为淡红色斑丘疹,分布较均匀,面部及四肢皮疹可融合,疹间皮肤正常。耳后、颈部及枕后淋巴结肿大,有时全身浅表淋巴结均肿大。出疹第一天后,全身症状很快消失,体温降至正常。

3. 恢复期：皮疹消退后无脱屑及色素沉着,肿大的淋巴结逐渐消退。

4. 先天性风疹综合征的临床表现：胎儿期感染风疹病毒后,可发生死产、流产,有畸形的活产儿或完全正常的新生儿,也可为隐性感染或出生时正常而以后出现病损。严重者出生时有低体重、溶血性贫血、血小板减少性紫癜、骨发育不良、肝炎、肺炎及脑炎等表现。最常见的先天畸形是先天性心脏病、耳聋、白内障或青光眼、小头畸形及智力低下。此外,先天感染风疹病毒后,个别患儿于青春期出现进行性风疹全脑炎,表现为进行性共济失调、强直和痴呆,预后差。

（二）并发症

1. 脑炎：发病率为1:6000,主要见于小儿。一般发生于出疹后1~7天,有头痛、嗜睡、呕吐、复视、颈部强直、昏迷、惊厥、共济失调、肢体瘫痪等。脑脊液的改变与其他病毒性脑炎相似。病程比较短,多数患者于3~7天后自愈,少数可留后遗症。也可有慢性进行性全脑炎。

2. 心肌炎：临床表现为胸闷、心悸、头晕、萎软,心电图及心酶谱均有改变。多于1~2周内恢复。可与脑炎等其他并发症同时存在。

3. 关节炎：主要见于成年人,特别是妇女患者,我国已有儿童风疹性关节炎的报道,发生原理尚未完全明确,多系病毒直接侵袭关节腔或免疫反应所致。出疹期指关节、腕关节、膝关节等红、肿、痛,关节腔积液内含单核细胞。有时数个关节相继肿痛,类似风湿性多发性关节炎,但多数能在2~30天内自行消失。

4. 出血倾向：由于血小板减少和毛细血管通透性增高所致。常在出疹后突然出血,出现皮肤黏膜瘀点、瘀斑、呕血、便血、血尿,多数在1~2周内自行缓解,少数病人颅内出血可引起死亡。

5. 其他可有肝、肾功能异常。

五、诊断标准

（一）流行病学史

多发于冬春。1~5岁儿童发病最多。在本病流行期间有接触史。

（二）临床特点

本病初起有低热、不适、厌食、咽痛、喷嚏、流涕等类似感冒的症状，发热1~2天后，皮肤出现淡红色斑丘疹，从头面开始，一日后布满全身，多伴痒感，出疹1~2日后，发热渐退，疹点逐渐隐退，疹退后脱屑细小或无，无色素沉着。

耳后及枕后有淋巴结肿大，并有压痛。

（三）辅助检查

1. 周围血象：白细胞总数减少，淋巴细胞增多，并出现异形淋巴细胞及浆细胞。
2. 快速诊断：近来采用直接免疫荧光法查咽拭涂片剥脱细胞中风疹病毒抗原，其诊断价值尚需进一步观察。
3. 病毒分离：一般风疹病人取鼻咽部分泌物，先天性风疹病人取尿、脑脊液、血液、骨髓等培养于 RK-13、Vero 或 SIRC 等传代细胞，可分离出风疹病毒，再用免疫荧光法鉴定。
4. 血清抗体测定：如红细胞凝集试验、中和试验、补体结合试验和免疫荧光、双份血清抗体效价增高4倍以上为阳性，其中以红细胞凝集抑制试验最常用，因其具有快速、简便、可靠的优点，此抗体在出疹时即出现，1~2周迅速上升，4~12个月后降至开始时水平，并可维持终身。风疹特异性分泌型 IgA 抗体于鼻咽部可查得，有助诊断。也有用斑点杂交法测风疹病毒的 RNA 以诊断风疹感染。

（四）中医辨证

1. 邪郁肺卫证

主症：发热恶风，喷嚏流涕，咳嗽，疹色浅红，分布均匀，稀疏细小，有痒感，舌苔薄黄，脉浮数。

2. 热毒蕴结肌肤证

主症：高热口渴，心烦不宁，疹色鲜红或紫暗，小便短赤，大便秘结，舌质红，苔黄厚或黄糙，脉数有力。

（五）鉴别诊断

1. 麻疹：初起泪水汪汪，发热等全身症状较重，无耳后、枕后淋巴结肿大，发病2~4天颊黏膜有麻疹斑，疹退后有色素沉着及糠秕状脱屑。
2. 奶麻：见于婴幼儿，无风疹等流行病接触史，可有高热、烦躁、呕恶等症。
3. 药毒疹：有服药史，多无发热，皮疹多样化而瘙痒，血嗜酸性粒细胞增高。

4. 烂喉丹痧：有咽部红肿糜烂作痛，环口苍白及杨梅舌等症，皮疹呈弥漫性红色点状，疹间无健康皮肤，疹退有大块脱皮。

六、临床处理及治疗

（一）西医治疗

患者宜呼吸道隔离至出疹后5天。主要对症治疗，按上呼吸道炎症处理。可酌情给予退热剂、止咳剂及镇痛剂。喉痛用复方硼砂液漱口，皮肤瘙痒可用炉甘石洗剂涂拭，结膜炎用0.25%氯霉素滴眼液或10%醋酸磺胺液滴眼数日。孕妇避免接触风疹患者，若已接触并有胎儿致畸影响者，宜做人工流产以达到优生目的。

（二）中医治疗

1. 中医辨证治疗
（1）邪郁在表
治法：疏风清热
方药：银翘散加减。金银花、连翘、竹叶、牛蒡子、桔梗、荆芥、薄荷、淡豆豉、辛夷花、白前、甘草。
（2）邪毒内盛
治法：清热解毒凉血
方药：透疹凉解汤加减。桑叶、菊花、薄荷、牛蒡子、蝉蜕、连翘、黄连、紫花地丁、赤芍、红花、甘草。口渴甚者加天花粉、鲜芦根，大便干结者加全瓜蒌、郁李仁等。

2. 单方验方
（1）芫荽（香菜）35g或西河柳1把，煎水服。
（2）浮萍、苦参各7g，麻黄、蝉蜕、甘草各3g，白蒺藜、地肤子、生薏苡仁各45g，僵蚕6g，水煎服，每日1剂，分3次服。
（3）花生油50g，煮沸后稍冷加入薄荷叶30g，完全冷却后过滤去渣，外涂皮肤痒处，有止痒作用。
（4）野菊花、九里光、咸虾菜各15g，水煎服，1剂/日。
（5）犀角化毒丸，1丸/次，2次/日。

3. 外治与其他疗法：皮肤发痒者，可用炉甘石洗剂或生菜籽油、芝麻油等植物油涂拭。

七、预后

一般病情较轻，预后良好，偶可并发其他疾病。

八、预防

1. 发现风疹病儿，应立即隔离，隔离至出疹后5天。

2. 风疹流行期间，不宜带易感儿童去公共场所，避免与风疹患儿接触。保护孕妇，尤其妊娠初期2~3个月内，避免接触风疹患儿。

3. 患儿卧床休息，避免直接吹风，防止受凉后复感新邪，加重病情。发热期间，多饮水。饮食宜清淡和容易消化，不吃煎炸与油腻之物。

4. 防止搔破皮肤，引起感染。

九、中医临床报道

（一）中医药治疗风疹

方婷娜采用中医辨证论治方法治疗小儿风疹138例。其中风热型99例，方药：荆芥、防风、菊花、连翘、牛蒡子、升麻、刺蒺藜、桑叶、蝉蜕、甘草。热毒型39例，方药：金银花、连翘、生地黄、赤芍、牡丹皮、地丁、蒲公英、蝉蜕、甘草。若见淋巴结肿大明显者，加穿山甲、浙贝母。结果：全部病例治愈，疗程最长6天，最短2天，平均3.2天治愈。

曹旗应用普济消毒饮加减治疗风疹淋巴结肿大36例。基本方：黄芩、牛蒡子、连翘、僵蚕、桔梗、浙贝母、陈皮、丝瓜络、牡丹皮、赤芍、红花、莪术。发热者加知母、生石膏，疹出不畅者加蝉蜕、薄荷，皮疹色深者加生地黄，口渴心烦者加芦根，小于5岁者取1/3量，5~15岁者取2/3量。日1剂，水煎分2次服。经10天治疗，治愈29例，治愈率为80.56%。

杨守峰应用痰热清注射液治疗风疹72例，全部病例均符合《传染病学》第六版制定的风疹诊断标准。其中男性45例，女性31例；年龄12~35岁，平均（18.67±10.2）岁；并发支气管肺炎23例，心肌炎6例，肝损害8例，脑炎1例，出血疹1例。随机分为治疗组与对照组各38例。2组性别、年龄、病情具有可比性。2组均给予能量合剂、维生素E，体温超过39.3℃，给予温热水擦浴或小剂量退热药。并发脑炎者给予甘露醇，肺炎者加用抗生素，心肌炎给予营养心肌治疗，肝损害给予保肝治疗。治疗组加用痰热清注射液（上海凯宝药业有限公司生产），<16岁剂量1ml·kg·日；16岁以上剂量20ml/次静滴。疗程5~7次。对照组加用利巴韦林，<15岁剂量15mg·kg·日，16岁以上400mg/日，每日1次，静滴。疗程，5~7天。2组病例均治愈。治疗组在体温改善和临床症状消失时间方面均优于对照组（$P<0.05$）。治疗组1例于治疗后第3日出现皮疹伴明显瘙痒，停用痰热清注射液，并加用抗过敏药治疗后好转。未见其他不良反应。

禹永明采用穿琥宁注射液（成都天台山制药股份有限公司生产）合银翘散对其进行治疗，共治疗78例，并与同期采用西药治疗的63例作对照观察。治疗组用穿琥宁注射液按每日8~10mg/kg体重计算，加入5%葡萄糖氯化钠注射液150~500ml中静脉滴注，每日1次，连用3天，同时给予银翘散（金银花、连翘、芦根、苦桔梗、薄荷、牛蒡子、竹叶、荆芥穗、淡豆豉、生甘草），年龄1岁以下用最小剂量，14岁以上用最大剂量，中间年龄酌情使用。每日1剂，加冷水煎沸3分钟，取汁服，日服3~6次。对照组用三氮唑核苷注射液按每日8~10mg/kg体重计，加入5%葡萄糖氯化钠注射液

150~500ml 中静脉滴注，每日 1 次，连用 3 天同时给予口服盐酸吗啉呱片、维生素 C 片、扑尔敏片。2 组病例中有高热者均给予对症处理。2 组疗效比较，总有效率无统计学性差异（$P>0.05$），治愈率治疗组高于对照组，差异有统计学意义（$P<0.05$）。治疗组的开始退热和完全退热时间、开始退疹和完全退疹时间均显著短于对照组，差异有统计学意义（$P<0.01$）。

贺漪等探讨黄蓝颗粒对风疹病毒抑制作用的疗效及其作用机理。方法：将 RuV-IgM 阳性患者 60 例随机分为 2 组，每组均为 30 例。治疗组给予黄蓝颗粒（黄芪 30g，板蓝根 30g，贯众 30g，武汉市中西医结合医院制剂室提供）口服，每天 1 剂，分 2 次温开水冲服。对照组给予利巴韦林（0.1g/片）口服，每次 0.2g，每天 3 次。2 组均以 20 天为 1 个疗程。观察 Ru-IgM 转阴率，并检测血清白细胞介素（IL-2）、肿瘤坏死因子（TNF-α）水平。体外实验研究采用细胞病变抑制法在非洲绿猴肾（Vero）细胞培养上测定黄蓝颗粒对 RuVGos 株的抑制作用。结果：临床研究表明，治疗组和对照组 1 个疗程转阴率（分别为 86.7%，63.3%）比较，差异有统计学意义（$P<0.05$）；2 个疗程转阴率（分别为 100%，86.7%）比较，差异无统计学意义（$P>0.05$）。RuV-IgM 阳性患者 IL-2 较正常组显著下降，而 TNF-α 则显著升高；黄蓝颗粒治疗后 IL-2 和 TNF-α 恢复至正常水平。体外实验研究发现，黄蓝颗粒对 RuV 所致细胞病变有明显的抑制作用。结论：黄蓝颗粒在体内外对 RuV 均有显著的抑制作用，而且能提高机体免疫力，是中医药治疗风疹病毒感染的有效药物。

（二）中医外治疗法治疗风疹

张润民针刺百会穴治疗风疹，方法如下：穴位常规消毒后，快速平刺 12~20mm，行中强刺激捻转泻法，180 次/分钟，得气后行针 10 分钟，留针 30 分钟，每日 1 次，7 日为 1 个疗程。对全身瘙痒严重伴发热，咽喉肿痛，呼吸困难，甚至窒息重症患者，可用三棱针点刺百会穴或四神聪穴（百会前后左右各 1 寸），放血 3~4 滴。治疗效果满意。

周莹以刺血和针罐并用法治疗风疹，方法如下：取穴：1 组大椎、肺俞（双）、膈俞（双）；2 组耳尖（双）、少商（双）；3 组曲池（双）、合谷（双）。操作：先用 75% 酒精常规皮肤消毒，取 1 组穴用三棱针每穴刺 3 针，立即拔罐，拔出血液，留罐 10 分钟。留罐同时取 2 组穴，用泻法。1、2 组每隔 1 日治 1 次。3 组 1 日 1 次。10 次为 1 个疗程。

薛愧玲运用针刺、拔罐方法，发挥疏散风邪、通经活血的作用，治疗急性风疹 25 例，取得满意效果，有效率达 96%。风疹发于上半身者取曲池（双）、内关（双）、神阙。风疹发于下半身者取血海（双）、足三里（双）、三阴交（双）、神阙。风疹发于全身者取曲池（双）、血海（双）、三阴交（双）、神阙。以上穴位（除神阙穴外）常规消毒后，取 1.5 寸毫针直刺，行强刺激手法，有较强的针感后，留针 15 分钟。留针的同时在神阙穴处用闪火法拔罐。火罐拔上以后待吸力弱时取下再拔。如此反复 3 次为 1 次，3 天为 1 个疗程，停 2 天后可继续使用。

闫宏山采用醋酸曲安奈德注射液（上海通用药业股份有限公司）加利多卡因注射

液于曲池穴注射，配合紫草汤（自拟）内服外洗治疗风疹85例，其中男40例，女45例；年龄最小16岁，最大84岁；病程最短1个月，最长5个月。所有病例均排除其他疾病，确诊为风疹。取醋酸曲安奈德注射液1ml、利多卡因注射液1ml混合均匀，用5号加长针头注射器抽取0.5~1.0ml，于双侧曲池穴（屈肘，成直角，当肘横纹外侧与肱骨外上髁连线的中点）常规消毒后刺入，得气后注入上药液，若不愈可于1周后再行第2次穴位注射。紫草汤由紫草18g，透骨草12g，防风3g，生黄芪12g，炒白术12g，羌活、独活各9g，白鲜皮12g，地肤子12g，蝉蜕9g，连翘6g，当归9g，甘草6g组成，1日1剂，水煎2次，分早晚温服。再用上药煎第3遍时加入花椒12g、明矾12g，再加水500ml煮沸后，将皮肤瘙痒处浸泡或用无菌纱布蘸药液擦洗患处，1日2次，1周为1个疗程。结果治愈63例，显效13例，有效6例，无效3例，总有效率96.47%。

张俊锋用蜂蜡治疗风疹：取清油适量，蜂蜡适量，鸡蛋一个，热油锅放入适量蜂蜡，将蜂蜡融化后煎鸡蛋。待鸡蛋两面煎熟，乘热吃下即可。不会吃饭的幼儿喂汤也可，煮出的汤量以够幼儿一次喝尽量即可。

参考文献

[1] 方婷娜. 小儿风疹辨治138例. 广州医药, 2005, 36(5): 64~66

[2] 曹旗. 普济消毒饮加减治疗风疹淋巴结肿大36例. 江西中医药, 2003, 34(9): 39

[3] 杨守峰. 痰热清注射液治疗风疹临床观察. 中国中医急症, 2009, 18(3): 341

[4] 禹永明. 穿琥宁合银翘散治疗治疗风疹78例临床观察. 江苏中医药, 2005, 26(5): 24

[5] 贺漪, 郝先萍, 杨丹. 黄蓝颗粒对风疹病毒抑制作用的临床和实验研究. 中国中西医结合杂志, 2008, 28(4): 322~325

[6] 张润民. 针刺百会穴治疗风疹. 中国针灸, 2006, 26(8): 546~547

[7] 周莹, 元秀英, 周丽. 刺血针罐并用治疗风疹45例. 实用中医内科杂志, 2001, 15(4): 49

[8] 薛愧玲. 针刺、拔罐治疗急性风疹25例. 中医临床研究, 2010, 2(7): 108

[9] 闫宏山, 任桂绒, 巩蓓, 等. 中西药结合治疗风疹85例. 中医外治杂志, 2007, 16(6): 21

[10] 张俊锋. 蜂蜡治疗风疹效果好. 中国养蜂, 2005, 56(2): 29

副 伤 寒

副伤寒是由副伤寒杆菌所致的急性传染病。副伤寒的临床表现与伤寒相似，但一般病情较轻，病程较短，病死率较低。副伤寒丙尚可表现为急性胃肠炎或脓毒血症。

一、病原学

本病的病原是伤寒杆菌，属沙门菌属 D 族（组），革兰染色阴性，呈短杆状，长 $1\sim3.5\mu m$，宽 $0.5\sim0.8\mu m$，周有鞭毛，能活动，不产生芽胞，无荚膜。在普通培养基上能生长，在含有胆汁的培养基中生长较好。

副伤寒的病原体有 3 种，副伤寒甲杆菌、副伤寒乙杆菌及副伤寒丙杆菌。各种副伤寒杆菌均有"O"和"H"抗原，在自然条件下，副伤寒杆菌一般只能感染人类，仅偶而感染动物。

二、流行病学

我国副伤寒的发病率较伤寒为低。成年人中以副伤寒甲为多，儿童易患副伤寒乙，但可因地区、年代等而不同。

（一）传染源

为病人和带菌者。

（二）传播途径

传播方式与伤寒大致相同，但以食物传播较为常见，因副伤寒杆菌可在食物中较长时间存在。

（三）易感人群

人群普遍易感，发病以儿童、青壮年较多。

（四）潜伏期和传染期

潜伏期一般为 $8\sim10$ 天，有时可短至 $3\sim6$ 天。起病较急。

三、发病机制

伤寒、副伤寒沙门菌不产生外毒素，但具有毒力较强的内毒素，病菌经口进入肠腔，侵入肠壁淋巴系，再进入血流引起菌血症、出血、坏死并形成溃疡。

四、病理改变

肠道病变较少而表浅，故肠出血或穿孔的机会少。但胃肠炎型者肠道炎症病变却较明显而广泛，常侵及大肠。副伤寒丙易有肠外迁徙病灶形成。对人体致病的三种临床类型，以肠炎型多于伤寒型或败血症型。但副伤寒丙易引起儿童败血症。败血症副伤寒常有骨、关节、脑膜、心包、软组织等处化脓性迁延性病灶。

五、临床表现

（一）症状和体征

副伤寒的潜伏期较伤寒短，一般为8～10天，有时可短至3～6天。副伤寒甲、乙的症状与伤寒类似，但副伤寒丙的症状较特殊。

1. 副伤寒甲、乙

起病徐缓，但骤起者不少见，尤以副伤寒乙为多。开始时可先有急性胃肠炎症状，如腹痛、呕吐、腹泻等，约2～3天后症状减轻，继而体温升高，伤寒样症状出现。发热常于3～4天内达高峰，波动较大，极少稽留。热程较伤寒短，毒血症状较轻，但肠道症状则较显著。皮疹出现较早，且数量多，直径大。肠出血、肠穿孔少见。

2. 副伤寒丙

临床症状复杂，常见有以下三种类型：

（1）伤寒型：症状与副伤寒甲、乙大致相似，但较易出现肝功异常。

（2）胃肠炎型：以胃肠炎症状为主，表现为发热、恶心、呕吐、腹痛、腹泻，病程短。

（3）脓毒血症型：常见于体弱儿童和慢性消耗性疾病患者。发病急、寒战、高热、热型不规型，热程1～3周不等。常有皮疹、肝脾肿大，并可出现黄疸。半数以上病人可出现胸膜炎、脓胸、骨关节的局限性脓肿、脑膜炎、心包炎、心内膜炎、肾盂炎等迁徙性化脓性并发症，此类并发症极顽固，治疗期长且困难。

（二）并发症

副伤寒引起肠出血或肠穿孔者较伤寒为少，但肠外并发症如骨髓炎、肝炎、体腔脓肿却较多见。

六、诊断标准

（一）诊断依据

1. 临床表现可类似伤寒，热程短（2～3周），病情轻。丙型副伤寒沙门菌可引起局部脓肿。全身抵抗力低下者有畏寒、间隙性发热、出汗、全身酸痛、食欲不振、消瘦等菌血症表现。

2. 肥达反应，O≥1∶80，A、B、C之一达1∶160以上，效价递升则意义更大。

3. 血或骨髓培养到甲、乙或丙型副伤寒沙门菌。若有局部化脓性病变者，脓液分离到沙门菌亦可确诊。

(二) 辅助检查

1. 常规检查

血白细胞大多为 $3 \times 10^9/L \sim 4 \times 10^9/L$，伴中性粒细胞减少和嗜酸粒细胞消失，后者随病情的好转逐渐回升。极期嗜酸粒细胞 >2%，绝对计数超过 $4 \times 10^8/L$ 者可基本除外伤寒。高热时可有轻度蛋白尿。粪便隐血试验阳性。

2. 细菌学检查

①血培养是确诊的证据，病程早期即可阳性，第 7~10 病日阳性率可达 90%，第 3 周降为 30%~40%，第 4 周时常阴性；②骨髓培养阳性率较血培养高，尤适合于已用抗菌素药物治疗，血培养阴性者；③粪便培养，从潜伏期起便可获阳性，第 3~4 周可高达 80%，病后 6 周阳性率迅速下降，3% 患者排菌可超过一年；④尿培养：病程后期阳性率可达 25%，但应避免粪便污染；⑤玫瑰疹的刮取物或活检切片也可获阳性培养。

3. 免疫学检查

肥达氏试验，伤寒血清凝集试验即肥达反应阳性者，对伤寒，副伤寒有辅助诊断价值。检查中所用的抗原有伤寒杆菌菌体 (O) 抗原、鞭毛 (H) 抗原、副伤寒甲、乙、丙鞭毛抗原共 5 种，目的在于用凝集法测定病人血清中各种抗体的凝集效价。病程第 1 周阳性反应不多，一般从第 2 周开始阳性率逐渐增高，至第 4 周可达 90%，病愈后阳性反应可持续数月之久。

(三) 鉴别诊断

1. 慢性肠炎：临床上表现为发烧，黏液便，类似痢疾。此病多见于幼儿和老年人。
2. 败血症：多由猪霍乱沙门氏菌引起，病人有高烧、寒战、厌食和贫血等症状，常伴有局部病灶（如胆囊炎等），一般可从血液中分离出病原菌。

七、临床处理及治疗

(一) 病原治疗

(1) 对非耐药菌株感染、血象、肝、肾功能正常者，可选用：氯霉素、复方新诺明、丁胺卡那霉素、氨苄青霉素、氟啶酸等抗菌素。

(2) 对耐药菌株感染、血象、肝、肾功能正常者，可选用：氨苄青霉素、丁胺卡那霉素、氟啶酸或氟嗪酸、头孢三嗪、头孢他啶和其他辅助药物。

(3) 对妊娠合并伤寒，小儿伤寒，血象低，肝、肾功能不良者，可选用：氨苄青霉素、头孢三嗪、头孢他啶和其他辅助药物。

(4) 慢性带菌者，应选用有效抗菌药联用，药量足、疗程长的抗菌药物进行治疗。

(二) 并发症治疗

肠出血治疗：加强抗感染、止血，出血量大输予鲜血，止血无效可考虑手术；肠穿孔治疗：加强抗感染、纠正水电解质紊乱、胃肠减压，根据具体情况选择手术。

八、预后

副伤寒的预后良好，恢复后慢性带菌者较少见。病死率低于伤寒。

九、康复及出院标准

1. 治愈：疗程结束，症状体征消失，血、尿、粪培养阴性。
2. 好转：疗程结束，症状体征改善，培养阳性。
3. 未愈：疗程结束，症状体征未改善，培养阳性。

十、预防

1. 不食用未烹制熟的毛蚶、牡蛎、蛏子等海产品。
2. 不到卫生条件差的摊点、餐馆就餐。
3. 养成良好的卫生习惯，不喝生水，饭前便后要洗手。
4. 凡有不明原因的持续发热病人，要及时到医院诊断治疗，以免延误病情。
5. 家中以及周围有伤寒病人时，要注意自我保护。对可能污染的物品可选用煮沸、消毒药水浸泡等方式消毒。
6. 应急性预防服药，可用复方新诺明2片，每天2次，服用3~5天。
7. 应急接种：对疫情爆发地区及毗临地区的重点人群进行伤寒菌苗的预防接种。

十一、中医治疗临床报道

（一）中医药治疗副伤寒

江文智运用三仁汤加减治疗副伤寒症32例，效果较满意。药用杏仁、白蔻仁、薏苡仁、滑石、半夏、厚朴、茯苓、通草、淡竹叶、甘草。早晚各1剂。以化湿清热，行气利湿。热甚则去半夏，减少药物之温性；腹胀闷，厌食加竹茹、陈皮以清热行气。

古玉兰等应用清暑利湿法治疗副伤寒46例。药用香薷、扁豆花、薄荷叶、淡竹叶、紫苏叶、桑叶、佩兰叶、石膏、滑石、茯苓、生甘草。日1剂，水煎服。随症加减：夜间热甚加生地黄、牡丹皮、元参、地骨皮；腹痛、腹胀加厚朴花、莱菔子；便秘加槟榔、大黄；恶心加竹茹；纳差加焦三仙；高热加金银花、连翘、黄芩、知母，并重用生石膏20~60g。服药后退热最快者2剂，最慢5剂，本组46例全部治愈。平均3剂。本组病例临床症状消失后大便培养均未见致病菌生长。

周人熙等应用自拟伤寒解毒饮治疗伤寒、副伤寒160例。伤寒解毒饮药物组成：黄连15g、生石膏120g、墨旱莲15g、生地榆10g、马齿苋30g、知母10g、滑石15g、薏苡仁30g、白蔻仁10g、杏仁10g、栀子10g、藿香10g。便秘加大黄、芒硝；神志不清加菖蒲。在不用任何西药的情况下，症状、体征3天内恢复者82例，2周内恢复者160例。其中4例重症在西药配合下治愈。对全部病例均要求服药2周，并在1个月后随访，未有1例复发。

董学敏等观察伤寒药茶治疗伤寒、副伤寒的临床疗效，选满足条件的伤寒、副伤寒患者739例，设治疗组617例，予伤寒药茶，每日2袋，水煎，3次热饮；对照组122例，予氨苄青霉素$3g·d$、头孢唑钠$4g·d$静脉给药；2组均治疗8天为1个疗程。结果：治疗组痊愈568例，有效25例，无效24例，总有效率为96.1%；对照组痊愈37例，有效70例，无效15例，总有效率为87.7%；2组综合疗效比较，有显著性差异（$u=10.4885$，$P=0.0000$），结果显示，伤寒药茶治疗伤寒、副伤寒疗效优于氨苄青霉素、头孢唑钠。

（二）中西医结合治疗副伤寒

王洁应用中药配方颗粒小柴胡汤加减治疗伤寒、副伤寒，58例患者随机分为中西医结合治疗组（治疗组）和西医治疗组（对照组）。治疗组30例，其中男性20例，女性10例；年龄20~53岁；血培养伤寒8例，甲型副伤寒12例，乙型副伤寒5例，阴性5例。对照组28例，其中男性17例，女性11例；年龄18~50岁；血培养伤寒5例，甲型副伤寒11例，乙型副伤寒6例，阴性6例。2组性别、年龄、血培养无显著性差异，具有可比性（$P>0.05$）。对照组予菌必治2.0g加入生理盐水100ml中静滴，每日1次，环丙沙星100ml静滴，每日2次。治疗组在对照组治疗基础上口服三九免煎中药配方颗粒小柴胡汤，基本方药物组成：柴胡、半夏各2包，黄芩、大枣各1包，人参、甘草、生姜各3包。随症加减：不渴，伴有微热者去人参，加桂枝2包；咳者可去人参、大枣、生姜，加五味子2包，干姜3包；腹胀、纳呆者加白蔻仁、厚朴各3包；便秘者合增液汤。每日1剂，分早晚2次服用。1周为1个疗程。1~3个疗程后评定疗效，治疗组30例中，痊愈28例，有效2例，痊愈率93.3%，体温降至正常时间为2~5天。对照组28例中，痊愈20例，有效8例，痊愈率71.4%，体温降至正常时间为4~16天。2组痊愈率有显著性差异（$P<0.05$）。

刘朝阳等探讨白虎汤联合抗生素对甲型副伤寒疗效的影响。方法：将120例甲型副伤寒确诊患者随机分为西药组20例，白虎汤治疗组75例和三仁汤治疗组25例。均治疗2周，达到副伤寒痊愈出院标准并随访6个月后回顾性分析。结果：白虎汤组平均热程可缩短3天，并能降低其复发率。研究显示，白虎汤联合抗生素等西药治疗甲型副伤寒和控制其复发较单纯应用西药有显著疗效。

赵波观察益原承气汤治疗甲型副伤寒的临床疗效。治疗组76例，对照组72例。治疗组：采用益原承气汤：生大黄12g（后下），芒硝10g，滑石15g（包煎），槐花10g，枳壳10g，青皮10g，陈皮10g，生薏苡仁10g，生栀子5g，生甘草8g。水煎服，日1剂，小儿用量酌减。并静滴中敏抗生素先锋V6g/日，分2次给予，小儿按100mg/（kg·日），分2次静滴，并补充足够水液能量，退热主要应用物理降温，适量应用解热镇痛药物，不用激素，热退后继服前方，但生大黄减半应用治疗5天，总疗程控制在12天左右。对照组：采用高敏抗生素氧氟沙星0.2g/次，3次/日口服，小儿按10mg/（kg·日），分2次口服，并静滴菌必治4g/日，分2次给予，小儿按80mg/（kg·日），分2次静滴，并补充足够水液能量，适量应用解热镇痛药或物理降温，不用激素，热退后继服氧氟沙星治疗1周，总疗程控制2周以上。研究结果分析，中西医结合治疗本病，不论在症状缓解、并发症发生情况、药物副反应及疾病复发率等多方面均优于西医对照组,明显减少病人痛楚,减轻病人经济负担,疗效较好,长期有效率优良。

刘丙林等应用中西医结合方法治疗甲型副伤寒58例,在应用敏感抗生素基础上辨证分型配合口服中药汤剂治疗。年龄12~53岁,入院时已发热2~14天,其中重型(高热持续T>40℃,消化道症状重,全身情况差者,或伴有中毒性肝炎、中毒性心肌炎等并发症者)11例。用头孢哌酮舒巴坦钠注射液2~3g,加入生理盐水100ml中静脉滴注,每12小时1次,和(或)左氧氟沙星注射液0.2g,静脉滴注,每12小时1次,一般症状予对症治疗。中医辨证分型加用中药汤剂口服,湿重于热型三仁汤加减,组方如下:薏苡仁10g、杏仁10g、白豆蔻6g、厚朴9g、半夏9g、滑石12g、藿香10g、佩兰10g、荷叶10g,每日1剂,水煎早晚分服。热重于湿型白虎加苍术汤加减,组方如下:石膏30g、知母9g、甘草3g、粳米15g、苍术10g,每日1剂,水煎早晚分服。邪阻肠道,传导失司型大柴胡汤加减,组方如下:大黄12g、柴胡10g、黄芩10g、枳实6g、芍药12g、姜半夏12g、生姜5片、大枣6枚,每日1剂,水煎早晚分服。2组均以2周为1个疗程。效果良好。

刘鹏程应用中西医结合方法治疗伤寒、副伤寒,在抗感染基础上加用中药升降散加减辨证施治,基本组方:僵蚕10g、蝉蜕10g、姜黄9g、大黄6g;兼外感症状加桑叶10g、菊花6g、连翘20g、芦根15g、桔梗6g、牛蒡子15g、生地黄15g、白茅根30g;兼中焦湿阻、气营两燔加厚朴10g、茯苓15g、黄连10g、半夏10g、杏仁10g、薏苡仁30g、炒栀子10g、芦根20g、生地黄10g、牡丹皮10g。恢复期症状缓解后,用健脾养阴药善后治疗。效果良好。

参考文献

[1]江文智.三仁汤加减治疗螺旋杆菌性副伤寒32例.实用中医内科杂志,2006,20(4):425~425

[2]古玉兰,张跃.清暑利湿法治疗副伤寒46例.山西中医,1996,12(1):21

[3]周人熙,宋大昭,魏丽芸.伤寒解毒饮治疗伤寒、副伤寒160例.中国中医急症,1996,5(2):80

[4]董学敏,李培谦,畅翠云,等.伤寒药茶治疗伤寒副伤寒617例临床观察.山西中医,2007,23(2):9~11

[5]王洁.中药配方颗粒小柴胡汤加减治疗伤寒、副伤寒30例.浙江中医杂志,2009,44(3):197

[6]刘朝阳,王书涛.白虎汤在治疗甲型副伤寒中的应用.实用中医内科杂志,2009,23(5):82

[7]赵波.益原承气汤治疗甲型副伤寒76例.江西中医药,2006,37(10):30

[8]刘丙林,黄星.中西医结合治疗甲型副伤寒58例疗效分析.光明中医,2010,25(6):1058~1059

[9]刘鹏程.中西医结合治疗伤寒副伤寒60例报告.浙江临床医学,2007,9(4):524

感染性腹泻

感染性腹泻广义系指各种病原体肠道感染引起的腹泻。《中华人民共和国传染病防治法》中规定的丙类传染病仅指除霍乱、痢疾、伤寒、副伤寒以外的感染性腹泻。

一、病原学

主要包括细菌、病毒、原虫等病原体引起的肠道感染，较常见的如沙门菌肠炎、肠致泻性大肠杆菌肠炎、致泻性弧菌肠炎、空肠弯曲菌肠炎、小肠结肠炎、耶尔森菌肠炎、轮状病毒肠炎、蓝氏贾第鞭毛虫肠炎等。

二、流行病学

（一）传染源

病人为传染源。

（二）传播途径

主要是通过粪—口方式传播，由于传播因素的复杂性导致传播途径的多样化，但仍是由水、食物、生活接触及苍蝇等传播为主。包括：苍蝇、蟑螂等虫媒传播；空肠弯曲杆菌肠炎可通过母亲在分娩和产后将细菌传给新生儿；通过与患者密切接触传播；通过污染的水源传播；通过污染的食物传播。

（三）易感人群

人群普遍易感，婴幼儿和青壮年发病较多。

（四）潜伏期和传染期

潜伏期短，起病较急。

三、发病机制

（一）西医发病机制

1. 细菌肠毒素的作用

感染性腹泻病的致病菌粘附于肠道上皮细胞表面刷状缘的特殊受体上，使细菌在上皮细胞外繁殖，释放出毒素作用于上皮细胞而致腹泻，根据肠毒素的作用机理，可分为：①细胞激活性肠毒素：由部分 ETEC、沙门氏菌及亲水气单细胞菌产生者为不耐热肠毒素（LT），经 60℃ 10 分钟处理即可破坏，其分子量大，主要经受体激活肠上皮细胞内的腺苷酸环化酸酶系统,使细胞内环磷酸腺苷(cAMP)增加,聚积在小肠黏膜上皮细胞内,致使隐窝细胞对水、氯和碳酸氢盐分泌增强,同时又抑制绒毛上皮细胞对钠及氯的吸收。还可通过神经反射增加小肠细胞释放五羟色胺而增加肠液分泌。另外一部分 ETEC 产生耐热肠毒素(ST),以 100℃30 分钟处理仍保留毒性,其分子量小,ST 与小肠上皮细胞受体结合,激活鸟苷环化酶系统,使该酶活性增强,从而使环磷酸鸟苷(CGMP)含量不断增加,导致小肠黏膜上皮细胞水与电解质分泌增加,对氯离子吸收减少。有些 ETEC 同时产生 LT 及 ST,产生一种还是两种肠毒素主要取决于它们所携带的质粒,能够产生两种肠毒素的 ETEC 菌株比只能产生一种肠毒素的菌株毒力大,导致腹泻的病情较重,病程也较长。②细胞毒性肠毒素:可使肠上皮细胞变性,坏死,产生溃疡和脓血便。

2. 病原体侵袭肠黏膜

空肠弯曲菌、鼠伤寒沙门氏菌引起炎性病变,水肿、炎性细胞浸润、溃疡和渗出,主要病变累及结肠;空肠弯曲菌肠炎主要病变在空肠和回肠,亦可累及结肠;鼠伤寒沙门氏菌引起小肠结肠炎,其病变主要在回肠和结肠,亦可波及整个胃肠道。

(二)中医病因病机

1. 感受外邪:在外邪致泻中,以湿邪致泻多见,风、寒、暑热之邪亦多夹湿邪而为病。如寒湿内侵,困遏脾运,清浊不分而致泻,如兼夹风、寒,又可有外感表证,夏秋暑湿当令,湿热伤中,脾胃受病,邪热下迫大肠,可致泄泻。《杂病源流犀烛·泄泻源流》说:"湿盛则飧泄,乃独由于湿耳?不知风寒热虚,虽皆能为病,苟脾强无湿,四者均不得而干之,何自成泄?是泄虽有风寒热虚之不同,而未有不源于湿者也。"

2. 饮食所伤:饮食过量、宿食内停、过食肥甘、呆胃滞脾、多食生冷、误食不洁之物或饮酒过度,致脾胃失运、水谷不化、水反为湿、谷反为滞、精华之气不能输化,升降失调而为泄泻。

3. 情志失调:脾胃素虚,又因忧郁思虑、情绪激动,以致肝气郁逆,乘脾犯胃,脾胃运化受制而发生泄泻,是肝脾二脏之病,为肝木克土、脾气受伤之故。

4. 脾胃虚弱:脾虚则运化不及,胃虚则少纳不化,水谷不能受纳,精微不能运化,水谷停滞,清浊不分,混杂而下遂成泄泻。

5. 脾肾阳虚:年老体衰,阳气不足,素体阳虚,失于温煦,泄泻日久,脾阳不振,日久脾病及肾,命门火衰,肾阳虚不能助脾胃运化水湿,腐熟水谷,清浊不分而为泄泻。

总之,中医认为泄泻主要由脾胃运化不调、小肠受盛和大肠传导失常所致,但脾病湿盛可困遏脾运,脾虚又易生湿,为湿盛脾虚互为因果,暴泻属实,若迁延日久,每可从实转虚,久泻多虚,若久泻又受湿食所伤,亦可引起急性发病,表现为虚中夹实。

四、病理改变

集中于小肠绒毛,潜伏期和疾病早期绒毛中病毒最多,病理损害最明显,感染 12 小时小肠广泛瘀血,绒毛肿胀,固有层嗜酸细胞浸润,柱状上皮细胞正常。18 小时后许多绒毛变短，肿胀，伴有细胞浸润，绒毛上皮呈明显锯齿形，有些绒毛上皮细胞消失或平坦。即小肠绒毛主要形态学改变表现为绒毛变短、数量减少、排列不整齐和不规则。感染病毒的细胞向绒毛顶部移行，其原部位的细胞被从隐窝处移行而来的立方形细胞所取代，两者移行的时间相等，约为15小时（正常时需2~3天），由于茎部细胞向绒毛移行速度加快，致使尚未发育成熟的细胞移至绒毛顶部补充，故其吸收功能与双糖酶活力降低，导致渗透性腹泻。小肠绒毛的病理改变一般呈小片状且均为可逆性，一般发病8~10天即可完全恢复。

五、临床表现

（一）症状和体征

腹泻，大便每日≥3次，粪便的性状异常，可为稀便、水样便，亦可为黏液便、脓血便，可伴有恶心、呕吐、食欲不振、发热及全身不适等，病情严重者，大量丢失水分引起脱水、电解质紊乱甚至休克。

（二）并发症

1. 尿毒综合征：由出血性大肠杆菌O_{157}引起的最多，还有O_{26}、O_{111}等菌型也可发生，患者以儿童和老年人多见。此症多见于血水样便或黏液血便患者，并发生在病程的中后期，或突然出现少尿或无尿时。病人呕吐物可有血性液体，或出现黑便，尿中有蛋白或发生血尿，皮肤可见出血性瘀斑，尤其在曾做注射和体位受压部位。B超检查可见肾脏肿大，回声增强。

2. 格林—巴利综合征：在腹泻症状好转后出现四肢软瘫，并逐渐加重，以致不能行走。严重者可出现饮水呛咳、咽喉麻痹及呼吸肌麻痹等。

3. 其他重症：心肌炎、败血症、脑炎、脑膜脑炎、肝炎、关节炎、血小板减少性紫癜、肺炎、胸腔积液等。

六、诊断标准

（一）诊断依据

1. 大便稀薄或如水样，次数增多，可伴腹胀、腹痛等症。
2. 急性暴泻起病突然，病程短，可伴恶寒、发热等症。
3. 慢性久泻起病缓慢，病程较长，反复发作，时轻时重。
4. 饮食不当，受寒凉或情绪变化可诱发。
5. 大便常规可见少许红细胞，大便培养致病菌阳性或阴性。
6. 必要时作X线钡灌肠或纤维肠镜检查。

（二）辅助检查

常规化验，特别是粪便检验可获得依据，如诊断不清楚，可作X线钡灌肠或钡餐检查和直肠镜、结肠镜，必要时作活检，如仍不能诊断，可根据不同情况作超声、CT检查，对怀疑吸收功能不良可能时，作D木糖吸收试验。

(三) 中医辨证

腹泻的中医辨证要区别泄泻的虚实寒热，发病急，病程短，泄泻而腹痛，多属实证；发病缓，病程长，腹痛不甚，虚证偏多；实证常有小便不利；虚证粪便清稀如水；腹痛喜温的多寒；粪便黄褐而臭，肛门灼热者多热；久泻不愈，倦怠乏力，每因饮食不当，劳倦而复发者，脾虚为主；泄泻反复与精神情绪有关者为肝脾同病；五更泄泻，完谷不化，腰酸畏寒，多为命火不足、脾肾同病。

1. 急性泄泻

(1) 寒湿伤脾

主症：泄泻清稀，肠鸣腹痛，脘闷少食，或伴发热恶寒，头痛身痛，身体困倦，小便短少，舌苔白腻，脉濡，此属寒湿困脾，脾失健运，气机受阻。

(2) 湿热蕴脾

主症：腹痛泄泻，大便急迫如水注，大便臭秽，肛门灼热，烦热口渴，小便短赤，舌红苔黄腻，脉滑数，此属湿热内盛，下迫大肠。

(3) 食滞胃肠

主症：泻下臭秽黏腻，夹杂不消化食物残渣，腹痛拒按，泻后痛减，嗳腐吞酸，不思饮食，苔厚腻，脉滑数，此属食积滞中，传化失常，升降失调。

2. 慢性泄泻

(1) 脾虚湿盛

主症：大便溏薄，每因饮食不慎而发作，身重体倦，腹胀肠鸣，纳呆食少，舌淡苔白腻，脉沉，此属脾虚湿阻，运化无权。

(2) 肝脾失调

主症：情志抑郁寡欢，胸胁满闷，腹痛即泻，肠鸣矢气，嗳气叹息，纳差，舌淡苔薄白，脉弦，此属肝气失于条达，郁而乘脾，脾失健运。

(3) 脾肾阳虚

主症：泄泻日久不愈，大便清稀，或完谷不化，黎明即泻，腹隐痛怕凉，肠鸣，畏寒肢冷，腰膝酸困，舌淡胖苔白，脉沉细，此属脾肾俱虚，火不暖土。

七、临床处理及治疗

感染性腹泻治疗的总原则是：预防脱水，纠正水、电解质紊乱，继续进食，合理用药。

(一) 病因治疗

肠道感染引起的腹泻，必须抗感染治疗；对乳糖不耐受者和麦胶性乳糜泻，要在饮食中分别剔除乳糖或麦胶类成分；对高渗性腹泻，要停食或停用能引起高渗的食物或药物；对分泌性腹泻除消除病因外，要积极补充盐类和葡萄糖液；由于胆盐重吸收障碍引起的结肠腹泻,可用消胆胺吸附胆汁酸而止泻;对胆汁酸缺乏引起的脂肪泻,可用中链脂肪代替日常食用的长链脂肪。

(二) 对症治疗

常用止泻药有活性炭、鞣酸蛋白、氢氧化铝凝胶、次碳酸铋,日服3~4次。复方樟脑酊(2~5ml),或可待因(0.03g),每日2~3次。久用有成瘾性,只可短期应用。易蒙停(盐酸洛哌丁胺)为丁酰胺衍生物,为肠壁阿片受体激动剂,可阻止乙酰胆碱和前列腺素的释放,从而抑制肠蠕动,延长肠内容物滞留时间,增强肛门括约肌张力,初服4mg,以后每腹泻1次再服2mg,至腹泻停止,每日大便1~2次,但日用量不宜超过8mg。

(三) 中医治疗

1. 辨证论治

(1) 急性泄泻

①寒湿伤脾

治法:温化寒湿,佐以淡渗

方药:藿香正气散合胃苓汤加减,藿香、紫苏叶、白芷、苍术、白术、厚朴、陈皮、桂枝、茯苓、猪苓、泽泻。有发热恶寒等表证加荆芥、防风疏散风寒;便如水泻,小便不利,加车前子、薏苡仁以分利小便。

②湿热蕴脾

治法:清热利湿

方药:葛根芩连汤合白头翁汤加减,葛根、黄芩、黄连、茯苓、滑石、炙甘草、白头翁、金银花。恶心、呕吐加枳壳、竹茹;腹胀、腹痛加木香、白芍;夏月伤于暑湿,加香薷、佩兰、白扁豆、荷叶。

③食滞胃肠

治法:消食导滞,调和脾胃

方药:保和丸加减,神曲、山楂、麦芽、鸡内金、炒莱菔子、枳实、半夏曲、连翘、陈皮。脘腹胀加木香、厚朴;大便不爽加槟榔;食积化热加黄连。

(2) 慢性泄泻

①脾虚湿盛

治法:健脾运中,化湿止泻

方药:参苓白术散加减,党参、苍术、白术、茯苓、山药、白扁豆、莲子、炮姜、藿香、炙甘草。

②肝脾失调

治法:抑肝扶脾

方药:痛泻要方加味,陈皮、白芍、白术、防风、枳壳、乌药、薏苡仁、白扁豆、炙甘草。脾虚较甚加党参、茯苓、山药;舌苔黄、口干加黄连;胸胁胀满加柴胡、青皮、香附。

③脾肾阳虚

治法：温补脾肾

方药：四神丸合附子理中汤加减，补骨脂、吴茱萸、五味子、肉豆蔻、茯苓、白术、干姜、制附片。久泻不止、滑脱不禁加乌梅等酸收之品，或加赤石脂、诃子肉、禹余粮等固涩药，以涩肠止泻；若虽有五更泻，但用温脾肾法效不明显，而有心烦嘈杂、寒热错杂症状者，宜温清并用，用乌梅丸加减，药用乌梅、川椒、干姜、附子、黄芩、黄连。

2. 单方验方

(1) 罂粟壳（蜜炙）、厚朴（姜制）各120g，研粉，3~5g/次，米汤送服，可治久泻不止。

(2) 车前子炒研末，6g/次，开水泡服，可治暴泻。

(3) 大蒜，捣烂服汁，可治虚寒泄泻。

3. 针灸疗法

(1) 体针疗法：刺足三里、三阴交、上脘、中脘、下脘、关元、气海等穴。

(2) 艾灸疗法：隔姜、隔盐等温灸神阙、中极、关元等穴，适用于虚寒证。

(3) 耳针疗法：取大肠、小肠、脾、胃、交感、肝、肾，1次/日，3~4穴/次，也可配合贴敷王不留行籽。

(4) 拔罐疗法：取神阙、气海、天枢、大肠俞等穴，适用于虚寒证。

4. 按摩疗法：取中脘、气海、天枢、脾俞、肾俞、长强、足三里等穴，用推、揉、按、拿手法。

八、预后

及时合理治疗之后，预后较好，中、重型或治疗不及时，预后较差。

九、康复及出院标准

1. 治愈：大便正常，其他症状消失，临床检验正常。
2. 好转：大便次数明显减少，其他症状改善。
3. 未愈：症状未见改善。

十、预防

（一）切断传播途径

1. 重视环境卫生：做好"三管一灭"：管理水源、管理粪便、管理饮食和消灭苍蝇。
2. 重视饮食卫生：饭前便后洗手，提倡喝开水和使用清洁水，提高婴儿母乳喂养率。

（二）控制传染源

1. 建立专病防治门诊：各级医院和乡卫生院都应在感染性腹泻流行季节（全年）设立感染性腹泻门诊。

2. 开展疫情监测：①人群监测：主动对部分人群抽样检查或普查；②环境监测：对有关环境，尤其是水体、水产品等进行病原体监测。

3. 建立健全疾病监测系统和报告制度。对传染源采取的具体措施，要求做到"五早一就"，即早发现、早诊断、早报告、早隔离、早治疗和就地卫生处理。

（三）保护易感人群

1. 疫苗预防。
2. 药物预防。

（四）其他防制措施

开展广泛的卫生宣传教育，推广卫生防病知识，动员全社会参与预防工作，提高个体自我保护能力。

十一、中医临床报道

（一）中医药治疗感染性腹泻

周大勇观察立停汤治疗急性感染性腹泻（湿热蕴结肠腑证）的临床疗效。方法：将60例急性感染性腹泻患者随机分为2组，治疗组30例给予立停汤（药物组成：白头翁、黄连、秦皮、葛根、连翘、金银花各20g，延胡索、木香、荆芥、地榆各10g），采用免煎中药颗粒剂，每日2剂，每剂以沸水150ml冲服，停用其他中西药；对照组30例给予抗感染、止泻等西医常规治疗；疗程均为3日。结果：治疗组总有效率明显高于对照组，其主要症状积分值的改善亦明显优于对照组。研究结果显示，立停汤对急性感染性腹泻属湿热蕴结肠腑证者疗效确切。

邱爱珠等观察葛根芩连汤治疗感染性腹泻的临床疗效，结合中西医理论及临床证据论证葛根芩连汤证（即伤寒论第34条）所指为感染性腹泻病治。方法：共收集确诊感染性腹泻患者（湿热型）129例，用葛根芩连汤连续治疗3日，进行疗效评价。同时检索维普、万方、中文期刊、PubMed等数据库获取相关研究报道。结果：病例取得良好疗效，痊愈71例，显效36例，有效20例，无效2例，总有效率达到98.45%。其中致泻性大肠杆菌性肠炎治疗后痊愈45例，显效7例，有效11例，无效0例，总有效率为100%；轮状病毒性肠炎治疗后痊愈26例，显效29例，有效9例，无效2例，总有效率为96.97%。总体大便常规转正常者118例，占91.47%。治疗前后WBC、中性粒细胞和淋巴细胞数存在显著性差异（$P<0.05$）。在数据库中获取相关文献189篇。通过分析认为，葛根芩连汤对感染性腹泻疗效显著，结合中西医理论、葛根芩连汤方药的现代研究结果及临床应用疗效报道等证据，认为葛根芩连汤证所指为感染性腹泻病治。

严纯等探索治疗感染性腹泻的毒副作用小，安全有效的中药组方。方法：对确诊为感染性腹泻的病人予口服芩葛胶囊治疗，并设立对照组，对其疗效进行观察。结果：治疗组76例，经治疗后临床治愈58例，显效11例，有效6例，无效1例，总有效率98.7%。对照组62例，临床治愈48例，显效6例，有效5例，无效3例，总有效率

95.2%。2组疗效差异无统计学意义（$P>0.05$）。结论：芩葛胶囊是治疗感染性腹泻的毒副作用少、安全有效的纯中药制剂。

　　李为等观察九香止泻肠溶片治疗湿热型急性感染性腹泻的临床疗效。方法：将60例湿热型急性感染性腹泻患者随机分为治疗组和对照组各30例，治疗组服用九香止泻肠溶片，对照组服用肠康片，3日为1个疗程，观察1个疗程。结果：对急性感染性腹泻疗效，治疗组总显效率为83.3%，总有效率为93.3%，对照组分别为60.0%、86.7%；对湿热证候疗效观察，治疗组总显效率为83.3%，总有效率为96.7%，对照组分别为56.7%、86.7%。治疗组与对照组比较，止泻、止痛起效时间治疗组优于对照组，差异均有统计学意义（$P<0.05$）。结论：九香止泻肠溶片对湿热型急性感染性腹泻具有较好临床疗效。

　　刘珺等观察连术颗粒治疗急性感染性腹泻的临床疗效和安全性。方法：采用多中心随机双盲对照试验。临床病例分为2组，连术组216例，口服连术颗粒制剂5g，每日2次；对照组78例，口服黄连素片，0.2g，每日3次。疗程3日。结果：连术颗粒治疗急性腹泻有效率为97.22%（210/216），对照药黄连素片为87.18%（68/78）。两药疗效间差异有统计学意义（$P<0.01$）；试验组中医症状积分疗效优于对照组（$P<0.01$）；试验组患者大便白细胞镜检转阴方面优于对照组（$P<0.01$）。结论：连术颗粒是治疗急性腹泻的安全有效的中药制剂。

　　陈建平等观察止泻颗粒剂治疗小儿轮状病毒肠炎的临床疗效。方法：随机分2组。本组用止泻颗粒剂，药物组成：黄芩、苍术、白术、桔梗、煨葛根、茯苓、淮山药、白扁豆、炙鸡内金、陈皮、车前子。按照《中华人民共和国药典一部》（1995年版）中颗粒剂要求制成颗粒剂，每袋含生药3g。用法：<6个月服2g，6个月~<1岁服2.5g，1~3岁服3g，轻型腹泻每日4次，重型腹泻每日6次。对照组按说明书口服思密达。2组治疗期间，不使用其他抗病毒、抗感染及止泻药物，但必要时，对高热患儿临时使用解热剂，对脱水患儿给予口服补液或静脉补液等。治疗3日为1个疗程。疗效标准：参照1986年全国感染性腹泻会议制定标准，以及1993年卫生部制订发布的《中药新药临床研究指导原则》中的疗效判定标准。治愈：治疗3日，大便次数及性状完全恢复正常，全身症状消失，实验室异常指标恢复正常。显效：大便次数明显减少（减少至治疗前的1/3或以下），性状好转，全身症状明显减轻，实验室异常指标明显改善。有效：大便次数减少至治疗前的1/2，性状好转，全身症状减轻，实验室异常指标有所改善。无效：大便次数及性状未改善或症状加重。结果：本组126例，痊愈92例，显效14例，有效11例，无效9例，总有效率92.9%；对照组80例，痊愈26例，显效12例，有效14例，无效28例，总有效率65%。本组总有效率优于对照组（$P<0.05$）。结论：止泻颗粒剂具有清热化湿、健脾止泻之功，治疗本病，疗效显著。

（二）中西医结合治疗感染性腹泻

　　徐海荣等应用枫蓼肠胃康胶囊合香连片治疗感染性腹泻，方法如下：对照组：予低脂流食或半流食、口服抗生素、补液盐等基础治疗。脱水严重者静脉滴注补液，伴有腹痛、高热者给予解痉、退热处理。治疗组：除予基础治疗外，加用枫蓼肠胃康胶囊

(海口奇力制药有限公司生产，国药准字 Z10910055，每粒 0.37g）2 粒，香连片（湖北香连药业有限责任公司生产，国药准字 Z10900035）5 片。均每日 3 次，口服。结果：治疗组总有效率为 91.25%，明显优于对照组 82.50% 的总有效率（$P<0.05$）；治疗第 2、3 天，治疗组的恢复比例分别为 27.50%、36.25%，明显高于对照组的 20.00%、25.00%，2 组比较差异有统计学意义（$P<0.05$）。研究显示，枫蓼肠胃康胶囊与香连片联合治疗感染性腹泻有较好的临床疗效。

黄春林教授在临床治疗本病中，常用连翘、秦皮、藿香、佛手、丁香、益智仁、香附、吴茱萸、荜茇、高良姜、花椒、前胡、薏苡仁、藁苯、蒺藜、白芷、茯苓等对肠道有抑制作用的药物，在病因治疗的同时选加这些肠道动力抑制药，其效果更好。黄连、山栀子、木香、砂仁、延胡索、苍术、白术、法半夏等对胃肠道平滑肌虽有双向或多向调节作用，但其对乙酰胆碱、二氯化钡引起的肠肌痉挛有抑制作用，因此可用于胃肠绞痛病的治疗。腹泻之时，往往会胃纳不佳，此时可选加胃动力促进药如木香、砂仁等，以及助消化药如谷芽、麦芽、神曲、山楂、布渣叶等，用来恢复食欲。

周家滨应用中西医结合方法治疗感染性腹泻，疗效满意。方法如下：选择近 2 年临床表现属非侵袭性腹泻或侵袭性腹泻患者各 76 例，并随机分为甲、乙 2 组。甲组 92 例，男 50 例，女 42 例；年龄 20～65 岁，平均 45.2 岁；临床属非侵袭性腹泻 46 例，侵袭性腹泻 46 例。乙组 60 例，男 33 例，女 27 例；年龄 21～63 岁，平均 44.5 岁；临床属非侵袭性腹泻 30 例，侵袭性腹泻 30 例。病程均为 0.5～7 日。患者粪便培养均为阴性。治疗方法：非侵袭性腹泻以补液为主，病因治疗为辅，并注意纠正脱水和酸中毒；侵袭性腹泻除补液外，要积极进行病因治疗。甲组中辨证属寒湿型者同时加服藿香正气软胶囊 2 粒，2 次/日；属湿热型者加服葛根芩连丸或香连丸 6g，2 次/日。乙组不用中药。2 组疗程均为 3～5 日。

李文英等观察参芪扶正注射液治疗婴幼儿轮状病毒感染性腹泻的临床疗效及安全性。方法：采用随机分组对照实验，将入院的 126 例婴幼儿患者随机分为 2 组：治疗组 62 例，对照组 64 例。对照组于常规补液对症治疗基础上加用思密达口服。治疗组于常规补液对症治疗基础上加用参芪扶正注射液滴注，观察 2 组用药后的大便性状，脱水情况，轮状病毒检查等指标变化。结果：治疗组总有效率为 100.0%；治疗 3 天、5 天后的轮状病毒抗原（RV-Ag）转阴率分别为：74.2%、100%。对照组总有效率为 82.8%，治疗 3 天、5 天后的 RV-Ag 转阴率分别为 32.8%、82.8%。治疗组疗效明显优于对照组（P 均 <0.05）。实验室检查指标和临床症状、体征的改善时间，治疗组也明显优于对照组（P 均 <0.05），且未见任何不良反应。结论：参芪扶正注射液治疗婴幼儿轮状病毒感染性腹泻的疗效显著，无不良反应。其作用机理可能与通过改善机体免疫功能，增加血容量有关。

（三）中药灌肠治疗小儿感染性腹泻

耿少怡等对感染性腹泻的住院患儿 328 例，随机分成 2 组。治疗组：黄连煎剂灌肠加氨苄青霉素或先锋必静滴；对照组：氨苄青霉素或先锋必静滴。每组病例各 164 例。黄连煎剂制备：将黄连 10g，秦皮 10g，马齿苋 30g，水煎浓缩至 200ml，放瓶中备用。

治疗方法：将黄连煎剂按 3ml/kg 保留灌肠。灌肠前排尿、排便，取 50ml 注射器，接上导尿管，吸入药液，插入患儿肛内 10~15cm，将药液缓缓注入，药液保留应在 30min 以上，每日 2 次。通过临床疗效观察，治疗组可在短期内使感染性腹泻患儿临床症状得到控制，临床症状消退的天数平均为 1.95 日，比对照组 2.48 日短。从三天治愈率的统计分析可以看出，治疗组和对照组三天治愈率有明显差异，黄连煎剂灌肠可以提高感染性腹泻患儿的三天治愈率。

刘丽平将 86 例门诊患者，随机分为治疗组 46 例与对照组 40 例。2 组均予以口服抗生素及思密达常规治疗，3 天为 1 个疗程。治疗组同时予中药灌肠：葛根、黄芩、黄连、滑石、地榆、赤石脂、苍术各 6g，水煎取汁 100ml，药温约 37℃，患儿取侧卧位，用肛管插入肛门 10cm，滴注时间 >30min，每日 1 次。结果治疗组疗效明显优于对照组（$P<0.05$）。

陈英芳等观察复方三黄煎剂灌肠治疗小儿细菌感染性腹泻的疗效。方法：采用随机法将 110 例患儿分为 2 组，治疗组 60 例采用复方三黄煎剂灌肠治疗；对照组 50 例采用口服头孢羟氨苄颗粒治疗。结果：治疗组总有效率 88.3%，对照组总有效率 90.0%，2 组总有效率经统计学处理，无显著差异（$P>0.05$）。结论：复方三黄煎剂灌肠治疗小儿细菌感染性腹泻的疗效肯定，可作为抗菌素替代药物。

参考文献

[1] 周大勇. 立停汤治疗急性感染性腹泻湿热蕴结肠腑证临床研究. 中国中医急症, 2010, 19(11): 1853

[2] 邱爱珠, 陈宝田. 葛根芩连汤证为感染性腹泻病治的论证研究. 热带医学杂志, 2010, 10(6): 640~642

[3] 严纯, 向远彩. 芩葛胶囊治疗感染性腹泻 76 例疗效观察. 内蒙古中医药, 2009, 28(9): 36~37

[4] 李为, 滕久祥, 彭芝配, 等. 九香止泻肠溶片治疗湿热型急性感染性腹泻临床研究. 湖南中医药大学学报, 2008, 28(2): 48~50

[5] 刘珺, 徐选福, 郭传勇, 等. 连术颗粒治疗急性感染性腹泻 216 例. 同济大学学报·医学版, 2008, 29(4): 84~86

[6] 陈建平, 贺海燕, 朱晓东, 等. 止泻颗粒治疗小儿轮状病毒肠炎 126 例. 中国中西医结合消化杂志, 2002, 10(2): 112~113

[7] 徐海荣, 赵兰才, 刘军民, 等. 枫蓼肠胃康胶囊合香连片治疗感染性腹泻临床观察. 北京中医药, 2010, 29(3): 207~208

[8] 滕春霞, 徐大基. 黄春林教授治疗感染性腹泻之经验. 中医药研究, 2001, 17(6): 31~32

[9] 周家滨. 中西医结合治疗感染性腹泻 92 例疗效观察. 现代中西医结合杂志, 2003, 12(4): 367~368

[10] 李文英, 傅万海, 梅清华. 参芪扶正注射液治疗婴幼儿轮状病毒感染性腹泻附: 126 例病例报告. 成都中医药大学学报, 2004, 27(4): 18~19

[11] 耿少怡, 史瑞芳. 黄连煎剂灌肠治疗小儿感染性腹泻 328 例. 中医外治杂志, 1999, 8(2): 18~19

[12] 刘丽平. 中药直肠滴入治疗小儿感染性腹泻 46 例. 中国中医急症, 2009, 18(4): 625~626

[13] 陈英芳, 耿少怡, 张洁, 等. 复方三黄煎剂灌肠治疗小儿细菌感染性腹泻 60 例. 四川中医, 2005, 23(8): 89~90

钩端螺旋体病

钩端螺旋体病简称钩体病,是由致病性钩端螺旋体引起的动物源性传染病。临床特点为起病急剧、高热、全身酸痛、眼结膜充血、腓肠肌疼痛、腹股沟淋巴结肿大等。病情轻重不一,轻者似感冒,重者可出现肺大出血、抽搐、昏迷、全身出血倾向、黄疸,以及肝、肾功能不全等。

一、病原学

钩体呈细长丝状,圆柱形,螺旋盘绕细致,有12~18个螺旋,规则而紧密,状如未拉开弹簧表带样。钩体的一端或两端弯曲成钩状,使菌体呈C或S字形。菌体长度不等,一般为4~20μm,平均6~10μm,直径平均为0.1~0.2μm。钩体运动活泼,沿长轴旋转运动,菌体中央部分较僵直,两端柔软,有较强的穿透力。

钩体革兰染色阴性。在暗视野显微镜下较易见到发亮的活动螺旋体。电镜下观察到的钩体结构主要为外膜、鞭毛(又称轴丝)和柱形的原生质体(柱形菌体)三部分。钩体是需氧菌,营养要求不高,在常用的柯氏培养基中生长良好。孵育温度25~30℃。钩体对干燥非常敏感,在干燥环境下数分钟即可死亡,极易被稀盐酸、70%酒精、漂白粉、来苏儿、石炭酸、肥皂水和0.5%升汞灭活。钩体对理化因素的抵抗力较弱,如紫外线、温度50~55℃,30min均可被杀灭。

二、流行病学

(一)传染源

鼠类及猪是主要的传染源。

(二)传播途径

鼠类及猪是主要传染途径。

(三)易感人群

主要侵犯10~39岁的青少年和壮年。男性占80%左右。

(四)潜伏期和传染期

潜伏期2~20天,一般7~12天。

三、发病机制

西医发病机制

1. 入侵途径、体内繁殖及全身感染中毒症状

钩体自皮肤破损处或各种黏膜如口腔、鼻、肠道、眼结膜等侵入人体内，经淋巴管或小血管至血循环和全身各脏器（包括脑脊液和眼部），迅速繁殖引起菌血症。

2. 内脏器官损害

各脏器损害的严重度因钩体菌型、毒力及人体的反应不同，钩体病的表现复杂多样，病变程度不一，临床由于某个脏器病变突出，而出现不同的临床类型，如肺弥漫性出血型、黄疸出血型、肾功能衰竭型和脑膜脑炎型等。

3. 中后期非特异性和特异性反应

人体对钩体的入侵首先表现为血液中的中性粒细胞增多，但无明显的白细胞浸润，也不化脓，仅出现轻微的炎症反应。网状内皮细胞增生明显，有明显的吞噬能力。出现腹股沟及其他表浅淋巴结肿大。

四、病理改变

（一）肺脏

肺部的主要病变为出血，以弥漫性出血最为显著。肺弥漫性出血的原发部位是毛细血管，开始呈少量点状出血，后逐渐扩大，融合成片或成团块。组织学检查可见到肺组织毛细血管完整，但极度充血、瘀血以致溢血。支气管腔和肺泡充满红细胞，部分肺泡内含有气体，偶见少量浆液渗出。

（二）肾脏

钩体病的肾脏病变主要是肾小管上皮细胞变性、坏死。部分肾小管基底膜破裂，肾小管管腔扩大、管腔内可充满血细胞或透明管型，可使管腔阻塞。肾间质呈现水肿，有大单核细胞、淋巴细胞及少数嗜酸性和中性粒细胞浸润。

（三）肝脏

肝组织损伤轻重不一，病程越长，损害越大。病变轻者外观无明显异常，显微镜下可见轻度间质水肿和血管充血，以及散在的灶性坏死。严重病例出现黄疸、出血，甚至肝功能衰竭。镜下可见肝细胞退行性变、脂肪变、坏死，严重的肝细胞排列紊乱；电镜下可见肝窦或微细胆小管的微绒毛肿胀，管腔闭塞。肝细胞线粒体肿胀，嵴突消失。肝细胞呈分离现象，在分离的间隔中可找到钩体。

（四）心脏

心肌损害常常是钩体病的重要病变。心包有少数出血点、灶性坏死。间质炎症和水

肿。心肌纤维普遍浊肿，部分病例有局灶性心肌坏死及肌纤维溶介。电镜下心肌线粒体肿胀、变空、嵴突消失，肌丝纤维模糊、断裂、润盘消失。心血管的损伤主要表明为全身毛细血管的损伤。

（五）其他器官

脑膜及脑实质可出现血管损害和炎性浸润。硬膜下或蛛网膜下常可见到出血，脑动脉炎、脑梗塞及脑萎缩。电镜下脑及脊髓的白质可见淋巴细胞浸润。

肾上腺病变除出血外，多数病例有皮质类脂质减少或消失。皮质、髓质有灶性或弥散性炎性浸润。

骨骼肌特别是腓肠肌肿胀，横纹消失、出血，并有肌浆空泡、融合，致肌浆仅残留细微粒或肌浆及肌原纤维消失，而仅存肌膜轮廓的溶介性坏死改变。在肌肉间质中可见到出血及钩体。电镜下肌微丝结构清晰、线粒体肿胀。

五、临床表现

（一）症状和体征

1. 早期（钩体血症期）

多在起病后3天内，本期突出的表现：

（1）发热，多数病人起病急骤，伴畏寒及寒战。体温短期内可高达39℃。常见弛张热，有时也可为稽留热，少数间歇热。

（2）头痛较为突出，全身肌痛，尤以腓肠肌或颈肌、腰背肌、大腿肌及胸腹肌等部位常见。

（3）全身乏力，特别是腿软较明显，有时行走困难，不能下床活动。

（4）眼结膜充血，其特点，一是无分泌物，疼痛或畏光感；二是充血持续，在退热后仍持续存在。

（5）腓肠肌压痛，多为双侧，偶也可单侧，程度不一。轻者仅感小腿胀，压之轻度痛，重者小腿痛剧烈，不能走路，拒按。

（6）全身表浅淋巴结肿大，发病早期即可出现，多见于腹股沟、腋窝淋巴结。多为黄豆或蚕豆大小，压痛，但无充血发炎，亦不化脓。

2. 中期（器官损伤期）

约在起病后3~14日，此期患者经过了早期的感染、中毒败血症之后，出现器官损伤表现，如咯血、肺弥漫性出血、黄疸、皮肤黏膜广泛出血、蛋白尿、血尿、管型尿和肾功能不全、脑膜脑炎等。

（1）流感伤寒型：多数患者以全身症状为特征。起病急骤，发冷，发热（38~39℃），头痛，眼结膜充血，全身肌痛尤以腓肠肌为显著，并有鼻塞、咽痛、咳嗽等。临床表现类似流行性感冒、上呼吸感染或伤寒。自然病程5~10天。

（2）肺出血型：在钩体血症基础上，出现咳嗽、血痰或咯血，根据胸部X片病变的深度和广度，以及心肺功能表现，临床上可分普通肺出血型与肺弥漫性出血型。①普通肺出血型：临床与钩体血症类似，伴有不同程度咯血或血痰，胸部体征不显，X片显示轻度肺部病变（肺部纹理增加）。②肺弥漫性出血型（肺大出血型）：在钩体侵入人体后，经过潜伏期和短暂的感染早期后的2~3天，突然出现面部苍白，以后心率和呼吸增快，心慌，烦躁不安，进入循环与呼吸功能衰竭。双肺布满湿啰音，咯血进行性加剧。主要为广泛的肺脏内部溢血，是近年来无黄疸型钩体病引起死亡的常见原因。X片显示双肺广泛弥漫性点片状软化阴影。病人在临终时大量鲜血从口鼻涌出，直至死亡。

（3）黄疸出血型：可分为3期，即败血症期、黄疸期和恢复期。病后3~7天出现黄疸，80%病例伴有不同程度的出血症状，常见有鼻衄，皮肤和黏膜瘀点、瘀斑，咯血，尿血，阴道流血，呕血，严重者消化道出血引起休克而死亡，少数患者在黄疸高峰时也可同时出现肺大出血。

（4）肾功能衰竭型：临床症状以肾脏损害较突出，表现为蛋白尿、血尿、管型尿、少尿、尿闭，出现不同程度的氮质血症、酸中毒。氮质血症一般在病期第3天开始，7~9日达高峰，3周后恢复正常。

（5）脑膜脑炎型：在散发型无菌性脑膜炎病例中，钩体病脑膜炎型约占5%~13%。临床上以脑炎或脑膜炎症状为特征，剧烈头痛、全身酸痛、呕吐、腓肠肌痛、腹泻、烦躁不安、神志不清、颈项强直和阳性的克氏征等。

3. 恢复期或后发症期

患者热退后各种症状逐渐消退，但也有少数病人退热后经几日到3个月左右，再次发热，出现症状，称后发症。

（1）后发热：在第1次发热消退后1~5天，发热再现，一般在38~38.5℃，半数病人伴有周围血嗜酸粒细胞增高，无论用药与否，发热均在1~3天内消退。极个别病人可出现第3次发热（大约起病后18天左右），3~5天内自然退清。

（2）眼后发症：多见于北方，可能与波摩拿型有关。常发生于病后1周至1月，以葡萄膜炎、虹膜睫状体炎、脉络膜炎为常见，巩膜表层炎、球后视神经炎、玻璃体混浊等也有发生。

（3）神经系统后发症：①反应性脑膜炎：少数患者在后发热同时伴有脑膜炎症状，但脑脊液检查正常，不治也可自愈。②闭塞性脑动脉炎：又称烟雾病，见于钩体波摩那型病例，是钩体病神经系统中最常见和最严重并发症之一。

（4）胫前热：极少数病人的两侧胫骨前皮肤于恢复期出现结节样红斑，伴发热，2周左右消退。

（二）并发症

1. 肺弥漫性出血；
2. 心肌炎；
3. 溶血性贫血；
4. 肾衰竭。

六、诊断标准

（一）流行病学史

夏秋季节，流行地区，病前3周内有疫水接触史。

（二）临床特点

潜伏期多在1~3周。

1. 败血症期：起病至1周左右，血液中存在钩体。①普通型：突然畏寒、寒战、发热，呈稽留或弛张热型。全身酸痛，腓肠肌疼痛尤为显著。患者衰弱无力，眼结合膜充血，但不痒亦无分泌物。表浅淋巴结肿大，以腹股沟淋巴结肿大为多见。少数重症患者毒血症显著，于发病2~5日出现面色苍白，四肢冰冷，脉搏细弱，血压下降，少尿或无尿，进入休克。②肺出血型：败血症出现3~5日，开始咳嗽，痰带血丝。患者面色苍白，心慌烦躁，呼吸、心率加快，肺湿啰音进行性增多，此为肺大出血先兆。③黄疸出血型：发病3~6日，开始出现黄疸，肝肿大伴压痛。黄疸于10病日左右达高峰，重者可发生肝坏死。尿中常见红细胞、蛋白、管型。重者尿少、尿闭，发生尿毒症、酸中毒。④脑膜脑炎型：发病4~7日，出现剧烈头痛、呕吐、颈项强直、克氏征阳性。脑脊液细胞数稍增多，蛋白轻度增加，可分离出钩体。

2. 免疫反应期：约在发病1周左右，出现免疫反应，再度出现短期发热，部分病例出现眼葡萄膜炎、视神经炎，少数于发病数月后出现脑动脉炎，引起头痛、瘫痪、失语等神经症状。

3. 实验室检查
（1）血象：血白细胞总数及中性粒细胞增高。
（2）病原分离：取早期病人血液接种柯索夫培养基，分离钩体。
（3）血清学检查：①凝集溶解试验，效价1∶400以上为阳性；双份血清效价呈4倍以上增长者可确诊。②乳凝试验、反向乳凝试验可做快速诊断。

（三）辅助检查

1. 常规检查与血液生化检查
无黄疸病例的血白细胞总数和中性粒细胞数正常或轻度升高；黄疸病例的白细胞计数大多增高，半数在 10×10^9 ~ 20×10^9/L，最高达 70×10^9/L。中性粒细胞增高，多数在81%~95%之间；出血患者可有贫血、血小板减少，最低达 15×10^9/L。尿常规检查中70%的病人有轻度蛋白尿、白细胞、红细胞或管型出现。黄疸病例有胆红素增高，2/3的病例低于342μmol/L以下，最高达1111μmol/L。一般在病期第1~2周内持续上升，第3周逐渐下降，可持续到1个月以后，血清转氨酶可以升高，但增高的幅度与病情的轻重并不平行，不能以转氨酶增高的幅度作为肝脏受损的直接指标。50%的病例有肌酸磷酸激酶（CPK）增高（平均值是正常值的5倍）。

2. 特异性检测

(1) 病原体分离:在发病 10 天内可从血液及脑脊液中分离出钩体。第 2 周尿中可检出钩体。

(2) 血清学试验

①凝集溶价试验(凝溶试验):有较高的特异性和敏感性,但需不同型别活菌操作,凝集素一般在病后 7~8 天出现,逐渐升高,以超过 1:400 效价为阳性,可持续数月到数年。间隔两周双份血清,效价增高 4 倍以上为阳性。

②酶联免疫吸附试验(ELISA):比凝溶试验阳性出现时间更早和更灵敏。发现显微镜凝集试验与 ELISA 的总符合率达 86.2%。

③间接红细胞凝集试验:将从钩体菌体中提取的一种抗原成分,将其吸附于人"O"型红细胞表面致敏,遇到同种抗体,即发生红细胞凝集现象。

④间接红细胞溶解试验:用钩体抗原物质将新鲜绵羊红细胞致敏,在补体存在的条件下与含有抗体的血清混合时发生溶血,较间接红细胞凝集试验的灵敏性为高。

(3) 早期诊断

①钩端螺旋体 DNA 探针技术;

②DNA 基因扩增技术。

(四) 鉴别诊断

1. 发热:与伤寒、流感、上感、疟疾、急性血吸虫病、恙虫病、肺炎、流行性出血热、败血症等相鉴别。

2. 黄疸:应与黄疸型肝炎鉴别。肝炎是以食欲不振等消化道症状为主,无眼结膜充血和腓肠肌压痛,白细胞计数正常或减低,肝功能 ALT、AST 明显异常,CPK 不增高。流行病学史和血清学试验可资鉴别。

3. 肾炎:有肾脏损害而无黄疸的钩体病患者需与肾炎相鉴别。钩体病具有急性传染性热性发病过程,有眼结膜充血、肌痛明显,血压多正常,无浮肿。

4. 肌痛:应与急性风湿热相鉴别。急性风湿热的疼痛多为游走性的关节疼痛,而钩体病的肌痛以腓肠肌为主。

5. 出血或咯血:出血可与上消化道出血、血尿、白血病、血小板减少及再生不良性贫血等疾病鉴别,可通过周围血象及骨髓检查、GI 检查等手段与出血性疾病相鉴别。

6. 脑膜脑炎:脑膜脑炎型钩体病与流行性乙型脑炎都在夏秋季流行,但无疫水接触史,亦无全身酸痛、腓肠肌压痛、眼结膜充血及淋巴结肿大等。乙型脑炎病情凶险、抽搐、昏迷等脑部症状比钩体病明显,尿常规、肝功能多正常。

七、临床处理及治疗

(一) 对症治疗和支持疗法

早期应卧床休息,给予高热量、维生素 B 和 C 以及容易消化的饮食;并保持水、电解质和酸碱平衡;出血严重者应立即输血并及时应用止血剂。

（二）抗菌治疗

1. 青霉素：早期使用，有提前退热，缩短病期，防止和减轻黄疸和出血的功效，首次剂量为40万u，以后治疗剂量每日120~160万u，分3~4次肌肉注射，避免发生赫氏反应，儿童剂量酌减或与成人基本相同。疗程7天，或体温正常后2~4日。重症病例剂量加大至每日160万~240万u，分4次肌注，合用肾上腺皮质激素。

2. 其他抗生素：四环素、庆大霉素、链霉素、红霉素、氯霉素、多西环素（强力霉素）、氨苄西林等。

3. 咪唑酸酯及甲唑醇：咪唑酸酯的剂量成人首次1g，以后每日4次，每次0.5g，待体温恢复正常后2~4天停药。重症患者可增至每日3g，分3次口服，待病情好转后改为每日2g，平均疗程5~7天。

甲唑醇的剂量成人首次口服剂量1g，以后每日3~4次，每次0.5g，疗程5~7天或热退后3天停药。

（三）后发症治疗

1. 葡萄膜炎：扩瞳，用1%阿托品溶液滴眼，每日数次。
2. 脑内闭塞性动脉炎：多采取大剂量青霉素G、肾上腺皮质激素等。

八、预后

轻型病例或亚临床型病例，预后良好，病死率低；而重症病例如肺大出血、休克、肝肾功能障碍、微循环障碍、中枢神经严重损害等，其病死率高。本病的平均死亡率10%左右。如能在起病2日内应用抗生素和对症治疗，则病死率可降至6%以下。无黄疸型钩体病在国内外的病死率最低为1%~2%左右，有眼和神经系统并发症者，有时可长期遗留后遗症。

九、康复及出院标准

1. 治愈：症状消失，无后遗症，或经治疗，后遗症基本恢复。
2. 好转：尚有眼部或神经系统后遗症。

十、预防

（一）管理传染源

疫区内应灭鼠，管理好猪、犬、羊、牛等家畜，加强动物宿主的检疫工作。发现病人及时隔离，并对排泄物如尿、痰等进行消毒。

（二）切断传染途径

应对流行区的水稻田、池塘、沟溪、积水坑及准备开荒的地区进行调查，因地制宜地结合水利建设对疫源地进行改造；加强疫水管理、粪便管理、修建厕所和改良猪圈，不让畜粪、畜尿进入附近池溏、稻田和积水中；对污染的水源、积水可用漂白粉及其他有效药物进行喷洒消毒；管理好饮食，防止带菌鼠的排泄物污染食品。

（三）保护易感人群

1. 个人防护：在流行区和流行季节，禁止青壮年及儿童在疫水中游泳、涉水或捕鱼。与疫水接触的工人、农民尽量穿长筒靴和戴胶皮手套，并防止皮肤破损，减少感染机会。

2. 采用多价菌苗：在常年流行地区采用多价菌苗，包含当地流行株菌苗有3价（含黄疸出血型、秋季型、蔡罗尼型）、5价（黄疸出血型、犬型、流感伤寒型、波摩那型、秋季型或澳洲型）两大类。均可制成普通菌苗（每毫升含菌约2亿）和浓缩菌苗（每毫升含菌约6亿）两种。被注射者可产生对同型钩体的免疫力，维持1年左右。接种对象为易感人群及疫水接触者。预防接种宜在本病流行前1个月，成人第1次皮下注射1ml，第2次2.0ml；2~6岁第1次和第2次分别为0.25和0.5ml；7~14岁按成人量减半。各年龄组2次注射的间隔时间均为7~10天。接种后1个月左右才能产生免疫力。因此预防接种应在农忙前完成（每年4~5月份进行）。接种后免疫力可保持1年左右。因而要求菌苗接种必须全程，注射1针免疫效果不显，注射2针才能降低发病率或减轻症状。新的疫区需连续普种3~4年，方能使疫情稳定。对实验室、流行病学工作人员以及新进疫区的劳动者，疑似感染本病者但尚无明显症状时，可每日肌注青霉素G80~120万u，连续2~3天作为预防用药。

十一、中医临床报道

（一）中医药治疗钩端螺旋体病

周成龙对43例钩体病应用中医辨证治疗。暑湿型（25例），药用石膏、知母、金银花、滑石、通草、鲜白茅根、竹茹、黄芩、土茯苓。该型发病时有邪遏气分，但表证短暂，可发展为暑中夹湿，卫气同病。湿温型（15例），药用杏仁、薏苡仁、白蔻仁、通草、姜半夏、厚朴、滑石、淡竹叶、藿香、土茯苓。暑伤肺络（3例），药用桑叶、菊花、浙贝母、瓜蒌、知母、黄芩、山栀子、牡丹皮、白茅根、侧柏叶。如咯血频数、鼻衄甚，宜清热泻火、凉血止血，药用桑叶、枇杷叶、杏仁、黄连、黄芩、山栀子、石膏、生地黄、牡丹皮、白茅根、侧柏叶、大青叶、知母等药。43例均经中医辨证治疗全部治愈。退热最快18h，最迟为1周，平均退热2.87天，全身酸痛及腓肠肌酸痛缓解时间为5天，眼结膜充血消退时间为5天。

方显明应用清暑化湿解毒汤治疗钩端螺旋体病。药用金银花20g，连翘、滑石、薏苡仁、茵陈各15g，黄芩、佩兰各10g，葛根18g，藿香、生甘草各6g，薄荷5g（后下）。热毒炽盛加大青叶或板蓝根、千里光、七叶一枝花；湿浊偏胜加土茯苓、白蔻仁；黄疸加栀子、虎杖、田基黄；咳血、衄血加黄连、大黄、紫珠；神昏痉厥加石菖蒲、郁金，并送服安宫牛黄丸和紫雪丹。治疗本病效果满意。

莫云等采用辨证与辨病治疗钩体性脑动脉炎。14例患者均治以丹参注射液静脉滴注并结合辨证分型用药。气虚血瘀型，用党参、黄芪、当归、川芎、土茯苓、薏苡仁、僵蚕、全蝎、钩藤；脾虚痰浊型，用党参、白术、半夏、陈皮、天麻、砂仁、全蝎、土茯苓、钩藤；肝肾阴虚型，用土茯苓、菊花、枸杞子、白芍、生地黄、山茱萸、牡丹皮、全蝎、僵蚕、钩藤、太子参。结果：临床症状全部消失。对其中11例复查钩体凝溶试验及钩体抗独特型抗体均已转阴。

邓世发等运用七鲜饮防治钩端螺旋体病。治疗组200例药用鲜忍冬藤、鲜墨旱莲、鲜鱼腥草各50～100g，鲜白茅根200～300g，鲜青蒿15～30g，鲜薄荷10～15g，生大黄10～25g。热毒炽盛重用鱼腥草、忍冬藤、青蒿、墨旱莲，加黄柏、黄连、黄芩、龙胆草、栀子、牡丹皮、玄参、生地黄、麦冬；湿浊壅遏重用白茅根，加猪苓、萆薢、薏苡仁、车前草、滑石、晚蚕砂、通草；湿热俱盛加黄连、黄芩、黄柏、薏苡仁、滑石、通草；伤络出血加牡丹皮、生地黄、百草霜；湿热熏蒸发黄予茵陈蒿汤或茵陈龙胆泻肝汤化裁；肾阴枯涸常与生脉饮、增液汤、六味地黄丸等合用；暑湿化风常和定风珠类同用；神识昏谵、不省人事加紫雪丹、至宝丹。日1剂，水煎分4～6次服或代茶饮服。对照组100例予青霉素。结果：2组分别治愈196例和97例，死亡4例和3例。治疗组退热平均3.78日，疗程平均11.68日。

彭兆麟应用中药治疗小儿钩端螺旋体病急性偏瘫21例。基本方：桂枝尖、川芎、粉甘草各5g，广地龙7g，广郁金、紫丹参、全当归各10g，绵黄芪15g。日1剂，浓煎100～200毫升分次或频服。同时视不同年龄用复方丹参注射液8～16毫升加入10%葡萄糖液60～100毫升中静脉滴注，10～15滴/分，日1次；针灸治疗，上肢取肩髃、曲池、合谷；下肢取环跳、阳陵泉、足三里；口眼歪斜取地仓、颊车、合谷等，依瘫痪部位不同，每日每个部位交替选用1～2穴，日1次，用泻法。10日为1个疗程。结果：痊愈13例，好转（肌力达3～4级，肢体功能活动基本恢复）7例，无效1例。

汪寿松探讨四妙勇安汤加味合血塞通注射液对钩端螺旋体脑动脉炎的临床疗效。方法：以入院先后随机分组对照，治疗组口服四妙勇安汤加味，静滴血塞通；对照组肌注青霉素，静滴维脑路通加脑细胞激活剂。结果：治疗组治愈率65.22%，总有效率95.65%；对照组治愈率37.5%，总有效率84.37%。2组治愈率、总有效率比较有显著性差异（$P<0.05$），治疗组治疗后血液流变学各项指标明显下降，而对照组仅有部分改善。结论：四妙勇安汤加味联用血塞通注射液治疗钩端螺旋体脑动脉炎临床效果显著，优于常规西医治疗。

（二）中西医结合治疗钩端螺旋体病

叶爱玉应用中西医结合方法治疗钩端螺旋体病14例，并与常规西药治疗的10例对照观察，有一定的疗效。24例均符合《传染病学》（王季午主编，上海科学技术出版社1998第3版）关于钩体病的诊断标准。24例病人均为农民，年龄22～65岁，随机分成2组。治疗组14例，男性12例，女性2例；平均37岁。对照组10例，男9例，女1例；平均年龄37.5岁。2组发病至入院时间平均为3～7天。分型属肺出血型16例，黄疸出血型1例，流感伤寒型7例，全部病例均有发热、畏寒、头痛、全身酸痛、乏力、眼结膜充血；伴腹股沟淋巴结肿大11例，腓肠肌压痛12例，咳嗽、痰中带血9例，口鼻涌血3例，巩膜深度黄染、肝脾肿大1例。对照组西医常规治疗，治疗组在对照组常规西医治疗的基础上加用中药，病程早期及流感伤寒型服用清瘟败毒饮化裁，药物组成：生石膏50g，水牛角、生地黄各30g，赤芍、牡丹皮、连翘、玄参、知母、生山栀子各15g，黄连6g，黄芩、黄柏、淡竹叶各10g。1天1剂，水煎分2次服用。其中伴咳嗽咯血者加白茅根、浙贝母各15g，杏仁10g；伴黄疸者，加茵陈30g，郁金10g，生大黄6~10g。治疗结果：治疗组14例中，12例痊愈，2例死亡；对照组10例中，8例痊愈，2例死亡。治疗组痰血消退时间平均为4天，对照组平均为5.2天。肝功能恢复时间，治疗组平均7天，对照组平均9.3天。治疗组平均住院日9.5天，对照组12天。

周明贤等应用中医清暑解毒化湿法为主治疗钩端螺旋体病85例。基本方：杏仁、黄连各6g，滑石30g，佩兰、金银花、木防己各12g，厚朴8g，晚蚕砂15g（包）。恶心呕吐加半夏、竹茹；大便泄泻加藿香、大腹皮；黄疸加茵陈、栀子、白茅根；脑膜炎型合白虎汤。恢复期用清暑益气汤合参苓白术散加减。发热期每日2剂，6小时服1次，热退后改日1剂，连服4剂为1个疗程。西药首选青霉素，过敏者用庆大霉素或四环素。结果：治疗5日全部治愈。

朱菲菁采用中医辨证论治结合西医治疗药物相结合，治疗76例钩端螺旋体病。暑湿型：卫分证用银翘散、桑菊饮加木藿香、青蒿等；气分证用白虎汤合千金苇茎汤；营分证用犀角地黄汤加减。湿热型：偏热者治以黄连解毒汤加味；偏湿者治以藿朴夏苓汤加味；热重、黄疸治以茵陈蒿汤加味；湿热化燥者治以黄连解毒汤加生地黄、牡丹皮、仙鹤草、生地榆、浙贝母、甘草，并以鲜芦根500g兑水煎药。同时肌注青霉素、补液，咯血者用止血药或输血。经治3~18天均获愈。

郭兆美等报道，采用中西医结合治疗钩端螺旋体病神经系统后发症60例。认为本病的发生可能为钩端螺旋体直接损伤神经组织或供血血管引发变态反应，肺、肝、肾和心肌等组织出现间质性炎症。单纯用西药治疗，对钩体病神经系统后发症治疗缓慢。采用辨病与辨证相结合，以中药清热燥湿，化瘀通络。合用庆大霉素，以根治病原体，其疗效优于单用西药。

郭志华应用中西医结合治疗钩体病56例。湿热蕴结型用甘露消毒饮加减；热极伤阴型用竹叶石膏汤加减；热入营血型用清瘟败毒饮加减。日1剂水煎服。与对照组54例，均用青霉素钠盐640万u，加生理盐水200ml，静滴，日1次；80万u/每晚1次肌注。肺出血加重体后叶素20u，加5%葡萄糖液500ml，静滴，日1次；安络血10mg/日3次肌注；黄疸加肝太乐1粒/日3次口服；高热酌用安乃近。均1周为1个疗程。治疗1个疗程，结果：2组分别痊愈45、30例，好转8、19例，无效1、3例。

参考文献

[1]周成龙.中医辨证治疗钩端螺旋体病43例.湖南中医药导报,1997,3(5):35~36

[2]方显明.清暑化湿解毒汤治疗钩端螺旋体病.广西中医药,1992,15(1):45

[3]莫云,向彩春,吴金玉.辨证与辨病治疗钩体性脑动脉炎14例.广西中医药,1991,14(5):203~204

[4]邓世发,申日新.运用七鲜饮防治钩端螺旋体病的初步观察.浙江中医杂志,1991,26(7):293~

294

[5] 彭兆麟.中药治疗小儿钩端螺旋体病急性偏瘫21例.陕西中医,1991,12(2):13~14

[6] 汪寿松.四妙勇安汤加味合血塞通治疗小儿钩端螺旋体脑动脉炎疗效分析.浙江中西医结合杂志,2001,11(2):76~78

[7] 叶爱玉.中西医结合治疗钩端螺旋体病14例.浙江中医杂志,2008,43(8):454

[8] 周明贤,蒋裕乐.清暑解毒化湿法为主治疗钩端螺旋体病85例报告.江西中医药,1992,23(5):276~278

[9] 朱菲菁.76例钩端螺旋体病疗效观察.上海中医药杂志,1988,(3):16~17

[10] 郭兆美,李英欣,蒋惠荷.中西医结合治疗钩端螺旋体病神经系统后发症.蚌埠医学院学报,1996,21(6):427~428

[11] 郭志华.中西医结合治疗钩体病临床观察.陕西中医学院学报,1996,19(2):10

黑 热 病

黑热病是由杜诺凡利什曼原虫引起的以白蛉为传播媒介的慢性地方性传染病。临床表现为长期不规则发热、消瘦、进行性肝脾肿大、贫血、白细胞与血小板减少、血浆球蛋白增多等。

一、病原学

由杜氏利什曼原虫所引起。

二、流行病学

本病曾是危害中国人民健康最严重的五大寄生虫病之一，流行于长江以北16个省、市、区的广大农村，全国约有53万病人。1949年新中国成立后，经积极防治，至1958年此病在绝大部分地区已基本消灭，且防治效果比较巩固。近年来仅在西北的荒漠和山丘地区尚有少数散发病例。

（一）传染源

病人与病犬及受染的野生动物。

（二）传播途径

本病主要通过白蛉叮咬而传播；中华白蛉是我国黑热病的主要传播媒介。此外，也可通过口、皮肤破损、胎盘或输血感染。

（三）易感人群

人群普遍易感，患者以青少年为主，患病者以10岁以内儿童居多。

（四）潜伏期和传染期

潜伏期较长，10天~2年以上，一般多在3~5个月。病多缓起。

三、发病机制

（一）西医发病机制

当受杜氏利什曼原虫感染的白蛉叮咬人时，前鞭毛体侵入人的皮下组织，在胞质内转化为无鞭毛体生存繁殖，继而随淋巴液和血液到达内脏，尤其在含丰富网状内皮细胞的肝、脾、骨髓、淋巴结等组织器官内大量繁殖，导致各脏器组织的病变。脾脏常显著增大，髓质内巨噬细胞大量浸润，几乎所有细胞内都充满利杜小体而极度膨胀，浆细胞亦明显增多，脾脏因此而肿大，被膜增厚。骨髓组织显著增生，呈暗红色，骨髓内脂肪明显减少，其他如淋巴结、皮肤、扁桃体、心、肺、肠管、胰腺、肾上腺、睾丸、前列腺等处，均可发现含利什曼原虫的巨噬细胞。

（二）中医病因病机

黑热病属于中医学温病或疫病范围。本病的发生，是外因与内因相互作用的结果，其外因为热疫毒邪，即感受时行的疫病之气而发为本病，正如《素问·刺法论》所说："五疫之至，皆相染易，无问大小，病状相似。"内因则为正气不足，即邪之所凑，其气必虚。

当热疫毒邪侵入人体后，每伏藏于募原或半表半里，出入于营卫之间，故本病发作时，表现为不规则发热；若邪渐陷于阴，耗伤气血，故见患者消瘦、面色㿠白；邪阻日久，正虚邪恋，气血运行不畅，瘀血痹阻于胁下，则成痞块或癥瘕。黑热病病因虽是热疫毒邪，但发病却与体内的正气强弱有密切关系，若正气旺盛，营卫充沛，则可抗御外邪，即使感邪之后亦未必发病；若正气虚弱，腠理疏松，则易遭受邪气的侵袭而发病。若黑热病久病不愈或反复发作，势必导致气血亏虚，则可成虚劳之证。

四、病理改变

脾脏网状内皮细胞大量增生，巨噬细胞多数有原虫寄生，脾脏质地变硬。

五、临床表现

（一）症状和体征

1. 早期：多缓慢起病，热型多不规则，亦可呈稽留、间歇、弛张热等。约 $1/3 \sim 1/2$ 的病例在 24 小时之内热度有 2 次升高，呈双峰热。发热持续 3~5 周后可自动退至正常，2~3 周后体温再度上升，如此交替可迁延数月之久。

2. 进展期：起病 3~5 个月后，发热已反复起伏多次，本病的特殊症状及体征逐渐显著。主要表现为：

（1）发热：长期不规则发热伴消瘦、疲乏、皮肤色素增深等。

（2）贫血与营养不良：表现为口唇、指甲及眼结膜等苍白。

（3）脾脏肿大：3~5 周即可触及，质地柔软，以后随病期延长脾脏也随之逐渐增大变硬。病期数月脾下缘可平脐，继续肿大可进入盆腔内，使腹部膨隆。

（4）肝脏肿大：呈进行性，但常较脾脏肿大为晚，肿大程度也不如脾显著，质地亦较柔软。

（5）淋巴结肿大：常呈轻度及中度肿大，个别病例耳后淋巴结呈肿块性肿大。

3. 晚期：病程逾一年。患者在长期发热之后，消瘦明显，精神萎靡，皮肤粗糙干燥，头发稀少而无光泽，面部色素沉着，贫血与浮肿常见，或见肝硬变，可有腹水与黄疸。

（二）并发症

黑热病易并发其他传染病和其他严重的感染，以坏死性口腔炎（走马疳）、肺炎最为严重，常成为本病的致死原因。

六、诊断标准

（一）流行病学史

有于白蛉季节（5~9月）在流行地区旅居史。

（二）临床特点

1. 发病缓慢，有长期不规则发热。典型者有双峰或三峰热型，发热时有食欲不振、鼻衄等症状，但中毒症状不很明显。发热持续3~5周后消退，数周后体温再升，呈复发与间歇相交替的特征性病程。病程久者出现消瘦、贫血，皮肤粗糙、有色素沉着，头发易脱落等表现。

2. 脾脏逐渐肿大，变硬，肝脏亦渐肿大，但程度较轻。

3. 实验室检查

（1）血象：白细胞计数及中性粒细胞显著减少，血小板减少，中度贫血。

（2）血清球蛋白显著增加。球蛋白水试验、醛凝试验、锑试验及麝浊等均明显阳性。

（3）血清补体结合试验：于病程早期即呈阳性。

4. 骨髓、脾、肝穿刺吸出物涂片染色找到利杜体或培养鞭毛体阳性。

5. 免疫荧光检查，取血液或组织液涂片检查抗原阳性。

6. 免疫电泳、ELISA等检测阳性。

（三）辅助检查

1. 血象

全血细胞减少，白细胞减少，主要为中性粒细胞减少，出现较早，一般为（1.5~3）$\times 10^9$/L，重症者1×10^9/L以下，甚至出现粒细胞缺乏症。

2. 血清球蛋白试验

血清白蛋白减少，球蛋白显著增加，白球蛋白比例倒置。血清球蛋白试验（包括蒸馏水试验、醛凝试验）于病程3个月即可阳性。麝香草酚浊度和锌浊度试验在早期常已阳性。

3. 免疫学检查

补体结合试验曾广泛应用于黑热病的诊断，阳性率可达95%以上，假阳性率甚低，因操作较繁，且病人血清常发生抗补体现象，现已少用。间接血凝试验、间接荧光抗体试验、对流免疫电泳试验、酶联免疫吸附试验等灵敏度均较高，但可与结核病、麻风、锥虫病等出现交叉反应。

4. 组织学检查

骨髓（髂骨、脊突）或淋巴结穿刺做涂片染色找利杜体，必要时可将穿刺物进行培养。对皮肤型黑热病患者可从皮肤损害处刮取或吸取组织作涂片检查病原体，必要时也可进行培养或皮肤活组织检查。

（四）中医辨证

1. 早期（卫气同病）

主症：发热，热型多不规则，恶寒，食欲不振，腹胀或腹泻，呕吐，舌质红，苔薄黄腻，脉滑数。

热毒之邪侵入人体，每伏藏于募原，出入于营卫之间，正邪交争，故见发热不规则，恶寒。若影响及脾胃，致脾失健运，胃失和降，故见食欲不振，腹胀或腹泻，呕吐，舌红，苔黄腻，脉弦滑，均为热毒侵袭之象。

2. 进展期

（1）少阳阳明合病证

主症：寒热往来，纳呆，恶心呕吐，泄泻，脉弦滑或弦滑数。

邪在半表半里，正邪相争，正胜则热，邪胜则寒，寒热交替出现，故寒热往来；邪犯少阳，影响脾胃，脾胃受损，运化功能失常，水湿内停，困于中焦，而使胃失受纳，胃气上逆，脾气不升随浊气而降，见纳呆恶心、呕吐泄泻，湿停日久化热，故可见滑数脉。

（2）瘀血阻滞、肠胃瘀积证

主症：脾大过脐，腹胀大，发热，尤以手足心为甚，脉滑数。

脾胃受损日久，湿浊凝聚成痰，痰阻气滞，气滞则血行不畅，脉络壅塞，痰浊与气血搏结，日渐增大而成癥瘕，症见脾大过脐，腹胀大，阴血虚生内热，故见发热，尤以手足心为甚，脉滑细数为血虚夹痰浊、湿热瘀血阻滞之征。

3. 晚期（正虚邪恋）

主症：发热反复起伏多次，全身消瘦，神疲倦怠，面色苍白或指甲及眼结膜苍白，皮肤粗糙干燥或毛发稀少无光泽，胁下痞块，舌质淡红，苔少，脉细弱。

疫热毒邪侵袭日久，耗伤气血，致正虚邪恋，故见发热反复起伏；气血亏虚故见全身消瘦，神倦，面色苍白或指甲及眼结膜苍白；血虚失于濡润，故见皮肤粗糙干燥或毛发稀少无光泽；正虚瘀结胁下故成痞块；舌淡红，苔少，脉细弱，为气血亏虚之象。

（五）鉴别诊断

1. 结核病：粟粒性结核有毒血症症状和明显气急，其他部位结核病灶多有特殊临床表现，胸部和胃肠X线检查、结核菌素试验对诊断有一定帮助。

2. 伤寒：常有相对缓脉，高热期间有不同程度的毒血症症状，如神志模糊、听力减退、谵妄等，皮肤可出现玫瑰疹，血和骨髓培养、肥达反应等有助于诊断。

3. 疟疾：发病急，多有既往发作史，血液与骨髓涂片可查见疟原虫以及抗疟药的疗效皆可作为鉴别要点。

4. 布氏杆菌病：有牛羊接触史，常有关节痛、神经痛和大量出汗，轻度肝脾肿大，血、骨髓及尿培养阳性，血凝集试验阳性。

5. 其他：尚应与血吸虫病、何杰金病、慢性粒细胞性白血病、亚急性细菌性心内膜炎相鉴别。

七、临床处理及治疗

(一) 一般治疗

应卧床休息，予以高蛋白饮食，补充足够水分、电解质和维生素。严重患者及有并发症者应住院治疗。贫血者应给予铁剂、维生素 B_{12}、叶酸等；贫血特别严重或白细胞过低者，可考虑小量多次输血。

(二) 病原治疗

1. 葡萄糖酸锑钠制剂：斯锑黑克，系五价锑制剂，毒性反应轻微，疗效迅速而显著，治愈率可达97.4%。根据使用剂量与用法有以下几种方法：6天疗法：总剂量成人按 90~130mg/kg（50kg 为限）计算，儿童按 150~200mg/kg 计算，均分为 6 次注射，每日 1 次，病原体消失率可达99%。16 天疗法：开始 4 天每日 1 次，停药 10 天后再注射 2 天，剂量同上。3 周疗法：病情较重者为减少反应可用该方法，总剂量儿童按 200mg/kg，成人按此剂量的 2/3 计算，每周注射 2 次，共 6 次。3 天疗法：用于轻型患者或集体治疗可采用 3 天疗法，总剂量较 6 天疗法稍减，分 6 次注射，每日 2 次，连续 3 天，该方法应用时患者不适反应较多。

2. 非锑剂：用于经锑剂治疗无效、对锑剂过敏或并发粒细胞缺乏症的患者。

(1) 戊脘脒：用新鲜配制的 10% 水溶液作肌肉注射，每次剂量 4mg/kg，每日或隔日 1 次，10~15 次为 1 个疗程。肌注后可引起局部疼痛、红肿、硬结等。用较大剂量可产生肾脏与胰腺损害。其副作用在静脉注射后可出现血压下降、全身灼热感、头痛、心悸、眩晕、呼吸不畅等。

(2) 二脒替：剂量为每日 1~2mg/kg，先用小量蒸馏水溶解，然后加 10% 葡萄糖液配成 0.1%~0.2% 溶液徐缓静脉注射，每日 1 次，总量达 40~50mg/kg 为 1 个疗程。

(3) 羟脒替：成人每日 250mg，静注，每 10 天为 1 个疗程，共 3 个疗程，疗程之间休息 7 天。

(三) 其他治疗

对锑剂、戊脘脒或羟脒替有抗药性的患者，且脾脏高度肿大并有脾功能亢进者，可考虑脾脏切除。

(四) 并发症治疗

对走马疳及其他继发感染可用青霉素或其他抗生素治疗。粒细胞缺乏症可由黑热病本身引起，也可见于锑剂治疗过程中，辅酶 A、肌苷、鲨肝醇、维生素 B 族等可能有作用。

（五）中医辨证治疗

1. 早期（卫气同病）

治法：解表芳化，清热解毒

方药：三仁汤加连翘、黄芩。

2. 进展期

（1）少阳阳明合病证

治法：和解攻里

方药：柴平汤加减。柴胡9g，半夏9g，党参9g，黄芩9g，陈皮9g，莱菔子9g，大黄3~6g，干姜1.5g，甘草6g。方中柴胡、黄芩和解半表半里；党参、半夏、陈皮、莱菔子、干姜起健脾和胃降逆作用；大黄驱逐污浊之邪；甘草调和诸药。

（2）瘀血阻滞、肠胃瘀积证

治法：活血消积，清热凉血

方药：大黄、玄明粉各等分。用法：两药混匀，1日3次，1次2~6g。外用二龙膏1张（活甲鱼、鲜苋菜、莪术、三棱、乳香、肉桂、没药、沉香、麝香）。服药时以大便微溏，1日2~3次为佳。内服外用药同时应用，共起活血消积，清热凉血作用。

（3）并发症走马牙疳（口腔重度细菌感染）

治法：解毒化瘀

方药：①白信石少许。用法：研极细，放入冷水中，棉球浸入至湿，再用该棉球涂搽局部至出血，然后用浓茶水反复漱口。②雄黄。用法：研末，干棉球沾少许粉末，涂搽局部出血，再用茶水漱口。

3. 晚期（正虚邪恋）

治法：益气养血，祛除余邪

方药：加减复脉汤加青蒿、地骨皮、柴胡、鳖甲等；若兼胁下痞块者，可化痰祛瘀，合用鳖甲煎丸。

八、预后

本病的预后取决于是否及时诊断和治疗，若早诊断、早治疗，治愈率达95%以上。仅有少数（7.4%）复发。

九、康复及出院标准

治愈标准：

1. 体温正常，症状消失，一般健康状况改善。
2. 肝脾回缩。
3. 血象恢复正常。贫血纠正，球蛋白回降，球蛋白试验转阴，白/球蛋白比值趋于正常。
4. 原虫消失。骨髓或肝脾穿刺吸出物涂片检查及培养均转阴性。

5. 治疗结束后随访半年无复发。

十、预防

积极采取防治结合的方针，着重做好控制传染源和消灭传播媒介（白蛉）的工作，就可以消灭黑热病。

1. 控制传染源：应有组织地在白蛉季节到来之前普查、普治所有病人（包括皮肤型黑热病人）。对治疗过的病人，应定期随访，力求根治。若发现犬利什曼病，应予以杀死掩埋。

2. 消灭传播媒介：在每年5~9月份白蛉活动季节的早期及高峰前，采用化学杀虫剂（如敌敌畏等）对住房、畜舍内、外墙壁等处喷洒，可以起到良好的灭蛉作用。同时应注意保持住房透光通风和地面干燥，填塞鼠穴土洞，清除杂草垃圾，杜绝成蛉躲藏和幼蛉滋生之地。另外，亦应注意加强个人防护，防止白蛉叮咬。

十一、中医临床报道

李春等应用消黑散治疗黑热病遗留症，选择1994~2007年确诊为黑热病，经锑剂等治疗后，一般症状、体征得到控制而仍存在贫血、血小板减少、白球比倒置、肝脾肿大等遗留症患者20人。治疗方法：中药消黑散内服，每次10g，1日3次，1个月为1个疗程。结果：经1个疗程痊愈者9人，2个疗程痊愈者5人，3个疗程痊愈者4人。结果显示，消黑散对经锑剂治疗后黑热病遗留症，具有较好治疗效果。

参考文献

[1] 李春,李艳,冯旭,等.消黑散治疗黑热病遗留症20例.中医研究,2009,22(4):40~41

霍 乱

霍乱为霍乱弧菌引起的肠道传染病。临床表现轻重不一，大多为隐性感染或仅有轻度腹泻，严重者有剧烈吐泻、脱水、米泔水样便等。

一、病原学

霍乱弧菌革兰染色阴性，呈弯曲圆柱形，有一根极端鞭毛，为菌体的 4~5 倍。霍乱弧菌在碱性肉汤或蛋白胨水中繁殖迅速，具有对热敏感的鞭毛抗原（H）和对热稳定的菌体抗原（O）。菌体抗原有 3 种主要成分，A、B 和 C，组成 3 个血清型：原型、异型和中间型。霍乱弧菌两个生物型的鉴别主要依据霍乱噬菌体裂解试验、鸡红细胞凝集试验和多粘菌素敏感试验。

霍乱弧菌对日光、干燥、化学杀菌剂、酸和热非常敏感，在海水中存活时间较淡水中为长，爱尔托弧菌存活力比古典霍乱弧菌为强。正常胃酸可杀死霍乱弧菌。

二、流行病学

（一）传染源

病人和带菌者。

（二）传播途径

本病主要通过水、食物（尤其海产品）和生活接触传播。

（三）易感人群

男女老幼无免疫力的人普遍易感，地方流行区的儿童发病率较成人为高。

（四）潜伏期和传染期

潜伏期可由数小时至 5 日，以 1~2 日为最常见。

三、发病机制

（一）西医发病机制

霍乱弧菌存在于水中，最常见的感染原因是食用被病人粪便污染过的水。弧菌进入小肠，在碱性肠液内迅速生长繁殖，同时产生肠毒素。肠毒素有 A、B 两个亚单位，亚单位 B 与小肠黏膜上皮细胞受体（神经节苷脂）结合，亚单位 A 激活腺苷环化酶，后者使细胞内三磷腺苷转变成环磷腺苷。短时间内肠黏膜上皮细胞的环磷腺苷含量急剧上升,促使肠黏膜细胞分泌功能亢进,血浆中 Na^+、Cl^-、HCO_3^- 离子与水分不断进入肠腔,而肠黏膜对 Cl^- 和 Na^+ 的正常吸收受到抑制,因而大量电解质和水分聚集在肠腔内,导致剧烈呕吐和腹泻。

(二)中医病因病机

本病多因饮食不慎而感受时行疫疠之邪,损伤脾胃,而致秽浊疫毒阻遏中焦,气机逆乱,升降失司,清浊相混,乱于胃肠。

四、病理改变

霍乱病人死亡的主要病理变化为严重脱水现象。皮肤干而有许多紫红色斑点,心、肝、脾脏器缩小。肠腔内含脱落上皮细胞。

五、临床表现

(一)症状和体征

1. 泻吐期

多以突然腹泻开始,继而呕吐。一般无明显腹痛,无里急后重感。每日大便数次甚至难以计数,量多,每天 2000~4000ml,严重者 8000ml 以上,初为黄水样,不久转为米泔水样便,少数患者有血性水样便或柏油样便,腹泻后出现喷射性呕吐,初为胃内容物,继而水样、米泔样。呕吐多不伴有恶心,其内容物与大便性状相似。

2. 脱水虚脱期

脱水虚脱期患者的外观表现非常明显,严重者眼窝深陷,声音嘶哑,皮肤干燥皱缩、弹性消失,腹下陷呈舟状,唇舌干燥,口渴欲饮,四肢冰凉,体温常降至正常以下,肌肉痉挛或抽搐。

3. 恢复期

少数患者(以儿童多见)此时可出现发热性反应,体温升高至 38~39℃,一般持续 1~3 天后自行消退,故此期又称为反应期。病程平均 3~7 天。

(二)并发症

1. 肾功能衰竭

尿量减少和氮质血症,严重者出现尿闭,可因尿毒症而死亡。

2. 急性肺水肿

代谢性酸中毒可导致肺循环高压。

3. 其他

低钾综合征、心律不齐及流产等。

六、诊断标准

（一）诊断标准

1. 流行期间、疫区内，有典型症状（突然腹泻），继之呕吐，吐泻物呈米泔水样，伴脱水和肌肉痛性痉挛，培养阴性，未发现其他病因。

2. 有泻吐症状，大便培养阳性。

3. 症状可疑，培养阴性，血清凝集试验效价≥1∶100，或双份血清效价递增≥4倍。

4. 流行期间，与确诊病人密切接触后 5 天内发生腹泻症状，培养阴性，无其他原因可查者。

确诊标准：①在流行地区和流行期间有典型临床表现，即使大便检查阴性，而无其他原因可查者。②泻吐患者，大便培养有霍乱弧菌者。③有可疑临床表现，发病前 6 周内未接受预防接种，而发病后 1~2 周内血清凝集价达 1∶80 以上或双份血清有 4 倍增高者。

（二）临床分期

（1）轻型：仅有短期腹泻，无典型米泔水样便，无明显脱水表现，血压、脉搏正常，尿量略少。

（2）中型：有典型症状体征及典型大便，脱水明显，脉搏细速，血压下降，尿量甚少，一日 500ml 以下。

（3）重型：患者极度软弱或神志不清，严重脱水及休克，脉搏细速或者不能触及，血压下降或测不出，尿极少或无尿，可发生典型症状后数小时死亡。

（4）暴发型：称干性霍乱，起病急骤，未出现典型的泻吐症状，即因循环衰竭以致死亡。

（三）辅助检查

1. 血液检查：红细胞和血红蛋白增高，中性粒细胞及大单核细胞增多。血清钾、钠、氯化物和碳酸盐降低，血 pH 值下降，尿素氮增加。治疗前由于细胞内钾离子外移，血清钾可在正常范围内，当酸中毒纠正后，钾离子移入细胞内而出现低钾血症。

2. 尿检查：少数病人尿中可有蛋白、红白细胞及管型。

3. 病原菌检查

①常规镜检：可见黏液和少许红、白细胞。

②涂片染色：取粪便或早期培养物涂片作革兰染色镜检，可见革兰阴性稍弯曲的弧菌。

③悬滴检查：将新鲜粪便作悬滴或暗视野显微镜检，可见运动活泼呈穿梭状的弧菌。

④制动试验：取急性期病人的水样粪便或碱性胨水增菌培养 6 小时左右的表层生长

物,先作暗视野显微镜检,观察动力。如有穿梭样运动物时,则加入01群多价血清一滴,若是01群霍乱弧菌,由于抗原抗体作用,则凝集成块,弧菌运动即停止。如加01群血清后,不能制止运动,应再用0139血清重作试验。

⑤增菌培养:粪便留取应在使用抗菌药物之前,且应尽快送到实验室做培养。增菌培养基一般用pH8.4的碱性蛋白胨水,36~37℃培养6~8小时后表面能形成菌膜。

⑥分离培养:常用庆大霉素琼脂平皿或碱性琼脂平板。前者为强选择性培养基,36~37℃培养8~10小时霍乱弧菌即可长成小菌落。后者则需培养10~20小时。选择可疑或典型菌落,应用霍乱弧菌"O"抗原的抗血清做玻片凝集试验,若阳性即可出报告。

⑦PCR检测:识别PCR产物中的霍乱弧菌毒素基因亚单位CtxA和毒素协同菌毛基因(TcpA)来区别霍乱菌株和非霍乱弧菌。然后根据TcpA基因的不同DNA序列来区别古典生物型和埃尔托生物型霍乱弧菌。4小时内可获结果,据称能检出每毫升碱性蛋白胨水中10条以下霍乱弧菌。

(四)中医辨证

本病有寒证、热证之分。若气机逆乱,开合失司,阳气内郁,而见汗出肢冷,是为寒证;若出现身热,躁扰,小便黄赤,舌苔黄腻,则为热证。气机窒塞,上下不通,则呕吐剧烈,泄泻频频;若吐泻伤津,筋脉失养,可见转筋挛缩,四肢抽搐;津伤气泄严重者,可导致亡阴亡阳,病情危重。

1. 湿热证型

主症:发热较重,骤然暴吐暴泻,吐物酸腐热臭,泻下如米泔水,热臭难闻,腹中绞痛,甚则转筋拘挛,小便黄赤。舌红苔黄腻,脉濡数。

2. 寒湿证型

主症:恶寒发热,骤发吐泻交作,吐出物如米泔水,泻下清稀如水,腹部冷痛,喜按喜温,口不渴或渴喜热饮,头身疼痛,胸脘痞闷,四肢厥冷。舌淡红,苔白浊腻,脉濡缓。

3. 毒秽证型

主症:发热,卒然腹中绞痛,痛甚如刀割,欲吐不得吐,欲泻不得泻,烦躁闷乱,甚则面色青惨,昏愦如迷,四肢逆冷,头汗如雨。舌淡苔白,脉象沉伏。

4. 伤阴证型

主症:吐泻频作不止,吐泻如米泔水样,神疲乏力,目眶凹陷,皮肤皱瘪,声嘶,心烦,口渴引饮,呼吸短促,尿少或尿闭。舌干红无苔,脉细数。

5. 亡阳证型

主症:吐泻过剧,四肢厥冷,汗出身凉,气息微弱,语声低怯,恶寒倦卧,精神萎靡。舌淡苔白,脉沉细或细微。

(五)鉴别诊断

霍乱需与不凝集弧菌(非0~1群弧菌)、产肠毒素大肠杆菌所致的腹泻,各种细菌性食物中毒、菌痢、胃肠型恶性疟疾、砷中毒、胰性霍乱（非β-细胞性胰腺肿瘤）等鉴别。

七、临床处理及治疗

处治原则：严格隔离，及时补液，辅以抗菌和对症治疗。

（一）一般治疗

1. 按消化道传染病严密隔离：隔离至症状消失 6 天后，粪便弧菌连续 3 次阴性，方可解除隔离，病人用物及排泄物需严格消毒，可用加倍量的 20% 漂白粉乳剂、0.5% 氯胺、"84" 消毒液消毒，病区工作人员须严格遵守消毒隔离制度，以防交叉感染。
2. 休息：重型患者绝对卧床休息至症状好转。
3. 饮食：剧烈泻吐时暂停饮食，待呕吐停止腹泻缓解可给予流质饮食，在患者可耐受的情况下缓慢增加饮食。
4. 补液：水份的补充为霍乱的基础治疗，轻型患者可口服补液，重型患者需静脉补液，待症状好转后改为口服补液。
5. 标本采集：患者入院后立即采集呕吐物和粪便标本，送常规检查及细菌培养，注意标本采集后要立即送检。
6. 密切观察病情变化：每 4 小时测生命体征 1 次，准确纪录出入量，注明大小便次数、量和性状。

（二）补液

霍乱早期病理生理变化主要是水和电解质丧失，因此及时补充液体和电解质是治疗本病的关键。

1. 静脉输液：液体的选择非常重要，通常选择与患者丧失电解质浓度相似的 541 溶液。即每升含氯化钠 5g、碳酸氢钠 4g、氯化钾 1g，另加 50% 葡萄糖注射液 20ml，以防低血糖。可以按照 0.9% 氯化钠 550ml，1.4% 碳酸氢钠 300ml，10% 氯化钾 10ml 和 10% 葡萄糖注射液 140ml 的比例配制。
2. 口服补液：霍乱肠毒素虽然能抑制肠黏膜对钠离子和氯离子的吸收，但根据葡萄糖钠离子共同运载原理，它并不能抑制钠离子和葡萄糖的配对吸收和钾离子的吸收，而且葡萄糖还能增进水的吸收。临床实践证明口服补液治疗霍乱脱水是有效的。一般应用葡萄糖 20g、氯化钠 2.5g、碳酸氢钠 2.5g、氯化钾 1.5g，加水 1000ml。适用于轻型患者，为减少静脉输液量，亦可用于中、重型经静脉补液后已纠正休克的患者。

（三）抗菌治疗

应用抗菌药物控制病原菌后能缩短病程，减少腹泻次数和迅速从粪便中清除病原菌，但仅作为液体疗法的辅助治疗。近年来已发现四环素的耐药菌株，但对多西环素仍敏感。目前常用药物：磺胺甲噁唑/甲氧苄啶（复方磺胺甲噁唑），每片含甲氧苄啶 80mg、磺胺甲噁唑 40mg，成人 2 片/次，2 次/日；小儿 30mg/kg，分 2 次口服。多西环素成人200mg/次，2次/日；小儿6mg/（kg·日），分2次口服。诺氟沙星成人200mg/次，3次/日，或环丙沙星250~500mg/次，2次/日，口服。以上药物任选一种，连服3天。不能口服者可应用氨苄西林肌肉或静脉注射。O139群霍乱弧菌对常用抗生素四环素、氨苄西林、氯霉素、红霉素、萘啶酸、头孢唑林、环丙沙星敏感，而对磺胺甲噁唑/甲氧苄啶（复方磺胺甲噁唑）、链霉素、呋喃唑酮有不同程度的耐药，耐药率分别为98%、92%、86%。

（四）对症治疗

1. 纠正酸中毒：应用5%碳酸氢钠溶液酌情纠正酸中毒。
2. 纠正休克和心力衰竭：少数患者经补液后血容量基本恢复，皮肤黏膜脱水表现已逐渐消失，但血压仍低者，可应用地塞米松20~40mg或氢化可的松100~300mg，静脉滴注，并可加用血管活性药物多巴胺和间羟胺静脉滴注。
3. 纠正低血钾：补液过程中出现低血钾者应静脉滴入氯化钾，浓度一般不宜超过0.3%。轻度低血钾者可口服补钾。
4. 抗肠毒素治疗：目前认为氯丙嗪对小肠上皮细胞的腺苷环化酶有抑制作用，临床应用能减轻腹泻，可应用1~2mg/kg体重，口服或肌肉注射。小檗碱亦有抑制肠毒素，减少分泌和具有抗菌作用，成人0.3g/次，3次/日，口服。小儿50mg/kg体重，分3次口服。

（五）中医治疗

1. 辨证论治

（1）湿热证型

治法：清热化湿，辟秽泄浊

方药：蚕矢汤加减：黄连、黄芩、栀子、大豆黄卷、薏苡仁、法半夏、通草、蚕砂、木瓜、吴茱萸、甘草。水煎服，每日2剂。

若脘痞、干呕较甚者，加竹茹、厚朴、白豆蔻。若手足厥冷、腹痛自汗、口渴、唇甲青紫、小便黄赤、六脉俱伏者，为热盛厥深，可加石膏、淡竹叶、天花粉。

转筋由吐泻之后，大量失水，津液耗伤，筋失所养所致。因此，治疗转筋，必须顾及其津液，必要时急需配合补液。方中蚕砂甘辛微温，木瓜微温，均有舒筋活络作用；吴茱萸有降逆止呕、止痛作用，均为治疗霍乱吐泻转筋要药。

（2）寒湿证型

治法：芳香化浊，温中散寒

方药：藿香正气散加减：紫苏叶、藿香、白芷、桔梗、法半夏、陈皮、厚朴、大腹皮、白术、茯苓、甘草。水煎服，每日2剂。

若兼见心烦、口渴、苔黄者，加黄连、竹茹、干姜；呕吐频频、脉沉伏者，加吴茱萸、肉桂、丁香；大汗淋漓、面色苍白、四肢厥冷者，加熟附子、干姜；若吐利甚、手足厥逆、转筋拘急者，加吴茱萸、木瓜、熟附子。

（3）毒秽证型

治法：辟秽解毒，利气宣阳

方药：玉枢丹加减：山慈菇、续随子、大戟、白芷、五倍子、雄黄、紫苏、石菖蒲、郁金、草果。水煎服，每日2剂。

（4）伤阴证型

治法：益气养阴，生津救逆

方药：生脉散加味：西洋参、麦冬、五味子、生地黄、玄参、白芍、竹茹、法半夏、芦根、甘草。水煎服，每日2剂。

（5）亡阳证型

治法：益气固脱，回阳救逆

方药：回阳救急汤加减：熟附子、干姜、肉桂、党参、白术、茯苓、陈皮、法半夏、五味子、白芷、炙甘草。水煎服。

若下利不止、面赤、干呕而烦躁、脉伏者，加葱白、童便、猪胆汁；腹痛甚者，加白芍；大汗不止者，加山茱萸；呕吐剧烈者，加生姜、紫苏梗。

2. 单方验方

湿热证型中成药：

（1）玉枢丹，每次服0.3~0.6g，每日3次。

（2）行军散，每次服0.3~0.6g，每日3次。

寒湿证型中成药：

（1）藿香正气口服液，每次温开水送服1~2支，每日3次。

（2）十香丸，每次服6g，每日2~3次。

（3）理中丸，每次温开水送服1丸，每日2~3次。

毒秽证型中成药：

苏合香丸，每次3g温开水送服，每日2~3次。

伤阴证型中成药：

生脉注射液或参麦注射液，每次20~30ml加入5%葡萄糖生理盐水500ml中，静脉滴注，每日2次。

亡阳证型中成药：

参附注射液，10~20ml加入10%葡萄糖液250ml中静脉滴注，每日2次。

八、预后

预后与所感染霍乱弧菌生物型、临床病型轻重、治疗是否及时有关。此外年老体弱或有并发症者预后差，病死率在3%~6%，治疗不及时者预后差。死亡原因早期主要是循环衰竭，脱水期多为急性肾衰竭或其他感染等并发症。

九、康复及出院标准

治愈：症状消失，已隔离7~14天。恢复期大便培养每日1次，连续3次阴性。慢性带菌者，大便培养连续7次阴性。胆汁培养每周1次，连续2次阴性，方可解除隔离。

十、预防

1. 控制传染源：及时检出及隔离病人，疑似病人或接触者应隔离观察5天，检疫期间可顿服多西环素（强力霉素）300mg或日服四环素1g，分2次，连用5天。
2. 切断传播途径：改善环境卫生，管好水源、粪便和食物，消灭苍蝇。
3. 预防接种：广泛使用的注射全菌体死菌菌苗保护率为50%~90%，保护期3~6个月。口服全菌体、脂多糖或类毒素（亚单位B）疫苗可能提供较好保护。

十一、中医治疗报道

吴国庆等应用中西医结合治疗霍乱14例。中医治疗分3期5个主证型。（1）吐泻期：①暑热证用葛根15g，黄芩12g，黄连6g，甘草5g，吴茱萸3g，薏苡仁30g。转筋加木瓜12g，白芍15g；呕吐不止加姜半夏、竹茹各10g。②暑湿证用党参15g，茯苓、白术、姜半夏各10g，甘草5g，藿香12g，陈皮、黄连各6g，吴茱萸3g。口渴加葛根15g。（2）脱水虚脱期：①气阴两虚证用党参或太子参30g，麦冬、白芍、五味子各15g，黄连6g，扁豆、炙甘草各10g，薏苡仁30g。气虚甚加黄芪30g；转筋加木瓜10g；口渴甚加乌梅、葛根各15g；频泻不止加石榴皮15g。②心阳衰竭证用党参30g，附子（先煎）、干姜、炙甘草、白术、木瓜各10g，黄连、桂枝各5g，石榴皮15g。（3）恢复期用太子参25g，麦冬、石斛各12g，乌梅15g，淡竹叶、荷叶各10g。热重加生石膏30~60g；小便不利加茯苓10g；食欲不振加焦三仙30g。西医常规治疗。结果：全部获愈，疗程4~8日。

夏瑾瑜报道应用中西医结合治疗霍乱18例。本组分轻型和重型，分别给予藿香正气方（藿香、紫苏梗、陈皮、川厚朴、法半夏、白术、茯苓、枳壳、大腹皮各10g，甘草6g，生姜3片）加减及附子理中汤（太子参15g，焦白术、白茅根各10g，附片、甘草、藿香各6g，干姜3g）加减，日1剂水煎服。配合西药补液、扩溶、纠酸等综合措施。结果：全部治愈（症状体征消失，大便Ⅱ号培养连续3次阴性）。

余镇北报道应用七味白术散加味治愈10例霍乱。治疗方法：以健脾和胃、清热生津之七味白术散加黄连、法半夏、ORS口服补盐液（当茶频饮）而愈。经肛拭取材培养连续3次转阴，平均住院6日，平均治愈时间3日。

参考文献

[1]吴国庆,朱其楷.中西医结合治疗霍乱14例.广西中医药,1990,13(6):11~12
[2]夏瑾瑜.中西医结合治疗霍乱18例.湖北中医杂志,1989,(5):7~8
[3]余镇北.七味白术散加味治愈霍乱10例.江西中医学院学报,2000.12(9):15~16

急性出血性结膜炎

急性出血性结膜炎亦称流行性出血性结膜炎,俗称红眼病、暴发火眼,是一种急性传染性眼炎。根据不同的致病原因,可分为细菌性结膜炎和病毒性结膜炎两类,其临床症状相似,但流行程度和危害性以病毒性结膜炎为重。

一、病原学

导致急性出血性结膜炎的主要病毒是微小核糖核酸病毒中新型肠道病毒70(EV70)、柯萨奇病毒A24变种(CA24V)。

(一)一般生物学特性

微小核糖核酸病毒科中的新型肠道病毒70型(EV70)或柯萨奇病毒A24型变种(CA24V)。病毒耐乙醚和氯仿,耐酸,在pH3~5时可稳定1~3h。对紫外线、氧化剂、高温干燥敏感,加热到56℃,3min即能灭活。加入1mol/L MgCl2或其他二价阳离子,能够提高病毒对热的抵抗力。在氯化铯中浮力密度为1.32~1.35g/ml。在污水或粪便中可存活数月。两种病毒形态相同,皆为球形,直径20~30nm。蛋白质衣壳呈20面体立体对称,无包膜,有32个子粒。

EV70具有其他肠道病毒的理化性质,但不能被其他各种肠道病毒免疫血清中和。EV70不同于其他肠道病毒,首先是不具有嗜肠道性,而是存在于眼结膜,其次是病毒最适增殖温度较低,为33℃,因而易于感染结膜。对乳鼠不致病,接种猴丘脑、脊髓致动物下肢瘫痪。对羟苄唑(HBB)敏感。常发生抗原变异。

CA24V属于肠道病毒中柯萨奇A组24型的变异株,不能被CA24型毒株抗血清中和。耐羟苄唑(HBB)。对酸抵抗力较其他小RNA病毒强,抵抗pH3.0,常用消毒剂如75%乙醇、5%煤酚皂溶液(来苏水)均不能灭活病毒,但0.3%甲醛或0.5pmol/L的游离氯可迅速灭活病毒。对乳鼠接种能引起神经麻痹。CA24V能在猴结膜细胞中复制并引起细胞病变。

(二)分子生物学特性

EV70和CA24V基因组为单股正链RNA,线状,链长约7.5kb,分子量(2~2.8)×10^{6}Da。RNA占病毒体的30%,具有感染性,并可直接起mRNA作用,在宿主细胞胞浆内繁殖复制。基因组全长分三个区:5′非编码区(5′NRC),编码区和3′非编码区(3′NRC)。

5′NRC与肠病毒属其他病毒基因组相应区域有高度同源性,为一个高度保守区域,可利用该特点设计引物进行RT-PCR检测肠病毒。VP1区包含主要的中和表位,在病毒株鉴定中起重要作用。

二、流行病学

（一）传染源

患者是主要传染源，其眼部分泌物及泪液均含有病毒。

（二）传播途径

通过接触被患者眼部分泌物污染的手、物品或水等而发病，部分患者的咽部或粪便中也存在病毒。

（三）易感人群

绝大多数人对本病有易感性，感染后形成的免疫力时间很短，因此易导致重复感染。

（四）潜伏期和传染期

本病起病急剧，潜伏期最短约2~3小时，一般为12~24小时，常双眼同时或先后发病。夏秋季节暴发流行。

三、发病机制

中医病因病机

本病为天地之气亢和，外感疫疠之气而致。或兼肺胃积热，内外合邪，交攻于目而发；或由患者眵泪秽汁相互传染而得。

四、病理改变

睑球结膜高度充血水肿，常伴有结膜下点、片状出血，多自上方开始，严重者可遍及全部球结膜。睑结膜有滤泡增生或伪膜形成。

五、临床表现

（一）症状和体征

起病急骤，迅速出现眼睑水肿、结膜充血、流泪和眼球痛，通常先发生于一个眼睛，几小时后波及另一个眼睛。自觉症状显著，异物感、畏光、流泪并急剧加重。眼部磨痛、刺痛或眼球触痛，分泌物呈水样、黏液、浆液性。

约20%病例出现全身症状，如发热、头痛、全身不适等。约70%~90%病例在起病2~3天后出现特征性的表现——眼球结膜下出血，从细小的出血点至整个球结膜下出血程度不等，可见短暂而无后遗症的上皮性角膜炎。

初期常发生角膜上皮点状剥脱，约1周后痊愈，耳前淋巴结肿大常见。儿童病例2~3天即可痊愈，成人一两周内完全恢复。偶有病例角膜上皮剥脱反复发生，持续数年。老年病例结膜水肿常见,而年轻病例则出血量较大。起病后 3~5 天约 90% 病例在睑结膜上出现细小滤泡。

患者可有发热、乏力、咽痛及耳前淋巴结肿大等病毒性上呼吸道感染症状。个别病人结膜炎发病 1~8 周后合并下肢运动麻痹。

(二) 并发症

1. 眼部并发症主要是细菌感染。
2. 在神经系统主要为类似于脊髓灰质炎的瘫痪,多发生于起病后 2~4 周(5 天~6 周)。临床表现为先有 1~3 天的发热和全身症状,然后出现神经根痛和急性软瘫,呈不对称性、一至多个肢体的瘫痪。第 2~3 周出现肌萎缩,可造成后遗症。半数病例可出现延髓性麻痹,偶可出现呼吸衰竭。

六、诊断标准

(一) 诊断依据

1. 潜伏期短,2~24 小时,传染性强,夏秋季暴发流行。
2. 通过患眼-水-健眼,或患者-水或物-健眼,接触传播。
3. 临床症状似急性卡他性结膜炎,但分泌物不呈浆液性。眼睑红肿,球结膜下出血,呈片状、点状或全结膜为特点。
4. 有的伴角膜浸润、点状剥脱、荧光染色着色。在瞳孔区影响视力。
5. 发病前有上呼吸道感染、发热、头痛、咽痛、伴耳前淋巴结肿大。
6. 病毒分离为肠道腺病毒。

具备 1~5 项即可诊断,并有第 6 项即确诊。

(二) 辅助检查

病毒分离为肠道腺病毒。

(三) 中医辨证

本病中医辨证以实证为主。发病之初,风热在表,白睛红赤,而无明显的全身兼症;若患者内有积热,内外合邪,交攻于目,则局部与全身症状较重,证见眼灼热而痛,胞睑红肿,白睛红赤,眵泪黏稠,重者白睛或睑内有点、片状出血,并兼见恶寒发热、头痛、咽痛等全身症状。

1. 初感疠气

主症:初起白睛红赤,沙涩刺痒交作,眵多稀薄,泪热而清,胞睑肿赤。全身症状不显著,或见恶寒发热,鼻塞涕清。舌质红、苔薄白、脉浮数。

此为疫疠邪毒伤人,从表而入,侵犯肺经,上攻于目,则见白睛红赤,沙涩刺痒;热毒尚轻,则眵泪稀薄,病及胞睑,则胞睑赤肿。

2. 肺胃积热

主症：胞睑肿痛，白睛红赤较甚，沙涩羞明，热泪频流，眵多胶黏，或流淡血水，伴头痛身热，烦躁口渴，便秘溲赤，鼻塞涕稠，舌红，苔薄黄，脉数。

由于疫毒外袭，肺胃热毒炽盛，内外合邪，交攻于目，胞睑、白睛病变加重，热泪频流，而舌脉之象均为内热之征。

3. 疫毒入血

主症：白睛暴赤，或白睛点、片状出血，胞肿如桃，刺痛羞明，热泪如汤，眵多胶黏，兼头痛身热，耳前生肿核，尿赤便结，舌红，苔黄少津，脉数有力。

由于疫毒入血，热郁血壅，故胞睑肿胀较甚，刺痛；热毒灼伤血络，则见睑内或白睛出血，并伴见其他热毒炽盛之征。

（四）鉴别诊断

1. 急性卡他性结膜炎：是由细菌感染引起的一种常见的急性流行性眼病。主要特征为结膜明显充血，脓性或黏液性分泌物，有时分泌物附于角膜表面瞳孔区而影响视力，角膜并发症常为卡他性角膜边缘浸润。耳前淋巴结多不受累，而流行性出血性结膜炎则以水样分泌物、角膜上皮点状剥脱、耳前淋巴结肿大、球结膜下出血为特征。

2. 流行性角结膜炎：本病为腺病毒8型引起，潜伏期较流行性出血性结膜炎长。滤泡主要发生在下睑，结膜下出血较少，发病1~2周后角膜出现上皮下园形浸润为其特征，病毒分离为腺病毒8型。

七、临床处理及治疗

（一）西医治疗

1. 本病无特效药物，在本病流行期间，治疗必须强调群体预防，如用1%~2%冷盐水洗眼，每日可数次。

2. 局部抗病毒滴剂为0.1%吗啉双胍眼液、0.1%病毒唑眼药水、羟苄唑眼药水，每1~2小时1次，配合干扰素的应用以期达到对于病毒的控制。病情严重者，配合全身抗病毒药物。

3. 配合滴用抗生素眼药水可防止继发感染，多选用广谱抗生素，每2小时1次。

4. 当合并虹膜炎者，或角膜上皮点状剥脱的病例，可予以散瞳，并适当使用皮质类固醇激素，如0.025%氟美松眼药水滴眼，肌肉注射恢复期全血或血清，能缩短病情，并可预防角膜炎发生。

（二）中医治疗

本病治疗应分清肺胃积热的轻重。局部症状轻者，外治为主；局部症状及全身症状重者，应内外兼治。内治以清热泻火解毒为要。因时邪外袭，故应适当配合疏散之剂，并根据病情，给予扶正、通腑、凉血之品。

1. 辨证治疗

(1) 初感疠气

治法：疏风清热

方药：驱风散热饮子加减。连翘、牛蒡子、羌活、薄荷、大黄、赤芍、防风、当归、甘草、川芎、栀子。

(2) 肺胃积热

治法：清热解毒，通腑泻热

方药：泻肺饮加减。石膏、赤芍、黄芩、桑白皮、枳壳、木通、连翘、荆芥、防风、栀子、大黄、金银花、野菊花、蒲公英。

(3) 疫毒入血

治法：清热解毒，凉血散血

方药：泻肺饮加减。金银花、野菊花、蒲公英、连翘、桑白皮、黄芩、石膏、栀子、赤芍、牡丹皮、益母草、紫草、甘草。若白睛溢血日久不消，加桃仁、红花；白睛水肿明显者加白茅根。

2. 单方验方

(1) 黄芩10g，金银花15g，大青叶15g，蒲公英15g，桑叶10g，野菊花10g，板蓝根15g。水煎服，二煎加白矾15g洗眼，每日2~3次。可用于本病各期。

(2) 菊花、夏枯草、桑叶、大青叶等，水煎代茶，用于流行季节的防治。

3. 针灸疗法

(1) 体针：取合谷、攒竹、丝竹空、睛明、瞳子髎、曲池等穴。

(2) 放血疗法：点刺耳尖、眉弓、眉尖、太阳穴放血。

4. 其他疗法

(1) 点眼法

①千里光眼药水，每日4~6次，滴眼。

②黄连西瓜霜眼药水，每日4~6次，滴眼。

③0.5%熊胆眼药水，每日4~6次，滴眼。

(2) 熏洗法

①大青叶、板蓝根、菊花、金银花、蒲公英、薄荷等煎汤熏洗眼部，每日1~2次。

②鱼腥草20g，煎水熏洗眼部。用于本病各型。

③菊花、薄荷各30g，鲜品加倍，洗净粉碎，装入纱布袋内，置500ml瓷缸内，加入沸水浸泡数分钟，用此药液熏洗眼部。用于本病初起。

(3) 水罐疗法：将未去铝盖的青霉素瓶磨掉瓶底备用，将太阳穴常规消毒，针刺太阳穴，将盛有少量75%酒精的小瓶置于太阳穴，以注射器将瓶内空气抽出，形成负压，可见瓶内皮肤高起，同时有血液流入瓶内，瓶吸牢固后出针。一般病人取坐位或平卧位，每日1次，每次20~30分钟。

(三) 中西医结合疗法

发病后，局部选用病毒灵、无环鸟苷、泡疹净等眼药水点眼，每日4~6次，口服清热解毒颗粒、抗病毒口服液,或用大青叶、板蓝根、菊花、地丁等制成煎剂熏洗。全身症状显著者,可辨证选方,配合外治,亦可用各种抗病毒眼药进行眼部电离子导入治疗。

八、预后

绝大多数人对本病有易感性,感染后形成的免疫力时间很短,因此易导致重复感染。

九、康复及出院标准

1. 治愈:症状消失,局部炎症消退。角膜上皮病变痊愈,荧光素不着色。
2. 好转:症状消失,局部炎症消退。角膜上皮荧光素着色,但数量较前减少。

十、预防

积极治疗红眼病患者,并进行适当隔离。红眼病流行期间,尽可能避免与病人及其使用过的物品接触,如洗脸毛巾、脸盆等。尽量不到公共场所去(如游泳池、影剧院、商店等)。对个人用品(如毛巾、手帕等)或幼儿园、学校、理发馆、浴室等公用物品要注意消毒(煮沸消毒)。个人要注意不用脏手揉眼睛,勤剪指甲,饭前便后洗手。有条件时应用抗生素或抗病毒眼药水点眼。

十一、中医临床报道

李晓英采用鸭跖草汁治疗急性出血性结膜炎 30 例,疗效满意。方法如下:鸭跖草鲜品 1~2 株洗净后去除花和叶片,点燃酒精灯,烤其茎的结节部,此时在茎的一端有无色透明的液体流出,将此液体点眼,双眼各 1 滴,每日 3 次,连用 4 天。鸭跖草属鸭跖草科一年生草本植物,味甘淡,性寒,有清热凉血、拔毒止痛的功能。临床用于治疗急性出血性结膜炎疗效满意。

王静等应用芦荟汁点眼治疗 7 例急性出血性结膜炎。方法:将芦荟叶剥开,用其内面汁轻擦眼结膜,1 天 4 次,治疗 3 天均治愈。

余火琴使用双花合剂提取液对急性出血性结膜炎患者进行结膜囊冲洗治疗,取得较为满意的疗效。药物由金银花、蒲公英、菊花、秦皮、鱼腥草、大青叶组成。由本院制剂科配制,制成每 ml 含生药 0.8g 的双花合剂提取液,调整 pH 值大约在 6.8~7.2 之间,分装在 500ml 盐水瓶灭菌备用。治疗方法:取双花合剂提取液 500ml,用输液架固定吊瓶,输液控制器调节开关控制药液量,冲洗患眼结膜囊,每日 2~4 次,7 天为 1 个疗程。结果:216 例患者中治愈 195 例,有效 21 例,疗效满意。

付建和等应用复方大青叶注射液治疗急性出血性结膜炎并观察其疗效。治疗组 121 例,肌注复方大青叶注射液,14 岁以上者肌注量为 4ml,儿童量为 0.5~2ml,每日 2 次,病毒唑眼药水和氯霉素眼水交替滴眼,每日 4 次。对照组 121 例,口服病毒灵 0.1g,每日 3 次,病毒唑眼药水和氯霉素眼水交替滴眼,每日 4 次。用药 6 天后比较 2 组疗效,结果治疗组的治愈率、有效率、总有效率均明显高于对照组($P<0.01$),对

照组平均治愈天数为4.7天，治疗组为3.8天，治疗组治愈时间明显优于对照组（$P<0.01$）。

陈荣家等对黄芪用于急性出血性结膜炎疗效进行探讨。采用给药双盲法，与西药无环鸟苷加、病毒唑进行疗效比较。结果显示，黄芪确有治疗病毒性急性出血性结膜炎的功效。

黄贵华等观察壮医药线点灸对急性出血性结膜炎的治疗效果。方法：将120例（240只眼）急性出血性结膜炎患者随机分为2组。治疗组60例（120只眼），采用壮医药线点灸治疗，初诊连续点灸2次，以后每天1次，5次为1个疗程；对照组60例（120只眼），采用单纯西药治疗，予生理盐水洗眼，0.1%羟苄唑眼液、0.3%诺氟沙星眼液滴眼，7天为1个疗程。2组均治疗1个疗程后观察疗效。结果：治疗组治愈94眼，好转24眼，无效2眼；对照组治愈68眼，好转29眼，无效23眼。2组疗效比较，差异有统计学意义（$P<0.01$）。结论：壮医药线点灸治疗急性出血性结膜炎的疗效显著。

参考文献

[1] 李晓英,李卫红.鸭跖草汁治疗急性出血性结膜炎30例.中国民间疗法,2000,8(8):45

[2] 王静,李哲洙.芦荟治疗急性出血性结膜炎.中国民间疗法,2001,9(4):63

[3] 余火琴.双花合剂提取液治疗急性出血性结膜炎216例.福建中医,2000,31(1):47

[4] 付建和,郭红辉.复方大青叶注射液治疗急性出血性结膜炎疗效观察.中国乡村医生,1997,13(3):36

[5] 陈荣家,瞿小妹,郭维群,等.黄芪用于急性出血性结膜炎疗效探讨.中国实用眼科杂志,1995,13(1):56

[6] 黄贵华,黄瑾明,李婕,等.壮医药线点灸治疗急性出血性结膜炎疗效观察.广西中医药,2011,34(3):47~48

脊髓灰质炎

脊髓灰质炎又名小儿麻痹症,是由脊髓灰质炎病毒引起的一种急性传染病。临床表现主要有发热、咽痛和肢体疼痛,部分病人可发生弛缓性麻痹。

一、病原学

脊髓灰质炎病毒为小核糖核酸病毒科的肠道病毒属。电子显微镜下观察病毒呈小的圆球形,直径为 20~30nm,呈圆形颗粒状。内含单股核糖核酸,核酸含量为 20%~30%。病毒核壳由 32 个壳粒组成,每个微粒含四种结构蛋白,即 VP1~VP4。VP1 与人细胞膜受体有特殊亲和力,与病毒的致病性和毒性有关。

(一) 抵抗力

脊髓灰质炎病毒对一切已知抗生素和化学治疗药物不敏感,能耐受一般浓度的化学消毒剂,如 70% 乙醇及 5% 煤酚皂液。0.3% 甲醛、0.1mmol/L 盐酸及 (0.3~0.5) × 10^{-6} 余氯可迅速使之灭活,但在有机物存在时可受保护。加热至 56℃ 30min 可使之完全灭活,但在冰冻环境下可保存数年,在 4℃ 冰箱中可保存数周,在室温中可生存数日。对紫外线、干燥、热均敏感。在水、粪便和牛奶中可生存数月。氯化镁可增强该病毒对温度的抵抗力,故广泛用于保存减毒活疫苗。

(二) 抗原性质

利用血清中和试验可分为 Ⅰ、Ⅱ、Ⅲ 三个血清型。每一个血清型病毒都有两种型特异性抗原,一种为 D 抗原,存在于成熟病毒体中,含有 D 抗原的病毒具有充分的传染性及抗原性;另一种为 C 抗原,存在于病毒前壳体内,含 C 抗原的病毒为缺乏 RNA 的空壳颗粒,无传染性。病毒在中和抗体的作用下,D 抗原性可转变为 C 抗原性,失去再感染细胞的能力。加热灭活的病毒即失去 VP4 和核糖核酸,而成为含有 C 抗原的病毒颗粒。应用沉淀反应与补体结合试验可检出天然 D 抗原及加热后的 C 抗原。

(三) 宿主范围和毒力

人类是脊髓灰质炎病毒的天然宿主和储存宿主,猴及猩猩均为易感动物。病毒与细胞表面特异受体相结合并被摄入细胞内,在胞质内复制,同时释出抑制物抑制宿主细胞 RNA 和蛋白质的合成。

天然的脊髓灰质炎病毒称为野毒株,在实验室内经过减毒处理的病毒株称为疫苗株。疫苗株仅当直接注射到猴中枢神经系统时才能引起瘫痪,而对人神经细胞无毒性。疫苗株病毒,特别是 Ⅲ 型病毒,在人群中传播时可突变为具有毒性的中间株。对野毒株和疫苗株的最可靠鉴别方法是进行核酸序列分析。

二、流行病学

（一）传染源

传染源为患者及病毒携带者，在发病前 3~5 日至发病后 1 周左右咽部分泌物及粪便均排毒。

（二）传播途径

经飞沫及粪便传播，以后主要经粪便传播。

（三）易感人群

本病好发于 1~5 岁小儿，4 个月以下婴儿很少患病。

（四）潜伏期和传染期

夏秋季多见。潜伏期为 3~35 天，一般为 5~14 天。

三、发病机制

（一）西医发病机制

病毒经口进入人体后，先在咽部和肠壁的淋巴组织内增殖，并从局部排出病毒，同时引起免疫反应。如机体产生的特异性抗体足以阻止病毒增殖，则为隐性感染。少数病人病毒自淋巴组织侵入血循环，导致第一次病毒血症。到达全身淋巴组织和单核巨噬细胞内，继续增殖并再次入血，致第二次病毒血症而产生前驱期症状。如此时机体免疫反应能清除病毒，则为顿挫型感染。反之，病毒通过血脑屏障，侵犯中枢神经系统，则为无瘫痪型或瘫痪型。中枢神经系统受侵时，以脊髓前角运动细胞损害为主，尤以颈、腰段损害多见，其次为脑干颅神经核和网状结构受损，软脑膜亦常被波及。

（二）中医病因病机

中医学认为，本病由外感风热、暑湿、时行疫毒之邪所致。主要病机为疫毒郁结肺胃，流注经络，气滞血瘀，筋脉失养。病位初在肺胃，久及肝肾。病初多属实证，后期则虚象渐露，或虚夹实。

四、病理改变

病毒在神经系统中复制导致了病理改变，复制的速度是决定其神经毒力的重要因素。病变主要在脊髓前角、脑髓质、桥脑和中脑，开始是运动神经元的尼氏体变性，接着是核变化、细胞周围多形核及单核细胞浸润，最后被噬神经细胞破坏而消失。但并不是所有受累神经元都坏死，损伤是可逆性的，起病 3~4 周后，水肿、炎症消退，神经细胞功能可逐渐恢复。

五、临床表现

(一) 症状和体征

1. 前驱期：1~4天，主要表现为低或中度发热、多汗、嗜睡或烦躁、全身感觉过敏及呼吸道或消化道症状，咽痛、头痛、咳嗽、腹痛、腹泻、恶心及呕吐等。疾病终止于此期为顿挫型。

2. 瘫痪前期：3~6天，主要表现如下：

(1) 发热：前驱期热退后，经1~6天静止阶段体温再度升高，呈双峰热型。

(2) 中枢神经系统感染症状：头痛、呕吐，脑膜刺激征阳性，脑脊液中白细胞数增高等。

(3) 全身肌肉疼痛及感觉过敏：尤以肢体及颈背部为著，坐起时需两臂后伸支撑身体，为三脚架征阳性，坐起后不能自动弯颈用唇接触膝部，为吻膝征阳性。

(4) 植物神经系统症状及括约肌障碍：兴奋、面赤、皮肤微红、多汗、尿潴留和便秘。如疾病终止于此，无瘫痪出现，3~5天热退康复，即为无瘫痪型。

3. 瘫痪期：瘫痪大都在瘫痪前期的第3~4天开始，偶可早至第1天，或晚至7~11天。瘫痪随发热而加重，热退后停止发展。瘫痪类型如下：

(1) 脊髓型：最常见，表现为分布不对称、不规则的弛缓性瘫痪，四肢多见，下肢尤甚，感觉存在。近端大肌群较远端小肌群瘫痪出现早且重。其他如颈背肌、腹肌、肋间肌、膈肌及膀胱肌也可受累，表现为不能竖头、坐起、翻身，腹部隆起，咳嗽无力，矛盾呼吸或严重者可致呼吸衰竭，尿潴留等。

(2) 脑干型：病变主要在延髓及桥脑，可有下列表现：①颅神经麻痹：第Ⅶ、Ⅹ对颅神经损害较多见。②呼吸中枢麻痹：呼吸节律不齐、双吸气、叹息样或潮式呼吸、呼吸暂停、严重缺氧等。③血管运动中枢麻痹：心律失常，脉细数，血压下降，严重循环衰竭。

(3) 脑型：较少见，表现为病毒性脑炎，如高热、嗜睡、昏迷、惊厥及上运动神经元性瘫痪。

(4) 混合型：常为脊髓型和脑干型并存。

4. 恢复期：瘫痪后1~2周，病侧肌肉开始逐渐恢复功能，一般从肢体远端开始，腱反射亦逐渐恢复，轻症1~3月恢复正常，重症常需6~18个月或更久。

5. 后遗症期：神经组织损害严重，瘫痪不易恢复，受累肌群萎缩致畸形，如脊柱弯曲、马蹄内翻足等。

(二) 并发症

1. 由于外周型或中枢型呼吸麻痹可继发吸入性肺炎、肺不张、化脓性支气管炎和呼吸衰竭，引起严重出血。

2. 长期卧床可致褥疮及氮、钙负平衡，表现为骨质疏松、尿路结石和肾功能衰竭等。

六、诊断标准

（一）诊断依据

1. 多见于夏秋季，5岁以下儿童，有与患儿密切接触史。
2. 发热、多汗、嗜睡、烦躁、肢体痛、感觉过敏并可有双峰热。
3. 肢体呈不同程度的弛缓性瘫痪，有感觉运动分离或延髓麻痹表现。
4. 脑脊液检查：瘫痪前期压力增高，细胞数增多，一般在 $0.05 \sim 0.3 \times 10^9/L$ 之间，早期以中性粒细胞为主，稍后以淋巴细胞为主，蛋白增加，糖和氯化物正常，疾病后期细胞数转为正常时，蛋白仍可增高，出现蛋白细胞分离。
5. 补体结合抗体测定：如恢复期滴定度较早期增高4倍以上，或特异性IgM抗体增高均有助诊断。
6. 有条件可做病毒分离。

无瘫痪型临床诊断不易，须依据咽拭、粪便病毒分离阳性及血清学恢复期中和抗体上升≥4倍作出诊断。瘫痪型则按瘫痪及脑脊液特点作出诊断与鉴别诊断，即瘫痪为不规则、不对称、下运动神经元性、弛缓性瘫痪，肌张力及腱反射减弱，不伴感觉障碍。

（二）辅助检查

1. 血常规：白细胞总数及中性粒细胞百分比大多正常，少数患者白细胞及中性粒细胞轻度增多，血沉增速。
2. 粪便查脊髓灰质炎病毒。
3. 脑脊液或血清查特异性IgM、IgG抗体，或中和抗体。

（三）鉴别诊断

1. 传染性多发性神经根炎：多见于青少年，呈上升性、对称性、弛缓性麻痹伴感觉障碍，脑脊液以蛋白质增高为主，细胞数不多。
2. 其他肠道病毒引起瘫痪：瘫痪轻，恢复快。
3. 多发性神经炎：无发热，有明显感觉障碍，脑脊液正常。
4. 假性瘫痪：可因关节炎、骨折、维生素C缺乏引起，X线摄片有助诊断。

七、临床处理及治疗

处理原则是减轻恐惧，减少骨骼畸形，预防及处理合并症，康复治疗。

（一）前驱期及瘫痪前期

1. 卧床休息。病人卧床持续至热退1周，以后避免体力活动至少2周。卧床时使用踏脚板使脚和小腿有正确角度，以利于功能恢复。
2. 对症治疗。可使用退热镇痛剂、镇静剂缓解全身肌肉痉挛不适和疼痛；每2~4小时湿热敷1次，每次15~30分钟；热水浴亦有良效，特别对年幼儿童，与镇痛药合用有协同作用；轻微被动运动可避免畸形发生。

（二）瘫痪期

1. 注意保持正确的姿势：患者卧床时身体应成一直线，膝部稍弯曲，髋部及脊柱可用板或沙袋使之挺直，踝关节成90°。疼痛消失后立即做主动和被动锻炼，以避免骨骼畸形。

2. 适当的营养：应给予营养丰富的饮食和大量水分，如因环境温度过高或热敷引起出汗，则应补充钠盐。厌食时可用胃管保证食物和水分摄入。

3. 药物治疗：促进神经传导功能药物，如地巴唑，剂量为1岁1mg，2~3岁2mg，4~7岁3mg，8~12岁4mg，12岁以上5mg，每日或隔日1次口服；增进肌肉张力药物，如加兰他敏，每日0.05~0.1mg/kg，肌肉注射，一般在急性期后使用。

4. 延髓型瘫痪：①保持呼吸道通畅：采用低头位（床脚抬高成20°~25°）以免唾液、食物、呕吐物等吸入，最初数日避免胃管喂养，使用静脉途径补充营养；②每日测血压2次，如有高血压脑病，应及时处理；③声带麻痹、呼吸肌瘫痪者，需行气管切开术，通气受损者，则需机械辅助呼吸。

（三）恢复期及后遗症期

体温退至正常，肌肉疼痛消失和瘫痪停止发展后，应进行积极的功能恢复治疗，如按摩、针灸、主动和被动锻炼及其他理疗措施。

1. 针灸治疗：适用于年龄小，病程短，肢体萎缩不明显者。可根据瘫痪部位取穴。上肢常取颈部夹脊穴，肩贞，大椎，手三里，少海，内关，合谷，后溪，每次选2~3穴。下肢常选环跳，秩边，髀关，阴廉，四强，伏兔，承扶，殷门，委中，阳陵泉，足三里，解溪，太溪，绝骨，风市，承山等。根据瘫痪肢体所涉及的主要肌群选取穴位3~4个，每天1次，10~15次为1个疗程，2个疗程之间相隔3~5天。开始治疗时用强刺激，取得疗效后改中刺激，巩固疗效用弱刺激。

用电针或水针，每次选1~2个穴位注射维生素 B_1，γ氨酪酸或活血化瘀中药复方当归液（当归红花川芎制剂），每穴0.5~1.0ml。

2. 推拿疗法：在瘫痪肢体上以滚法来回滚8~10分钟，按揉松弛关节3~5分钟，并在局部施以擦法，透热为度，每日或隔日1次。

3. 功能锻炼：瘫痪重不能活动的肢体可先按摩推拿，促进患肢血液循环，改善肌肉营养及神经调节，增强肌力。患肢能做轻微动作而肌力极差者，可助其做伸屈外展内收等被动动作。肢体已能活动而肌力仍差时，鼓励患者做自动运动，进行体育疗法，借助体疗工具锻炼肌力和矫正畸形。

4. 理疗：可采用水疗、电疗、蜡疗、光疗等促使病肌松弛，增进局部血流和炎症吸收。

5. 其他：可用拔罐（火罐，水罐，气罐）及中药熏洗、外敷，以促进瘫痪肢体恢复。畸形肢体可采用木板或石膏固定以及用手术矫治。

八、预后

轻型和非瘫痪型病后恢复彻底。瘫痪型脊髓灰质炎中，50%以上能完全恢复，约25%留有轻度残疾，而留有严重残疾者不到25%。肌肉功能主要在前6个月恢复，但在2年内仍会有不断的改善。脊髓灰质炎的病死率为1%~4%，但在成人或有延髓麻痹者，病死率高达10%。

九、康复及出院标准

1. 治愈：症状、体征消失，功能恢复正常，并且隔离期满（发病后3周）。
2. 基本治愈：临床症状基本消失，肌肉稍有萎缩，但不松弛，皮温接近正常，畸形基本矫正，功能恢复接近正常。
3. 显效：萎缩肢体较治疗前明显增粗，大部肌力提高2级以上，畸形部分矫正，患处功能部分恢复。
4. 好转：症状、体征较治疗前减轻，肌肉松弛和瘫痪程度好转，部分肌力提高1~2级，功能有所改善，但萎缩肢体无明显增粗。
5. 无效：经治疗2~3个月后基本无变化。

十、预防

1. 一般保健措施：加强个人卫生、饮食卫生、环境卫生，注意体格锻炼、劳逸结合。流行期内避免劳累，少去人群集居处，推迟手术及预防接种。
2. 被动免疫：密切接触的易感者可肌注丙种球蛋白0.3~0.5ml/kg，以预防本病或减轻症状。
3. 自动免疫：是控制本病最重要的措施，有灭活疫苗及减毒活疫苗两种。灭活疫苗较安全，大多用于免疫力低下者。中国都采用减毒活疫苗，制成口服糖丸，按病毒型别不同分1型（红色）、2型（黄色）、3型（绿色）单价疫苗，2型+3型为二价疫苗（蓝色），1型+2型+3型为三价混合疫苗（白色）。口服疫苗后病毒在咽部及肠道繁殖，2周后局部产生SIgA，血清中IgG中和抗体也上升，可维持免疫力4年，可预防本病及再感染，因有来自母体被动免疫会影响疫苗作用，故宜自2个月开始服疫苗，相隔4~6周按1型、2型、3型顺序服单价疫苗，或目前采用三价混合疫苗隔6周服1粒，共服3粒，以冷开水吞服。一般认为不需加强接种，也有主张初服后2年每年重复全程免疫1次，7岁上学前再加强1次，减毒活疫苗应保存在低温（4℃~8℃）下，室温20℃~22℃减毒活疫苗仅能存活12日，30℃~32℃仅2日即失效。大规模服疫苗应在冬春季节进行，要求易感者服疫苗率不低于90%，避免在其他肠道病毒流行时服用，以免发生干扰，当地有脊髓灰质炎流行时，可紧急大规模服减毒活疫苗，以终止流行。

十一、中医临床报道

秦宁泰等应用针刺疗法治疗小儿麻痹2296例，急性期取大椎、曲池、合谷、足三里，症见精神萎靡、肢体瘫痪则取风府、哑门、大椎、陶道、命门、腰阳关等，每日1

次,至体温、情绪正常为止;恢复期和后遗症期循经取穴,取背俞和局部穴相结合,肌肉萎缩的肢体则用艾条温和灸。结果:总有效率达99.12%,其中痊愈和基本痊愈占27.83%。

李延芳等采用多经多穴治疗500例:①轻症患儿每次多取一条阳经、二条阴经的主要腧穴;②重症患儿每次多取二条阳经、二条阴经的主要腧穴;③视麻痹肌群经络的分布,阳经与阴经应灵活掌握,交替治疗。结果:治愈306例,显效184例,好转10例,治疗次数最少的5次,最多的为102次。并且发现早期治疗效果好,半身、四肢和单上肢瘫痪者比较难治,单下肢瘫痪较易治愈。

有学者认为在针刺的基础上加用电针刺激仪通电治疗,能够加强刺激量,提高疗效。施炳培等根据中医理论及西医的解剖知识,采用麻痹肌群及其所受支配的神经干周围的穴位,以上带下、以主带次进行选穴,治疗158例患儿,总有效率达91.8%。

顾光等根据患者病变部位的经络分布和循行走向,结合麻痹肌群的分布和功能状态选有关经、穴组方,临床较多采用脾胃经穴组和膀胱、胆经穴组,另外还选用任、督脉经穴2~3个,以调整阴阳。治疗时机按子午流注纳支法,选脾胃经气血旺盛的"辰"、"巳"两个时辰,施以电排针治疗1076例,其中基本治愈372例,显效356例,好转305例,无效43例,总有效率为96%。

张体云使用针灸对脊髓灰质炎后遗症进行治疗,分别在治疗前后记录患者股四头肌肌电图并对比其治疗前后的变化。结果:在治疗前,多数患者肌电图运动单位电位未引出或明显减少,但电压增高或减低、时限宽;少数有纤颤电位、正锐波。3个疗程后,肌电图的纤颤电位减少或消失,运动单位电位数量增加,电压及时限均有一定恢复,出现多相电位等。肌电图好转者32例,有效率78%,且肌电图变化与临床疗效和肌力变化一致。

白玉兰在应用针刺疗法治疗脊髓灰质炎后遗症时,一般以瘫痪部位穴位为主,配以调节全身各系统功能的穴位及强壮穴。开始治疗时用强刺激,显效后用中刺激,巩固治疗时用弱刺激。辨证选穴原则如下:①遵照中医"治痿独取阳明"的原则,取足阳明胃经足三里、冲阳等穴。②重视通调人体阳脉之海与阴脉之海,多取任脉和督脉及夹脊穴。督脉穴位以大椎、身柱、命门、腰阳关等为主;任脉穴位以膻中、中脘、气海、关元等为主;取华佗夹脊穴。③强调通过强刺激激发经脉及神经功能。患处取穴按经络走行进行,沿神经干及瘫痪部位的始端穴位依次针刺。上肢取肩三针(肩髃、肩贞、臂臑)、曲池(透少海)、内关(透外关)、手三里、合谷;下肢取髀关、委中、风市上2寸、阳陵泉(透阴陵泉)、足三里、昆仑(透太溪)、绝骨(透三阴交)。④随症用穴:双腰肌无力取命门、肾俞穴;颈肌无力取大椎、天柱穴;马蹄足取承山、落地点(跟腱中点)、承筋点(承山和跟腱中点);足内外翻选用特定经验穴内翻穴、外翻穴(内翻穴:内踝上1.5寸,外翻穴:外踝上1.5寸);膝后弓取鹤顶穴。临床常用重点穴包括:肺俞、夹脊、中脘、足三里、阳陵泉、三阴交等。必用夹脊穴,其余穴位交替配合应用,每次取2~3个穴,加对症经验穴。在针灸治疗的同时,还常辨证配以中药进行治疗,往往能取得良效。方法如下:①肺肾阴虚者以滋阴清热、宣通经络为法,用三才汤加味:人参、地黄、天冬、山药各10g,薏苡仁、木瓜、伸筋草各6g。②肝肾亏损者以滋养肝肾、填精益髓为法，用独活寄生汤加味：独活9g，桑寄生、桂枝、茯苓、秦艽、防风、杜仲等各6g，并增加强筋健骨、收弛之品，如：川续断、桑寄生、骨碎补、怀牛膝各6g。

赵兰等应用穴位埋线治疗250例小儿麻痹症。原则上以手足阳明经穴为主，麻痹肌群为辅，每次选3～5个穴，每月1次，一般进行2～6次。近期疗效：基本痊愈49例，显效106例，好转90例，无效5例。并认为埋线3次以内疗效最佳。

参考文献

[1] 秦宁泰,谢锡亮.针刺治疗小儿麻痹2296例临床报道.中国针灸,1986,6(6):1

[2] 李延芳,朱伟,张秀芳,等.多经多穴治疗小儿麻痹症500例.中国针灸,1991,11(3):5

[3] 施炳培,林丽玉,卜怀娣.电针治疗脊髓灰质炎恢复期及后遗症期158例.云南中医杂志,1987,8(6):17

[4] 顾光,金祖培,周逸平,等.电排针治疗小儿麻痹后遗症1076例临床疗效总结.安徽中医学院学报,1988,7(2):40

[5] 张体云.针灸治疗脊髓灰质炎后遗症的肌电图观察.中国民康医学,2008,20(14):1574

[6] 李虹,侯中伟,白玉兰.白玉兰主任医师治疗脊髓灰质炎后遗症经验.北京中医药大学学报·中医临床版,2008,15(6):45～46

[7] 赵兰,马学媛.穴位埋线治疗250例小儿麻痹症.中国针灸,1985,5(1):1

甲型 H1N1 流感

甲型 H1N1 流感为一种新型呼吸道传染病，其病原为新甲型 H1N1 流感病毒株，病毒基因中包含有猪流感、禽流感和人流感三种流感病毒的基因片段。

一、病原学

甲型 H1N1 流感病毒属于正粘病毒科，甲型流感病毒属。典型病毒颗粒呈球状，直径为 80~120nm，有囊膜。囊膜上有许多放射状排列的突起糖蛋白，分别是红细胞血凝素（HA）、神经氨酸酶（NA）和基质蛋白 M2。病毒颗粒内为核衣壳，呈螺旋状对称，直径为 10nm。为单股负链 RNA 病毒，基因组约为 13.6kb，由大小不等的 8 个独立片段组成。病毒对乙醇、碘伏、碘酊等常用消毒剂敏感；对热敏感，56℃条件下 30 分钟可灭活。

二、流行病学

（一）传染源

甲型 H1N1 流感病人为主要传染源，无症状感染者也具有一定的传染性。目前尚无动物传染人类的证据。

（二）传播途径

主要通过飞沫经呼吸道传播，也可通过口腔、鼻腔、眼睛等处黏膜直接或间接接触传播。接触患者的呼吸道分泌物、体液和被病毒污染的物品也可能引起感染。

（三）易感人群

人群普遍易感。接种甲型 H1N1 流感疫苗可有效预防感染。

（四）潜伏期和传染期

潜伏期一般为 1~7 天，多为 1~3 天。

三、发病机制

（一）西医发病机制

发病机制尚不完全清楚。

（二）中医病因病机

甲型 H1N1 流感属于"瘟疫病"，其初起多为疫毒袭于肺卫，卫阳被遏，毛窍闭塞，肺气闭郁；疫毒很快入里化热，致卫气同病，肺热壅盛，主要特点是外寒内热，表里同病。

四、临床表现

通常表现为流感样症状，包括发热、咽痛、流涕、鼻塞、咳嗽、咯痰、头痛、全身酸痛、乏力。部分病例出现呕吐和/或腹泻。少数病例仅有轻微的上呼吸道症状，无发热。体征主要包括咽部充血和扁桃体肿大。

可发生肺炎等并发症。少数病例病情进展迅速，出现呼吸衰竭、多脏器功能不全或衰竭。

新生儿和小婴儿流感样症状常不典型，可表现为低热、嗜睡、喂养困难、呼吸急促、呼吸暂停、紫绀和脱水。儿童病例易出现喘息，部分儿童病例出现中枢神经系统损害。

妊娠中晚期妇女感染甲型 H1N1 流感后，较多表现为气促，易发生肺炎、呼吸衰竭等，病情严重者，可能导致流产、早产、胎儿窘迫、胎死宫内等不良妊娠结局。

甲型 H1N1 流感患者可诱发原有基础疾病的加重，呈现相应的临床表现。病情严重者可以导致死亡。

五、诊断

（一）西医诊断依据

1. 疑似病例

符合下列情况之一即可诊断为疑似病例：

①发病前 7 天内与传染期甲型 H1N1 流感确诊病例有密切接触，并出现流感样临床表现。

密切接触是指在未采取有效防护的情况下，诊治、照看传染期甲型 H1N1 流感患者；与患者共同生活；接触过患者的呼吸道分泌物、体液等。

②出现流感样临床表现，甲型流感病毒检测阳性，尚未进一步检测病毒亚型。

对上述 2 种情况，在条件允许的情况下，可安排甲型 H1N1 流感病原学检查。

2. 临床诊断病例

仅限于以下情况作出临床诊断：同一起甲型 H1N1 流感暴发疫情中，未经实验室确诊的流感样症状病例，在排除其他致流感样症状疾病时，可诊断为临床诊断病例。

甲型 H1N1 流感暴发是指一个地区或单位短时间出现异常增多的流感样病例，经实验室检测确认为甲型 H1N1 流感疫情。

在条件允许的情况下，临床诊断病例可安排病原学检查。

3. 确诊病例

出现流感样临床表现，同时有以下一种或几种实验室检测结果：

①甲型 H1N1 流感病毒核酸检测阳性（可采用 real – timeRT – PCR 和 RT – PCR 方法）；

②分离到甲型 H1N1 流感病毒；

③双份血清甲型 H1N1 流感病毒的特异性抗体水平呈 4 倍或 4 倍以上升高。

4. 重症危症病例

出现以下情况之一者为重症病例：

①持续高热＞3 天，伴有剧烈咳嗽，咳脓痰、血痰，或胸痛；

②呼吸频率快，呼吸困难，口唇紫绀；

③神志改变：反应迟钝、嗜睡、躁动、惊厥等；

④严重呕吐、腹泻，出现脱水表现；

⑤合并肺炎；

⑥原有基础疾病明显加重。

(二) 中医辨证

1. 风热犯卫

主症：发病初期，发热或未发热，咽红不适，轻咳少痰，无汗。舌质红，苔薄或薄腻，脉浮数。

2. 热毒袭肺

主症：高热，咳嗽，痰黏咯痰不爽，口渴喜饮，咽痛，目赤。舌质红，苔黄或腻，脉滑数。

3. 毒热壅肺

主症：高热不退，咳嗽重，少痰或无痰，喘促短气，头身痛；或伴心悸，躁扰不安。舌质红，苔薄黄或腻，脉弦数。

4. 毒热闭肺

主症：壮热，烦躁，喘憋短气，咳嗽剧烈，痰不易咯出，或伴咯血或痰中带血，咯粉红色血水，或心悸。舌红或紫暗，苔黄腻，脉弦细数。

5. 气营两燔

主症：高热难退，咳嗽有痰，喘憋气短，烦躁不安，甚至神识昏蒙，乏力困倦，唇甲色紫。舌质红绛或暗淡，苔黄或厚腻，脉细数。

6. 毒热内陷，内闭外脱

主症：神识昏蒙、淡漠，口唇爪甲紫暗，呼吸浅促，咯粉红色血水，胸腹灼热，四肢厥冷，汗出，尿少。舌红绛或暗淡，脉沉细数。

7. 气阴两虚，正气未复

主症：见于恢复期。神倦乏力，气短，咳嗽，痰少，纳差。舌暗或淡红，苔薄腻，脉弦细。

六、临床处理及治疗

（一）一般治疗

休息，多饮水，密切观察病情变化；对高热病例可给予退热治疗。

（二）抗病毒治疗

研究显示，此种甲型 H1N1 流感病毒目前对神经氨酸酶抑制剂奥司他韦、扎那米韦敏感，对金刚烷胺和金刚乙胺耐药。也可考虑使用盐酸阿比朵尔、牛黄清感胶囊等其他抗病毒药物。

对于临床症状较轻且无合并症、病情趋于自限的甲型 H1N1 流感病例，无需积极应用神经氨酸酶抑制剂。

感染甲型 H1N1 流感的高危人群应及时给予神经氨酸酶抑制剂进行抗病毒治疗。开始给药时间应尽可能在发病 48 小时以内（以 36 小时内为最佳）。不一定等待病毒核酸检测结果，即可开始抗病毒治疗。孕妇在出现流感样症状之后，宜尽早给予神经氨酸酶抑制剂治疗。

对于就诊时病情严重、病情呈进行性加重的病例，须及时用药，即使发病已超过 48 小时，也应使用。

奥司他韦：成人用量为 75mg，1 日 2 次，疗程为 5 天。对于危重或重症病例，奥司他韦剂量可酌情加至 150mg，1 日 2 次。对于病情迁延病例，可适当延长用药时间。1 岁及以上年龄的儿童患者应根据体重给药：体重不足 15kg 者，予 30mg，1 日 2 次；体重 15~23kg 者，予 45mg，1 日 2 次；体重 23~40kg 者，予 60mg，1 日 2 次；体重大于 40kg 者，予 75mg，1 日 2 次。

扎那米韦：用于成人及 7 岁以上儿童。成人用量为 10mg 吸入，1 日 2 次，疗程为 5 天。7 岁及以上儿童用法同成人。

（三）其他治疗

1. 如出现低氧血症或呼吸衰竭，应及时给予相应的治疗措施，包括氧疗或机械通气等。
2. 合并休克时给予相应抗休克治疗。
3. 出现其他脏器功能损害时，给予相应支持治疗。
4. 出现继发感染时，给予相应抗感染治疗。
5. 18 岁以下患者避免应用阿司匹林类药物退热。
6. 妊娠期的甲型 H1N1 流感危重病例，应结合病人的病情严重程度、并发症和合并症发生情况、妊娠周数及病人和家属的意愿等因素，考虑终止妊娠的时机和方式。
7. 对于重症和危重病例，也可以考虑使用甲型 H1N1 流感近期康复者恢复期血浆或疫苗接种者免疫血浆进行治疗。对发病 1 周内的重症和危重病例，在保证医疗安全的前提下，宜早期使用。推荐用法：成人 100~200ml，儿童酌情减量，静脉输入。必要时可重复使用。使用过程中，注意过敏反应。

（四）中医辨证治疗

1. 轻症治疗方案

（1）风热犯卫

治法：疏风清热

方药：金银花、连翘、桑叶、菊花、桔梗、牛蒡子、淡竹叶、芦根、薄荷（后下）、生甘草。苔厚腻加藿香、佩兰；咳嗽重加杏仁、炙枇杷叶；腹泻加黄连、木香；咽痛重加锦灯笼；若呕吐可先用黄连6g，紫苏叶10g，水煎频服。

常用中成药：疏风清热类如疏风解毒胶囊、银翘解毒类、桑菊感冒类、双黄连类口服制剂，藿香正气类、葛根芩连类制剂等。

儿童可选儿童抗感颗粒、小儿豉翘清热颗粒、银翘解毒颗粒、小儿感冒颗粒、小儿退热颗粒。

（2）热毒袭肺

治法：清肺解毒

方药：炙麻黄、杏仁、生石膏（先煎）、知母、浙贝母、桔梗、黄芩、柴胡、生甘草。便秘加生大黄（后下）；持续高热加青蒿、牡丹皮。

常用中成药：清肺解毒类，如连花清瘟胶囊、银黄类制剂、莲花清热类制剂等。

儿童可选小儿肺热咳喘颗粒（口服液）、小儿咳喘灵颗粒（口服液）、羚羊角粉冲服。

2. 重症辨证治疗方案。

（1）毒热壅肺。

治法：解毒清热，泻肺活络

方药：炙麻黄、生石膏（先煎）、杏仁、知母、鱼腥草、葶苈子、黄芩、浙贝母、生大黄（后下）、青蒿、赤芍、生甘草。持续高热加羚羊角粉；腹胀便秘加枳实、玄明粉。

中药注射剂：喜炎平500mg/日或热毒宁注射剂20ml/日，丹参注射液20ml/日。

（2）毒热闭肺。

治法：解毒开肺，凉血散瘀

方药：炙麻黄、生石膏、桑白皮、黄芩、葶苈子、马鞭草、大青叶、生茜草、牡丹皮、生大黄、西洋参、生甘草。咯血或痰中带血加生侧柏叶、仙鹤草、白茅根；痰多而黏加金荞麦、胆南星、芦根。

中药注射剂：喜炎平500mg/日或热毒宁注射剂20ml/日，丹参注射液20ml/日。可加用参麦注射液20ml/日。

3. 危重症辨证治疗方案。

（1）气营两燔

治法：清气凉营，固护气阴

方药：羚羊角粉、生地黄、玄参、黄连、生石膏、栀子、赤芍、紫草、丹参、西洋参、麦冬、淡竹叶。痰多加天竺黄；神识昏蒙加服安宫牛黄丸；大便秘结加生大黄；痰中带血加生侧柏叶、生藕节、白茅根。

中药注射剂：喜炎平500mg/日或热毒宁注射剂20ml/日，丹参注射液20ml/日，参麦注射液40ml/日。

（2）毒热内陷，内闭外脱

治法：益气固脱，清热解毒

方药：生晒参、炮附子、黄连、金银花、生大黄、青蒿、山茱萸、枳实、郁金、炙甘草。胸腹灼热、四末不温、皮肤发花加僵蚕、石菖蒲。

中药注射剂：喜炎平500mg/日或热毒宁注射剂20ml/日，丹参注射液20ml/日，参附注射液60ml/日，生脉注射液或参麦注射液40ml/日。

4. 恢复期辨证治疗方案。

气阴两虚，正气未复

治法：益气养阴

方药：太子参、麦冬、五味子、丹参、浙贝母、杏仁、青蒿、炙枇杷叶、生薏苡仁、白薇、焦三仙。

七、预后

感染甲型H1N1流感者预后较差，病死率约为6%。

八、康复及出院标准

1. 体温正常3天，其他流感样症状基本消失，临床情况稳定，可以出院。
2. 因基础疾病或合并症较重，需继续住院治疗的甲型H1N1流感病例，在咽拭子甲型H1N1流感病毒核酸检测转为阴性后，可从隔离病房转至相应病房做进一步治疗。

九、预防

1. 勤洗手，养成良好的个人卫生习惯。
2. 睡眠充足，多喝水，保持身体健康。
3. 应保持室内通风，少去人多不通风的场所。
4. 做饭时生熟分开很重要，猪肉烹饪至71℃以上，可以完全杀死猪流感病毒。
6. 咳嗽或打喷嚏时用纸巾遮住口鼻，如无纸巾不宜用手，而是用肘部遮住口鼻。
7. 常备治疗感冒的药物，一旦出现流感样症状（发热、咳嗽、流涕等），应尽早服药对症治疗，并尽快就医，尽量减少与他人接触的机会。
8. 避免接触出现流感样症状的病人。
9. 目前，人注射普通流感疫苗不能对甲型H1N1流感预防有效。

十、中医临床报道

窦志强运用荆防败毒散加减治疗甲型H1N1流感，选取本院2009年9月2日~2009年11月16日收治的非重症甲型H1N1流感确诊病例中的8例属寒者进行中医治疗。其临床症状特点为：初起恶寒、无汗、周身疼痛，苔白或白腻，脉浮或浮紧者。用荆防败毒散加减治疗，经治后全部患者均治愈出院。

徐荣对7例甲型H1N1流感确诊病例的临床特征、中医证候进行动态观察，并给予中医个体化辨证治疗和中成药、西药对症治疗。结果：7例患者中男4例，女3例；平均年龄17.14岁；7例患者均以发热为首发症状，入院后体温最高者为39.5℃；入院后发热持续时间最长为3天；平均住院9.29天；中医证候表现为发热、无汗、恶风寒、咳嗽、舌红、苔薄黄、脉浮数之风热犯卫证。乏力、肌肉酸痛、头痛等全身中毒症状不重，鼻塞、流涕、喷嚏等呼吸道卡他症状少见，未见腹痛、腹泻、恶心、呕吐等消化道症状。7例患者经辨证后用以银翘散合桑菊饮加减治疗，均痊愈出院。

冯鲜妮等对12例甲型H1N1流感确诊病例进行临床特征动态观察，并给予西医抗病毒治疗及中医辨证治疗。结果发现所有患者均有发热及咳嗽，中医证候多见"热毒袭肺"及"毒犯肺胃"，应用中药麻杏石甘汤、葛根芩连汤加减治疗获得疗效，可退热，改善咳嗽、咳痰、咽痛不适及胃肠道症状等。

刘更新等对连花清瘟胶囊治疗甲型H1N1流感的有效性和安全性进行观察。方法：采用随机、开放、阳性药物对照试验设计，将124例经病毒核酸检测阳性的甲型H1N1流感住院患者随机分为2组，试验组64例，给予连花清瘟胶囊口服，4粒/次，3次/日；对照组60例，给予磷酸奥司他韦胶囊，75mg/次，2次/日，疗程均5日。试验期间进行病毒核酸检测及主要流感样症状记录，观察患者病毒核酸转阴时间及流感样症状缓解时间，同时进行血、尿、便常规，生化、心电图检查及不良反应观察，以评价连花清瘟胶囊的安全性。结果：病毒核酸转阴时间试验组为（4.1±1.7）日，对照组为（3.9±1.7）日，差异无统计学意义（$P>0.05$），表明连花清瘟胶囊对甲型H1N1流感病毒的转阴效果与磷酸奥司他韦胶囊相同；试验组对咳嗽、咽痛、乏力、全身酸痛的缓解时间较对照组明显缩短，差异有统计学意义（$P<0.05$）；试验过程中未见与药物有关的实验室检查异常及不良反应发生。研究显示，连花清瘟胶囊治疗甲型H1N1流感临床疗效显著且有良好的安全性。

黄士杰应用清瘟败毒散加大椎叩刺放血治疗甲型H1N1流感。方法：将80例确诊为甲型H1N1流感的7~14岁儿童随机分为观察组与对照组各40例，观察组予以清瘟败毒散汤剂口服，加隔日1次大椎叩刺放血；对照组采用扎那米韦10mg吸入，每日2次。疗程均为6日。结果：观察组有效率高于对照组；1个月后随访，观察组复发率为8.82%，显著低于对照组之18.75%。结论：清瘟败毒散加大椎叩刺放血治疗甲型H1N1流感有较好的临床疗效，较之于扎那米韦有更好的预防甲型H1N1流感复发的功效。

陈红等对中医药与奥司他韦治疗甲型H1N1流感的疗效和安全性进行探讨。方法：采用前瞻性、随机、单盲和安慰剂对照的临床试验设计。将合格的确诊的轻型甲型H1N1流感受试者随机分为试验组（31例单服中药治疗组加安慰剂）、对照组22例（奥司他韦治疗组）。(磷酸奥司他韦或安慰剂75mg，2次/日，单服中药150ml，3次/日，均共5日)。结果：入组患者55例，可分析患者共53例，试验组和对照组治疗后平均发热持续时间分别为（20.09±2.28）h和（16.65±1.92）h，2组差异无统计学意义（t = -0.77，P = 0.48）；2组流感症状平均缓解时间分别为（38.81 ± 29.15）h和（41.45 ± 22.35）h，差异无统计学意义（t = -0.63，P = 0.53）；符合国家出院标准的时间分别为（5.55 ± 1.55）和（5.59 ± 0.91）日，差异无统计学意义（t = -0.12，P = 0.91）；2组均未发生并发症；观察期间试验组患者出现腹泻1例（3.23%），对照组为3例（1例出现皮疹，2例出现恶心、呕吐，13.64%），2组患者不良反应发生率差异无统计学意义（$\chi^2 = 0.79$，P > 0.05）。所有患者治疗后检测甲型H1N1流感病毒核酸阴转出院。结论：单纯应用中药加安慰剂治疗甲型H1N1流感与单用奥司他韦治疗疗效相似；对照组不良反应高于试验组，但无统计学意义；可单纯应用中药治疗轻症甲型H1N1流感。

李刚观察痰热清注射液联合奥司他韦治疗甲型H1N1流感临床疗效。方法：将110例临床确诊为甲型H1N1流感的患者随机分为观察组与对照组各55例，均采用奥司他韦抗病毒治疗，观察组加用痰热清注射液静滴，治疗7～14日；比较2组主要症状、体征、X线胸片等改善情况。结果：观察组疗效明显优于对照组，其在体温、咳嗽、咳痰、咽部充血及扁桃体肿大情况、肺部音、X线方面改善亦优于对照组。结论：痰热清注射液联合奥司他韦治疗甲型H1N1流感能明显提高疗效，缩短疗程。

陈建东等探讨醒脑静注射液对甲型H1N1流感中急性时相蛋白（APPs）含量变化的影响及其疗效观察。根据诊断标准和APACHEII评分将46例确诊为重症甲型H1N1流感患者分2组：治疗组24例在常规治疗基础上加醒脑静注射液；对照组22例仅常规治疗。以第1、5、7、14天4个时间点为观察点，动态测定46例甲流患者血清APPs含量。轻症组在门诊随机选取23例进行分析。结果：重症患者CRP、α1 - AT、α1 - AG和HP水平较轻症组有显著差异（P < 0.01）。重症患者CRP、α1 - AT在第5～7天后均达高峰，α1 - AT高峰期稍滞后，病情缓解后可下降。治疗组第5、7天CRP，α1 - AT值下降幅度与对照组比较有统计学意义（P < 0.05）；而治疗组与对照组α1 - AG和HP水平均无统计学意义。结论：醒脑静注射液在治疗重症甲型H1N1流感中可以通过对急性时相蛋白CRP和α1 - AT的抑制作用，从而使炎症期高峰下移，改善疾病的预后。

韩亚芳研究桑菊饮联合炎琥宁治疗甲型H1N1流感的作用。方法：设桑菊饮联合炎琥宁治疗组和奥司他韦对照组，进行2组治疗比较。结果：治疗组疗效优于对照组（P < 0.05），且治疗时间明显短于对照组（P < 0.05）。研究结果显示：桑菊饮联合炎琥宁治疗甲型H1N1流感，比单独应用奥司他韦具有更好治疗效果。

参考文献

[1] 窦志强.荆防败毒散加减治疗甲型H1N1流感8例.中医药信息,2011,28(1):67～68.

[2] 徐荣,谭跃,俸小平,等.中医药为主治疗甲型H1N1流感7例.广西中医药,2009,32(6):9～11.

[3] 冯鲜妮,高峰,袁艳丽,等.中西医结合治疗甲型H1N1流感疗效分析.现代医药卫生,2010,26(12):1851～1852.

[4] 刘更新,张艳霞,杨继清,等.连花清瘟胶囊治疗甲型H1N1流感随机对照临床研究.疑难病杂志,2010,9(1):14～16

[5]黄士杰,谢菊英.清瘟败毒散加大椎叩刺放血治疗甲型H1N1流感临床观察.中国中医急症,2010,19(6):925~926

[6]陈红,曾义岚,刘大凤,等.中药和奥司他韦治疗甲型H1N1流感的随机对照研究.四川医学,2010,31(8):1050~1052

[7]李刚.痰热清注射液联合奥司他韦治疗甲型H1N1流感疗效观察.中国中医急症,2010,19(10):1681~1682

[8]陈建东,孙雪东,严一核,等.醒脑静注射液对甲型H1N1流感患者急性时相蛋白的影响及疗效观察.中华中医药学刊,2010,28(9):2015~2016

[9]韩亚芳.桑菊饮联合炎琥宁治疗甲型H1N1流感144例临床观察.中医药临床杂志,2010,22(5):417~418

十一、已发布的中医诊疗指南

附1：首都市民预防甲型H1N1流感中医药指南

（一）饮食生活起居

1. 避免接触患者，及时增减衣物，以适寒温。
2. 饮食要适时、适量、适温，少进刺激之品。
3. 作息要有规律，多动、早睡。
4. 保持心态平衡，对流感产生恐惧之心，也可导致气机逆乱，更易招致外感。

（二）普通人群药食同源小处方

1. 二白汤：葱白15g，白萝卜30g，香菜3g。加水适量，煮沸热饮。
2. 姜枣薄荷饮：薄荷3g，生姜3g，大枣3个。生姜切丝，大枣切开去核，与薄荷共装入茶杯内，冲入沸水200~300ml，加盖浸泡5~10分钟趁热饮用。
3. 桑叶菊花水：桑叶3g，菊花3g，芦根10g。沸水浸泡代茶频频饮服。
4. 山楂萝卜饮：生山楂15g，白萝卜15g。煮汤，温饮。
5. 百合、绿豆适量煮粥。
6. 赤小豆、绿豆适量熬汤服用。
7. 绿豆60g、生甘草6g（布包）、生薏苡仁20g。熬汤后去甘草包，服用。
8. 金莲花3至5朵泡茶喝。
9. 鲜鱼腥草、鲜败酱草开水焯后，鲜马齿苋开水焯后，蒜汁加醋凉拌或蘸酱吃。

（三）流感防治家庭小药箱

1. 治疗感冒中成药

银翘解毒丸（系列）、柴银口服液、银黄颗粒、感冒退热冲剂、感冒清热冲剂（系列）、桑感冒片（系列）、疏风解毒胶囊、香菊胶囊、小儿豉翘清热颗粒、小儿感冒宁糖浆，羚黄宝儿丸。

2. 清热解毒类中成药

清开灵口服液（系列）、双黄连口服液（系列）、清热解毒口服液（系列）、羚翘解毒丸（系列）、板蓝根冲剂、抗病毒颗粒（系列）、金莲清热泡腾片（颗粒）、小儿咽扁冲剂。

（四）密切接触者及高危人群预防方

1. 太子参10g、紫苏叶6g、黄芩10g、牛蒡子10g

适应人群：素体虚弱，易于外感者。

煎服法：每日1剂，清水煎。早晚各1次，5~7剂为宜。

2. 大青叶5g、紫草5g、生甘草5g

适应人群：素有面色偏红，口咽、鼻时有干燥，喜凉，大便略干，小便黄者。

煎服法：每日1剂，清水煎。早晚各1次，5~7剂为宜。

3. 紫苏叶10g、佩兰10g、陈皮10g

适应人群：素常面晦无光，常有腹胀，大便偏溏者。

煎服法：每日1剂，清水煎。早晚各1次，5~7剂为宜。

4. 藿香6g、紫苏叶6g、金银花10g、生山楂10g

适应人群：儿童常见口气酸腐，大便臭秽或干燥。

煎服法：每日1剂，清水煎。早晚各1次，5~7剂为宜。

5. 金银花3g、大青叶3g、薄荷3g、生甘草3g

适应人群：所有人群。

用法：将药物用开水浸泡10分钟，适量含漱或饮用。

附2：北京市甲型H1N1流感中医药防治指南

中医药在临床实践中积累了一定的流行性感冒的防治经验。在总结既往临床经验基础上，特制定本防治指南。

（一）集中收治医院治疗指南

1. 毒袭肺卫

一型：风热袭表

临床表现：发热或不发热，咳嗽，目赤，咽干，咽红，流涕，口渴喜饮，舌红苔薄黄，脉数。

治法：疏风清热

处方：桑叶15g　菊花15g　炒杏仁10g　浙贝母10g　金银花15g　连翘10g　紫苏叶10g　牛蒡子15g　白茅根15g　芦根15g　薄荷（后下）6g　生甘草6g

水煎服，日1剂。

中成药：桑菊感冒片

二型：毒犯肺卫

临床表现：发热盛，咽红咽痛，目赤睑红，口渴喜饮，咳嗽，舌红苔黄，脉滑数。
治法：清热解毒，宣肺透邪
处方：炙麻黄 6g　杏仁 9g　生石膏（先下）30g　知母 10g　芦根 15g　牛蒡子 15g　浙贝母 10g　黄芩 10g　金银花 15g　青蒿 15g 后下　荆芥 10g　生甘草 6g
水煎服，日 1 剂。

2. 毒犯肺胃
症状：发热或恶寒，恶心，呕吐，腹痛腹泻，头身、肌肉酸痛。
治法：清热解毒，化湿和中
参考方药：葛根、黄芩、黄连、苍术、藿香、姜半夏、紫苏叶、厚朴
常用中成药：葛根芩连微丸、藿香正气制剂等。

3. 毒壅气营
症状：高热、咳嗽、胸闷憋气、喘促气短、烦躁不安、甚者神昏谵语。
治法：清气凉营
参考方药：炙麻黄、杏仁、瓜蒌、生大黄、生石膏、赤芍、水牛角
必要时可选用安宫牛黄丸以及痰热清、血必净、清开灵、醒脑静注射液等。

（二）社区居家隔离轻症患者治疗指南

风热袭表
临床表现：发热或不发热，咳嗽，目赤，咽干，咽红，流涕，口渴喜饮，舌红苔薄黄，脉数。
治法：疏风清热
处方：桑叶 15g　菊花 15g　炒杏仁 10g　浙贝母 10g　金银花 15g　连翘 10g　紫苏叶 10g　牛蒡子 15g　白茅根 15g　芦根 15g　薄荷 6g 后下　生甘草 6g
水煎服，日 1 剂。
中成药：桑菊感冒片、莲花清瘟胶囊、银黄类制剂、双黄连口服制剂。

（三）密切接触者及高危人群预防指南

1. 成人密切接触者及高危人群
（1）太子参 10g、紫苏叶 6g、黄芩 10g、牛蒡子 10g
适应人群：素体虚弱，易于外感者。
煎服法：每日 1 剂，清水煎。早晚各 1 次，5～7 剂为宜。
（2）大青叶 5g、紫草 5g、生甘草 5g
适应人群：素有面色偏红，口咽、鼻时有干燥，喜凉，大便略干，小便黄者。
煎服法：每日 1 剂，清水煎。早晚各 1 次，5～7 剂为宜。
（3）紫苏叶 10g、佩兰 10g、陈皮 10g
适应人群：素常面晦无光，常有腹胀，大便偏溏者。
煎服法：每日 1 剂，清水煎。早晚各 1 次，5～7 剂为宜。

2. 儿童密切接触者及高危人群

藿香6g、紫苏叶6g、金银花10g、生山楂10g

适应人群：儿童常见口气酸腐，大便臭秽或干燥。

煎服法：每日1剂，清水煎。早晚各1次，5~7剂为宜。

（四）普通人群预防指南

金银花3g、大青叶3g、薄荷3g、生甘草3g

适应人群：所有人群。

用法：将药物用开水浸泡10分钟，适量含嗽或饮用，连服7天。

附3：甲型H1N1流感防治应急中药储备目录

饮片类：

太子参　紫苏叶　黄芩　牛蒡子　大青叶　紫草　生甘草　炙麻黄　杏仁　生石膏　柴胡　羌活　金银花　薄荷　藿香　葛根　黄连　苍术　姜半夏　厚朴　瓜蒌　生大黄　赤芍　连翘　桔梗　射干　生黄芪　板蓝根　青蒿　水牛角

中成药：

莲花清瘟胶囊、银黄类制剂、柴银口服液、感冒清热冲剂（系列）、双黄连口服制剂、板蓝根冲剂、正柴胡饮颗粒、抗病毒颗粒（系列）、葛根芩连微丸、藿香正气制剂、安宫牛黄丸。

注射剂：

双黄连粉针剂、清开灵注射剂、痰热清注射剂、血必净、醒脑静注射液。

附4：儿童甲型H1N1流感中医药防治指南
中华中医药学会儿科分会

2009年11月22日

根据卫生部办公厅印发的《甲型H1N1流感诊疗方案（2009年第三版）》和国家中医药管理局制订的《甲型H1N1流感中医药预防方案（2009版）》等文件，中华中医药学会儿科分会组织有关专家，在总结前一阶段中医药防治儿童甲型H1N1流感经验的基础上，研究制订了《儿童甲型H1N1流感中医药防治指南》，供各医疗机构在儿童甲型H1N1流感防治工作中参考。

（一）预防

1. 生活起居预防

（1）做好室内卫生，保持空气流通。

（2）根据气温变化，及时增减衣被。

（3）少去人群密集的公共场所。

(4) 饮食宜清淡而富有营养。
(5) 充分休息，保证睡眠充足，减少学习压力。
(6) 保持手部清洁，并用正确方法洗手。
(7) 打喷嚏或咳嗽时用纸巾遮住口鼻，不随地吐痰。
(8) 尽量避免接触流感样病人，接触时应戴口罩。
(9) 加强体育锻炼，提高抗病能力。

2. 药物预防

(1) 金银花6g、连翘6g、大青叶6g、紫苏叶6g。

适应人群：正常体质儿童。

煎服方法：水煎至100~150ml，分2~3次口服，每日1剂。3~5剂为宜。

(2) 黄芪10g、白术6g、防风6g、连翘6g。

适应人群：气虚体质儿童。平素体弱易感，汗多，面色少华，纳呆食少，便溏。

煎服方法：水煎至100~150ml，分2~3次口服，每日1剂。5~7剂为宜。

(3) 连翘6g、黄芩6g、薄荷6g、大黄3g、玄参6g。

适应人群：内热体质儿童。平素咽红，口臭，大便干。

煎服方法：水煎至100~150ml，分2~3次口服，每日1剂。3~5剂为宜。

(4) 藿香6g、紫苏叶6g、白豆蔻3g、莱菔子6g。

适应人群：痰湿体质儿童。形体偏胖，肌肉松软，平素痰多，易见腹胀便溏，舌苔厚腻。

煎服方法：水煎至100~150ml，分2~3次口服，每日1剂。3~5剂为宜。

注意事项：

①应在医师的指导下服用。

②服药时间不宜过长，一般服用3~7天。

③上述药物剂量为4~7岁儿童参考用量，其他年龄儿童酌情增减。

(二) 诊断

参照卫生部办公厅印发的《甲型H1N1流感诊疗方案（2009年第三版）》执行。

1. 临床表现和辅助检查

潜伏期一般为1~7天，多为1~3天。

(1) 临床表现

通常表现为流感样症状，包括发热、咽痛、流涕、鼻塞、咳嗽、咯痰、头痛、全身酸痛、乏力。部分病例出现呕吐和/或腹泻。少数病例仅有轻微的上呼吸道症状，无发热。体征主要包括咽部充血和扁桃体肿大。

可发生肺炎等并发症。少数病例病情进展迅速，出现呼吸衰竭、多脏器功能不全或衰竭。

可诱发原有基础疾病的加重，呈现相应的临床表现。

病情严重者可以导致死亡。

(2) 实验室检查
①外周血象检查：白细胞总数一般不高或降低。
②血生化检查：部分病例出现低钾血症，少数病例肌酸激酶、天门冬氨酸氨基转移酶、丙氨酸氨基转移酶、乳酸脱氢酶升高。
③病原学检查
a. 病毒核酸检测：以 RT-PCR（最好采用 real-time RT-PCR）法检测呼吸道标本（咽拭子、鼻拭子、鼻咽或气管抽取物、痰）中的甲型 H1N1 流感病毒核酸，结果可呈阳性。
b. 病毒分离：呼吸道标本中可分离出甲型 H1N1 流感病毒。
c. 血清抗体检查：动态检测双份血清甲型 H1N1 流感病毒特异性抗体水平呈 4 倍或 4 倍以上升高。
(3) 胸部影像学检查
合并肺炎时肺内可见片状阴影。
2. 诊断
诊断主要结合流行病学史、临床表现和病原学检查，早发现、早诊断是防控与有效治疗的关键。
(1) 临床诊断病例
仅限于以下情况做出临床诊断：同一起甲型 H1N1 流感暴发疫情中，未经实验室确诊的流感样症状病例，在排除其他致流感样症状疾病时，可诊断为临床诊断病例。
甲型 H1N1 流感暴发是指一个地区或单位短时间出现异常增多的流感样病例，经实验室检测确认为甲型 H1N1 流感疫情。
在条件允许的情况下，临床诊断病例可安排病原学检查。
(2) 确诊病例
出现流感样临床表现，同时有以下一种或几种实验室检测结果：
①甲型 H1N1 流感病毒核酸检测阳性（可采用 real-time RT-PCR 和 RT-PCR 方法）；
②分离到甲型 H1N1 流感病毒；
③双份血清甲型 H1N1 流感病毒的特异性抗体水平呈 4 倍或 4 倍以上升高。
3. 重症与危重病例
(1) 出现以下情况之一者为重症病例
①持续高热 >3 天；
②剧烈咳嗽，咳脓痰、血痰，或胸痛；
③呼吸频率快，呼吸困难，口唇紫绀；
④神志改变：反应迟钝、嗜睡、躁动、惊厥等；
⑤严重呕吐、腹泻，出现脱水表现；
⑥影像学检查有肺炎征象；
⑦肌酸激酶（CK）、肌酸激酶同工酶（CK-MB）等心肌酶水平迅速增高；
⑧原有基础疾病明显加重。

(2) 出现以下情况之一者为危重病例
①呼吸衰竭；
②感染中毒性休克；
③多脏器功能不全；
④出现其他需进行监护治疗的严重临床情况。

(三) 临床治疗

1. 轻症
(1) 风热犯卫
证候：发热，咳嗽，头痛，鼻塞，喷嚏，流涕，咽红，舌红，苔薄黄，脉浮数。
治法：疏风清热。
方药：银翘散加减。
常用药：金银花、连翘、牛蒡子、薄荷、前胡、桔梗、大青叶、淡豆豉、柴胡、黄芩、荆芥穗、芦根、甘草。
卫气同病者，银翘白虎汤加减；表寒里热者，柴葛解肌汤化裁。
常用中成药：疏风解毒胶囊、小儿肺热咳喘口服液、小儿豉翘清热颗粒、紫雪丹。
(2) 湿遏卫气
证候：发热，头身困重，汗出不畅，倦怠乏力，伴见恶心、呕吐，腹痛，便溏不爽，纳呆，口干不欲饮，舌苔厚腻，脉濡数。
治法：芳香宣化。
方药：藿朴夏苓汤或三仁汤加减。
常用药：广藿香、厚朴、法半夏、茯苓、淡豆豉、滑石、苦杏仁、豆蔻、薏苡仁、泽泻、淡竹叶。
湿热并重者，甘露消毒丹加减。
常用中成药：藿香正气水。

2. 重症
(1) 热毒闭肺
证候：高热气促，咳嗽频作，甚则胸痛，咯吐黄痰，躁扰不安，口唇紫暗，口干口渴，大便干结，小便短黄，舌红苔黄腻，脉滑数。
治法：清热宣肺，化痰平喘。
方药：麻杏石甘汤加味。
常用药：麻黄、苦杏仁、石膏、黄芩、鱼腥草、紫苏子、葶苈子、法半夏、甘草、大黄、牡丹皮。
阳明腑实者，合小承气汤；热毒炽盛者，三黄石膏汤加减。
常用中成药：小儿肺热咳喘口服液、连花清瘟胶囊、热毒宁注射液、痰热清注射液等。
(2) 毒盛气营
证候：高热持续不退，口渴，咳嗽，烦躁不安，舌红绛，苔黄，脉细数。

治法：清气凉营。

方药：清瘟败毒饮加减。

常用药：石膏、知母、栀子、黄芩、黄连、水牛角、生地黄、牡丹皮、赤芍、连翘、桔梗、淡竹叶、玄参。

常用中成药：安宫牛黄丸、紫雪丹、清开灵注射液等。

（3）西医治疗

①对于发病时即病情严重、发病后病情呈动态恶化的病例，感染甲型 H1N1 流感的高危人群（年龄 <5 岁的儿童，特别是 2 岁以下婴幼儿、肥胖儿童和有支气管哮喘、肾病等慢性基础病史患者）应及时给予神经氨酸酶抑制剂进行抗病毒治疗。

②开始给药时间应尽可能在发病 48 小时以内（以 36 小时内为最佳）。

③用量用法

奥司他韦：1 岁及以上年龄的儿童患者应根据体重给药。体重不足 15kg 者，予 30mg b.i.d.；体重 15～23kg 者，予 45mg b.i.d.；体重 23～40kg 者，予 60mg b.i.d.；体重大于 40kg 者，予 75mg b.i.d.。疗程为 5 天。对于吞咽胶囊有困难的儿童，可选用奥司他韦混悬液。

扎那米韦：用于 7 岁以上儿童，用量为 10mg，吸入 b.i.d.，疗程为 5 天。

3. 危重症

对于临床中出现呼吸衰竭、感染中毒性休克、多脏器功能不全，以及出现其他需进行监护治疗的严重临床情况时，宜在西医急救处理的基础上，采用以下方法治疗。

（1）心阳虚衰

证候：突然面色苍白，口唇肢端青紫发绀，呼吸困难加重，额汗不温，四肢厥冷，烦躁不宁，右胁下肝脏肿大，舌淡紫，苔薄白，脉微欲绝。

治法：温补心阳，救逆固脱。

方药：参附龙牡救逆汤加减。

常用药：人参、附子、龙骨、牡蛎、丹参、桃仁、白芍、甘草。

常用中成药：参脉注射液、生脉注射液、参附注射液、复方丹参注射液。

（2）邪陷厥阴

证候：壮热，神昏谵语，四肢抽搐，口噤，项强，两目上视，舌红绛，脉细数。

治法：平肝熄风，清心开窍。

方药：羚角钩藤汤合牛黄清心丸加减。

常用药：羚羊角、钩藤、黄芩、连翘、丹参、竹茹、浙贝母、石菖蒲、郁金、远志，加服牛黄清心丸。

常用中成药：安宫牛黄丸、热毒宁注射液、醒脑静注射液。

4. 恢复期

余邪未尽，气阴两伤

证候：低热或无热，神疲乏力，纳差，口渴，舌红少津，脉细数。

治法：清解余邪，益气养阴。

方药：沙参麦冬汤加减。

常用药：北沙参、麦冬、玉竹、桑叶、白扁豆、甘草。

夜热早凉，热退无汗，能食形瘦，邪留阴分者，青蒿鳖甲汤加减。

常用中成药：养阴清肺口服液。

（四）调护

1. 注意休息，做好隔离。
2. 高热时可用温水浸浴或擦身。
3. 饮食宜清淡易消化，少食多餐，多饮水。
4. 衣被不宜过暖，病人汗出过多时，及时更换。
5. 保持室内通风，避免对流风，注意保暖。

狂犬病

本病是由狂犬病病毒引起的自然疫源性传染病，所有温血动物均可受染。人主要通过病兽如狂犬、病猫、病狼等咬伤而感染发病。临床表现为脑脊髓炎，主要有兴奋、恐水、咽肌痉挛、进行性瘫痪等。

一、病原学

本病病毒为 RNA 型，呈弹状，$(75\sim80)$ nm $\times$ 180nm。内层为含核蛋白的核壳，外层为含糖蛋白的包膜，后者可使病毒吸附于细胞表面，并诱生具保护作用的中和抗体。病毒可在鸡胚、鸭胚、乳鼠及多种组织培养中生长，从自然感染的动物和人中分离出的病毒称为"自然病毒"或"街毒"，街毒通过兔脑多次后成为固定毒。街毒对人的致病力强，固定毒的致病力弱而仍具抗原性，故可用后者制备疫苗。病毒易为日光、紫外线及化学消毒剂杀灭，对寒冷耐受力强，感染组织在4℃和深冻下可分别保持活力数周和数年。

二、流行病学

（一）传染源

中国狂犬病的主要传染源为病犬，约占90%，其次为病猫和病狼。

（二）传播途径

被病犬、病猫和病狼咬伤。吸入蝙蝠排出的含病毒的分泌物，形成气溶胶后经口鼻眼等黏膜也可致病。

（三）易感人群

普通人群、养宠物人群。人被病犬咬后约15%~20%发病。

（四）潜伏期和传染期

发病与否及潜伏期长短与咬伤部位、创伤程度、局部处理情况、衣着厚薄等因素有关；头、颈、手部咬伤后发病较多。潜伏期较短。

三、发病机制

（一）西医发病机制

病毒对神经系统有强大的亲和力，进入人体后沿神经系统传播和扩散，并不出现病毒血症。病毒先在局部横纹肌细胞内少量繁殖，然后排至细胞间隙，侵入附近神经组织，沿传入神经以极慢速度向中枢上行；在脊髓神经节内大量繁殖后，侵入脊髓的相应节段，短时期内即遍布整个神经系统。继又沿传出神经到达许多组织、器官和体液，如唾液腺、角膜、肌肉等。

（二）中医病因病机

中医认为，人被感染非时不正之气、五脏受毒的狂犬所咬而发病是狂犬病的病因。疯犬之毒具风邪、火邪之性，人若染其毒，潜伏期长短不一，但一旦发作，其势演化极快，其毒攻心可致心神散乱，发如狂症，若毒邪化痰生风，与肝风相引，则抽搐频作，最后导致五脏气绝，阴阳离决而亡。

四、病理改变

本病的主要病变为病毒性脑脊髓炎，以延髓、海马、基底神经节及腰脊髓等部位受损较重，呈非特异性变性和炎症。最特异的是内基小体，如一种嗜酸性包涵体，圆形或卵圆形，边界清楚，直径 $2\sim10\mu m$，最多见于海马回、小脑浦金野等组织中。

五、临床表现

（一）症状和体征

1. 有被犬、猫或狼等发疯动物咬伤史。
2. 潜伏期多在3个月左右。
3. 典型病例临床过程有前驱期、兴奋期、瘫痪期，病程一般不超过6天。
4. 初起精神不振，微热头痛，食欲不振等，继则心中常有恐惧，对声、光、风、痛较敏感，早已愈合的伤口有麻、痒、痛及蚁行感。
5. 1~2日后闻声则惊，轻微刺激即可引起抽搐，烦躁，口渴而不能饮水，极度恐水，闻水、见水、谈到饮水，都能引起咽喉痉挛，且多汗流涎，排尿、排便困难。
6. 后期下肢瘫痪，恐惧消失，痉挛停止，但表情冷漠，口不能闭，气息低微，继而昏迷，预后不良。

（二）并发症

1. 并发神经系统损害。
2. 并发下肢瘫痪。

六、诊断标准

（一）西医诊断标准

1. 有被狗或猫咬伤史，且咬人动物已确定有狂犬病。
2. 结合突出的临床表现，如咬伤部位感觉异常、兴奋躁动、恐水怕风、咽喉痉挛、流涎多汗、各种瘫痪等即可作出诊断。

3. 免疫荧光试验阳性诊断即可确立。

（二）西医诊断依据

依据发作阶段病例的诊断较易，根据被咬史、咬人动物已确诊患狂犬病、典型症状及病程即可拟诊。

死后脑组织印片用 Seller 法或免疫荧光法染色，可检出内基小体或病毒抗原，角膜印片或皮肤切片的免疫荧光染色可用于诊断困难的病例。国外最近有 ELISA 药盒供应，以检测狂犬病病毒抗原，方法简便、特异、灵敏、快速。病程长于 10 天者可检测血清或（和）脑脊液中的中和抗体，结果阳性者有助于诊断。

病毒分离一般采用动物接种，可从咬人动物或死者的 10% 脑组织悬液接种乳鼠脑内，乳鼠发病死亡后可在其脑组织内查见内基小体。脑组织也可用乳地鼠肾传代细胞（BHK-21）或鼠神经细胞瘤细胞（C-1300）进行病毒分离。

（三）辅助检查

1. 实验室检查：荧光抗体法可在角膜印片、唾液沉渣中检出病毒抗原，阳性率达 40%，小鼠脑内接种检查内基氏小体的符合率几乎达 100%，血清中各抗体效价超过 1∶5000。

2. 血象：白细胞总数可达 $1.2 \sim 2.5 \times 10^3/L$，中性粒细胞在 80% 以上。

（四）中医辨证

1. 风毒犯表证

主症：精神不振，恶风，轻度发热，头痛，食欲不振，畏光、畏声，原伤口处有麻木、瘙痒或虫行感，舌淡红，苔薄白，脉浮紧。

2. 肝风内动证

主症：闻声则惊或抽搐，甚至闻水声、见水或谈论饮水则咽喉痉挛，烦躁不安，多汗流涎，排尿、排便困难，舌红苔白，脉弦。

（五）鉴别诊断

1. 狂犬恐怖症：这些病人常是有狂犬病知识或是看见过狂犬病病人发作的人。这种人对狂犬病十分恐怖，有咬伤部位的疼痛感便产生精神恐怖症状。但这种病人无低烧，也无恐水现象。

2. 脑膜炎、脑炎，常易与狂犬病前驱的症状相混淆。但无咬伤史，精神状态出现迟钝、嗜睡、昏迷及惊厥等，与狂犬病的神志清楚、恐慌不安等症状不同。

3. 破伤风：潜伏期短，其临床病变过程没有前驱期、兴奋期和瘫痪期，虽有牙关紧急、角弓反张，但无恐水、瘫痪等症。

七、临床处理及治疗

（一）狗咬伤后的紧急处理

1. 清洗伤口：伤口较小，较表浅，无大出血时，可自行先用自来水或肥皂水直接冲洗伤口，至少冲洗 20 分钟，尽量把可能进入伤口的病毒冲洗掉。对于严重咬伤，应立即前往医院处理。

2. 消毒：冲完后，马上用碘伏（尽量不要用可能破坏皮肤黏膜的碘酒）或 75% 酒精擦伤口内外及周边皮肤，进行局部消毒处理，尽可能杀灭可能进入伤口的狂犬病毒。

3. 迅速前往当地卫生防疫部门或者有狂犬病疫苗接种资质的医院，在伤口周围的肌内浸润注射狂犬病球蛋白或是血清，以中和狂犬病毒。（原则上，对于有皮肤破损的三级伤口，都需要行狂犬病球蛋白或是血清注射治疗，但具体情况医院具体处理）。

4. 注射狂犬病疫苗：咬伤后，应尽快注射狂犬病疫苗，原则上以 24 小时内接种最宜，但实际临床上对于潜在发病前的人群，进行狂犬病疫苗都是具有积极的预防作用。狂犬病疫苗需要在暴露后第 0、3、7、14 及 28 天各于肌肉接种 1 次。

（二）西医治疗

将患者隔离于暗室中，避免声音、光、风等刺激，医护人员宜戴口罩和胶皮手套，以防止鼻和口腔黏膜及皮肤细小破损处为患者唾液所沾污。注意维持患者的呼吸系统和心血管系统的功能。其他可根据患者的病情作对症处理。另外，现在已经有科学家在研究一些神经毒素可以用来治疗由狂犬病毒等寄生在人体神经系统的病毒引起的疾病。

狂犬病对人的危害很大，人一旦被狂犬病病犬咬伤，应尽快注射狂犬病疫苗，如严重还应加注射血清或免疫球蛋白。

狂犬疫苗应分别在第 0、3、7、14、28 天各肌肉注射 1 针，共注射 5 针。0 是指注射第 1 针的当天，以后以此类推。如果需注射抗狂犬病血清时，最好在使用疫苗的前一天或当天使用，并应在疫苗全程注射 5 针后的第 10 天、第 20 天再各加强注射 1 针。注射狂犬疫苗和血清要及时、全程、足量。

（三）中医治疗

1. 局部伤口处理：历代医家均重视狂犬咬伤后的伤口清洗，从口吮到水洗，从水洗到用具有清毒作用的生甘草、小便清洗是一大进步；尤其是对所吮之血要"急吐之，勿错咽之"，说明唐代医家在某种程度上已经认识到毒血可能通过吮吸者的口腔黏膜感染。

2. 辨证治疗

（1）风毒犯表证

治法：疏风解毒

方药：人参败毒散加大青叶、紫竹根等。

(2) 肝风内动证

治法：熄风解痉

方药：玉真散加羚羊角、雄黄、蜈蚣等。

3. 针灸治疗

针灸治疗狂犬病，以灸法为主，往往针药并用，使用灸法治疗狂犬病的记载最早见于《肘后备急方》："先嗍却恶血灸疮中十壮，明日以去灸一壮，满百乃止"。王焘则首用隔药灸法，"凡被狂犬咬，即急嗍去血，急吐之，勿错咽之。然后捣杏仁和大虫牙捻作饼子，贴疮上，顿灸二七壮，从此以后，每日灸一二壮，贴杏仁饼子灸之，须要满百乃止"（《外台秘要方》）。孙思邈亦十分推崇用灸法治疗狂犬病，"凡春末夏初，犬多发狂，必诫小弱持杖以预防之。防而不免者，莫出于灸。百日之中一日不厥者，方得免难"。

（四）护理要点

1. 一般护理

(1) 宜安静、温暖、避光单人病房，有条件者设专人护理。

(2) 做好防护，防止痉挛发作时自伤。

2. 观察病情，做好护理记录

(1) 观察患者生命体征、神志、心率、舌脉、出入量等变化。

(2) 出现高热、精神失常、极度恐惧、兴奋不安、幻听幻视时，报告医师，并配合处理。

(3) 出现呼吸困难、全身肌肉阵发性抽搐时，报告医师，并配合抢救。

(4) 出现大量流涎、乱吐唾液、大汗淋漓、心动过速、心律失常或血压升高时，报告医师，并配合处理。

(5) 出现神昏肢冷、脉微欲绝、气息微弱、血压下降时，报告医师，并配合抢救。

3. 给药护理

(1) 伤后立即用肥皂水彻底冲洗伤口半小时，并挤出血液，然后用75%酒精或2.5%碘酊擦洗，伤口不宜缝合和包扎。

(2) 遵医嘱接种狂犬疫苗。

4. 饮食护理

(1) 患者恐水及吞咽困难时，应禁食、禁水，遵医嘱用鼻饲高热量流质食物。

(2) 鼻饲宜在痉挛发作的间歇期或应用镇静剂后缓缓注入。

5. 情志护理：本病死亡率高，应关心体贴、耐心安慰患者及家属，使其配合治疗。

6. 临证（症）施护

(1) 高热者，头部置冰袋或冰帽。遵医嘱用三棱针针刺十宣放血泻热。

(2) 痉挛发作时，将患者隔离在安静、光线较暗的单人房间内，避免各种声、光、风等刺激，禁水声。

(3) 狂躁发作，病床加床栏保护，用约束带保护患者。狂躁甚时，遵医嘱给予镇静药。

（4）及时清除口腔及呼吸道分泌物，以保持呼吸道通畅，做好口腔护理。

（5）便秘时，遵医嘱给予开塞露、麻仁丸等；小便失禁时，遵医嘱留置尿管，定时进行冲洗。

八、预后

狂犬病预后很差，病死率几近100%，患者一般于3~6日内均死于呼吸或循环衰竭。近年来陆续有治愈病例的报道，故应全力维持其呼吸及循环系统功能，积极进行抢救。

九、康复及出院标准

治愈：症状体征消失。

十、预防

1. 控制野生动物间的传播。通过投喂含口服狂犬疫苗的诱饵，实现控制宠物间的传播，为宠物强制性接种狂犬疫苗。

2. 对易感人群预防性免疫接种。为易于接触到狂犬病病毒的人群接种狂犬疫苗。

3. 被动物咬伤后及时处理。被咬伤后预防性处理，用消毒剂充分清洗伤口，如双氧水、碘基消毒剂、0.1%新洁尔灭，或3%~5%肥皂水，甚至只用清水洗涤也有意义。但是注意不要用嘴吸伤口，因为口腔中的微小破损可能拉近狂犬病毒与脑的距离。较深伤口冲洗时，用注射器伸入伤口深部进行灌注清洗，做到全面彻底，再用75%乙醇消毒，继之用浓碘酊涂搽。局部伤口处理愈早愈好，即使延迟1、2天甚至3、4天也不应忽视局部处理，此时如果伤口已结痂，也应将结痂去掉后按上法处理。清洗伤口之后就应该注射狂犬病疫苗；接种疫苗的同时，还可以在伤口附近浸润注射狂犬病病毒抗血清，但是如果使用抗血清的话，有必要加大疫苗的用量，以避免抗血清降低疫苗的效果。

4. 健康指导

（1）宣传狂犬病的预防知识，了解狂犬病是对人类生命威胁较大的一种人畜共患的传染病。

（2）如被犬和牲畜咬伤，伤口应尽快处理。

（3）怀疑被狂犬或病畜咬伤、抓伤或有接触史者，应积极进行预防接种。疫苗接种期间应戒酒及避免劳累。

（4）狂犬病发病诱因为受寒、劳累、惊吓或悲伤，有被动物咬伤史者，应教育其避免诱因，尽可能防止发病。

十一、中医临床报道

李永宸等撰文探讨了狂犬病的中医认识嬗变。对于该病的病因病机中医认为，人被感染了非时不正之气而五脏受毒的狂犬咬伤，是狂犬病的病因。病机为瘀热在里。中医对狂犬病临床表现的认识，经历了从隋唐时期的狂犬咬人、人即现狂犬症状，到明清时期的中枢神经系统症状表现的认识嬗变。对狂犬病的发病诊断、疗效和预后的判定，在很多方面符合现代传染病学对该病的认识。重视对狂犬病患者被咬伤口的清洗，并经历了从口吮到水洗，进而用具有消毒作用的生甘草、小便清洗的嬗变。治疗上实现了从单方专药为主，向复方为主的嬗变。

根据张仲景云："其人发狂者……下血乃愈"的论述，段富津认为患狂犬病证，大抵如狂如癫，是为瘀血所致，故运用下瘀血汤为主，配合安宫牛黄丸和朱砂安神丸，治愈1例狂犬病患者。

唐明藻报道，应用逐契汤治疗狂犬病，药物组成：麻黄15g、川乌、草乌各6g、细辛4g、荆芥10g、防风15g、连翘12g、薄荷10g、白芷10g、密蒙花12g、金银花15g、僵蚕10g、全蝎10g、蝉蜕10g、红娘10g、夏枯草18g、甘草6g、棕树根60g、白酒200ml。水煎服，1日1剂，可连服3剂。服药后避风，使其出汗，出汗越多，疗效就越好。

周全善报道用扶危散为主治愈1例狂犬病。扶危散药物组成：斑蝥10个同糯米炒黄去米，雄黄3g，麝香0.6g，滑石30g。共为极细末，每日服1次，每次服3g，温酒冲服。服药后可能尿血、尿闭。

王象腾应用桃红四物汤加味外洗治疗狗咬伤16例，疗效显著。方法：桃仁15g、红花20g、当归15g、川芎15g、生地黄15g、赤芍15g、黄柏15g、苍术15g、金银花20g、地丁20g，水煎，先熏后洗，2~3次/日。外洗后可涂少量的湿润烧伤膏，并包扎抬高患肢。16例经中药外洗，溃疡内坏死组织脱落，新鲜的肉芽组织生长，溃疡逐渐愈合。

参考文献

[1] 李永宸, 彭胜权. 狂犬病的中医认识嬗变. 中华医史杂志, 2007, 37(1):23~26

[2] 张青森. 段富津教授运用下瘀血汤治愈狂犬病1例. 中医药信息, 2002, 19(3):14

[3] 唐明藻. 逐契汤治疗狂犬病. 四川中医, 1983, (6):25

[4] 周全善. 扶危散为主治愈狂犬病1例报告. 成都中医学院学报, 1980, (2):47

[5] 王象腾. 桃红四物汤加味外洗治疗狗咬伤临床分析. 社区医学杂志, 2011, 9(1):52

淋 病

淋病是淋病奈瑟菌（简称淋菌）引起的以泌尿生殖系统化脓性感染为主要表现的性传播疾病。

一、病原学

淋病的病原体即奈瑟菌，是 1879 年由 Neisseria 首次分离出的淋病双球菌，因此淋病双球菌又称为奈瑟双球菌。淋病双球菌呈肾形，两个凹面相对，大小一致，长约 0.7μm，宽 0.5μm。它是嗜二氧化碳的需氧菌，革兰染色阴性，最适宜在潮湿、温度为 35℃、含 2.5%~5% 二氧化碳的环境中生长。常存在多核白细胞内，椭圆或球形，常成双排列，无鞭毛、无荚膜、不形成芽孢，对外界理化条件的抵抗力差，最怕干燥，在干燥环境中 1~2 小时即可死亡。在高温或低温条件下都易致死。对各种化学消毒剂的抵抗力也很弱。

二、流行病学

（一）传染源

由淋病双球菌感染所致。

（二）传播途径

有不洁性交或间接接触传染史。

（三）易感人群

有不洁性交史人群。

（四）潜伏期和传染期

一般为 2~10 天，平均 3~5 天。

三、发病机制

（一）西医发病机制

淋球菌多寄生在淋病患者的泌尿生殖系统，淋球菌能在感染病灶内大量生长繁殖，并可沿泌尿生殖道蔓延扩散。

（二）中医病因病机

中医认为，本病是因湿热秽浊之气由下焦前阴窍口入侵，阻滞于膀胱及肝经，局部气血运行不畅，湿热薰蒸，精败肉腐，气化失司而成本病。日久及肾，导致肾虚阴亏，瘀结内阻，病程日久，由实转虚，形成虚证或虚实夹杂之证。

四、病理改变

本病的病原体为淋球菌，系革兰氏阴性球菌，多寄生在淋病患者的泌尿生殖系统。淋球菌表面含有粘附因子，它不但能粘附和侵入黏膜上皮，而且能引起黏膜上皮细胞的损伤、坏死和脱落，造成皮下结缔组织或黏膜下层的扩散性感染病灶，菌毛和淋球菌表面的白细胞协同因子能对抗机体吞噬细胞的吞噬作用，同时还可抵抗抗体和补体的杀伤作用，从而使淋球菌能够在感染病灶内大量生长繁殖，并沿泌尿生殖道蔓延扩散。

五、临床表现

（一）症状和体征

1. 男性淋病

（1）急性淋病：尿道口红肿发痒及轻度刺痛，继而有稀薄黏液流出，引起排尿不适，24小时后症状加剧。排尿时尿道外口刺痛或灼热痛，尿排尽后疼痛减轻，严重者龟头触到内裤时觉疼痛，行走时多取躬腰姿势。尿道口溢脓，开始为浆液性分泌物，后逐渐出现黄色黏稠的脓性分泌物，尿道口处脓液集聚成半球状，清晨分泌物量较多，尿液呈乳白混浊样。当病变上行蔓延至后尿道时，可出现终末血尿、血性精液、会阴部轻度坠胀等现象。个别可引起发热（38℃左右）、全身不适、食欲不振等全身症状。

（2）慢性淋病：尿痛轻微，排尿时仅感尿道灼热或轻度刺痛；常可见终末血尿。尿道外口不见排脓，挤压阴茎根部或用手指压迫会阴部，尿道外口仅见少量稀薄浆液性分泌物渗出。并有慢性腰痛，会阴部胀感，夜间遗精，精液带血。淋病反复发作者，可出现尿道狭窄，少数可引起输精管狭窄或梗塞，发生精液囊肿。

2. 女性淋病

大多数可无症状，多在出现严重病变，或娩出感染淋病的新生儿时才被发现。

（1）急性淋病：淋菌性宫颈炎表现为大量脓性白带，宫颈充血，宫颈触痛及举痛，若阴道脓性分泌物较多者，常有外阴刺痒和烧灼感，因常与尿道炎并见，可有尿频、尿急等症状。淋菌性尿道炎表现为尿道口充血、压痛，并有脓性分泌物，轻度尿频、尿急、尿痛，排尿时有烧灼感，挤压尿道旁腺有脓性分泌物。淋菌性前庭大腺炎表现为前庭大腺红、肿、热、痛，严重时形成脓肿，触痛明显，全身症状有高热、畏寒等。

（2）慢性淋病：下腹坠胀，腰酸背痛，白带较多，下腹疼痛，月经过多，盆腔炎，少数可引起不孕、宫外孕等。幼女淋菌性外阴阴道炎则表现为外阴红肿、灼痛，阴道及尿道有黄绿色脓性分泌物等。

（二）并发症

男性淋病可合并淋病性前列腺炎、附睾炎、精囊炎、膀胱炎、蜂窝组织炎、海绵体炎等。

女性淋病若炎症波及盆腔等处,则易并发盆腔炎、输卵管炎、子宫内膜炎等,偶可继发卵巢脓肿、盆腔脓肿、腹膜炎等。

六、诊断

(一) 西医诊断标准

1. 依据传染史及急性期的症状和体征,可做出诊断,即尿频、尿痛、白带增多呈脓性,或黏液脓性。阴道窥器检查发现有脓性分泌物自宫颈口流出,穹窿部及宫颈充血明显;用手指由内向外按压阴道前壁,可以从尿道口挤出脓性分泌物。

2. 分泌物涂片检查:在多核的白细胞内,找到典型肾型的革兰氏阴性双球菌六对以上。

3. 细菌培养:取阴道或宫颈管分泌物做细菌培养。培养出革兰氏阴性双球菌,且葡萄糖分解试验为阳性。

(二) 辅助检查

1. 涂片检查:取脓性分泌物做涂片,晾干,革兰氏染色,并用1%藏红花复染,如在中性粒细胞内找到六对以上典型肾型的革兰氏阴性双球菌。

2. 分泌物培养:对于涂片检查发现革兰氏阴性双球菌而不能肯定为淋病双球菌,或临床可疑淋病而分泌物检查阴性者,应取宫颈管或阴道分泌物做培养和发酵反应。

(三) 中医辨证

1. 外感邪毒

主症:尿道灼热刺痛,便后尤甚,尿液混浊,淋漓涩痛,渐之尿道口红赤,稍加按压,可见脓性浊物排出。可伴有寒热往来,头晕耳鸣,口苦,咽干等证。舌质红,苔薄白,脉弦数。

本证属初感邪毒,或因房事不节不洁,或一方有恶染及对方。邪毒侵及下焦,邪正搏结而见尿痛、尿浊、尿道口红肿;邪正交争,故见寒热往来;邪毒初侵,正气尚存,搏结于下焦,而见尿浊;气血运行不畅,而见疼痛;房劳伤肾气,而见头晕耳鸣;肾阴不足,不能上承而见口苦咽干。

2. 湿热下注

主症:小便频数涩痛,尿量少而频有尿意,尿液色黄且浊,尿后尿道溢出泔样或脓性分泌物,少腹满胀,腰背坠痛,微热口苦,带下量多色黄臭秽。舌红苔腻,脉滑数。

本证见于邪毒侵入机体以后,失于治疗,迁延日久,聚湿生热,湿热下注于膀胱,而见小腹满胀、带下等;邪毒内侵,气机不畅,水湿不运,聚而生热,下注于膀胱而见尿浊,带下多而臭等热象。舌脉也为热象。

3. 肾阴亏虚

主症:尿黄而有涩痛之感,尿道口常泌出黄绿色脓性分泌物,伴腰膝酸软,头晕耳鸣,手足心热,口干舌燥,心烦寐差。舌质红少苔,脉细数。

邪毒久滞下焦，损伤肾阴，虚热内生，熏蒸于内，耗伤阴液，而见手足心热，口舌咽干而燥；腰为肾之府，肾虚则腰膝酸软；邪毒未去，则尿道溢脓。

4. 肾阳虚衰

主症：尿道口溢脓，小便涩痛，尿色微黄而浊，会阴酸痛，伴畏寒肢冷，神疲乏力，腰膝酸软，性欲淡漠，大便溏薄，带下淋漓。舌体胖大、边有齿痕，舌质淡，苔白，脉沉迟。

素体阳虚，复又不节房事，染及邪毒，肾阳衰微，畏寒肢冷，腰膝酸软，便溏；正与邪相搏结于下元，故见尿道溢脓；肾阳不足，命门火衰，腰为肾之府，故见腰膝酸软等证。舌脉也符合阳虚特点。

（四）鉴别诊断

淋病应与非淋病双球菌所致的生殖系统炎性疾病相鉴别，如葡萄球菌等引起的前庭大腺炎、子宫内膜炎、阴道炎、宫颈炎、输卵管炎、外阴炎等。鉴别的方法除病史方面的区别外，主要应做阴道及宫颈管分泌物涂片，分革兰氏染色或细菌培养。后者可找到或培养出非淋病双球菌。

七、临床处理及治疗

（一）西医治疗

1. 急性淋病以青霉素、安灭菌为首选。一般主张大剂量一次根治。水剂普鲁卡因青霉素800万u，加入0.9%生理盐水200~300ml内静滴。安灭菌属青霉素换代产品，每日2.4g加入生理盐水500ml内，日1次静滴。如对青霉素过敏，可用凯福隆1.0溶于生理盐水中，日1次静滴，红霉素500mg每日4次口服。治疗后，7天复查分泌物，以后每天复查1次，连续3次阴性，方能确定为治愈。

2. 慢性淋病的治疗，单纯药物治疗效果较差，须采用综合疗法，即在上述药物疗法基础上，运用物理疗法等。淋菌性前庭大腺囊肿还可行造口术。

（二）中医治疗

本病初期应以驱邪为先，清热解毒、通利小便为基本方法，病情迁延，宜攻补兼施；而节制房事更是去病之要径。

1. 辨证治疗

（1）外感邪毒

治法：清热解毒、通淋

方药：导赤散加减。生地黄、木通、淡竹叶、甘草。寒热往来加柴胡、黄芩；尿道口排脓较重加蒲公英、地丁。

（2）湿热下注

治法：解毒除湿、通便泌浊

方药：八正散加减。木通、车前子、扁蓄、瞿麦、滑石、大黄、栀子、甘草。小便赤热而痛加蒲公英、黄芩、生地黄；口苦咽干加龙胆草；便秘者重用大黄。

(3) 肾阴亏虚

治法：滋阴清热补虚

方药：知柏地黄丸加减。知母、黄柏、熟地黄、山药、山茱萸、牡丹皮、泽泻、茯苓。尿道口溢脓明显可加清热解毒之蒲公英、地丁等。

(4) 肾阳虚衰

治法：补肾壮阳、通淋泌浊

方药：右归丸加减。熟地黄、山药、山茱萸、枸杞子、杜仲、菟丝子、附子、肉桂、当归、鹿角胶。

2. 单方验方

(1) 赤雄鸡肠2具，干地黄30g，桑螵蛸、牡蛎、龙骨、黄连各40g，白石脂、赤石脂各50g，肉苁蓉60g。共为细末，入鸡肠及鸡内金中，缝塞，蒸之令熟，暴干后为散，每服10g，温酒送下，每日3次。

(2) 分清散：益智仁、萆薢、石菖蒲各等份为末，每服10g，每日3次。

(3) 外洗方：可用苦参、土茯苓、明矾各30g。煎水外洗，日2次。

3. 针灸治疗

取穴：关元、气海、三阴交，毫针刺，留针20分钟，7天为1个疗程。

(三) 中西医结合治疗

中西医结合治疗淋病，是十分理想的治疗方法。西药主要作用于淋菌，使之迅速失活，而中药则清热除湿利尿，调理气血，二者相互配合，共获良效。

1. 急则治其标，缓则治其本：急性期，以抗生素为主，大剂量连续应用，迅速控制病情发展。常用药物为青霉素，也可用青霉素的换代产品，并定期复查尿道、阴道分泌物，直至淋菌阴性方可停药。慢性期，病邪留滞日久，气血失于疏畅，可应用中药，活血利尿，巩固疗效。

2. 彻底治疗，以防复发：淋病一旦发病，治必彻底，不要仅以症状消失与否，来确定治愈。必须认真做实验室检查，力争将病情控制在急性期内，以免转为慢性，防止复发。

八、预后

淋病患者，急性期及时正确治疗可完全治愈。无合并症淋病经单次大剂量药物治疗，治愈率达95%；治疗不彻底，可产生合并症，甚至不育、宫外孕、盆腔炎、尿道狭窄或失明及播散性淋病。因此，应在急性期抓紧时机合理用药，将淋病彻底治愈。

九、康复及出院标准

治疗结束后1~2周复查，判愈的标准是：①临床症状消失；②尿液清澈；③前列腺按摩液或宫颈分泌物涂片及培养检查淋球菌连续2次阴性，即为治愈。

十、预防

加强性知识教育，宣传性卫生常识，是十分重要的，可杜绝本病发生。

十一、中医临床报道

（一）中医药治疗淋病

谭胜真应用甘露消毒丹治疗慢性淋病80例，采用随机单盲对照法设置治疗组40例，对照组40例，治疗组服用甘露消毒丹，对照组服用环丙沙星。观察2组的总有效率及对比2组的疗效。结果显示治疗组与对照组均有疗效，2组疗效无统计学意义。结论显示：甘露消毒丹治疗慢性淋病有较好的临床疗效且无明显毒副反应。

郑青松自拟清化淋带汤（土茯苓、鱼腥草、马齿苋、车前草、木通、滑石、萆薢、鸭跖草、黄柏、赤芍、蒲公英、生大黄）随症加减煎服，另药渣浓煎坐浴，治疗68例，痊愈62例，显效5例，无效1例。

邬斌梅自拟清淋汤（白花蛇舌草、鬼针草、败酱草、土茯苓、马齿苋、苦参、赤芍、黄柏、萆薢、车前子、牡丹皮、甘草），随症加减煎服，同时用苦参、鬼针草、黄柏、蛇床子、白蒺藜、明矾煎液冲洗阴道，治疗38例，显效14例，有效21例，无效3例。

王亚斌应用中药外洗内服治疗淋菌性尿道炎。方法：用洁淋汤，药物组成：苦参20g，地肤子12g，白鲜皮12g，蛇床子12g，连翘15g，黄柏12g，艾叶10g，冰片10g，硫黄10g，雄黄10g。用法：前七味药煎煮，去渣后，加水至1000ml，再加冰片、硫黄、雄黄，待水温40～50℃时外洗，日2次，2日1剂。并用消淋汤，药物组成：金银花12g，连翘15g，苦参20g，地肤子12g，白鲜皮12g，蛇床子12g，黄柏12g，苍术15g，白及12g，当归15g，川芎12g，甘草9g，大枣6g。用法：加水800ml，浸泡30分钟，煎3次，共取汁600ml，分6次服，日服3次。用药期间忌酒及刺激性食物，暂停性生活。共治疗30例，用3～10剂全部治愈。研究显示，内服与外洗中药，清热解毒，燥湿止痒，疗效满意。

刘胜和等观察辨证治疗女性淋病的临床疗效。方法：用龙胆泻肝汤加减，药物组成：龙胆草15g，车前子15g，木通15g，黄芩15g，当归12g，生地黄15g，柴胡15g，川黄连15g，败酱草30g，白鲜皮30g，白花蛇舌草40g，芡实20g。用法：日1剂分3次服，7日为1个疗程。外用复方沙棘粒油栓塞入阴道深处，每晚1枚，7日为1个疗程。疗效标准：痊愈：症状消失，白带检查2次以上，培养淋球菌（－），随访3个月未复发。好转：症状减轻，白带检查2次，有1次检出淋球菌，但培养无淋球菌者。无效：症状不减轻，白带检查和培养均有淋球菌者。结果：本组42例，治愈28例，好转13例，无效1例。结论：本方清热解毒，利湿止带，去腐生肌，杀虫止痒，排浊解毒，疗效满意。

朱军观察土茯苓苡仁汤治疗急性淋病的临床疗效。诊断标准：有野游或接触感染史；急性尿路刺激征（尿频、尿急、尿痛），尿道口分泌大量黄白色黏稠液体，或有寒战、发热；尿道口（女性宫颈口）红肿，有触压痛，挤压有黄白色分泌物溢出；尿道（女性宫颈）分泌物检查发现淋病双球菌。方法：随机分为2组，观察组用土茯苓苡仁汤加减，药物组成：土茯苓30g，生薏苡仁30g，茵陈30g，白茅根30g，马齿苋20g，滑石20g，黄芩10g，黄柏6g，甘草6g，金银花15g，连翘15g。随症加减：便秘加大黄10g；恶寒、发热加柴胡10g，龙胆草15g；尿痛加琥珀6g，生地黄15g。用法：日1剂水煎服。对照组用青霉素960万u，加0.9%氯化钠250ml，日1次静滴。2组均1周为1个疗程。疗效标准：治愈：临床症状、体征消失，尿常规正常，淋菌培养阴性。显效：症状明显好转，仍有少许分泌物，分泌物涂片未见淋菌，淋菌培养阳性。有效：症状缓解，仍有较多分泌物，分泌物涂片见淋菌。无效：症状、体征无缓解甚至加重。结果：本组90例，治愈78例，显效11例，无效1例，总有效率98.88%；对照组90例，治愈32例，显效22例，有效5例，无效31例，总有效率65.56%：本组疗效明显优于对照组，2组比较有统计学意义（$P<0.05$）。

张润民应用针刺疗法治疗淋病综合征，取穴：血海。方法：穴位常规消毒后，快速直刺或向股内侧斜刺25~30mm，行中强刺激捻转泻法，捻针频率180次/分钟，得气后行针10分钟，留针30分钟。每日1次，7日为1个疗程。用该方法治疗淋病综合征，疗效显著。

吴仲安采用中药熏洗治疗淋病，效果满意。药物配制：金银花10g，黄连10g，黄柏10g，苦参20g，艾叶10g，花椒10g，连翘10g，蒲公英10g，蛇床子20g。使用方法：将以上药物放入容器内，加适量水煎熬，然后将煎熬好的药液过滤倒入盆中，患者坐入盆中熏洗，至药液变冷为止，1日1次，7日为1个疗程。女性患者除坐浴熏洗外，如阴道内有炎症，可用阴道冲洗器将煎好的药液过滤后，灌入冲洗器内，按照冲洗器上的使用方法进行冲洗治疗。

（二）中西医结合治疗淋病

王麦娣应用五味消毒饮合八正散加减结合西药治疗淋病100例，其中男性33例，女性67例，年龄最小25岁，最大48岁，平均36岁，病程7~60日，分治疗组70例，对照组30例，2组年龄、性别、病程有可比性（$P>0.05$）。对照组治疗方法：0.9%生理盐水250ml加头孢曲松，静脉点滴，每日早晚各1次，经1周治疗后，临床症状减轻或消失可改为阿奇霉素0.5g，首次加倍，1次/日，连服5日。治疗组：在对照组基础上加中医口服和外洗。口服方药为：五味消毒饮合八正散加减。组成：金银花10g、蒲公英10g、野菊花15g、地丁15g、瞿麦12g、木通6g、车前子12g、萹蓄10g、大黄6g、山栀12g、白茅根10g、甘草6g。中药外洗方组成：金银花30g、鱼腥草30g、马齿苋30g、黄柏30g、苦参30g、野菊花30g、蒲公英30g。水煎外洗。经治疗，对照组痊愈11例，占36.67%，显效8例，占26.67%，有效4例，占13.33%。在治疗过程中无明显不适，所有患者随访6个月，复发5例。治疗组痊愈70例，治愈率100%。患者在服药过程中，有7例出现轻度恶心，但不影响治疗，随访6个月，复发3例。

马玉德观察中西医结合治疗慢性淋病的临床疗效。方法：将57例患者随机分为对照组26例，治疗组31例。对照组采用抗生素等治疗，治疗组在对照组的基础上加服自拟清淋汤（处方：黄连、黄柏、黄芩、金银花、栀子、败酱草、丹参、红花、桃仁、白茅根、泽兰、赤芍、黄芪、甘草），2组均以2周为1个疗程，治疗3个疗程。结果：治疗组疗效与对照组疗效有统计学意义（$P<0.05$）。结论：中西医结合治疗慢性淋病的疗效优于单纯西医治疗。

王开新自拟通淋汤（金银花、鱼腥草、苦参、车前子、地丁、野菊花、六一散、土茯苓、黄柏、瞿麦、萹蓄、萆薢、栀子），随症加减煎服，同时服环丙沙星500mg、呋喃妥因0.1g、强力霉素0.1g，均1日3次，5周为1个疗程，复查PCR，治慢性淋病80例，治愈56例，显效16例，无效8例。

黄列生应用中西医结合治疗慢性淋菌性尿道炎65例。自拟消淋清腺汤（土茯苓、苦参、蒲公英、石韦、丹参、白花蛇舌草、车前子、赤芍、桃仁、红花、甘草），同时配合壮观霉素2.0g，地塞米松5mg注入前列腺，每日1次，连续16天，并每3天做1次前列腺按摩，总有效率98.46%。

参考文献

[1] 谭胜真,刘鑫,黄艳,等.甘露消毒丹治疗慢性淋病80例的疗效观察.四川中医,2009,27(3):78
[2] 郑青松.清化淋带汤治疗淋病68例疗效观察.浙江中医杂志,1997,32(5):214
[3] 邬斌梅.清淋汤治疗淋菌性尿道炎38例.四川中医,1996,(7):30.[9]
[4] 王亚斌.中药外洗内服治疗淋菌性尿道炎30例.中医外治杂志,2002,11(1):44~45
[5] 刘胜和,张汝英.辨证治疗女性淋病42例疗效观察.云南中医中药杂志,2003,24(4):52
[6] 朱军.土茯苓苡仁汤治疗急性淋病90例.实用中医药杂志,2004,20(1):22
[7] 张润民.针刺血海穴治疗淋病综合征.中国针灸,2007,27(7):493
[8] 吴仲安.中药熏洗治疗淋病100例.中医外治杂志,2006,15(3):29
[9] 王麦娣,唐瑞侠.中西医结合治疗淋病70例.现代中医药,2008,28(2):29~30
[10] 马玉德.中西医结合治疗慢性淋病31例疗效观察.云南中医中药杂志,2007,28(2):21
[11] 王开新.中西医结合治疗慢性淋病80例.中华实用中西医杂志,1999,12(1):18
[12] 黄列生.中西医结合治疗慢性淋菌性尿道炎65例.广西中医药,1999,22(2):20

流行性和地方性斑疹伤寒

流行性斑疹伤寒又叫虱传斑疹伤寒，是普氏立克次体通过体虱传播的急性传染病。地方性斑疹伤寒又称鼠型或蚤型斑疹伤寒，为莫氏立克次体通过鼠蚤传播的急性传染病。

一、病原学

1. 普氏立克次体为双球杆菌，形态多变，大小约 （0.3～1） $\mu m \times$ （0.3～0.8） μm，革兰染色阴性；寄生于细胞质内，呈两分裂繁殖。对热、一般化学消毒剂、紫外线等敏感，冻干后于 -70℃可保存 30 余年。病原体具有内毒素性质的毒素和两种主要抗原，一为可溶性组特异性抗原，可与其他立克次体组区别；另一为颗粒性特异性抗原，可用以区别普氏和莫氏立克次体。

普氏立克次体可隐伏在单核-吞噬系统内达数年之久，待人体防御功能下降时再繁殖而导致复发。

2. 莫氏立克次体的形态、生化反应和染色等特点均与普氏立克次体同，但较小；其区别点为雄豚鼠腹腔接种后，除发热外，阴囊高度水肿、睾丸明显肿胀、鞘膜的浆膜细胞中可见大量立克次体，称为"豚鼠阴囊反应"，而普氏立克次体只引起发热和轻度阴囊反应。

二、流行病学

（一）传染源

流行性斑疹伤寒：病人是唯一的传染源。
地方性斑疹伤寒：家鼠为本病主要传染源。

（二）传播途径

流行性斑疹伤寒：属于人-虱-人传播的疾病，人是唯一的宿主，体虱是传播媒介。
地方性斑疹伤寒：以鼠→鼠蚤→鼠的循环流行。鼠感染后大多并不死亡，而鼠蚤只在鼠死后才吮人血而使人受染。因曾在虱体内分离到莫氏立克次体，病人也有可能作为传染源而传播本病。

（三）易感人群

人群普遍易感。

（四）潜伏期和传染期

潜伏期5~21日，平均10~14日。

三、发病机制

（一）西医发病机制

1. 流行性斑疹伤寒：虱吸病人血后立克次体在虱肠壁细胞繁殖，经5~10日即随虱粪大量排出。受染虱再吸健康人血时，虱粪中立克次体即由叮咬处及搔痕进入人体，干虱粪偶可通过呼吸道或眼结膜使人受染。立克次体进入人体后在小血管内皮细胞中繁殖，然后由细胞内逸出而引起立克次体血症。立克次体死亡后释出毒素，随血流而侵犯各器官导致相应症状，并引起毛细血管通透性增加、血容量减少及细胞间质水肿。血管内皮细胞增生、脱落，管壁出血坏死，可导致血栓。血管周围炎性细胞浸润可形成斑疹伤寒小结。

2. 地方性斑疹伤寒：与流行性斑疹伤寒者基本相似，但血管病变较轻，小血管中有血栓形成者少见。

（二）中医病因病机

斑疹伤寒基本病因为疫毒，并有湿热疫毒和温热疫毒之分。感受疫疠之邪后，疫毒经口鼻或皮毛侵入人体，正气虚弱而发病。

本病初期，外邪侵袭肺卫，正邪相争于卫表，卫气被郁，故多见恶寒发热、头痛、身重、咳嗽等肺卫症状。若病传气营，以致邪盛阳明，热闭营中，毒扰心包，迫营串络，则致持续高热，入夜尤甚，烦渴谵妄，斑疹隐隐，舌质红绛。病至此阶段，有顺有逆。顺则斑疹外透，形色松活荣润，气血流畅，毒随斑泄，热势渐降，斑疹渐消，神清脉静而愈。若逆则斑疹稠密，成片成块，形色紧束紫赤，热势反盛，神识昏愦，此为毒火燔灼，伤营迫血，热瘀交织；若毒盛正虚不能托邪于外，邪毒内伏，寒泄太过，损伤脾胃之阳，或大汗而致亡阳之危象。临床通常所见，本病多趋于轻型化，血分重症少见，多抵气营即止。

四、病理改变

1. 斑疹伤寒结节：因增生性、血栓性、坏死性血管炎及血管周围炎性细胞浸润而形成。这种增生性、血栓性、坏死性血管炎可分布全身各组织器官，多见于皮肤、心肌、中枢神经系统。

2. 脑膜可呈急性浆液性炎症，肺可有间质性炎症和支气管肺炎，肝脏汇管区有嗜碱性单核细胞浸润，肝细胞有不同程度的脂肪变性及灶性坏死与单核细胞浸润，肾脏主要呈间质性炎性病变。

五、临床表现

（一）症状和体征

1. 流行性斑疹伤寒

（1）侵袭期：多急起发热、伴寒战、继之高热。体温于 1～2 日内达 39～40℃，呈稽留热型，少数呈不规则或弛张热型。伴严重毒血症症状，剧烈头痛、烦躁不安、失眠、头晕、耳鸣、听力减退。肝脾在发热 3～4 日后肿大、质软、压痛。

（2）发疹期：病程第 4～6 日出现皮疹。先见于躯干，很快蔓延至四肢，数小时至 1 日内遍及全身。严重者手掌及足底均可见到，但面部无皮疹，下肢较少。皮疹大小形态不一，约 1～5mm，边缘不整，多数孤立，偶见融合成片。初起常为充血性斑疹或丘疹，压之退色，继而转为暗红色或出血性斑丘疹，压之不退色，皮疹持续 1 周左右消退。退后留有棕褐色色素沉着。

随着皮疹出现，中毒症状加重，体温继续升高，可达 40～41℃。同时，神经精神症状加剧，神志迟钝、谵妄、狂躁、上肢震颤及无意识动作，甚至昏迷或精神错乱。亦可有脑膜刺激征，但脑脊液检查除压力增高外，多正常。

（3）恢复期：病程第 13～14 病日开始退热，一般 3～4 日退热，少数病例体温可骤降至正常。随之症状好转，食欲增加，体力多在 1～2 日内恢复正常。严重者精神症状、耳鸣、耳聋、手震颤则需较长时间方能恢复。整个病程 2～3 周。

2. 地方性斑疹伤寒

临床症状与流行性斑疹伤寒相似，但中枢神经系统症状较轻，皮疹呈瘀点样者少见。

（1）大多急骤起病，少数有 1～2 天的前驱症状，如疲乏、纳差、头痛等。呈稽留或弛张热，于病程第 1 周达高峰，一般在 39℃ 左右，伴全身酸痛、显著头痛、结膜充血等，部分病例有关节痛而影响行动，头痛常可由眶后痛所致。热程一般为 9～14 天，大多渐退。

（2）约 50%～80% 患者出现皮疹，多见于第 4～7 病日。初发生于胸腹，24h 内遍布背、肩、臂、腿等处，脸、颈、足底、手掌一般无疹。开始为斑疹，粉红色，直径 1～4mm，按之即退；继成斑丘疹，色暗红，按之不即消退。疹于数日内消退。

（3）中枢神经系统症状除头痛、头晕、失眠、听力减退、烦躁不安等外，脑膜刺激征、谵妄、昏迷、大小便失禁等均属偶见。咳嗽见于过半数病例，肺底偶闻啰音，部分患者诉咽痛和胸痛。

六、诊断

（一）流行性斑疹伤寒

1. 流行病学资料

当地有流行，发病季节，有疫区旅行史，被虱、蚤叮咬史。

2. 临床特点

突然高烧并伴有剧烈头痛，80%以上的患者4～7日出现皮疹，初为淡红色斑丘疹，2～5mm，压之退色，一周后变为暗红色或紫癜样皮损，压之不退色。

3. 辅助检查

（1）血清学诊断：室温补体结合试验（CF）：普氏立克次体血清抗体滴度大于莫氏立克次体抗体滴度2倍以上，一次血清抗体滴度≥1：32，双份血清恢复期高于急性期4倍以上，可确诊为现患病例。

（2）病原学诊断：从发热期患者血标本中分离出普氏立克次体或从发热期患者血标本中扩增出普氏立克次体特异性DNA片段。

（3）血常规：白细胞计数多在正常范围内，中性粒细胞常增多，嗜酸性粒细胞显著减少或消失，血小板数一般下降。

（4）尿常规：蛋白尿常见，偶有红、白细胞及管型。

（二）地方性斑疹伤寒

诊断以流行病学资料、热程、皮疹性质、外斐试验等为主要依据，有条件者尚可加做其他血清免疫学试验如补体结合试验、立克次体凝集试验等。

发病早期（7天以内），1/4～1/2的病例有轻度白细胞和血小板减少。随后，近1/3的病人出现白细胞总数升高。凝血酶原时间可延长，但DIC较少见。90%病人血清天门冬氨酸氨基转移酶轻度升高，ALT、AKP和LDH等也多有升高。其他异常尚有低蛋白血症（45%）、低钠血症（60%）和低钙血症（79%）。严重的病例可出现血肌酐和尿素氮升高。

患者血清也可与变形杆菌OX19株发生凝集反应，效价为1：160～1：640，较流行性斑疹伤寒为低；阳性反应出现于第5～17病日，平均为第11～15病日。外斐试验虽然敏感，但特异性差，不可用以与流行性斑疹伤寒相区别。较为敏感和特异的试验包括间接免疫荧光抗体检测、乳胶凝集试验、补体结合试验、固相免疫测定等，所用抗原为特异性莫氏立克次体抗原。间接荧光抗体效价在发病后1周内升高者达50%，15天内升高者几乎达100%，有条件单位可用PCR方法检测血标本中的莫氏立克次体特异性核酸。

（三）中医辨证

1. 热犯卫分

主症：恶寒发热，头痛如劈，全身肌肉疼痛，面红目赤，口渴心烦，纳差体倦，舌红苔薄白少津，脉浮数。

2. 邪在气营

主症：头痛肢楚，壮热烦渴，无汗，面红如醉，心烦谵妄，斑疹显露，肝脾肿大，舌质红绛，苔黄而干，脉数有力。

3. 热入营血

主症：灼热夜甚，烦躁昏谵，斑色紫赤，垒迭成片，舌绛而干，脉细数。

4. 毒燔气血

主症：壮热，口渴，头痛剧烈，神昏躁扰，斑密色赤而晦，舌焦唇裂。

5. 余热未净

主症：热势下降，余热不清，咽干口燥，干咳，舌红苔少，脉细数。

（四）鉴别诊断

1. 病毒感染：发热而无提示感染病灶的系统表现，热程可长达 10～14 天以上，白细胞总数不高。肝脾一般不大，肥达氏反应和细菌培养阴性。病程有自限性。

2. 疟疾：发热，肝脾肿大，白细胞总数不高，好发于夏秋季。多具特殊热型并伴进行性贫血，血和骨髓涂片可查见疟原虫，抗疟治疗有效。

3. 粟粒性肺结核：患者长期发热，中毒症状明显，盗汗及呼吸道症状突出，脉搏增快，胸片见大小一致，均匀分布的粟粒样结节，痰涂片及培养见抗酸杆菌，PCR 检测结核杆菌阳性。抗痨治疗有效。

4. 革兰阴性杆菌败血症：发热，有中毒症状，白细胞总数不高，甚至有相对缓脉。患者多为老人、小儿或免疫功能低下者，多有胆道、泌尿系或腹腔内原发病灶，易合并休克、DIC，中性粒细胞增高，血培养可获致病菌，且常与原发病灶中的菌种相同。

5. 何杰金病：发热，热型多样，肝脾肿大，白细胞不高，但无明显毒血症症状，肿大的淋巴结病理检查即可确诊。

6. 布鲁氏菌病：长期发热，肝脾肿大，粒细胞正常或低下。此外，流行病学资料，特殊热型、突出的多汗、关节痛，对本病诊断有重要价值。血、骨髓培养，血清凝集试验有诊断价值。

七、临床处理及治疗

2 种疾病治疗基本相同。

（一）一般治疗

1. 早期尽量补充热量及维生素等，第 2 周后注意少渣、不胀气及无刺激饮食，少食多餐，以防止肠容积及张力过大诱发穿孔。成人每日供应热量约 1600kcal，量约 2000～3000ml 以上，注意纠正电解质紊乱。

2. 发热期应卧床休息，注意观察体温、脉搏、血压变化，高热者物理降温，慎用退热剂，以防诱发虚脱及肠道并发症。便秘者禁用灌肠及泻药，腹胀者禁用新斯的明类药物。

3. 伤寒患者病情的严重程度与皮质激素水平呈负相关，使用皮质激素治疗则可明显降低病死率，故对伤寒患者，特别是重症患者应补充皮质激素。对毒血症严重、合并中毒性心肌炎或持续高热者，可在足量、有效抗生素配合下，加用氢化考的松 100～200mg/日，静滴 2～3 天；或口服强的松，每日用量依次为：1mg、0.6mg、0.3mg/kg，可缩短发热期。对重症伤寒患者，用地塞米松 3mg/kg 静滴，继以 1mg/kg，每 6 小时 1 次，应用 1～2 天。

(二) 抗菌治疗

1. **氯霉素**：自 1948 年用于治疗伤寒以来，一度被公认为治疗伤寒的首选药物。目前国内仅将其作为非耐药株所致伤寒的治疗，剂量为 0.5g，每日 3 次，体温降至正常后剂量减半，总疗程不应少于 2 周。一般于投药后数小时，血液中的细菌便可清除，用药 1~2 天后毒血症症状改善，治疗 3~5 天后体温可降至正常。治疗期间应注意其毒、副作用，每周复查血象 2 次，白细胞总数低于 2.5×10^9/L 时应停药。

2. **氟喹诺酮类**：该类药物抗菌谱广，口服吸收快，血药浓度和组织内药物浓度高，尤其胆汁中原药浓度更高，且能渗入巨噬细胞内消灭胞内病原菌，对伤寒杆菌具有强大抗菌活性，退热时间优于氯霉素，与其他抗生素无交叉耐药，副作用轻微。已作为治疗各型伤寒以及慢性带菌者的首选药物。常用药物为：依诺沙星 0.6g，每日 2 次；培氟沙星 0.4g，每日 2 次；氟罗沙星 0.3g，每日 2 次，疗程 10~14 天。或氧氟沙星 0.3g，每日 2 次；环丙沙星 0.75g，每日 2 次，疗程 7~10 天。但由于该类药物有引起早产、畸胎及关节软骨损害之虞，除多重耐药伤寒外，一般不主张用于孕妇及儿童患者。

3. **氨苄青霉素**：本品治疗伤寒疗效不如氯霉素，但胆汁内浓度高，副作用轻微，可作为敏感菌株及妊娠伤寒和儿童伤寒的首选药物，亦可用于老年伤寒，严重肝肾功能障碍患者或免疫功能抑制者的伤寒以及胆道带菌者的治疗。剂量为成人每日 80~100mg/kg、婴幼儿每日 100~150mg/kg，肌注或静滴，至热退后改为口服，总疗程不应少于 2 周。

4. **第三代头孢菌素类**：适用于老年人、婴幼儿、妊娠伤寒和高度耐药的重症伤寒，其他药物不能耐受或有免疫缺陷者。常用药物有头孢哌酮钠 2g，每 12 小时 1 次；头孢三嗪 2~4g，每日 1 次，以及头孢噻肟钠等，疗程 7~10 天。

(三) 并发症的治疗

1. **肠出血**：基本上采用内科疗法。患者保持安静，可酌情给予镇静药，禁食或流质饮食；给予促凝血药物，如静滴止血敏、口服凝血酶、肌注或静滴立止血等。对大出血患者应积极抗休克，补充血容量，可同时使用垂体后叶素。但下列情况应进行外科手术治疗：①出血量大，经内科输血等处理仍不能控制者。②明显的失血性休克，经内科处理不见好转者。

2. **肠穿孔**：应争取外科修补手术，同时应加强护理。禁食，积极予以全身支持疗法、注意营养及水和电解质平衡等。取半坐位，及时给予足量抗生素，如氟喹诺酮类加甲硝唑，或头孢哌酮钠静滴，控制腹膜炎。

3. **中毒性心肌炎**：可在足量有效抗菌药物治疗的同时，加用肾上腺皮质激素等，并可采用 GIK 溶液等改善心肌营养状态。有心功能不全时，可谨慎应用小剂量洋地黄制剂。

4. **其他**：如肺炎、心内膜炎、脑膜炎、骨髓炎或胆囊炎等，应加强抗菌药物治疗，疗程 4~6 周；伤寒脑膜炎要保证足量抗菌药物透过血脑屏障；体腔脓肿应作外科引流等处理；合并血吸虫者应加用吡喹酮驱虫治疗。

（四）慢性胆囊带菌者的治疗

应区别单纯胆囊带菌与合并胆囊炎或胆管炎，前者采用抗菌治疗，而后者除抗菌治疗外，多数应结合外科手术或利胆药等治疗方能奏效。

（五）中医治疗

以清热解毒，凉营益阴，消瘀化斑为主要原则。本病治法：病在卫分，热高者宜辛凉解肌透邪；恶寒者则宜疏表解毒。病入气分者，或宣上清热，或清解阳明。若气营同病，斑欲出则透斑解毒，斑出宜化斑解毒。后期伤阴则滋液养阴。一般忌用升提、温燥和壅补。

1. 热犯卫分

治法：辛凉解肌，透表解毒

方药：银翘散加蝉蜕葛根方。金银花、连翘、桔梗、淡竹叶、荆芥、牛蒡子、淡豆豉、薄荷、芦根、蝉蜕、生葛根。寒栗、身痛甚者加羌活、防风以疏散外寒；热高、渴甚者加石膏、知母以清气护津；咽痛去葛根、淡豆豉，加马勃、玄参以清热利咽；咳嗽加杏仁、前胡以宣降肺气。

2. 邪在气营

治法：清气凉营，解毒养阴

方药：清营汤加减。生石膏、水牛角、生地黄、金银花、玄参、麦冬、板蓝根、淡竹叶、丹参、知母。神昏谵语加安宫牛黄丸或至宝丹以清心开窍；痉厥抽搐加羚羊角、钩藤以清热熄风；腓肠肌痛甚加芍药、甘草、延胡索。

3. 热入营血

治法：清营凉血，解毒消斑

方药：加味犀角地黄汤。犀角、生地黄、赤芍、牡丹皮、玄参、金银花、大青叶、丹参、黄连、红花。小便赤短或带血加山栀、白茅根、侧柏叶炭；大便黑加炒茜草根、炒地榆；呕血加大蓟、小蓟、白茅根、藕节；神昏者加安宫牛黄丸化服。

4. 毒燔气血

治法：清气凉血，解毒化斑，活血益阴

方药：清斑青黛饮加味。青黛、黄连、犀角、石膏、知母、玄参、栀子、生地黄、西洋参、牡丹皮、赤芍、大青叶、紫草、丹参、甘草、柴胡、生姜、大枣。神昏甚者加安宫牛黄丸；痉厥者去紫草、黄连、生姜、大枣，加羚羊角3g、钩藤9g、僵蚕9g或加紫雪丹9g。

5. 余热未净

治法：益阴生津，兼清营血

方药：沙参、麦冬、玉竹、生扁豆、冬桑叶、生甘草、天花粉、生地黄、牡丹皮、金银花。

（六）中西医结合治疗

本病西药使用强力霉素、四环素等药物，一般能在 24～48 小时退热。中药对本病治疗平均退热时间不如西药，但在减轻恢复期症状与减少"再燃"率方面优于西药。

八、预后

本病预后与患者年龄、有无并发症、治疗早晚、治疗方法、过去曾否接受过预防注射及病原菌的型别和毒力等有关。在有效抗生素应用之前，病死率为 20%。应用氯霉素以来，病死率约 1%～5%。老年人、婴幼儿、孕妇预后较差。骨髓巨噬细胞吞噬功能差者，病情重，易迁延不愈。并发肠穿孔、肠出血、心肌炎、肺炎、贫血等，则病死率较高。氯霉素治疗的复发率一般在 10% 左右，氟喹诺酮类治疗几无复发。

九、康复及出院标准

1. 治愈：①体温正常 2 周以上；②临床症状消失；③白细胞分类中出现酸性粒细胞；④退热后每周大便培养 1 次，连续 2 次阴性。
2. 临床治愈

1、2、3 项同上，但大便培养尚未转阴。

十、预防

1. 一般预防：及时发现患者，及早隔离治疗。对密切接触者进行医学检疫 21 天，也可服用强力霉素 0.1～0.2g。
2. 加强卫生宣传，做好环境卫生，灭鼠灭蚤是预防本病的关键。个人应养成良好卫生习惯，防虱、灭虱。
3. 免疫预防：流行区及特殊人群（灭鼠人员、实验室人群）应进行免疫接种，注射斑疹伤寒疫苗。第 1 年接种 3 次，成人每次各 0.5/1.0/1.0ml 和儿童 0.3/0.6/0.6ml，每次间隔 7 日，皮下注射。以后每年加强注射 1 次。

十一、中医临床报道

王新坦应用中药方剂辨证治疗地方性斑疹伤寒，效果良好。方法如下：邪伏少阳兼表型，治以和解少阳，解表清热。用自拟柴胡鳖甲汤，药物组成：桑叶 12g，菊花 12g，柴胡 15g，黄芩 12g，鳖甲 10g，枳壳 10g，金银花 12g，薄荷 12g，连翘 12g。用法：日 1 剂水煎服，3 剂为 1 个疗程。少阳阳明合病型，治以和解少阳，清利阳明。用大柴胡汤加减，药物组成：柴胡 12g，黄芩 12g，大黄 10g，鳖甲 10g，牡丹皮 10g，槟榔 10g，枳实 10g，金银花 15g，菊花 12g。用法：日 1 剂水煎服，3 剂为 1 个疗程。邪伏少阳，热伤营阴型，治以和解少阳，滋阴清热。用自拟柴胡鳖甲丹皮汤，药物组成：柴胡 12g，鳖甲 10g，牡丹皮 10g，黄芩 12g，白薇 12g，生地黄 12g，菊花 10g，青蒿 10g，甘草 6g。用法：日 1 剂水煎服，3 剂为 1 个疗程。邪伏少阳，湿郁三焦型，治以和解少阳，清利三焦。用自拟柴胡三仁汤，药物组成：柴胡 12g，黄芩 12g，半夏 10g，滑石

12g，白豆蔻10g，薏苡仁12g，川厚朴10g，陈皮10g。用法：日1剂水煎服，3剂为1个疗程。结果：本组54例，全部治愈。其中1个疗程治愈44例，2个疗程治愈10例。

郭连澍等对收治的203例斑疹伤寒患者，按中医辨证分初期（邪在卫分）、中期（邪在气营）、末期（邪在营血）三期进行治疗，取得满意疗效，治愈200例，占98.52%。

康曰文应用甘露三石汤治疗斑疹伤寒100例，方药：白豆蔻、木通、石菖蒲、藿香、川贝母、薄荷、寒水石各6g，生石膏、茵陈、滑石、连翘各16g，射干、黄芩、僵蚕各10g，板蓝根20g。小儿用量酌减，随症加减。痊愈86例，好转11例，无效3例。退热时间最长者7天，最短者16小时。病程最长者14天，最短2天，以3~7天为多。

荆百治等应用双黄连配合西药治疗地方性斑疹伤寒16例，取得较好疗效。方法：10%葡萄糖500ml加双黄连针剂2.40g，静脉滴注，日1次。四环素0.50g，口服，6小时1次。出血者用0.9%氯化钠溶液500ml，加止血芳酸500mg，止血敏1.0g，静脉滴注，日1次，高热者物理降温或适当用解热镇痛药。

李敬霄等采用清热解毒口服液配合氯霉素及对症治疗方法，对50例小儿斑疹伤寒进行中西医结合治疗，经治后痊愈48例，占96%，有效2例，占4%。

马建政应用白虎三仁汤治疗斑疹伤寒26例。药用杏仁、薏苡仁、白蔻仁、半夏、厚朴、通草、滑石、淡竹叶、生石膏、知母、黄芩、栀子、大青叶、藿香、佩兰，用量10~40g。高热神昏躁动加钩藤、僵蚕，呕吐加竹茹，皮疹成片或出血斑加紫草、白茅根，便秘加大黄。日1剂水煎服，重者2剂，分3~4次服。西医予支持疗法及对症治疗。结果：显效24例（92.3%），有效2例。

白彪应用中医辨证论治方法治疗斑疹伤寒顽固性骨蒸头痛25例。以抗菌素等常规治疗至患者体温正常尚留本症状时予青蒿鳖甲汤，伴骨蒸潮热、五心烦热、夜寐不安者加银柴胡、胡黄连、女贞子、墨旱莲、栀子、地骨皮；仅有头晕胀痛时改用六味地黄汤加石决明、天麻、钩藤、牛膝、龟板。结果均获显效。

参考文献

[1] 王新坦. 辨证治疗地方性斑疹伤寒54例. 河北中医,2002,24(8):573~574

[2] 郭连澍,徐明善. 辨证治疗斑疹伤寒203例临床分析. 江苏中医,1989,10(11):486~487

[3] 康曰文. 甘露三石汤治疗流行性斑疹伤寒100例. 陕西中医,1986,7(1):9

[4] 荆百治,耿芙蓉,罗玉华. 双黄连配合西药治疗地方性斑疹伤寒16例. 实用中医药杂志,1999,15(1):36

[5] 李敬霄,张景涛. 中西药合用治疗小儿斑疹伤寒50例. 河北中医学院学报,1996,11(2):19~20

[6] 马建政. 白虎三仁汤治疗斑疹伤寒26例. 北京中医,1993,(3):24~25

[7] 白彪. 辨证治疗"斑疹伤寒"顽固性骨蒸头痛25例. 陕西中医函授,1990,(2):28~29

流行性出血热

流行性出血热是由汉坦病毒属病毒引起的自然疫源性疾病。主要病变是全身小血管和毛细血管广泛性损害，临床上以发热、出血、休克和肾脏损害等为特征。流行性出血热又称肾综合征出血热，是由流行性出血热病毒引起的自然疫源性疾病，流行广，病情危急，病死率高，危害极大。世界上人类病毒性出血热共有13种，根据该病肾脏有无损害，分为有肾损及无肾损两大类。在我国主要为肾综合征出血热（HFRS）。

一、病原学

本病毒属布尼亚病毒科的一个新属，称为汉坦病毒属。电镜可见病毒为圆形中等大小的颗粒，平均直径约120nm（90~160nm），有双层包膜，表面有微突，包膜内为颗粒线状结构，感染细胞的胞质内常见较多的包涵体。病毒的核酸为单链、负性RNA型，分大（L）、中（M）、小（S）三个不同片段。病毒蛋白由四个结构蛋白组成，即G1、G2为包膜糖蛋白，NP为核蛋白，L蛋白可能为多聚酶。G1、G2蛋白上存在中和抗原和血凝素抗原，并能诱导中和抗体。病毒对脂溶剂很敏感，易被紫外线及γ射线灭活，一般消毒剂（碘酒、酒精、福尔马林等）均可将病毒杀灭。

自然情况下，本病毒仅对人致疾病。在宿主动物中表现为隐性持续感染，无症状及明显病变。现有两种动物模型：一为感染模型，供分离和培养病毒及感染试验用，如长瓜沙鼠、家兔，人工感染后可产生一种短程和自限性感染。另为致病模型，供发病机理及研制疫苗用。如将本病毒接种于2~4日乳龄小白鼠脑内，能产生全身弥漫性感染，并发病致死。美国、日本和我国均已研制出抗流行性出血热病毒的单克隆抗体，其特异性强、敏感性高，在血清学诊断、病毒鉴定、抗原分型以及疫苗研究等方面都有重要价值。

二、流行病学

（一）传染源

鼠类是主要传染源。我国黑线姬鼠为野鼠型出血热的主要宿主和传染源，褐家鼠为城市型（日本、朝鲜）和我国家鼠型出血热的主要传染源，大林姬鼠是我国林区出血热的主要传染源。

（二）传播途径

主要传播为动物源性，病毒能通过宿主动物的血及唾液、尿、便排出，鼠向人的直接传播是人类感染的重要途径。

1. 呼吸道：含出血热病毒的鼠排泄物污染尘埃后形成的气溶胶颗粒经呼吸道感染。

2. 消化道：进食含出血热病毒的鼠排泄物污染的食物、水，经口腔黏膜及胃肠黏膜感染。
3. 接触传播：被鼠咬伤、鼠类排泄物、分泌物直接与破损的皮肤、黏膜接触。
4. 母婴传播：孕妇患病后可经胎盘感染胎儿。
5. 虫媒传播：老鼠体表寄生的螨类叮咬人可引起本病的传播。

（三）易感人群

人群对本病有普遍易感性，隐性感染少见。发病年龄以青壮年为主，儿童发病者少见。病后2周血清抗体可达高峰，一般可获得稳固而持久的免疫。罕见第二次感染发病者。

（四）潜伏期和传染期

潜伏期8～39日，一般为2周。起病急。

三、发病机制

（一）西医发病机制

在疾病早期体液免疫反应呈亢进，补体下降，细胞免疫反应受抑制，循环免疫复合物迅速形成，免疫复合物广泛沉积于组织，引起组织免疫病理损伤，导致低血压休克、广泛出血、肾功能衰竭等一系列病理生理变化，即Ⅲ型变态反应参与发病。早期，补体旁路途径已被激活，促使肥大细胞和受损血小板释出血管活性物质、凝血因子等，引起早期血管扩张和通透性增加等变化，后免疫复合物沉积血管壁，补体则参与反应，加重了血管损害，导致大量血浆和血液有形成分外渗，有效循环血量迅速下降，引起低血压休克。

免疫复合物沉积血小板表面，导致血小板聚集，引起血小板数明显下降。免疫复合物又引起血小板功能障碍，加上肾功能损害时尿素氮等潴留，加重血小板功能障碍，在血管损害的基础上，可引起广泛出血。血管壁损害又激活凝血系统，导致弥散性血管内凝血（DIC），DIC形成消耗大量凝血因子和血小板，引起失凝性出血和继发性纤溶，加重出血。

肾小球和肾小管基底膜上沉积免疫复合物，前者引起蛋白尿，后者引起肾小管上皮细胞损害和坏死，导致肾功能衰竭。肾脏的缺血，加重肾小管上皮细胞损害、坏死、脱落，阻塞管腔，造成少尿和尿闭。间质内血管通透性增加，引起肾间质水肿而压迫管腔，使尿流阻塞加重。由于肾脏血流量下降，刺激肾小球动脉的旁器产生肾素，引起血管紧张素Ⅱ和醛固酮增高，导致内分泌性少尿。

因尿素氮、酸性代谢产物和钾等不能排出，在血液内大量蓄积，而导致严重尿毒症、酸中毒和高钾血症等。在少尿期阶段，外渗的液体又重新回流入血管内，循环血量相对增多而引起高血容量综合征，故有发生肺水肿、心力衰竭等倾向。随着肾组织的修复，肾小管再吸收功能尚未恢复时出现多尿，大量尿液的排出可引起水和电解质平衡失调。

由于免疫学、免疫病理及病原学研究的进展，认为病毒感染是引起发病的始动环节。主要理由：①由于病毒本身的作用可直接损害毛细血管内皮细胞，造成广泛性的小血管损害，进而导致各脏器的病理损害和功能障碍。②由于病毒在体内复制，病毒抗原刺激机体免疫系统，引起免疫损伤所致。③此外，由于多器官的病理损害和功能障碍，又可相互影响，相互促进，使本病的病理过程更加复杂化。

（二）中医病因病机

中医认为本病主要是热疫毒邪导致机体营阴损害所致。邪从外入，上侵于肺，流伏于下，毒害肾阴，郁久势张，毒邪外发，正邪相抗，形成胜负转化过程。其全程卫气营血并合交错；由热转闭，由闭转脱。

1. 邪盛正实阶段（发热期）：病邪初犯肌表，郁遏卫气，具发热、头痛、恶寒、身重，苔黄，脉浮数等卫表脉症。卫分证时间不长，时有毒热肆虐，正邪拮抗而面红目赤，口渴烦躁，舌质红，脉洪而数。也有毒邪燔化营血，表里俱热，热盛劫阴，血瘀气滞，热血相结，迫血妄行。

2. 邪盛正伤，虚实错杂阶段（低血压期、少尿期）：此期湿热内炽或引动肝风，风火相煽，出现手足抽搐或热盛炼液成痰，痰火扰心，上蒙清窍，则神昏谵语，若热邪内陷，正不胜邪，则出现汗止、肢冷、脉伏等气阴两脱之险证。热毒伤肾，肾阴亏损，肾水枯竭，症见尿少、尿闭、口渴舌燥，此阶段变证丛生，可损伤营血，深陷厥阴，证见神昏、痉厥等。也可肾气亏损，气不化津，水道阻塞。

3. 邪退正虚阶段（多尿期、恢复期）：邪热渐衰，正气未复，肾气不固，水不蓄存，津不上承，膀胱失约。

四、病理改变

流行性出血热基本病变是全身小血管广泛性损害，血管内皮细胞肿胀，管腔膨胀疏松，重者血管壁发生纤维蛋白样坏死。脏器静脉和毛细血管高度扩张和瘀血，腔内血栓形成，尤以肾脏、脑垂体前叶、右心房内膜下、后腹膜、肾上腺皮质等为最常见受损部位。肾小管上皮细胞损害、坏死、脱落。

五、临床表现

（一）症状和体征

典型临床过程可分为发热期、低血压期、少尿期、多尿期、恢复期等5期。

1. 发热期：急性起病，大多有畏寒、发热，体温在1~2日达高峰，39~40℃以上，热型多为稽留或弛张热，热程一般为3~6日，重者出现嗜睡、烦躁不安等神经系统症状。病后2~3天，皮肤可见出血点，主要分布于两侧腋下，上臂内侧皮肤呈条索状或抓痕状，束臂试验阳性。重者出现鼻衄、咯血或呕血。与此同时，渗出体征明显，颜面、眼睑浮肿，两眼球结合膜下水肿。

2. 低血压期：为容积性休克，多发生于病程 3～6 天，往往热退休克随之出现。尿量减少，脉搏细速。重者出现谵妄、精神错乱、抽搐或出现心力衰竭。此期并发症有弥漫性血管内凝血（DIC），临床表现为休克顽固而不易逆转，并出现内脏出血；其次是呼吸窘迫综合征（RDS），表现为呼吸窘迫，血氧下降，肺部阴影形成。个别患者合并垂体休克，预后更差。

本期一般持续 1～3 天，可出现在发热期后，也可直接跳至少尿期。

3. 少尿期：病程第 5～7 日，休克同时或休克逆转时开始少尿（每日尿量少于 400ml）到尿闭（每日尿量少于 50ml），尿蛋白、红白细胞、管型增多，部分患者尿中出现膜状物，血中尿素氮（BUN）升高，患者出现一系列高血容量综合征，尿毒症症状以及酸中毒、高血钾等症。患者有口渴、呃逆、顽固性呕吐、腹痛、谵语、幻觉、抽搐、鼻出血、呕血、便血、咯血、尿血等，皮肤、黏膜出血点增多，血压大多升高，脉压增大。

4. 多尿期：大多从 10～12 日开始，进入多尿期，由于循环血量增加，肾小球滤过功能改善，肾小管上皮细胞逐渐修复，但再吸收功能仍差，加上少尿期在体内潴留的尿素等代谢产物的排泄，构成渗透性利尿的物质基础，故出现多尿和夜尿症，每日可排出 3000～6000ml 低比重的尿液，甚至可达 10000ml 以上。其他症状随之好转。此期持续时间 1～2 周，少数达数月至 1 年。此期主要并发症是水、电解质紊乱和继发性感染，个别并发出血。

5. 恢复期：尿量恢复正常，夜尿逐渐消失，体力开始恢复，一般需 1～3 个月。

（二）并发症

1. 出血：血管壁及组织损伤，凝血因子消耗性降低，DIC 或回收引起高血容量分流性出血。临床表现为鼻衄、胃肠出血、皮下渗血、呼吸道出血、肾及肾周围囊出血、脑出血等。

2. 脑水肿：颅压升高综合征和抽搐。

3. 心衰、肺水肿：血管外渗停止，组织间液回收增加，加之少尿或尿闭，出现高血容量综合征，患者表现心烦意乱，血压升高，脉压增大，颈静脉怒张，肺部听诊啰音出现以及咯血性痰。

4. 合并感染：如肺炎、败血症等而再次发热，预后不良。

六、诊断

（一）诊断依据

1. 流行病学资料：发病前两个月内曾有疫区居住或逗留史；有鼠类直接或间接接触史。

2. 临床表现：有短程发热、充血和出血、肾脏损害以及 5 期临床经过。

3. 外周血象：有异常淋巴细胞出现、血小板减少，热退时尿蛋白骤增，可见红白细胞及各种管型。

4. 血清学检查特异性 IgM 或抗原阳性即可确诊。

（二）辅助检查

1. 肾、肝功能检查：病程第 3~4 日患者血中尿素氮（BUN）和肌酐（Cr）即可升高，至少尿期末尿素氮达高峰。如 24 小时尿素氮上升超过 4.6mmol/L 以上，肾功能严重受损。约有 45%~80% 患者肝功能异常，以单项丙氨酸氨基转移酶（ALT）升高最为常见。血胆红质升高为数亦不少，酷似病毒性肝炎。

2. 血常规：红细胞及血红蛋白随休克期体液外渗、血液浓缩而增高，至少尿期回吸收血容量增多、血液稀释而降低。白细胞和中性粒细胞发热期多数升高，个别呈类白血病样反应。异常淋巴细胞增多，检出率达 60%~100%，对诊断有意义，发热后期一般为 10% 左右，亦可高达 50%~80% 以上。异常淋巴细胞越高，预后越差。血小板变形肿大、数量减少，亦与病情发展、预后一致。

3. 血清学检查：流行性出血热特异性免疫球蛋白（IgM）是本病诊断可靠依据，不需双份血清，当临床症状出现即可呈阳性。发热后期阳性率最高，持续 3 个月逐渐消失。IgG 出现较晚。检查特异性 IgM 方法很多，常用间接免疫荧光法。近来有采用多聚酶链反应（PCR）直接检测病毒抗原的方法。

4. 尿蛋白是肾脏损害早期标志，随着病情发展，尿中出现各类管型及红白细胞。少尿期出现各种形状的膜状物和包涵体细胞，更能反应本病特征。

5. 病毒分离及免疫电镜观察病毒颗粒，技术设备条件要求高，虽可确诊，但不宜常规应用。

（三）分类诊断

1. 疑似病例：疫区及流行季节，有急起发热，全身高度衰竭、无力、头痛、眼眶痛、腰痛，面、颈、上胸部潮红者，或伴有少尿、低血压。

2. 确诊病例
(1) 皮肤黏膜出血征象、血小板减少，出现异型淋巴细胞，尿蛋白阳性；
(2) 特异性 IgM 抗体阳性；
(3) 恢复期病人血清中的特异性 IgG 抗体滴度比急性期有 4 倍以上升高者；
(4) 从病人血液或尿中检查到出血热病毒抗原；
(5) 从病人血液或尿中分离到出血热病毒，或检测到病毒 RNA。

（四）中医辨证

1. 发热期
(1) 邪郁卫分
主症：恶寒发热，头痛，腰痛，目眶痛，无汗或微汗，口干，颜面潮红，两目微赤、轻微浮肿，舌苔薄白，舌边红，脉浮数。
(2) 热在气分
主症：壮热口渴，汗出气粗，面红目赤，小便短赤，大便秘结，舌红苔腻，脉洪大而数。

（3）热入营血，气营两燔

主症：壮热口渴，心烦不宁，皮肤显斑，甚者便血、衄血，神昏谵语或抽搐，舌质红绛，脉弦细数。

2. 低血压期

（1）热厥

主症：见于低血压早期。证见手足厥冷，脐腹灼热，恶热口渴，烦躁不安，神情恍惚，口唇发绀，或恶心呕吐，便秘，尿黄或汗出而热不退，舌绛苔黄黑而干，脉弦数或沉细而数。

（2）寒厥

主症：内闭外脱。证见畏寒肢厥，汗出身凉，蜷卧不渴，气微神疲，面色苍白，口唇发绀，舌质淡，苔黄，脉微欲绝。

3. 少尿期

（1）热瘀阻闭

主症：尿少或尿闭，头昏头痛，全身衰软无力或嗜睡或谵妄，甚则神昏，唇舌干燥、色赤而枯萎，苔黄黑厚，脉沉细数。

（2）肾阴衰竭

主症：极度衰竭，精神萎靡，腰酸痛，小便短少或完全无尿，心烦不眠，口干咽燥，舌赤枯萎，脉细数无力。

（3）湿热犯肺

主症：尿少或尿闭，全身浮肿，心悸气喘，痰涎壅盛，神志昏蒙，头痛如裹，舌淡苔白，脉滑濡。

（五）鉴别诊断

1. 本病早期应与上呼吸道感染、流行性感冒、败血症、伤寒和斑疹伤寒、流脑和钩端螺旋体病相鉴别。

2. 有皮肤出血疹，须与血小板减少性紫癜、血液病相鉴别。

3. 有蛋白尿应与急性肾盂肾炎、急性肾小球肾炎相鉴别。

4. 腹痛者应注意与急性阑尾炎、胆囊炎等急腹症相鉴别。

5. 各种出血（呕血、咯血等）要注意与消化性溃疡、支气管扩张、肺结核等鉴别。

七、临床处理及治疗

治疗原则：

根据本病病机主要是病毒及免疫反应造成的双重病理损害，早期应以抗病毒，减少抗原及减轻免疫反应为主。

根据本病发展的阶段性和前后病程相互关联特点，治疗本病应强调计划性与预见性，要求做好"三早一就"，即早发现、早诊断、早治疗以及就地治疗的原则。把好"休克、出血、肾衰"三关，是降低病死率有效的措施。

根据本病为自限性疾病的特点,治疗过程中特别要强调采取保护性措施,针对临床各期表现,防治休克、少尿,输注平衡盐为主,保护肾功、血透等治疗尿毒症措施,使患者顺利渡过各期,以达痊愈。

(一) 西医治疗

1. 发热期

(1) 卧床休息:给予高热量、易消化流质饮食,不能口服者静脉补充至每日3000ml液体,注意调整酸碱平衡,维持内环境稳定。

(2) 高热时给予物理降温,不用解热剂,伴有呕吐或精神症状者可给予1~3日氢化考的松,每日100~200mg静滴,以减轻中毒症状,缩短病程,减轻以后各期病情。

(3) 静滴病毒唑600mg,每日2~3次,至热退为止。临床应用疗效肯定,应尽早使用,可降低血管内皮和肾损害,降低病死率。

(4) 必要时肌注或静滴出血热特异性免疫血清或球蛋白。

2. 休克期

(1) 发热后期要密切注意血压动向,如有血压下降,应及时预防和纠正。

(2) 补充血容量,按早期、快速、适量原则进行。常用液体以平衡盐为主(醋酸钠复方溶液等),其溶液渗透压、离子含量及酸碱度与正常细胞外液相似,可起到稳定机体内环境的作用。给液量的原则是迅速恢复并维持血压在12.0~13.3kPa范围内。晶胶液比例以3:1为宜,先给平衡盐后给低分子右旋糖酐。用量和速度随休克恢复情况而定。一般而论,24小时3000~5000ml左右。对少数顽固性休克可采用新鲜血浆、白蛋白注射液。

(3) 休克后期并发DIC和RDS处理:DIC确诊为高凝状态应给予肝素,每次5000U静滴,再按试管凝血时间(正常8~30分钟)酌情重复给药。RDS发生主要是改善低氧状态,采用正压给氧,同时尽量控制输液量,注意心肺功能的保护。

3. 少尿期主要是加强利尿,控制氮质血症,防治出血及继发感染。输液量以"量出为入,宁少勿多"为原则。每日进量为前一日24小时排出量+500ml。

(1) 利尿:首先要注意识别是肾前性少尿还是肾性少尿,尽早防止少尿或无尿发生。静推速尿每次20~200mg不等。若血容量不足也可酌情使用20%甘露醇150ml静滴。

(2) 导泻:对利尿效果不好,可口服甘露醇粉30g和50%硫酸镁40ml或口服中药大承气汤导泻。

(3) 透析疗法:有助于排除血中尿素氮和过多水分,纠正电解质和酸碱失衡,缓解尿毒症,为肾脏修复和再生争取时间。无腹腔出血和感染等情况可选用腹膜透析法;有条件者,也可采用血液透析,其作用快、效果好,可迅速改善尿毒症,降低病死率效果良好。

(4) 出血的防治:因血管损伤及凝血因子消耗引起的出血,以输新鲜血液疗效最好,并发DIC高凝状态或纤溶,并作试管凝血时间试验,监视凝血状态。若诊断明确,采用肝素抗凝或静注6-氨基己酸,每次4~6g,6小时1次抗纤溶。若因高血容量引起的分流出血，应重在预防，及时处理高血容量的发生。

（5）高血容量合并心衰和肺水肿：严格控制液体摄入量，采用高效利尿剂利尿，并给予西地兰或毒毛旋花子苷静脉注射。上述处理效果不明显，必要时采用放血200~400ml，以缓解心肺负担。血压高于20kPa，需采用利血平、导泻或透析疗法。

（6）继发性感染：要及早发现，及时处理，以防止2次休克或加重肾衰。在抗生素选用上，要注意选择对肾脏无损害的，如青霉素类、大环内酯类与喹诺酮类为宜。

（7）为减少蛋白分解，减轻氮质血症，肌注苯丙酸诺龙30mg，隔日一次。并注意补充维生素、钙、镁等电解质。

4. 多尿期

目前所用的中西药对缩短多尿期过程疗效均不理想。本期治疗原则是调整水、电解质平衡与防治继发感染。另外此期可发生多尿性肾衰，所以临床要防止蛋白饮食恢复过快，并注意肾功能监测。

5. 恢复期

病至多尿期即提示进入恢复期。此时重要脏器如心、肝、肾等病理损害尚未完全恢复，故适当补充营养，避免受凉，注意休息，其体力恢复时间随病情程度不同而异。一般1~2个月可复常。但近年研究提示，肾功能完全恢复需半年以上，个别严重者需1年以上。

（二）中医治疗

出血热以热疫毒邪为主因，故治疗原则为清热解毒，顾护津液。本病病急证险，病初切忌辛温助阳发汗，也不可固执一法而终，应中西医结合运用多途径给药，以防变生险证。

1. 辨证论治

（1）发热期

①邪郁卫分

治法：辛凉解表，清热透邪

方药：银翘散加减。金银花、连翘、板蓝根解毒清热；薄荷透表；桔梗、甘草轻宣肺气；鲜芦根生津止渴；黄芩清上焦之火；牡丹皮、丹参凉血化瘀；白茅根利尿祛湿，凉血清热。恶寒甚，卫表症状重加荆芥穗、淡豆豉、牛蒡子；渴甚加天花粉；壮热面赤如醉，脉洪为卫气同病，可加石膏；腰痛者加杜仲、知母；面红赤，胸腋瘀点外露，为"卫营"并见，加生地黄、赤芍、白薇等。

②热在气分

治法：辛凉清气，滋阴解毒

方药：白虎汤加减。石膏清泻里热；知母清热生津；加金银花、连翘、板蓝根清热解毒；加麦冬、玄参生津滋阴；淡竹叶清热利尿；大黄通腑泄热。

③热入营血

治法：清热解毒，清营凉血

方药：清瘟败毒饮加减。方中石膏、知母清阳明气分大热；犀角（或水牛角代）、生地黄、牡丹皮、玄参清营凉血解毒；黄芩、栀子、金银花清热泄火解毒；淡竹叶清心除烦；大黄通腑泄热；甘草调和诸药。出血重加三七粉、大蓟、小蓟；神昏谵语加安宫牛黄丸；痉厥抽搐加钩藤、僵蚕、羚羊角粉等。

(2) 低血压期

①热厥

治法：清气凉营，益气生津，扶正祛邪

方药：生脉散合清营汤加减。方中犀角、生地黄清营凉血；金银花、连翘、黄连清热解毒；玄参、麦冬滋阴生津；合用人参益气养阴。兼口渴、舌绛苔黄燥加用石膏、板蓝根；神昏谵语显著加安宫牛黄丸；呃逆者加柿蒂10个、枳实6g；出血明显者加三七粉6g冲服。

②寒厥

治法：回阳救逆

方药：生脉散合参附汤。方中人参、附子回阳益气；麦冬、五味子生津止渴敛汗。汗出不止者加煅牡蛎、煅龙骨；正气衰者加用黄芪；昏谵者加至宝丹化服。

(3) 少尿期

①热瘀阻闭

治法：凉血化瘀，通下利尿

方药：犀地猪苓汤加减。犀角、生地黄清热凉血；赤芍、牡丹皮凉血散血；猪苓、泽泻、滑石清热利湿；大黄清热降火。

②肾阴衰竭

治法：补益气阴，滋肾利水

方药：加味知柏地黄汤，配用导泄药番泻叶15~30g，2次分服。此期可用中药透析一号：大黄30g、丹参30g、黄芪30g、槐花20g、红花20g、板蓝根12g，制成1000ml，结肠透析，每日6~8次。

③湿热犯肺

治法：泻肺利水，化瘀导滞

方药：葶苈大枣泻肺汤合承气汤加减。痰多加竹沥、天竺黄、栝蒌；瘀滞严重加牡丹皮、桃仁、赤芍。

少尿期其他配用方药：

导泻逐水疗法：①桔梗白散：桔梗、贝母、巴豆霜各400mg，冲水口服。②大黄、芒硝导泻：大黄30~60g、芒硝15g，泡水口服。③番泻叶导泻：番泻叶15g泡开水500ml，每小时1次，连服2~3次。或番泻叶15~30g煎至100ml，日分2次服用。

中药结肠透析疗法：中药透析一号：大黄30g、丹参30g、黄芪30g、槐花20g、红花20g、板蓝根12g，制成1000ml，结肠透析，每日6~8次。

肾区热敷法：适用于肾失化气行水功能，膀胱少尿或尿闭者。方药组成：丹参30g、桃仁15g、佩兰15g、赤芍15g、木香12g、细辛5g、忍冬藤15g、车前子20g、桂枝15g。每日2剂，加水适量煎30分钟，装入布质药袋，置于双肾区，持续湿热敷，冷则再行蒸热使用。

(4) 多尿期

治法：补肾固摄，育阴生津

方药：右归丸加减。津液耗损明显，加用生地黄、玄参、麦冬育阴生津。

(5) 恢复期

治法：调理脾胃，益气养血

方药：八珍汤加菟丝子、制首乌、鸡血藤、陈皮、谷芽等。

2. 针灸治疗

少尿期：主穴：中极、膀胱、阴陵泉。配穴：尺泽、曲泉。中强刺激，不留针或留针 10~15 分钟，每日 1 次。还可用耳针：肾上腺、肾、膀胱等。

(三) 中西医结合治疗

少尿的治疗：患者出现少尿现象时必须严格区别肾前性（低血容量性）与肾性少尿，确定后者时可按急性肾功能衰竭处理。限制入液量，可根据病人排出量决定摄入量，即前一日尿量、大便与呕吐量加 400ml 为宜，并以口服为主。利尿方面可用高效利尿药物呋塞米（速尿）、依他尼酸钠（利尿酸钠）等。呋塞米用量为 40~200mg 静注，可用至每日 1000~2000mg。依他尼酸钠剂量为每次 25mg，肌注或静注。应用利尿剂无效者，说明肾脏发展到器质性损害阶段，常用导泻疗法，20% 甘露醇 250ml 一次口服。效果不明显时，可加用 50% 硫酸镁 40ml 同服，每日 1 次。中药可用大黄 30g，芒硝 15g，将前者泡水后冲服后者。应用导泻疗法无效者，可采用血液透析或腹膜透析。

出血的治疗：输新鲜血是治疗出血的基本疗法。血小板明显减少的病人，可输血小板。有鼻出血者可针刺合谷、迎香穴。消化道出血，可口服云南白药、三七粉、白及粉等。

八、预后

本病为自限性疾病。无并发症时半个月即开始缓解，逐渐恢复。1~3 个月即可恢复体力活动，一般不留后遗症，且可获得终身免疫。本病在 60 年代前病死率可高达 20%~40%，近年来由于治疗措施改进，病死率已下降到 1%~5%。影响本病预后主要因素有：①病毒型别差异；②有无误诊误治；③有无早期合理治疗等。

九、康复及出院标准

治愈标准：

1. 临床症状消失，血压基本正常。
2. 血象及肾功能（尿比重、尿常规、尿量及肾功能）均恢复正常。

十、预防

1. 自动免疫：本病为灶型自然疫源性疾病，免疫应答稳定，隐性感染率低，最适用于疫苗注射。
2. 易感人群预防：对开荒、野营等进入疫区的人群，应从饮食、住宿、个人皮肤防护等方面，采取防鼠、防蜱措施。

3. 疫区的防疫：加强疫区防病知识教育，减少感染机会，并做好"三早一就"，预防为主；灭鼠工作要求疫区定期、全区同步进行，采取以毒饵杀死为主的综合措施。

十一、中医临床报道

（一）中医药治疗流行性出血热

陈书建应用净血饮治疗流行性出血热，将120例流行性出血热病例随机分为2组，对照组用西药常规治疗，治疗组在西药常规治疗同时加净血饮（基本方为生地黄、白茅根各100g，黄芪、丹参、石膏各30g，牡丹皮、赤芍各20g，枳实、猪苓各15g，大黄、人参、甘草各10g；气脱阳微者加附子、干姜；出血甚加蒲黄炭、白及；恢复期去石膏加当归、阿胶）。2组均治疗15天观察疗效，结果发现治疗组相关症状、体征及各实验观测指标的改善及恢复作用均优于对照组。

郑志刚等应用中西医结合辨证治疗流行性出血热，对照组198例，男101例，女97例，平均年龄39岁；治疗组178例，男90例，女88例，平均年龄38岁。2组均给予基础治疗和对症处理，治疗组在西医治疗基础上加用中医辨证治疗，分型辨治如下：①发热期：清热泻火护阴，药用金银花15g，连翘12g，板蓝根30g，芦根20g，石膏（先煎）30g，生地黄20g，玄参12g，白茅根30g。头痛甚者加葛根20g；咽痛甚者加射干12g，牛蒡子15g；口渴甚者加天花粉20g，沙参15g；斑疹明显加丹参20g；恶心欲呕者加竹茹12g，生姜6g；尿血甚者加茜草15g，大蓟、小蓟各15g；抽搐高热者加钩藤15g，羚羊角3g；神昏谵语者可另用安宫牛黄丸或紫雪丹1粒，每天3次口服。②低血压休克期：治宜扶正回阳，清热解郁。用药：钩藤20g，生地黄15g，红参30g，黄芪30g，龙骨30g，牡蛎30g，五味子10g，金银花15g，贯众12g。烦渴思饮者加石膏（先煎）25g，知母12g；神昏谵语者加安宫牛黄丸或紫雪丹1粒/次，3次/日；斑疹甚者加丹参20g，川芎12g，赤芍15g。③少尿期：治宜泻下逐瘀，解毒消浊。用药：石膏30g，车前子12g，木通6g，滑石15g，白茅根20g，猪苓15g，枳实15g，桑白皮12g。口渴甚者加玄参15g，生地黄20g，天花粉15g；斑疹甚者加牡丹皮12g，赤芍12g；恶心欲呕者加生姜6g，竹茹10g，陈皮9g。④多尿期：治宜补肾摄固。用药：熟地黄20g，山茱萸12g，淮山药12g，泽泻12g，枸杞子12g，胡桃肉12g，桑螵蛸15g，金樱子12g，覆盆子12g。口干甚者加生地黄20g，玄参15g，天花粉20g。⑤恢复期：治宜健脾益胃养阴。用药：党参15g，麦冬15g，五味子9g，甘草3g，扁豆15g，白术10g，泽泻10g，山药12g，牡丹皮10g，黄芪20g。腹胀纳差者加砂仁6g，厚朴12g，神曲15g；头晕目眩者加枸杞子12g，西洋参（研粉冲服）2g。治疗结果显示，治疗组平均治疗时间比对照组缩短5日，（$P<0.01$）。治疗组治愈率明显高于对照组，（$P<0.01$）。治疗组死亡率低于对照组，（$P<0.05$）。治疗组并发症明显少于对照组，（$P<0.05$）。

魏兴等观察清热解毒、清营凉血类中药配合西药治疗流行性出血热的疗效。采用自拟两清排毒汤（金银花、连翘、水牛角、大黄、麦冬、白茅根等）配合西药（常规药）治疗流行性出血热120例。结果：治愈率为97.6%。提示：本方对流行性出血热具有清热解毒，清营凉血，排便利尿的功效。

郝向春等应用清瘟败毒饮治疗流行性出血热120例。方法：将发病5日内入院的流行性出血热患者180例随机分成2组。对照组60例予病毒唑静滴，同时予液体疗法，对症处理并发症。治疗组120例在对照组治疗基础上根据不同病期配合清瘟败毒饮Ⅰ、Ⅱ、Ⅲ号口服，每日2次。结果：治疗组平均发热天数、多尿天数、血小板恢复正常天数、尿蛋白转阴天数均明显短于对照组（P均<0.01），其少尿期越期率、低血压休克期越期率亦明显高于对照组（P均<0.01），并发症发生率低于对照组（P<0.05）。

刘君观察活血利水方肾区热敷配合西药治疗流行性出血热少尿的疗效。方法：采用活血利水方（丹参、桃仁、佩兰、车前子、赤芍、桂枝、忍冬藤、木香、细辛）肾区热敷配合西药治疗本病166例。结果：治疗组有效率99%，明显高于对照组。提示：本方法对本病具有温阳理气，活血利水的功效，有恢复肾功能的作用。

宁静等观察中西医结合与单用西医常规治疗流行性出血热（EHF）多尿后期的疗效差异。方法：西药组28例，采用西药常规治疗；治疗组56例，在西药的基础上加用加味缩泉饮（熟地黄、山茱萸、山药、牡丹皮、泽泻、益智仁、桑螵蛸、芡实）。结果：治疗组并发症明显减少，康复时间明显缩短。提示：加味缩泉饮配合西医常规治疗EHF多尿后期，效果显著，值得推广。

朱卫东观察温肾化瘀汤治疗出血热多尿期的临床疗效。方法：将55例出血热多尿期患者分为治疗组和对照组。治疗组用自拟温肾化瘀汤，对照组采用西医对症及支持疗法，观察多尿期24h尿量、持续时间及临床症状改善情况。结果：治疗组在24h尿量、持续时间上都明显优于对照组，（P<0.01）。提示温肾化瘀汤对出血热多尿期具有肯定疗效。

（二）中医药对流行性出血热并发症的治疗

龚岚应用大陷胸汤高位保留灌肠治疗流行性出血热（EHF）急性肾衰。方法：将60例EHF急性肾衰患者随机分为对照组与实验组，各30例。对照组予以常规治疗，实验组在常规治疗的基础上加用大陷胸汤高位保留灌肠，观察2组患者的疗效。结果：实验组治愈24例，好转5例，总有效率96.7%；对照组治愈17例，好转6例，无效7例，总有效率76.67%。2组比较差异有统计学意义（U=330.5，p=0.031）。研究显示，大陷胸汤高位保留灌肠治疗EHF急性肾衰疗效显著。

张梅友报道应用关格散治疗流行性出血热肾功能衰竭。治疗方法：稳定机体内环境的平衡，并予速尿240~1000ml/d；口服甘露醇、大黄、芒硝导泻。观察24小时，有效则继用，无效即停，改用关格散。尿闭48小时以上者，或曾在外院用过大剂速尿者则直接用关格散，即以生甘遂为末装入胶囊，1~2g，重者加倍，每日4次，使之大便泻下。数下之后，小便续通，至24小时尿量>500ml，进入增尿阶段（增尿阶段每日尿量为500~3000ml）后减半，直至进入多尿期。65例经西药对照治疗24~72小时后仍无尿，而经关格散治疗24小时均显效，且皆痊愈。

许维丹观察中西医结合治疗流行性出血热并发窦性心动过缓的临床疗效。方法：47例EHF并发窦性心动过缓病人随机分为治疗组23例、对照组24例，对照组采用常规治疗和阿托品，治疗组再加用自拟升脉汤配合针刺内关穴，观察临床症状、心率变化、心率复常时间和不良反应。结果：治疗组患者的心率明显提高，显效率高于对照组，2组比较有统计学意义（$P<0.05$）。治疗组心率复常时间明显短于对照组（$P<0.05$）。结论：中西医结合疗法能更快、更有效提高 EHF 患者心率，减少不良反应的产生。

王清泉观察参麦注射液治疗流行性出血热所致心肌损害的临床疗效。方法：将32例患者随机分为治疗组和对照组，2组均予常规治疗，治疗组加参麦注射液，对照组加1,6-二磷酸果糖静滴。结果：1个疗程（10日）后，治疗组患者心电图均恢复正常，对照组有4例未恢复正常；且治疗组患者心肌酶谱恢复情况优于对照组。结论：参麦注射液治疗流行性出血热所致心肌损害具有较好疗效。

杨秋兰等观察中西医结合治疗流行性出血热并发大出血的临床疗效。方法：将68例患者分为2组。对照组32例采用西医治疗（抗病毒、抗感染、抗休克、纠酸、扩容、止血等）；治疗组36例在西医治疗的基础上，增加中医辨证施治，根据患者不同情况分别施以犀角地黄汤加减、半夏泻心汤加减及黄土汤合当归补血汤。结果：2组痊愈率均为100%，2组比较，经统计学处理，差异无显著性意义（$P>0.05$）。但2组主要体征消失、症状改善、实验室各项指标恢复时间及痊愈时间等方面比较，经统计学处理，差异有非常显著性意义（$P<0.01$），治疗组均优于对照组。结论：中西医结合治疗流行性出血热并发大出血疗效显著。

参考文献

[1] 陈书建.净血饮治疗流行性出血热疗效观察.中国中医急症,2010,19(6):927~928

[2] 郑志刚,张志勇,苏素真.中西医结合辨证治疗流行性出血热178例.福建中医药,2008,39(1):43~44

[3] 魏兴,魏晓华.两清排毒汤治疗流行性出血热120例.陕西中医,2005,26(8):784~785

[4] 郝向春,马素娟,陈玉良.清瘟败毒饮治疗流行性出血热120例临床观察.中国中西医结合急救杂志,2001,8(1):45~46

[5] 刘君.活血利水方热敷治疗流行性出血热少尿期166例.陕西中医,2006,27(8):926~927

[6] 宁静,朱智斌.加味缩泉饮配合西医常规治疗流行性出血热少尿后期56例.陕西中医,2006,27(2):190

[7] 朱卫东.温肾化瘀汤治疗流行性出血热多尿期30例.中华医学写作杂志,2000,7(16):1835~1836

[8] 龚岚.大陷胸汤灌肠治疗流行性出血热急性肾衰患者的效果观察.当代护士·学术版,2010,(10):57~58

[9] 张梅友.关格散治疗流行性出血热肾功能衰竭65例.中国中医急症,2006,15(4):425~426

[10] 许维丹,叶伟东.中西医结合治疗流行性出血热并发窦性心动过缓临床观察.浙江中医杂志,2009,44(3):172~173

[11] 王清泉.参麦注射液治疗流行性出血热所致心肌损害临床分析.中国中医急症,2006,15(3):263

[12] 杨秋兰,杜杨.中西医结合治疗流行性出血热并发大出血36例疗效观察.新中医,2003,35(5):36~37

流行性感冒

流行性感冒（简称流感）是流感病毒引起的急性呼吸道感染，是一种传染性强、传播速度快的疾病。本病主要是通过空气中的飞沫、人与人之间的接触或与被污染物品的接触传播。典型的临床症状是：急起高热、全身疼痛、显著乏力和轻度呼吸道症状。

一、病原学

流感病毒属于正黏液病毒科，球型，直径 80~120nm，基因组为 RNA 病毒。其特点是容易发生变异。分为甲、乙、丙三型，其中甲型最容易发生变异，可感染人和多种动物，为人类流感的主要病原，常引起大流行和中小流行。乙型流感病毒变异较少，可感染人类，引起爆发或小流行。丙型较稳定，可感染人类，多为散发病例，目前发现猪也可被感染。流感病毒不耐热，100℃ 1 分钟或 56℃ 30 分钟灭活，对常用消毒剂（1%甲醛、过氧乙酸、含氯消毒剂等）敏感，对紫外线敏感，耐低温和干燥，真空干燥或 -20℃ 以下仍可存活。

二、流行病学

（一）传染源

本病的传染源为病人及隐性感染者。

（二）传播途径

经飞沫传播。

（三）易感人群

人群普遍易感。5~20 岁的发病率较高，但新亚型大流行则无显著年龄差别。

（四）潜伏期和传染期

潜伏期 1~2 日，短者仅数小时。

三、发病机制

（一）西医发病机制

带有流感病毒颗粒的飞沫（直径一般小于 10μm）吸入呼吸道后，病毒的神经氨基酸酶破坏神经氨酸，使粘蛋白水解，糖蛋白受体暴露，糖蛋白受体乃与血凝素（含糖蛋白成分）结合。病毒穿入细胞时，其包膜丢失在细胞外。在感染早期，流感病毒

RNA被转运到细胞核内，在病毒转录酶和细胞RNA多聚酶Ⅱ的参与下，病毒RNA被转录完成后，形成互补RNA及病毒RNA合成的换板。互补RNA迅速与核蛋白体结合，构成信息RNA，在复制酶的参与下复制出病毒RNA，再移行到细胞质中参加装配。核蛋白在细胞壁内合成后，很快转移到细胞核，与病毒RNA结合成核前，各种病毒成份已结合在细胞表面，最后的装配称为芽生，局部的细胞膜向外隆起，包围住结合在细胞膜上的核衣壳，成为新合成的有感染性的病毒体。此时神经氨酸酶可水解细胞表面的糖蛋白，释放N-乙酰神经氨酸，促使复制病毒由细胞释放扩散感染到附近细胞，并使大量呼吸道纤毛上皮细胞受染，变性、坏死和脱落，产生炎症反应。

（二）中医病因病机

感冒、流感等病毒性上呼吸道感染，在祖国医学属"表证"和"外感热证"。病邪侵入人体，先从肺卫开始，风热之邪多从口鼻而入，风寒之邪则多从皮毛而入。其认识素有"伤寒"和"温病"两种。

1. 感受风邪，"风邪袭人，不论何处感受必内归于肺"（《杂病源流犀烛·感冒源流》），而风性轻扬，故"伤于风者，上先受之"，风邪侵袭人体，先入肺卫。

2. 外感疫疠之邪，"五疫之至，皆相染易，无问大小，病状相似"（《素问·刺法论》），"时行病者，是春时应温而反寒，夏时应热而反冷，秋时应凉而反热，冬时应寒而反温，非其时而有其气，是故一岁之中，病无少长，率相似者，此则时行之气也"（《诸病源候论》）。认为寒热异常，温凉失节，岁时不和是时行感冒的主要病因。

3. 体虚邪凑，"邪之所凑，其气必虚"。平素元气虚弱，表疏腠松，略有不慎，即感风邪。亦有饮食劳倦伤及脾胃，致脾肺气虚，中虚卫弱，不能输精于肺，肺气虚则不能输精于皮毛，致表卫不固，腠理疏松，易感风邪而发病。亦有素体阳虚、阴虚或病后、产后调摄不慎，阴血亏损，复感外邪而发病。

四、病理改变

呼吸道纤毛上皮细胞变性、坏死和脱落，起病4~5天后，基底细胞层开始增生，形成未分化的上皮细胞，2周后纤毛上皮细胞重新出现和修复。流感病毒肺炎型则有肺脏充血和水肿，切面呈暗红色，气管和支气管内有血性分泌物，黏膜下层有灶性出血、水肿和细胞浸润，肺泡腔内含有纤维蛋白和渗出液，呈现浆液性出血性支气管肺炎，应用荧光抗体技术可检出流感病毒。

五、临床表现

（一）症状和体征

1. 单纯型流感：骤起畏寒发热，体温在数小时至24小时内升达高峰，39~40℃。热程一般为3~4日，退热后全身症状好转，上呼吸道症状常持续1~2周后逐渐消失，体力恢复较慢。

2. 流感病毒肺炎：少部分病人感染流感病毒后，病变沿上呼吸道向下蔓延累及肺实质,引起肺炎。轻者发病时类似单纯型流感,但发热持续时间较长,咳嗽、胸痛较剧,咯出片块状淡灰色粘痰,肺部体征较少。胸部 X 线检查可见两肺炎性阴影。一般在 1~2 周内症状逐渐消失,肺部炎症消散。重者高热持续,剧咳血痰,气急,紫绀,并可伴发心功能障碍;X 线检查两肺散在云絮状和片状炎性阴影,由肺门向四周扩展;病程长达 3~4 周。

3. 中毒型和胃肠型流感:中毒型极为少见,主要表现为高热及循环功能障碍,血压下降,可出现休克及 DIC 等严重症候,病死率高。胃肠型则以吐泻为特征。

(二)并发症

1. 流感病毒亦可引起脑膜炎和脑炎,Reye 综合征也与流感有关。
2. 可引起心肌炎、心包炎、急性肌炎、出血性膀胱炎、肾炎等。

六、诊断标准

(一)流行病学史

流感流行期间,有接触史或群体发病史。

(二)临床特点

1. 流感、感冒等病毒性呼吸道感染,短期内在同一群体中往往有较多人发病。流感常无任何年龄限制;鼻病毒和冠状病毒主要引起成人普通感冒,症状较轻;副流感病毒和腺病毒感染则多见于 3 岁以下婴幼儿。

2. 从治疗角度考虑,需首先排除常见的细菌性和肺炎支原体感染,如链球菌性咽峡炎、肺炎球菌性肺炎、流行性脑脊髓膜炎及肺炎支原体感染等,以便及时针对其病原采取有效治疗。

3. 早期鼻咽部涂片细胞学检查,对判定感染性质有较大的参考意义,如发现多数上皮细胞 CCP 改变及胞浆或胞核内包涵体,而中性粒细胞较少见,则应考虑为病毒性感染。并要积极创造条件,及早进行细胞内病毒抗原检测。

(三)辅助检查

1. 细胞学检查:鼻咽部吸取物沉渣或鼻咽拭子涂片,采用姬姆萨或苏木素-伊红染色,光镜检查可发现柱状纤毛上皮细胞坏变(简称 CCP)及细胞浆或胞核内包涵体(嗜酸性或嗜碱性)。

2. 血象:在急性期,一般白细胞总数正常或略有减少,分类比例正常或淋巴细胞相对增加。少数病人在病初 1~2 日内白细胞总数及中性比例增高,数日内迅速降至正常或偏低。

3. 血清学检查:采用血凝抑制或 ELISA 等方法,检测急性期和病后第 3~4 周双份血清,抗体效价增长 4 倍以上,提示近期感染,作为回顾性诊断。采用捕获法 ELISA 检测病毒特异性 IgM 抗体,单份血清阳性作为早期诊断依据。

4. 病毒抗原检测：采用酶、荧光或其他标记单克隆抗体染色，可检出感染细胞内相应的病毒抗原，作为早期特异性诊断。

5. 病毒分离：取病程早期含嗽液或鼻咽拭子，经处理后接种于敏感细胞管内培养，分离病毒。

（四）中医辨证

1. 风热型

主症：发热重，恶寒轻，头痛，有汗，口渴，咽干且痛，小便短赤，苔薄黄，脉浮数。

2. 风寒型

主症：恶寒重，发热轻，身痛较重，头痛，无汗，鼻塞流涕，咽痒，咳嗽，痰稀，四肢酸楚，苔薄白而润，脉浮。

3. 兼证

（1）夹湿：身热不扬，头晕目胀，四肢困倦，骨节痛重，苔白腻，脉弦滑。

（2）夹暑：除见风热及夹湿之症外，虽汗出而身热不解，心烦，尿赤，苔黄腻，脉濡数。

（3）夹燥：除见风热之症外，鼻干唇裂，口舌生疮或干咳无痰，舌质赤红，苔黄少津，脉细数。

（五）鉴别诊断

1. 感冒：无流行性，一般全身症状较轻，血清学和免疫荧光等检验可明确诊断。

2. 肺热病：以骤起发热、咳嗽、烦渴、头痛为主要表现，X线检查肺纹理增多呈斑点状、片状、网织状或均匀阴影。

3. 麻疹：有麻疹流行，流泪、畏光、流涕明显，有"麻疹斑"及皮肤出疹。

4. 春温（瘟）：好发于冬春季节，发热，剧烈头痛，喷射状呕吐，项强，易见发斑、神昏、惊厥等，脑脊液压力增高、混浊。

5. 稻瘟病：多有疫水接触史，或食品被鼠尿污染，小腿肌肉痛及压痛，腹股沟臀核肿大与压痛。

七、临床处理及治疗

（一）西医治疗

主要是对症治疗，包括解热止痛和防治继发细菌感染。金刚烷胺和金刚乙胺可阻断病毒复制，对A型流感有预防和治疗作用，后者副作用较小。剂量为每日成人200mg（2.5mg/kg）。可缩短病程并减少病毒的释放。须在发病后第1日开始应用，疗程3~5日。在A型流感暴发后，对易感者可考虑预防应用。

（二）中医治疗

1. 辨证论治

（1）风热型

治法：辛凉解表、宣肺泄热

方药：银翘散加减。金银花、连翘、贯众、淡竹叶、牛蒡子、鲜芦根、桔梗、荆芥穗、薄荷、甘草。

（2）风寒型

治法：辛温解表，宣肺散寒

方药：荆防败毒散加减。荆芥、防风、柴胡、前胡、羌活、桔梗、川芎、白芷、葛根。

（3）风邪兼暑湿

治法：疏散风邪，清暑利湿

方药：藿香正气散加减。藿香、紫苏叶、白芷、桔梗、半夏、茯苓、白术、陈皮、生姜。或香薷饮加减，金银花、连翘、香薷、扁豆花、佩兰、藿香、厚朴、六一散。

（4）风邪兼燥

治法：疏散风邪，清肺润燥

方药：桑杏汤加减。桑叶、杏仁、沙参、川贝母、淡豆豉、栀子、薄荷、山豆根。

2. 单方验方

（1）鲜葱白5节、生姜5片，水煎服。

（2）通宣理肺丸，每服1~2丸，日服2次。

（3）感冒清热冲剂，每服1~2包，日服2次。

（4）藿香正气丸（水丸），每服6g，或藿香正气水，每服10~20ml，日服2~3次。（适用于暑湿型外感）

（5）其他尚有板蓝根冲剂、重感灵等。

（三）中西医结合治疗

病情轻者，选用1、2种中成药或中西药复合制剂或以简易验方治疗。病情重者，按辨证分型服用汤剂，同时加用病毒唑等抗病毒药物；高热惊厥者加用解热镇静剂；咽喉炎症较重者，予以雾化吸入。合并细菌性咽炎或肺炎者，应针对病原选用抗菌药物。

八、预后

普通感冒和单纯型流感预后良好。流感病毒肺炎或（和）继发细菌性肺炎，发生于婴幼儿、孕妇、老年人以及原有慢性心肺疾患预后较差，可能因心衰和呼吸衰竭而导致死亡。与流感相关的Reye综合征，病死率高。

九、康复及出院标准

1. 治愈：48h内热退，症状、阳性体征消失。

2. 显效：48h 内热退，症状减轻。
3. 有效：72h 内热退，症状减轻。
4. 无效：病情无好转或恶化。

十、预防

1. 疫苗。①流感灭活疫苗：皮下接种，对象是婴幼儿、老年人，慢性心、肺、肾疾病患者以及应用免疫抑制剂者，因为这些人患流感后，病情重，病死率高。一般秋季进行接种，基础免疫为皮下注射 2 次，每次 1ml，间隔 6~8 周，以后每年加强 1 次，1ml，免疫效果较好。如换用新亚型疫苗，应重新做基础免疫。国外常与肺炎双球菌疫苗同时应用，无不良反应。②流感减毒活疫苗：经鼻腔喷雾接种，以产生较多的呼吸道局部抗体。接种对象为健康成人及儿童，每次双侧鼻腔各 0.25ml，一般在当地流行季节前 1~3 个月内接种。

2. 隔离患者。早期患者予以呼吸道隔离，减少传播。患者外出就医或到其他公共场所应戴口罩，并应尽量避免集中就诊。流感流行期间，应暂停集会和集体娱乐活动。对婴幼儿、原有心或肺慢性疾病患者、孕妇和老年人，应重点保护。

3. 急性期患者用过的餐具、衣物、手帕、玩具等，应煮沸消毒或阳光曝晒 2 小时，患者住过的房间则以过氧乙酸 $0.75g/m^3$ 熏蒸消毒。

4. 在已有流感流行趋势的群体中，重点保护人群可服用病毒唑或金刚烷胺，或以病毒唑滴鼻，连续 1~2 周。对象是老年人（特别是生活在福利院的老年人）、慢性心、肺、肾疾病患者，免疫抑制剂应用者，住院病人及医务工作者。副作用有头痛、兴奋、眩晕、共济失调等。

十一、中医临床报道

（一）辨证分型论治流行性感冒

任继然等根据中医辨证论治原则，按不同证型确立相应治法，将本病概括地分为 4 种治疗方法：解表法，适用于单纯型的证候；宣肺化痰法，适用于呼吸型之风寒证候；清肺化痰法，适用于呼吸型之风热证候；解表和中法，适用于消化型之证候。

张慧中于 1957 年 3 月~1959 年 9 月，在辨证论治的原则下，运用麻黄汤、桂枝汤、大青龙汤、小柴胡汤、银翘散、白虎汤、止嗽散、千金苇茎汤 8 个方剂，治疗流感 150 例，患者平均住院天数为 4.1 天，12h 内退热的达半数，退烧最迟的不超过 2 天。

熊莉华等采用中医辨证分型治疗外感发热症，疗效显著。将 3930 例外感发热患者，分为 2 组，治疗组 2945 例，对照组 985 例，2 组患者性别、年龄、病程、就诊时体温、中医辨证分型及西医疾病分类构成等基本资料，经统计学检验，差异均无显著性意义（$P>0.05$），具有可比性。治疗组按中医辨证分为：风寒型，用荆防败毒散加减治疗；风热型，用银翘散加减治疗；暑湿型，用新加香薷饮加减治疗。对照组：采用百服宁口服，每次 1 片，每天 3 次。结果：2 组痊愈率和疗程比较，治疗组均优于对照组，差异具有统计学意义（$P<0.01$）。

高璟等观察、比较运用清热祛湿法（蒿芩清胆汤加减）治疗流感（湿阻少阳证）的临床疗效，评价清热祛湿药物的免疫调节作用。方法：将60例流行性感冒湿阻少阳证患者随机分为治疗组30例与对照组30例，治疗组予蒿芩清胆汤加减，每日1剂，水煎服2次，1周为1个疗程；对照组予利巴韦林，每次100mg，每日3次，连服5日，在症状出现2日内开始用药。观察2组用药后临床疗效、退热过程、症状改善及2组治疗前后血清TNF-α、IL-6水平。结果：①治疗组治愈26例（86.7%），对照组治愈12例（40.0%），2组治愈率有显著性差异（$P<0.05$）；治疗组退热时间、症状改善均明显优于对照组，差异有统计学意义（$P<0.05$或$P<0.01$）。②2组治疗后血清TNF-α、IL-6水平均有所下降，治疗组较对照组下降明显，差异均有统计学意义（$P<0.05$）。结论：清热祛湿法治疗流行性感冒（湿阻少阳证）临床疗效满意，可明显降低流感病毒感染患者血清中TNF-α及IL-6的含量。

（二）专方加减治疗流行性感冒

张春霞等应用自拟清瘟汤治疗流行性感冒高热患者28例。方法：将56例患者随机分为2组各28例，治疗组口服自拟清瘟汤，每次150~200ml，每天3次。对照组口服苦甘颗粒，每天3次，每次8g。结果：总有效率治疗组92.9%，对照组75.0%；2组总有效率比较，差异有统计学意义（$P<0.05$）。用药后治疗组48小时内退热时间明显快于对照组，差异有统计学意义（$P<0.05$）。

刘朝阳应用麻黄杏仁甘草石膏汤加味治疗流行性感冒。将76例流行性感冒患者随机分为2组，中药治疗组38例，口服麻黄杏仁甘草石膏汤加减。西药对照组38例口服金刚烷胺、阿司匹林、抗生素等。均以2周为1个疗程。中药治疗组痊愈19例，显效11例，有效5例，无效3例。西药对照组痊愈17例，显效9例，有效7例，无效5例。2组比较，痊愈率、显效率差异均有显著性（$P<0.05$）。结果表明，麻黄杏仁甘草石膏汤治疗流行性感冒疗效显著。

林棉等应用羌银解热汤治疗流行性感冒，年龄7~60岁，性别不限，分为日夜百服宁组、病毒唑组、荆防败毒散组、银翘散组、羌银解热汤组（羌银解热汤组又分为风寒袭表型、风热袭表型、寒热混杂型3个亚组）。所有患者均发病在2天以内，伴有中度或中度以上发热，部分患者就诊前服用过退热药，但均未服用过其他治疗感冒的中西药，平均发病时间为（20.15±8.43）h，平均体温为（38.72±0.56）℃。各组患者治疗前发病时间、体温无统计学差异（$P>0.05$），具有可比性。羌银解热汤组3个亚组均给予羌银解热汤剂治疗，诸药加水1000ml，水煎获药汁200ml，每天早晚两次顿服。荆防败毒散及银翘散给予相应的原方汤剂，煎煮方法同前。所有患者治疗期间凡体温超过38.9℃或头身疼痛难以忍受者，可以口服尼美舒利0.1g。儿童用量酌减。所有患者服药2天，随访4~6天，观察并评定疗效，羌银解热汤组各型的综合疗效（总有效率81.45%）明显优于荆防败毒散组、银翘散组、日夜百服宁组以及病毒唑组（$P<0.05$）；羌银解热汤对风寒袭表型、风热袭表型也都分别优于荆防败毒散及银翘散（$P<0.05$）。研究结果表明羌银解热汤辛温解表、辛凉解表、化湿宣肺三法合用更适用于岭南流感初期常见证型的治疗，其效果优于传统的辛凉解表及辛温解表治法。

王新功等观察连花清瘟胶囊治疗流行性感冒的临床疗效。方法：将160例流行性感冒患者随机分为2组：试验组80例口服连花清瘟胶囊，每天3次，每次4粒；对照组80例口服苦甘颗粒，每天3次，每次8g。疗程均为1周。结果：试验组临床证候、体温、临床症状的总有效率均显著优于对照组（$P<0.05$）。

戈兴中等观察清感汤对流行性感冒高热的治疗作用及对肝、肾功能的影响。方法：将121例流行性感冒高热患者随机分为治疗组60例与对照组61例，治疗组予清感汤，每日2剂，水煎服；对照组予金刚烷胺100mg，每日2次口服。观察2组用药后临床疗效、退热时间、用药前后血丙氨酸氨基转移酶（ALT）、尿素氮（BUN）的变化及不良反应发生情况。结果：治疗组治愈51例（85%），对照组治愈24例（39%），2组治愈率比较差异有统计学意义（$P<0.05$）；2组退热时间比较差异有统计学意义（$P<0.05$）；2组治疗前后ALT、BUN变化比较差异无统计学意义（$P>0.05$）；2组治疗后均无不良反应发生。结论：清感汤治疗流行性感冒高热疗效确切。

陈和观察自拟加味麻杏石甘汤治疗流行性感冒（以下简称流感）的临床疗效。方法：将257例患者随机分为2组。入组条件均符合流感诊断，年龄8~70岁，病程在48h以内。治疗组195例，采用自拟加味麻杏石甘汤（组方：金银花、连翘、石膏、麻黄、杏仁、板蓝根、鱼腥草、藿香、羌活、大青叶、青蒿、柴胡、薄荷、甘草）治疗；对照组62例，予以感冒清胶囊（2粒/次，日3次）治疗，2组疗程均为3天。结果：治疗组有效率93.84%，对照组有效率79.03%，2组疗效对比有显著性差异（$P<0.01$）；24h体温疗效比较，治疗组有效率92.82%明显高于对照组82.26%（$P<0.05$）。结论：自拟加味麻杏石甘汤治疗流感，疗效确切，见效快，能明显减轻症状和合并症，无毒副作用。

参考文献

[1] 任继然,王馨然.中医对流行性感冒的认识及其处理.上海中医杂志,1960(2):66~67

[2] 张慧中.中医药治疗流行性感冒150例的疗效分析.中医杂志,1960(2):10~11

[3] 熊莉华,覃小兰,李晓庆.辨证分型治疗外感发热2945例.新中医,2006,38(9):75~76

[4] 高璟,刘叶,兰琴,等.清热祛湿法治疗流行性感冒60例临床疗效观察.实用中西医结合临床,2010,10(3):1~2

[5] 张春霞,郭坤霞.清瘟汤治疗流行性感冒高热28例疗效观察.新中医,2010,42(8):32~33

[6] 刘朝阳.麻黄杏仁甘草石膏汤加味治疗流行性感冒38例.河南中医,2009,29(5):441~442

[7] 林棉,缪英年,吴志光,等.羌银解热汤治疗流行性感冒124例.中医杂志,2009,50(Z):114~115

[8] 王新功,崔学军,刘新生,等.连花清瘟胶囊治疗流行性感冒的临床疗效观察.中国药房,2008,19(27):2146~2148

[9] 戈兴中,高爱民,张金阁.清感汤治疗流行性感冒高热121例临床观察.河北中医,2007,29(12):1067~1068

[10] 陈和.加味麻杏石甘汤治疗流行性感冒195例疗效观察.国际医药卫生导报,2006,12(11):80~82

十二、已发布的中医诊疗指南

附1：卫生部流行性感冒诊断与治疗指南（2011年版）

前　言

流行性感冒（以下简称流感）是人类面临的主要公共健康问题之一。流感的流行病学最显著特点为：突然暴发，迅速扩散，造成不同程度的流行，具有季节性，发病率高但病死率低（除人感染高致病性禽流感）。

季节性流感一般可引起伴有发热的急性呼吸系统疾病，起病急剧，虽然大多为自限性，但是在重症感染或引起并发症时则需要住院治疗；重症病例的高危人群主要为老年人、年幼儿童、孕产妇或有慢性基础疾病者；少数重症病例可因呼吸或多脏器衰竭而死亡。人感染高致病性禽流感（以下简称人禽流感）病死率高达60%以上。疫苗接种是防控流感的主要方法。早期使用抗流感病毒药物治疗可以缓解流感症状，缩短病程，降低并发症发生率，缩短排毒时间，并且可能降低病死率；在流行期间，预防性使用可能降低患病率。

在经历了2009年全球甲型H1N1流感疫情后，为进一步加强流感临床防治并做好相应准备工作，我国仍然急需一部反映流感最新进展、可指导实际临床工作的诊疗指南。因此，卫生部组织了我国流感防治研究领域的病原学、流行病学、实验室诊断、临床、中医、疾病预防控制等方面专家，在总结我国既往流感诊疗方案和临床经验的基础上，参考国内外最新研究成果，制定了适合我国临床使用的《流行性感冒诊断与治疗指南（2011年版）》。本《指南》主要涵盖了流感病原学和流行病学、临床表现、诊断与鉴别诊断、治疗和预防等最新的综合性信息，以指导提高我国流感的诊断防治水平，减轻流感对人类健康和社会造成的危害。

流行性感冒诊断与治疗指南（2011年版）

第一章　病原学

流感病毒属于正粘病毒科（Orthomyxoviridae），为单股、负链、分节段RNA病毒。常为球形囊膜病毒，直径80～120nm，丝状体常见于新分离到的病毒，长度可达数微米。根据核蛋白（nucleocapside protein，NP）和基质蛋白（matrix protein，MP）分为甲、乙、丙三型。甲、乙型流感病毒都带有8个不同的RNA节段，丙型流感病毒只有7个RNA节段，少一个编码神经氨酸酶蛋白的节段。甲、乙型毒株基因组分别编码至少10和11种蛋白。由于基因组是分节段的，故易产生同型不同株间基因重配，同时流感病毒RNA在复制过程中不具有校正功能，其发生突变的频率要高于其他病毒。

甲型流感病毒根据其表面血凝素（hemagglutinin，HA）和神经氨酸酶（neuraminidase，NA）蛋白结构及其基因特性又可分成许多亚型，至今甲型流感病毒已发现的血凝素有16个亚型（H1－16），神经氨酸酶有9个亚型（N1－9）。甲型流感病毒的命名规则：类型、分离宿主（如果宿主是人则可以省略）、分离地点、分离序列号和分离年份（血凝素和神经氨酸酶亚型）[如 A/Brisbane/10/2006（H3N2）]。乙型和丙型流感病毒命名法和甲型流感病毒相同，但无亚型划分。甲型流感病毒在动物中广泛存在，目前已知所有亚型包括16种血凝素亚型和9种神经氨酸酶亚型的甲型流感病毒都可以在鸟类特别是在水禽中存在，甲型流感病毒还可以感染其他动物，如猪、马、海豹以及鲸鱼和水貂等。目前为止，乙型流感病毒除感染人之外还没有发现其他的自然宿主。丙型流感病毒除感染人之外还可以感染猪。流感病毒很容易被紫外线和加热灭活，通常56℃ 30min可被灭活。流感病毒在pH值<5或>9，病毒感染性很快被破坏。流感病毒是包膜病毒，对于所有能影响膜的试剂都敏感，包括离子和非离子清洁剂、氯化剂和有机溶剂。

第二章 流行病学

流感在流行病学上最显著的特点为：突然暴发，迅速扩散，从而造成不同程度的流行。流感具有一定的季节性（我国北方地区流行高峰一般发生在冬春季，而南方地区全年流行，高峰多发生在夏季和冬季），一般流行3～4周后会自然停止，发病率高但病死率低。

国家流感中心网站（www.cnic.org.cn）提供每周更新的我国流感流行病学和病原学监测信息。

（一）概况

流感分为散发、暴发、流行和大流行。在非流行期间，发病率较低，病例呈散在分布，病例在发病时间及地点上没有明显的联系，这种情况叫散发；一个集体或一个小地区在短时间内突然发生很多病例叫暴发；较大地区的流感发病率明显超过一般的发病水平，可称为流行；大流行有时也称世界性大流行，传播迅速，流行广泛波及全世界，发病率高并有一定的死亡。

甲型流感病毒常以流行形式出现，能引起世界性流感大流行。乙型流感病毒常常引起局部暴发，不引起世界性流感大流行。丙型流感病毒主要以散在形式出现，主要侵袭婴幼儿，一般不引起流行。

（二）传染源

流感患者和隐性感染者是流感的主要传染源。从潜伏期末到发病的急性期都有传染性。成人和年龄较大的儿童患季节性流感（无并发症）期间，病毒在呼吸道分泌物中一般持续排毒3～6天。住院的成人患者可以在发病后持续一周或更长的时间散播有感染性的病毒。婴幼儿流感以及人H5N1禽流感病例中，长期排毒很常见（1～3周）。包括艾滋病在内的免疫缺陷患者也会出现病毒排毒周期延长。

（三）传播途径

流感主要通过空气飞沫传播，也可通过口腔、鼻腔、眼睛等处黏膜直接或间接接触传播。接触患者的呼吸道分泌物、体液和污染病毒的物品也可能引起感染。通过气溶胶经呼吸道传播有待进一步确认。

(四) 易感人群

人群普遍易感。流感病毒常常发生变异，例如甲型流感病毒在人群免疫压力下，每隔 2~3 年就会有流行病学上重要的抗原变异株出现，感染率最高的通常是青少年。

(五) 重症病例的高危人群

人群出现流感样症状后，特定人群较易发展为重症病例，应给予高度重视，尽早进行流感病毒相关检测及其他必要检查。

1. 妊娠期妇女。
2. 伴有以下疾病或状况者：慢性呼吸系统疾病、心血管系统疾病（高血压除外）、肾病、肝病、血液系统疾病、神经系统及神经肌肉疾病、代谢及内分泌系统疾病、免疫功能抑制（包括应用免疫抑制剂或 HIV 感染等致免疫功能低下）及集体生活于养老院或其他慢性病疗养机构的被看护人员、19 岁以下长期服用阿司匹林者。
3. 肥胖者〔体重指数（body mass index, BMI）> 30，BMI = 体重（kg）/身高$(m)^2$〕。
4. 年龄 < 5 岁的儿童（年龄 < 2 岁更易发生严重并发症）。
5. 年龄 ≥ 65 岁的老年人。

第三章 发病机制和病理

(一) 发病机制

带有流感病毒颗粒的飞沫吸入呼吸道后，病毒的神经氨酸酶破坏神经氨酸，使粘蛋白水解，糖蛋白受体暴露。甲、乙型流感病毒通过 HA 结合上皮细胞含有唾液酸受体的细胞表面启动感染。嗜人类流感病毒的 α2，6 受体存在于上、下呼吸道，主要是在支气管上皮组织和肺泡 I 型细胞，而嗜禽流感病毒的 α2，3 受体存在于远端细支气管、肺泡 II 型细胞和肺泡巨噬细胞。丙型流感的受体为 9 - O - 乙酰基 - 乙酰神经氨酸。

流感病毒通过细胞内吞作用进入细胞。在病毒包膜上含有 M2 多肽的离子通道在胞内体中被酸性 pH 值激活，使核衣壳蛋白释放到胞浆（脱壳）。核衣壳蛋白被转运到宿主细胞核，病毒基因组在细胞核内进行转录和复制。病毒核蛋白在胞浆合成后，进入胞核和病毒 RNA 结合形成核壳体，并输出到细胞质。病毒膜蛋白经完整加工修饰后，嵌入细胞膜内。核壳体与嵌有病毒特异性膜蛋白的细胞膜紧密结合，以出芽方式释放子代病毒颗粒（芽生）。NA 清除病毒与细胞膜之间以及呼吸道黏液中的唾液酸，以便于病毒颗粒能到达其他的上皮细胞。最后，宿主的蛋白酶将 HA 水解为 HA1 和 HA2，使病毒颗粒获得感染性。流感病毒成功感染少数细胞后，复制出大量新的子代病毒颗粒，这些病毒颗粒通过呼吸道黏膜扩散并感染其他细胞。

季节性流感病例中只有极少数有病毒血症或肺外组织感染的情况。在人 H5N1 禽流感感染病例中，下呼吸道的病毒载量要比上呼吸道高，咽喉部的比鼻腔的高，有时会出现病毒血症、胃肠感染、肺外传播，偶有中枢神经系统感染。可在心、肝、脾、肾、肾上腺、肌肉、脑膜中检出病毒，也可从有中枢神经系统症状患者的脑脊液中检出病毒。

流感病毒感染后支气管的炎症反应和肺功能的异常可持续数周至数月。肺功能研究也可发现有限制性和阻塞性换气功能障碍、伴有肺泡气体交换异常、一氧化碳弥散能力的降低、气道高反应性。

流感临床症状可能与促炎症细胞因子、趋化因子有关。流感病毒体外感染人呼吸道上皮细胞，可导致 IL-6、IL-8、IL-11、TNF-α、RANTES 和其他介质的产生。临床人体感染试验中，鼻腔灌洗液中的一系列细胞因子都会升高，包括：IFN-α、IFN-γ、IL-6、TNF-α、IL-8、IL-1β、IL-10、MCP-10 和 MIP-1α/MIP-1β，血液中的 IL-6 和 TNF-α 也会升高。人 H5N1 禽流感死亡病例中 MCP-1、IP-10 及 MIG 等细胞因子往往过度表达，这可能是造成人禽流感患者重症肺炎和多器官损伤的部分原因。

(二) 病理

病理变化主要表现为，呼吸道纤毛上皮细胞呈簇状脱落、上皮细胞的化生、固有层黏膜细胞的充血、水肿伴单核细胞浸润等病理变化。致命的流感病毒性肺炎病例中，病理改变以出血、严重气管支气管炎症和肺炎为主，其特点是支气管和细支气管细胞广泛坏死，伴随有纤毛上皮细胞脱落、纤维蛋白渗出、炎细胞浸润、透明膜形成、肺泡和支气管上皮细胞充血、间质性水肿、单核细胞浸润的病理改变。后期改变还包括弥漫性肺泡损害，淋巴性肺泡炎，化生性的上皮细胞再生，甚至是组织广泛的纤维化。严重者会因为继发细菌感染引起肺炎，多为弥漫性肺炎，也有局限性肺炎。流感病例外周血常规检查一般白细胞总数不高或偏低，淋巴细胞相对升高，重症患者多有白细胞总数及淋巴细胞下降；一般重症患者胸部 X 线检查可显示单侧或双侧肺炎，少数可伴有胸腔积液等。肺炎的程度与细胞介导的免疫反应有关，但免疫病理反应对疾病影响程度仍未清楚。流感死亡病例中常伴随其他器官病变，尸体解剖发现，1/3 以上病例出现脑组织弥漫性充血、水肿以及心肌细胞肿胀、间质出血，淋巴细胞浸润、坏死等炎症反应。

第四章 临床表现和实验室检查

流感的潜伏期一般为 1~7 天，多数为 2~4 天。

(一) 临床表现

1. 流感症状及体征

(1) 单纯型流感。最常见。突然起病，高热，体温可达 39~40℃，可有畏寒、寒战，多伴头痛、全身肌肉关节酸痛、极度乏力、食欲减退等全身症状，常有咽喉痛、干咳，可有鼻塞、流涕、胸骨后不适等。颜面潮红，眼结膜外眦轻度充血。如无并发症呈自限性过程，多于发病 3~4 天后体温逐渐消退，全身症状好转，但咳嗽、体力恢复常需 1~2 周。轻症者如普通感冒，症状轻，2~3 天可恢复。

（2）中毒型流感。极少见。表现为高热、休克及弥漫性血管内凝血（DIC）等严重症状，病死率高。

（3）胃肠型流感。除发热外，以呕吐、腹泻为显著特点，儿童多于成人。2~3天即可恢复。

2. 特殊人群的临床表现

（1）儿童。在流感流行季节，有超过40%的学龄前儿童及30%的学龄儿童罹患流感。一般健康儿童感染流感病毒可能表现为轻型流感，主要症状为发热、咳嗽、流涕、鼻塞及咽痛、头痛，少部分出现肌痛、呕吐、腹泻。婴幼儿流感的临床症状往往不典型，可出现高热惊厥。新生儿流感少见，但易合并肺炎，常有败血症表现，如嗜睡、拒奶、呼吸暂停等。在小儿，流感病毒引起的喉炎、气管炎、支气管炎、毛细支气管炎、肺炎及胃肠道症状较成人常见。

（2）老年人。65岁以上流感患者为老年流感。因老年人常常存有呼吸系统、心血管系统等原发病，因此老年人感染流感病毒后病情多较重，病情进展快，发生肺炎率高于青壮年人，其他系统损伤主要包括流感病毒性心肌炎导致的心电图异常、心功能衰竭、急性心肌梗塞，也可并发脑炎以及血糖控制不佳等。

（3）妊娠妇女。中晚期妊娠妇女感染流感病毒后除发热、咳嗽等表现外，易发生肺炎，迅速出现呼吸困难、低氧血症甚至急性呼吸窘迫综合征（Acute respiratory distress syndrome，ARDS），可导致流产、早产、胎儿窘迫及胎死宫内。可诱发原有基础疾病的加重，病情严重者可以导致死亡。发病2天内未行抗病毒治疗者病死率明显增加。

（4）免疫缺陷人群。免疫缺陷人群如器官移植人群、艾滋病患者、长期使用免疫抑制剂者，感染流感病毒后发生重症流感的危险性明显增加，由于易出现流感病毒性肺炎，发病后可迅速出现发热、咳嗽、呼吸困难及紫绀，病死率高。

3. 重症病例的临床表现

主要有以下几个方面：

（1）流感病毒性肺炎。季节性甲型流感（H1N1、H2N2和H3N2等）所致的病毒性肺炎，主要发生于婴幼儿、老年人、慢性心肺疾病患者及免疫功能低下者，2009年甲型H1N1流感还可在青壮年、肥胖人群、有慢性基础疾病者和妊娠妇女等人群中引起严重的病毒性肺炎，部分发生难治性低氧血症。人禽流感引起的肺炎常可发展成急性肺损伤（Acute lung injury，ALI）或ARDS，病死率高。

（2）肺外表现。

①心脏损害：心脏损伤不常见，主要有心肌炎、心包炎。可见肌酸激酶（creatine kinase，CK）升高、心电图异常，而肌钙蛋白异常少见，多可恢复。重症病例可出现心力衰竭。

②神经系统损伤：包括脑脊髓炎、横断性脊髓炎、无菌性脑膜炎、局灶性神经功能紊乱、急性感染性脱髓鞘性多发性神经根神经病（格林巴利综合征，Guillain-Barre syndrome）。

③肌炎和横纹肌溶解综合征：在流感中罕见。主要症状有肌无力、肾功能衰竭，CK升高。

危重症患者可发展为多器官功能衰竭（MODF）和弥漫性血管内凝血（DIC）等，甚至死亡。

3. 并发症

（1）继发细菌性肺炎。发生率为5%~15%。流感起病后2~4天病情进一步加重，或在流感恢复期后病情反而加重，出现高热、剧烈咳嗽、脓性痰、呼吸困难，肺部湿性啰音及肺实变体征。外周血白细胞总数和中性粒细胞显著增多，以肺炎链球菌、金黄色葡萄球菌，尤其是耐甲氧西林金黄色葡萄球菌（methicillin-resistant staphylococcus aureus，MRSA），肺炎链球菌或流感嗜血杆菌等为主。

（2）其他病原菌感染所致肺炎。包括衣原体、支原体、嗜肺军团菌、真菌（曲霉菌）等，对流感患者的肺炎经常规抗感染治疗无效时，应考虑到真菌感染的可能。

（3）其他病毒性肺炎。常见的有鼻病毒、冠状病毒、呼吸道合胞病毒、副流感病毒等，在慢性阻塞性肺部疾病（chronic obstructive pulmonary disease，COPD）患者中发生率高，并可使病情加重，临床上难以和流感病毒引起的肺炎相区别，相关病原学和血清学检测有助于鉴别诊断。

（4）Reye综合征。偶见于14岁以下的儿童，尤其是使用阿司匹林等水杨酸类解热镇痛药物者。

（二）影像学表现

多数患者无肺内受累。发生肺炎者影像学检查可见肺内斑片状、多叶段渗出性病灶；进展迅速者，可发展为双肺弥漫的渗出性病变或实变，个别病例可见胸腔积液。

（三）实验室检查

1. 一般实验室检查

（1）外周血常规：白细胞总数一般不高或降低。

（2）血生化：部分病例出现低钾血症，少数病例肌酸激酶、天门冬氨酸氨基转移酶、丙氨酸氨基转移酶、乳酸脱氢酶、肌酐等升高。

2. 病原学相关检查

主要包括病毒分离、病毒抗原、核酸和抗体检测。病毒分离为实验室检测的"金标准"；病毒的抗原和核酸检测可以用于早期诊断；抗体检测可以用于回顾性调查，但对病例的早期诊断意义不大。

（1）病毒核酸检测：以RT-PCR（最好采用real-time RT-PCR）法检测呼吸道标本（咽拭子、鼻拭子、鼻咽或气管抽取物、痰）中的流感病毒核酸。病毒核酸检测的特异性和敏感性最好，且能快速区分病毒类型和亚型，一般能在4~6小时内获得结果。

（2）病毒分离培养：从呼吸道标本中分离出流感病毒。在流感流行季节，流感样病例快速抗原诊断和免疫荧光法检测阴性的患者建议也作病毒分离。

（3）病毒抗原检测（快速诊断试剂检测）：快速抗原检测方法可采用免疫荧光的方法，检测呼吸道标本（咽拭子、鼻拭子、鼻咽或气管抽取物中的黏膜上皮细胞），使用单克隆抗体来区分甲、乙型流感，一般可在数小时以内获得结果。其他还有胶体金试验，一般能在 10~30min 获得结果。对快速检测结果的解释应结合患者的流行病史和临床症状综合考虑：在非流行期，阳性筛查结果有可能是假阳性；在流行期，阴性的筛选检测结果可能是假阴性；这两种情况均应考虑使用 RT-PCR 或病毒分离培养作进一步确认。

（4）血清学诊断：检测流感病毒特异性 IgM 和 IgG 抗体水平。动态检测的 IgG 抗体水平恢复期比急性期有 4 倍或以上升高有回顾性诊断意义。

第五章 诊 断

（一）需要考虑流感的临床情况

1. 在流感流行时期，出现下列情况之一，需要考虑是否为流感。
（1）发热伴咳嗽和/或咽痛等急性呼吸道症状。
（2）发热伴原有慢性肺部疾病急性加重。
（3）婴幼儿和儿童发热，未伴其他症状和体征。
（4）老年人（年龄≥65 岁）新发生呼吸道症状，或出现原有呼吸道症状加重，伴或未伴发热。
（5）重病患者出现发热或低体温。
2. 在任何时期，出现发热伴咳嗽和/或咽痛等急性呼吸道症状，并且可以追踪到与流感相关的流行病学史，如患者发病前 7 天内曾到有流感暴发的单位或社区；与流感可疑病例共同生活或有密切接触；从有流感流行的国家或地区旅行归来等。

（二）需要安排病原学检查的病例

若有条件，对出现以下情况的病例，可安排病原学检查以求明确诊断。

对于明确诊断与否会对临床处理产生影响的病例，宜积极安排病原学检查。这些病例一般包括：需决定是否应及时启动抗病毒治疗的高危病例；是否确诊对安排其他诊断检查有影响的病例；需决策是否应用抗生素治疗的病例；等待诊断结果来安排相应感染控制措施的病例；进行流行病学采样调查的病例等。

（三）确诊标准

具有临床表现，以下 1 种或 1 种以上的病原学检测结果呈阳性者，可以确诊为流感。
1. 流感病毒核酸检测阳性（可采用 real-time RT-PCR 和 RT-PCR 方法）。
2. 流感病毒快速抗原检测阳性（可采用免疫荧光法和胶体金法），需结合流行病学史作综合判断。
3. 流感病毒分离培养阳性。
4. 急性期和恢复期双份血清的流感病毒特异性 IgG 抗体水平呈 4 倍或 4 倍以上升高。

（四）重症流感判断标准

流感病例出现下列 1 项或 1 项以上情况者为重症流感病例。

1. 神志改变：反应迟钝、嗜睡、躁动、惊厥等。
2. 呼吸困难和/或呼吸频率加快：成人及 5 岁以上儿童 >30 次/min；1 岁~5 岁 >40 次/min；2 月龄 -12 月龄 >50 次/min；新生儿 -2 月龄 >60 次/min。
3. 严重呕吐、腹泻，出现脱水表现。
4. 少尿：成人尿量 <400ml/24h；小儿尿量 <0.8ml/kg/h；或每日尿量婴幼儿 <200ml/m^2，学龄前儿 <300ml/m^2，学龄儿 <400ml/m^2；14 岁以上儿童 <17ml/h；或出现急性肾功能衰竭。
5. 动脉血压 <90/60mmHg。
6. 动脉血氧分压（PaO_2） <60mmHg（1mmHg = 0.133kPa）或氧合指数（PaO_2/FiO_2） <300。
7. 胸片显示双侧或多肺叶浸润影，或入院 48 小时内肺部浸润影扩大 ≥50%。
8. 肌酸激酶（CK）、肌酸激酶同工酶（CK - MB）等酶水平迅速增高。
9. 原有基础疾病明显加重，出现脏器功能不全或衰竭。

第六章　鉴别诊断

（一）普通感冒

流感的临床症状无特殊性，易与普通感冒相混淆。通常，流感的全身症状比普通感冒重；追踪流行病学史有助于鉴别；普通感冒的流感病原学检测阴性，或可找到相应的感染病原证据。

（二）其他类型上呼吸道感染

包括急性咽炎、扁桃体炎、鼻炎和鼻窦炎。感染与症状主要限于相应部位。局部分泌物流感病原学检查阴性。

（三）下呼吸道感染

流感有咳嗽症状或合并气管 - 支气管炎时需与急性气管 - 支气管炎相鉴别；合并肺炎时需要与其他肺炎，包括细菌性肺炎、衣原体肺炎、支原体肺炎、病毒性肺炎、真菌性肺炎、肺结核等相鉴别。根据临床特征可作出初步判断，病原学检查可资确诊。

（四）其他非感染性疾病

流感还应与伴有发热，特别是伴有肺部阴影的非感染性疾病相鉴别，如结缔组织病、肺栓塞、肺部肿瘤等。

第七章 治 疗

（一）基本原则

1. 根据病情严重程度评估确定治疗场所。

（1）住院治疗标准（满足下列标准1条或1条以上）

①妊娠中晚期妇女。

②基础疾病明显加重，如：慢性阻塞性肺疾病、糖尿病、慢性心功能不全、慢性肾功能不全、肝硬化等。

③符合重症流感诊断标准。

④伴有器官功能障碍。

（2）非住院患者居家隔离，保持房间通风。充分休息，多饮水，饮食应当易于消化和富有营养。密切观察病情变化，尤其是老年和儿童患者。

2. 在发病36小时或48小时内尽早开始抗流感病毒药物治疗。虽然有资料表明发病48小时后使用神经氨酸酶抑制剂亦可以有效，但是大多数研究证明早期治疗疗效更为肯定。

3. 避免盲目或不恰当使用抗菌药物。仅在流感继发细菌性肺炎、中耳炎和鼻窦炎等时才有使用抗生素的指征。从1918年西班牙流感直至2009年甲型H1N1流感的研究都表明，流感继发细菌性肺炎最常见病原菌为肺炎链球菌、金黄色葡萄球菌、流感嗜血杆菌等，类似社区获得性肺炎，可以选择阿莫西林、阿莫西林/克拉维酸、二代或三代头孢菌素（头孢曲松、头孢噻肟）或呼吸喹诺酮类。如果所在地区甲氧西林耐药金黄色葡萄球菌（MRSA）分离率高，特别是存在社区相关性甲氧西林耐药金黄色葡萄球菌（CA－MRSA）时，应当使用糖肽类或利奈唑胺；倘若病情不重，根据药敏亦可以选择价格低廉的复方磺胺甲基异噁唑（SMZco）或克林霉素。在2009年甲型H1N1流感，原发性病毒性肺炎较继发细菌性肺炎更常见，应注意二者的鉴别。一般地说，中、后期（≥5日）出现的肺炎，影像学上呈现叶、段分布的局限性或融合性肺部浸润或实变（而非弥漫性间质性病变），临床上持续发热、咳黄脓痰，提示细菌性肺炎，需要使用抗生素，药物选择一如前述。重症流感住院期间（包括应用机械通气期间）发生肺炎，则按医院获得性肺炎（含呼吸机相关肺炎）恰当、合理选用抗生素。

4. 合理使用对症治疗药物。与普通感冒不同，目前已有特异性抗流感病毒药物。流感患者只要早期应用抗病毒药物，大多不再需要对症治疗（解热镇痛、缓解鼻黏膜充血、抗过敏、止咳等药物）。如果使用，应提高针对性，不一定都用复方制剂。儿童忌用阿司匹林或含阿司匹林药物以及其他水杨酸制剂，因为此类药物与流感的肝脏和神经系统并发症即Reye综合征相关，偶可致死。

（二）抗流感病毒药物治疗

1. 应用指征

（1）推荐使用

①凡实验室病原学确认或高度怀疑流感、且有发生并发症高危因素的成人和儿童患

者，不论基础疾病、流感疫苗免疫状态以及流感病情严重程度，都应当在发病48小时内给予治疗。

②实验室确认或高度怀疑流感以及需要住院的成人和儿童患者，不论基础疾病、流感疫苗免疫状态，如果发病48小时后标本流感病毒检测阳性，亦推荐应用抗病毒药物治疗。

（2）考虑使用

①临床怀疑流感存在并发症高危因素、发病>48小时病情没有改善和48小时后标本检测阳性的成人和儿童流感门诊患者。

②临床高度怀疑或实验室确认流感、没有并发症危险因素、发病<48小时就诊，但希望缩短病程并进而减低可能出现并发症的危险性，或者与流感高危并发症患者有密切接触史的门诊患者，可以考虑使用抗病毒药物治疗。其中症状显著且持续>48小时的患者也可以从抗病毒治疗获益，但其安全性和疗效尚无前瞻性研究评价。

2. 药物

（1）神经氨酸酶抑制剂：作用机制是阻止病毒由被感染细胞释放和入侵邻近细胞，减少病毒在体内的复制，对甲、乙型流感均具活性。在我国上市的有两个品种，即奥司他韦（Oseltamivir）和扎那米韦（Zanamivir），最近在日本等部分国家被批准静脉使用的帕那米韦（Peramivir）和那尼纳米韦（Laninamivir），目前在我国还没有上市。大量临床研究显示，神经氨酸酶抑制剂治疗能有效缓解流感患者的症状，缩短病程和住院时间，减少并发症，节省医疗费用，并有可能降低某些人群的病死率，特别是在发病48小时内早期使用。奥司他韦为口服剂型，批准用于>1岁儿童和成人，<1岁儿童其安全性和有效性缺少足够资料；不良反应包括胃肠道症状、咳嗽和支气管炎、头晕和疲劳以及神经系统症状（头痛、失眠、眩晕），曾报道有抽搐和神经精神障碍，主要见于儿童和青少年，但不能确定与药物的因果关系。此外，偶有皮疹、过敏反应和肝胆系统异常。扎那米韦为粉雾吸入剂型，用于>5岁（英国）或7岁（美国）儿童和成人，对照研究证明它与奥司他韦疗效没有差别。偶可引起支气管痉挛和过敏反应，对有哮喘等基础疾病的患者要慎重，其他不良反应较少。

（2）M2离子通道阻滞剂：阻断流感病毒M2蛋白的离子通道，从而抑制病毒复制，但仅对甲型流感病毒有抑制作用。包括金刚烷胺（Amantadine）和金刚乙胺（Rimantadine）两个品种，神经系统不良反应有神经质、焦虑、注意力不集中和轻度头痛等，多见于金刚烷胺；胃肠道反应有恶心、呕吐，大多比较轻微，停药后可迅速消失。

（3）儿童用药剂量与成人不同，疗程相同。在紧急情况下，对于大于3个月婴儿可以使用奥司他韦。即使时间超过48小时，也应进行抗病毒治疗。

3. 关于耐药、临床用药选择和用法

抗流感病毒药物治疗是流感治疗最基本和最重要的环节。但流感病毒很容易产生耐药毒株，备受关注。甲型流感病毒对M2离子通道阻滞剂早有耐药，目前我国和全球的监测资料均表明，几乎100%的季节性甲型流感病毒（H1N1、H3N2）和2009年甲型H1N1流感病毒对烷胺类药物耐药；曾有报道超过80%的季节性甲型流感病毒（H1N1）对奥司他韦耐药，但对扎那米韦仍然敏感；季节性甲型流感病毒（H3N2）、2009年甲型 H1N1 流感病毒对奥司他韦和扎那米韦仍然敏感；H5N1 禽流感病毒对这两类药物的耐药比例较低。但是流感病毒容易产生变异而导致对抗病毒药物产生耐药。季节性甲型流感病毒（H1N1）对奥司他韦和金刚烷胺双重耐药的比例在近几年有所上升，耐药株可经人与人之间传播。因此，医师在临床用药应尽量参考当地流行的病毒类型、亚型以及耐药监测资料。由于病毒亚型鉴定和耐药监测尚不普及，耐药对临床疗效的影响缺少评估，因此在耐药数据不清楚的情况下，甲型流感病毒可选用扎那米韦、奥司他韦、金刚乙胺和金刚烷胺；乙型流感病毒可选用奥司他韦或扎那米韦。

（三）重症病例的治疗

治疗原则：积极治疗原发病，防治并发症，并进行有效的器官功能支持。

1. 呼吸支持

重症肺炎是流行性感冒最常见严重并发症，可以导致死亡。大约有 30% 的死亡病例中可见继发性细菌性感染。常见的死亡原因有：呼吸衰竭、难治性休克和多器官功能衰竭。

（1）氧疗：低氧血症的患者，应及时提供氧疗，保证脉搏氧饱和度（SpO_2）＞90%（如能维持在 93% 以上更为安全）。在一些特殊情况下，比如孕妇，SpO_2 维持在 92% ~95% 以上。在高原地区的人群，诊断低氧的标准不同，SpO_2 的水平应相应调整。

动态观察患者的情况。若氧疗后患者氧合未得到预期改善，呼吸困难加重或肺部病变进展迅速，应及时评估并决定是否实施机械通气，包括无创通气或有创通气。

（2）机械通气：重症流感病情进展迅速。从患者出现首发症状到住院的时间为 2~7 天，10%~30% 住院患者在住院当天或者住院 1~2 天内即转到重症监护室（ICU）治疗。在这些重症患者中，肺部是最常受累的脏器之一，表现为迅速发展的重症肺炎，出现急性肺损伤（ALI）或者进展为急性呼吸窘迫综合征（acute respiratory distress syndrome，ARDS）。在需要行机械通气的重症流感患者，可参照 ARDS 患者通气的相关指南建议进行。

①无创正压通气

严重的呼吸衰竭，特别是急性肺损伤（ALI）/急性呼吸窘迫综合征（ARDS）患者中是否首选无创正压通气（non invasive ventilation，NIV）目前尚缺乏循证医学的证据。在 COPD 急性加重期、急性心源性肺水肿和免疫抑制的患者，NIV 早期应用可以减少气管插管和改善患者预后。

对于 NIV 在 2009 年甲型 H1N1 流感呼吸衰竭病例中的应用，国内已有多个医疗机构进行了初步探讨，取得了良好的效果和初步的认可。建议在早期重症患者中，若应用面罩吸氧（流量 >5L/min），SpO_2 ≤93% 或动脉血氧分压（PaO_2）≤65mmHg，氧合指数 [PaO_2/吸入氧浓度（FiO_2）]＜300mmHg，呼吸频率 >30 次/min 或自觉呼吸窘迫，建议早期选择无创通气支持。慢性阻塞性肺病（COPD）急性加重期、急性心源性肺水肿和免疫抑制的患者，若被诊断为流感和出现呼吸衰竭，应尽早试行无创正压通气。无创通气的过程建议选择全面罩。在进行无创通气期间，应严密监测，一旦发现患者不能从无创通气中获益，并且可能因为延迟有创通气而带来不良后果时，应尽早改用有创通气。通常建议若经过 2~4 小时的规范无创通气后，患者病情仍恶化，如吸氧浓度达 $FiO_2 \geq 60\%$，而 PaO_2 仍然不能改善，氧合指数（PaO_2/FiO_2）≤200mmHg 或进行性下降，呼吸窘迫不能缓解，应及时改用有创通气。

②有创机械通气

a. 适应证：如呼吸窘迫、低氧血症、常规氧疗和无创通气失败等具体标准。

b. 有创机械通气的设定。

重症流感患者引起的 ALI/ARDS，可按照 ARDS 相关指南进行机械通气，通常应采用肺保护性通气策略：

Ⅰ. 使用容量或压力控制模式，用小潮气量进行通气，潮气量≤6ml/kg（实际体重）。

Ⅱ. 初始治疗适当使用较高浓度的吸入氧，尽快缓解患者的缺氧状态，根据脉搏/氧饱和度情况逐步降低氧浓度。

Ⅲ. 呼气末正压通气（PEEP）：常设置的范围 5~12cmH$_2$O，一般≤15cmH$_2$O，个别严重氧合障碍的患者可以>20cmH$_2$O。也可以根据 P-V 曲线和血流动力学情况进行调节；或根据 ARDS 协作网（ARDSnet）提供的 FiO_2 与 PEEP 的匹配表进行。

Ⅳ. 控制平台压≤30cmH$_2$O。

Ⅴ. 对于难治性低氧患者，可考虑肺复张和俯卧位通气。

c. 有创机械通气过程应注意的问题

Ⅰ. 密切监测通气过程中的生命体征与参数变化，防止出现气压伤或气胸。

Ⅱ. 充分镇静，以利于减少呼吸机相关性肺损伤。

Ⅲ. 初始治疗从较高浓度氧开始，视病情逐渐降低吸氧分数。

Ⅳ. 减少不必要的气道吸引，以免影响 PEEP 水平。

Ⅴ. 防止呼吸机相关性肺炎的发生。

Ⅵ. 需高度重视液体管理，目前有关 ARDS 的治疗证据提示如无伴有循环动力学的不稳定，采用适当的保守液体管理有利于患者病情的控制。同时，在重症的流感患者，也应注意避免低容量的发生，保证血流动力学稳定。

③体外膜肺（extracorporeal membrane oxygenation，ECMO）

ECMO 在成人 ARDS 的应用争议较大。因流感病毒肺炎引起的重症 ARDS，当有创机械通气支持不能改善氧合的情况下，ECMO 可作为挽救和维持生命的呼吸支持措施，尤其在急性呼吸衰竭的因素能得到纠正的病例中，ECMO 替代治疗的应用价值更大。在 2009 新甲型 H1N1 流感病毒流行期间，国内外都有使用 ECMO 成功救治严重氧和功能障碍的危重患者的报道。

2. 循环支持

难治性休克属于流感患者最常见的死因之一。流感患者的休克多见于感染性休克，但也可见于心源性休克。流感病毒对心脏的直接损害比较少见，但有报道流感病毒导致心肌炎和心包炎；同时，流感病毒启动促炎因子释放，间接对心脏造成损害，使原有的心脏基础疾病加重。在重症流感病例，直接和间接的因素均可导致心源性休克。

(1) 感染性休克治疗

①重视早期液体复苏

一旦临床诊断感染或感染性休克，应尽快积极液体复苏，6小时内达到复苏目标：

a. 中心静脉压（CVP）8~12mmHg。

b. 平均动脉压>65mmHg。

c. 尿量>0.5ml/kg/h。

d. 中心静脉血氧饱和度（ScvO$_2$）或静脉血氧饱和度（SvO$_2$）>70%。若液体复苏后CVP达8~12mmHg，而SvO$_2$或ScvO$_2$仍未达到70%，需输注浓缩红细胞使血细胞比容达到30%以上，或输注多巴酚丁胺以达到复苏目标。

②血管活性药物、正性肌力药物。

去甲肾上腺素及多巴胺均可作为感染性休克治疗首选的血管活性药物。小剂量多巴胺未被证明具有肾脏保护及改善内脏灌注的作用。多巴酚丁胺一般用于感染性休克治疗中经过充分液体复苏后心脏功能仍未见改善的患者。

③对于依赖血管活性药物的感染性休克患者，可应用小剂量糖皮质激素。

④ARDS并休克时，一是要积极地抗休克治疗，二是要高度重视液体管理，在保证循环动力学稳定情况下，适当负平衡对患者有利。

(2) 心源性休克治疗

遵循ABC原则，补充血容量，血管活性药物应用，正性肌力药物应用，机械性辅助循环支持，如主动脉内球囊反搏。

3. 肾脏支持

流感重症患者中，肾脏也是常受累的器官，表现为急性肾功能衰竭，多为肾前性和肾性因素引起。急性肾功能衰竭让患者的死亡率增加10%~60%。

合并急性肾功能衰竭的ARDS患者可采用持续的静脉-静脉血液滤过或间断血液透析治疗。肾脏替代治疗有助于合并急性肾功能不全的ARDS患者的液体管理。对血流动力学不稳定患者，持续肾脏替代治疗可能更有利。

4. 糖皮质激素治疗

糖皮质激素治疗重症流感患者，目前尚无循证医学依据。对感染性休克需要血管加压药治疗的患者可以考虑使用小剂量激素。在流感病毒感染的患者，全身大剂量的激素会带来严重的副作用，如继发感染和增加病毒的复制。因此，仅在动力学不稳定时使用，一般的剂量为氢化考的松200~300mg/d，甲基泼尼松龙80~120mg/d。儿童剂量：氢化可的松5~10mg/kg·d静滴；甲基泼尼松龙1~2mg/kg·日静滴。

5. 其他支持治疗

流感病毒除了累及肺、心和肾，还可能累及全身其他脏器系统，如脑膜和神经肌肉等。此外，炎症反应可导致多器官功能障碍综合征（MODS），也是患者死亡的主要原因。出现其他脏器功能损害时，给予相应支持治疗。在重症流感病例，要重视营养支持，注意预防和治疗胃肠功能衰竭。纠正内环境紊乱，尤其是电解质的紊乱及代谢性酸中毒。

（四）中医治疗

1. 轻症

（1）风热犯卫

①主症：发病初期，发热或未发热，咽红不适，轻咳少痰，微汗。

②舌脉：舌质红，苔薄或薄腻，脉浮数。

③治法：疏风清热。

基本方药：金银花、连翘、桑叶、菊花、炒杏仁、浙贝母、荆芥、牛蒡子、芦根、薄荷（后下）、生甘草。

煎服法：水煎服，每剂水煎400ml，每次口服200ml，1日2次，必要时可日服2剂，200ml，6小时1次口服。

加减：苔厚腻加藿香、佩兰；腹泻加黄连、木香。

常用中成药：疏风解毒胶囊、银翘解毒类、双黄连类口服制剂等。

（2）风寒束表

①主症：发病初期，恶寒，发热或未发热，身痛头痛，鼻流清涕，无汗。

②舌脉：舌质淡红，苔薄而润。

③治法：辛温解表。

基本方药：炙麻黄、炒杏仁、桂枝、葛根、炙甘草、羌活、紫苏叶。

煎服法：水煎服，每剂水煎400ml，每次口服200ml，1日2次，必要时可日服2剂，200ml，6小时1次口服。

常用中成药：九味羌活颗粒、散寒解热口服液。

（3）热毒袭肺

①主症：高热，咳嗽，痰黏咯痰不爽，口渴喜饮，咽痛，目赤。

②舌脉：舌质红，苔黄或腻，脉滑数。

③治法：清肺解毒。

基本方药：炙麻黄、杏仁、生石膏（先煎）、知母、芦根、牛蒡子、浙贝母、金银花、青蒿、薄荷、瓜蒌、生甘草。

煎服法：水煎服，每剂水煎400ml，每次口服200ml，1日2次，必要时可日服2剂，200ml，6小时1次口服。

加减：便秘加生大黄。

常用中成药：连花清瘟胶囊、莲花清热泡腾片、小儿豉翘清热颗粒等。

注意：以上方药、用量供参考使用，儿童用量酌减，有并发症、慢性基础病史的患者，随证施治。

2. 危重症

（1）热毒壅肺

①主症：高热，咳嗽咯痰，气短喘促；或心悸，躁扰不安，口唇紫暗，舌暗红，苔黄腻或灰腻，脉滑数。

②治法：清热泻肺，解毒散瘀。

基本方药：炙麻黄、生石膏、炒杏仁、知母、全瓜蒌、黄芩、浙贝母、生大黄、桑白皮、丹参、马鞭草。

煎服法：水煎400ml，每次200ml，口服，日4次，病情重不能口服者可进行结肠滴注，用量和次数同上。

加减：持续高热，神昏谵语者加服安宫牛黄丸；抽搐者加羚羊角、僵蚕、广地龙等；腹胀便结者加枳实、玄明粉。

（2）正虚邪陷

①主症：呼吸急促或微弱，或辅助通气，神志淡漠甚至昏蒙，面色苍白或潮红，冷汗自出或皮肤干燥，四肢不温或逆冷，口燥咽干，舌暗淡，苔白，或舌红绛少津，脉微细数，或脉微弱。

②治法：扶正固脱。

基本方药：偏于气虚阳脱者选用人参、制附子、干姜、炙甘草、山茱萸等；偏于气虚阴脱者可选用红人参、麦冬、五味子、山茱萸、生地黄、炙甘草等。

煎服法：水煎400ml，每次200ml，口服，日4次，病情重不能口服者可进行结肠滴注，用量和次数同上。

加减：若仍有高热者加用安宫牛黄丸。

第八章 预 防

季节性流感在人与人间传播能力很强，与有限的有效治疗措施相比，积极防控更为重要。

（一）加强个人卫生知识宣传教育

1. 保持室内空气流通，流行高峰期避免去人群聚集场所。
2. 咳嗽、打喷嚏时应使用纸巾等，避免飞沫传播。
3. 经常彻底洗手，避免脏手接触口、眼、鼻。
4. 流行期间如出现流感样症状及时就医，并减少接触他人，尽量居家休息。

（二）机构内暴发流行的防控

当流感已在社区流行时，同一机构内如在72小时内有两人或两人以上出现流感样症状就应警惕，积极进行病原学检测。一旦确诊应要求患者入院治疗或居家休养，搞好个人卫生，尽量避免、减少与他人接触。当确认为机构内暴发后，应按《传染病防治法》及《突发公共卫生应急条例》的有关规定来执行。医院内感染暴发时，有关隔离防护等措施应参照相关技术指南的规定来执行。

（三）接种流感疫苗

接种流感疫苗是其他方法不可替代的最有效预防流感及其并发症的手段。疫苗需每年接种方能获有效保护，疫苗毒株的更换由WHO根据全球监测结果来决定。我国有关疫苗接种的技术指导意见参见中国疾病预防控制中心网站信息（www.chinacdc.cn）。

1. 优先接种人群

（1）患流感后发生并发症风险较高的人群

①6~59月龄婴幼儿。

②≥60岁老人。

③患慢性呼吸道病、心血管病、肾病、肝病、血液病、代谢性疾病等的成人和儿童。

④患有免疫抑制疾病或免疫功能低下的成人和儿童。

⑤生活不能自理者和因神经系统疾患等自主排痰困难，有上呼吸道分泌物等误吸风险者。

⑥长期居住疗养院等慢性疾病护理机构者。

⑦妊娠期妇女及计划在流感季节怀孕的妇女。

⑧18岁以下青少年长期接受阿司匹林治疗者。

（2）有较大机会将流感病毒传播给高危人群的人员

①医疗卫生保健工作人员。

②敬老院、疗养院等慢性疾病护理机构工作人员。

③患流感后并发症风险较高人群的家庭成员和看护人员。

2. 禁忌者

（1）对卵蛋白或任何疫苗过敏者。

（2）中、重度急性发热者。

（3）曾患格林巴利综合征者。

（4）医师认为其他不能接种流感疫苗者。

3. 接种方法和时机

（1）从未接种过流感疫苗、或前一年仅接种1剂的6月龄~9岁儿童应接种2剂，间隔4周；以后每年在流感高发季节前接种1剂。其他人群每年1剂。

（2）接种途径为肌肉或深度皮下注射，建议婴幼儿选择大腿外侧肌肉注射。

（3）我国大多数地区应在每年10月前开始接种。

（四）抗病毒药物预防

药物预防不能代替疫苗接种，只能作为没有接种疫苗或接种疫苗后尚未获得免疫能力的高合并症风险人群的紧急临时预防措施。应选择对流行毒株敏感的抗病毒药物作为预防药物，疗程应由医师决定，一般1~2周。对于那些虽已接种疫苗但因各种原因导致免疫抑制，预计难于获得有效免疫效果者，是否要追加抗病毒药物预防及投药时机、疗程、剂量等也应由医师来做出判断。

（五）中医预防

与流感患者有明确接触者：

1. 儿童、青壮年，身体强壮者可用下方：金银花6g、大青叶6g、薄荷3g、生甘草3g，水煎服，每日一剂，连服5天。

2. 老年体弱者可用下方：党参6g、苏叶6g、荆芥6g，水煎服，每日一付，连服5天。

流行性脑脊髓膜炎

流行性脑脊髓膜炎是由脑膜炎双球菌引起的化脓性脑膜炎（简称流脑）。致病菌由鼻咽部侵入血循环，形成败血症，最后局限于脑膜及脑脊髓膜，形成化脓性脑脊髓膜病变。主要临床表现有发热、头痛、呕吐、皮肤瘀点及颈项强直等脑膜刺激征。脑脊液（CSF）呈化脓性改变。

一、病原学

脑膜炎双球菌属奈瑟菌属，革兰染色阴性，呈卵圆形，常成对排列，直径为 $0.6 \sim 0.8 \mu m$。该菌仅存在于人体，可从带菌者鼻咽部及患者皮肤瘀点、血液和 CSF 中检出。CSF 中的细菌多见于中性粒细胞内，仅少数在细胞外。普通培养基上不易生长，通常采用血液琼脂或巧克力琼脂培养基，在 5%～10% 二氧化碳环境下生长更好。本菌对寒冷、干燥及日光极为敏感，如在室温下 3 小时，紫外线照射 15 分钟，加热 55℃5 分钟均可被破坏。于体外甚易自溶，故采取标本后应立即送检。对一般消毒剂如氯胺、来苏、石炭酸等即使浓度很低，在 1 分钟内也可杀死。

脑膜炎双球菌的细胞壁复合物由荚膜多糖、蛋白质、酯多糖、类酯质等 4 种成分组成。据据荚多糖免疫特异性的不同，采用血清凝集试验将其分为 A、B、C、X、Y、Z、W135、29E（Z）、H、I、K 和 L 等 12 个血清群。根据外膜蛋白的不同，目前至少可分为 20 个血清型。依其酯多糖的差异又可分为 11 个免疫型。国外感染多由 B 和 C 群引起，根据我国资料，引起发病和流行者仍以 A 群为主，分离到的致病菌中，A 群占 97.3%，B 群占 1.93%，C 群仅占 0.39%。

二、流行病学

（一）传染源

人为本病唯一的传染源。

（二）传播途径

致病菌借飞沫直接传播。

（三）易感人群

世界各地均有流行，我国各地亦有本病发生，呈流行或散发。发病年龄大城市以 6 个月至 2 岁为最多；中小城市则以 2～4 岁或 5～9 岁为最多。

(四)潜伏期和传染期

以冬春季为高峰。潜伏期1~7天,一般2~3天。

三、发病机制

(一)西医发病机制

病原体自鼻咽部侵入人体,如人体免疫力强,则可迅速将其杀灭,或成为带菌状态;若体内缺乏特异性杀菌抗体,或细菌毒力较强时,则病原菌可从鼻咽部黏膜进入血液,发展为败血症,继而累及脑脊髓膜,形成化脓性脑脊髓膜炎。

在败血症期,细菌常侵袭皮肤血管内壁引起栓塞、坏死、出血及细胞浸润,从而出现瘀点瘀斑。由于血栓形成,血小板减少及内毒素作用,内脏有不同程度的出血。

(二)中医病因病机

本病外因主要为感受温疫邪毒,若人体正气不足,不能抗御温邪,即可发病。小儿脏腑娇嫩,气血未充,更易传染。

温热疫病之邪侵入人体,多从口鼻而入,故称"温邪上受,首先犯肺",致卫气郁阻,皮毛开合不利,肺失宣降,出现发热、恶寒、咳嗽等肺卫症状,邪犯太阳经脉,则出现颈项强直。但本病卫分症状极短且不显,迅速传入气分,临床多见卫气同病。如发病即见高热、烦渴、有汗不解,多属于伏寒化热的伏气温病。卫气分邪热不解,热邪化火,入于营分、血分,出现气营同病,营血同病。气营有热,心神被扰则壮热、神昏谵语、咽燥口渴。热邪化火犯胃,火性上炎,则头痛、呕吐频频,甚则呈喷射性呕吐。邪入营血,热毒炽盛,里气壅闭,毒气不得外透,而出现发斑,或吐血、便血。本病热象偏重,极易化火化燥伤阴,病初即见肺胃津伤的口渴、唇燥、颈强。病的末期往往消灼肝肾之阴,出现抽搐、瘛疭、惊厥甚至角弓反张。

重症流脑多起病急骤,热毒直迫营血,迅速"逆传心包",出现神昏谵语,惊厥抽搐,或全身瘀斑迅速扩大及出血等。因邪热疫毒炽盛,病情进展急剧,邪毒蒙闭清窍,阳气不过四末,出现壮热、剧烈头痛、频繁抽搐、四肢厥冷、胸腹灼热、面赤气粗、牙关紧闭等热甚厥深的窍闭证。或正气不足,邪毒内陷致阳气暴脱,出现面色青灰、大汗出、血压下降、呼吸衰微、肢冷、脉厥,甚至气不摄血而致全身瘀斑迅速增多或出血、衄血。

四、病理改变

重症流脑败血症的皮肤和内脏血管有内皮细胞坏死和脱落,血管腔内有血栓形成。皮肤、心、肺、胃肠道和肾上腺均有广泛出血。心肌炎和肺水肿亦颇为常见。脑膜炎期的病变以软脑膜为主,早期有充血,少量浆液性渗出及局灶性小出血点,后期则有大量纤维蛋白、中性粒细胞及细菌出现。病变累及大脑半球及颅底。颅底部由于脓性粘连压迫及化脓性改变的直接侵袭,可引起视神经、外展神经、面神经、听神经等颅神经短暂性、甚或永久性损害。此外，炎症可沿着血管侵入脑组织，引起充血、水肿、局灶性中性粒细胞浸润及出血。

五、临床表现

（一）症状和体征

1. 普通型

占全部病人的90%左右，按其发展过程可分为上呼吸道感染期、败血症期及脑膜炎期三个阶段。

（1）上呼吸道感染期：大多数病人无症状，部分病人有咽喉肿痛、鼻咽部黏膜充血及分泌物增多，鼻咽拭子培养可发现病原菌。

（2）败血症期：患者突然发热、畏寒、寒战，伴头痛、食欲减退及神志淡漠等中毒症状。幼儿常有啼哭吵闹、烦躁不安、皮肤感觉过敏及惊厥等。少数病人有关节痛和关节炎。70%病人有皮肤黏膜瘀点或瘀斑，见于全身皮肤黏膜，大小约1~2mm至1cm。病情严重者的瘀点、瘀斑可迅速扩大，其中央因血栓形成而发生皮肤大片坏死，约10%病人口唇周围等处可见单纯疱疹，多发生于病后2日左右。少数病人有脾肿大。多数病人于1~2日内发展为脑膜炎。

（3）脑膜炎期：病人高热及毒血症持续，全身仍有瘀点、瘀斑，但CNS症状加重。因颅内压增高病人出现头痛欲裂、呕吐频繁、血压增高而脉搏减慢，常有皮肤过敏、怕光、狂躁及惊厥。1~2日后病人进入谵妄昏迷状态，可出现呼吸或循环衰竭。

2. 重症型

少数病人起病急骤、病情凶险，若不及时抢救，常于12~48小时内死亡。死亡的直接原因为DIC、中枢性呼吸衰竭、脑疝和多脏器功能衰竭。

（1）重症流脑败血症（又名暴发败血症型）

多见于儿童，但近年成人病例有所增加。以高热、头痛、呕吐开始，中毒症状严重，精神极度萎靡，可有轻重不等的意识障碍，时有惊厥。常于12小时内出现遍及全身的瘀点、瘀斑，且迅速扩大融合成片伴皮下坏死。继之出现面色苍白、皮肤发花、四肢厥冷、唇及指端发绀、脉搏细数、血压迅速下降或测不出、脉压缩小等外周循环衰竭表现，或伴有呼吸急促、尿量减少或无尿，甚则昏迷。脑膜刺激征大多缺如，CSF大多澄清，仅细胞数轻度升高。血及瘀斑培养多为阳性，实验室检查可证实有DIC存在。

（2）重症流脑脑膜脑炎（又名暴发脑膜脑炎型）

起病急骤，突然高热，剧烈头痛，烦燥不安，喷射性呕吐，面色苍白或发绀，频繁抽搐，继之转入昏睡，可昏迷。

肌张力增高或全身强直，甚则角弓反张。脑膜刺激征及病理反射阳性，眼底可见视乳头水肿。

呼吸衰竭出现前可有下列预兆：①面色苍白、呕吐频繁、头痛剧烈、烦躁不安。②突然发生昏迷，惊厥不止、肌张力持续增高。③瞳孔大小不等、明显缩小或扩大、边缘不整齐、对光反应迟钝或消失、眼球固定。④呼吸节律改变。⑤血压上升。

(3) 重症流脑混合型

起病急骤，有暴发性紫癜及外周循环衰竭症状，同时伴有反复惊厥、肌张力增高、昏迷等颅压增高症状。

3. 慢性败血症

病程大约持续 10 周~6 个月。患者常有间歇热、反复出现瘀斑及脉管炎性皮疹、膝腕关节疼痛及脾肿大等。诊断主要依据发热期血培养，常需多次检查才可获阳性。瘀点涂片阳性率不高。病程中有时可发展为化脓性脑膜炎或心内膜炎而使病情急剧恶化。

(二) 并发症

病程中可并发支气管肺炎、肺水肿、肺梗塞、呼吸窘迫综合征、眼结膜炎、中耳炎、副鼻窦炎、面神经麻痹、视神经炎、心内膜炎、心肌炎、心包炎、睾丸炎、化脓性关节炎、急性肾功能衰竭、脑脓肿、皮肤坏死等。

六、诊断标准

(一) 西医诊断标准

1. 普通型

(1) 急性起病、发热、头痛、烦躁，伴上呼吸道感染的症状，大多数病人皮肤有出血点，散在分布于躯干、四肢，初为红色斑丘疹，迅速转变为大小不等、边缘不整、暗红色的出血点，也可出现于眼结膜及口腔黏膜。

(2) 具有脑膜炎的症状体征时，尚可出现剧烈头痛、喷射性呕吐、精神萎靡、嗜睡、烦躁、谵妄，儿童可有惊厥，并出现颈部抵抗（5 岁以下儿童可不明显），克氏征及布氏征阳性。

(3) 在整个病程中，呼吸、脉搏、血压均正常，神志清楚。

2. 暴发型

(1) 休克型（循环衰竭型）：休克多在发病后 24 小时左右发生，病情进展多迅速。①严重的感染中毒症状：表现为高热（有时体温不高或低于正常），精神极度萎靡，可有程度不同的意识障碍，有时有惊厥。②迅速增长的皮肤出血点或瘀斑，可融合成片，甚至坏死。③循环衰竭的症状：早期为面色苍白，四肢发凉，唇周或指、趾轻度发绀（并非因脱水或寒冷所致），血压轻度下降或明显波动，脉搏增快但尚有力，尿量略少，眼底动脉轻度痉挛。晚期为面色苍灰，肢端厥冷或湿冷（接近膝、肘关节），皮肤发花，唇、唇周及指、趾明显紫绀，脉搏细速，心音低钝或可出现奔马律，血压明显下降或测不出，脉压差小（≤20mmHg），尿量明显减少或无尿，眼底动脉明显痉挛。④可并发休克肺、急性心力衰竭或肾功能衰竭。

(2) 脑膜脑炎型：常于病后 1~2 日内出现下述表现：①明显的感染中毒症状：表现为高热，面色苍白，表情呆滞，眼神凝视；②有脑膜刺激征，多有皮肤、黏膜出血点，虽经抗菌药物治疗后，意识障碍进行性加重，深昏迷时脑膜刺激征可消失；③颅内压增高的表现：脑水肿所致的颅内压增高的症状与体征。亦有早期（轻症）及晚期

(重症)的不同发展阶段,主要包括以下表现:剧烈而难忍的头痛,躁动或狂躁,可有多次喷射性呕吐,面色迅速呈苍灰色;意识障碍急剧加深,呈浅昏迷或深昏迷,可有频繁或持续的惊厥;肌张力增强,初呈阵发性或持续性的肢体强直,上肢多内旋,下肢呈伸性强直,直至角弓反张,发生脑病时,肌张力反而降低,全身肌肉松弛;血压明显增高,脉压差可增大,成人患者的脉搏及呼吸早期可增快,晚期减慢,儿童则不明显;瞳孔早期忽大忽小,边缘不整,发展为两侧大小不等(小脑幕切迹疝时)或两侧扩大(枕骨大孔疝时),对光反射迟钝或消失,眼神凝视,固定(多向下呈落日状,偶见向上),可见眼球震颤,眼睑下垂,眼底动脉痉挛,静脉迂曲,常见视乳头明显水肿或消失。

(3) 混合型:兼有上述两型表现者。

(二) 辅助检查

1. 血象:末梢血白细胞计数多在 1~2 万以上,中性多核白细胞多占 80% 以上。

2. 脑脊液检查:早期外观多清亮,约 12~24 小时左右变混浊或脓样,白细胞计数在 5000 以上,甚至超过 1 万,以中性多核白细胞为主,蛋白量增高,糖量降低(静脉点滴输入葡萄糖时,脑脊液中糖量低于当时血糖量的 40%)。涂片检查可见革兰氏阴性双球菌,细菌培养可分离出脑膜炎双球菌。注意及时检查(涂片及作培养),以免细菌自溶,经过不规则抗菌药物治疗的患者,脑脊液检查结果常不典型,涂片及培养常阴性。

3. 皮肤出血点涂片检查:选中等大小、色较鲜红的皮肤出血点,经用酒精消毒干燥,再用消毒盐水擦洗后,以消毒针头轻轻刺破出血点,取少量血液及组织液作涂片,在空气中干燥后染色寻找革兰氏阴性双球菌。如做出血点细菌培养,则有病原学诊断意义。

4. 血液细菌培养。

5. 有条件时,可选用免疫血清学检查来协助及提高诊断,包括对流免疫电泳、间接血凝、血凝抑制、反向血凝、乳胶凝集、炭末凝集及免疫荧光抗体等方法。

(三) 中医辨证诊断

1. 肺卫型

主症:发热,微恶寒,头痛,鼻塞流涕,咽喉肿痛,苔薄白,脉浮数。瘟邪上受,致卫气郁阻,皮毛开合不利,出现发热、恶寒、鼻塞流涕。

2. 卫气型

主症:发热,恶寒或寒战,无汗或有汗,全身疼痛,头痛项强,恶心,呕吐,口微渴,或见咳嗽,嗜睡,或烦躁不安,皮下斑疹隐隐。舌质略红或正常,苔白或微黄,脉浮数或弦数。瘟邪内蕴,或瘟疫之气由口鼻而入,由表入里,邪犯肺胃,卫气同病。

3. 气营型

主症:高热以夜间为甚,咽燥口渴,心烦躁扰不宁,时有谵语,头痛如裂,呕吐,频繁抽搐,肢体厥逆。疫毒传里,盛于气营之间,气分热炽,则壮热烦渴;火毒上冲,在头则头痛如裂,在胃则呕吐如喷;热盛则肢体强直,频繁抽搐,肢体厥逆;热陷营分,则神昏谵语。

4. 营血型

主症:头痛呕吐,身灼热,躁扰不安,昏狂谵妄,斑疹紫黑或吐衄便血,舌深绛,脉数。热在营血,热蒸而阴伤,壮热不已则身灼热;血热妄行则出血严重;营血为心肝所主,病在极期,厥阴受邪,热闭心包则昏狂谵语;舌脉的变化,皆为热陷营血之证。

5. 窍闭型

主症:身热肢厥,神昏谵语,或嗜睡昏蒙、舌蹇。邪毒内陷,闭阻心包,则身热肢厥,神昏谵语。

6. 厥脱型

主症:面色苍白,发绀,四肢厥逆,出冷汗,神情淡漠或烦躁,甚至不省人事,脉微细数欲绝或乱,肢体强直,呼吸短促。邪毒内陷,气脱于外,则出冷汗,面色苍白,四肢厥逆,脉细欲绝,呼吸短促。

(四)鉴别诊断

1. **其他化脓性脑膜炎**:肺炎球菌脑膜炎多继发于肺炎、中耳炎基础上;葡萄球菌脑膜炎大多发生在葡萄球菌败血症过程中;革兰阴性杆菌脑膜炎大多发生于颅脑手术后;流感脑膜炎多发生于婴幼儿;大肠杆菌脑膜炎多发生于新生儿;绿脓杆菌脑膜炎常继发于腰穿、麻醉、造影或手术后。CSF 和血培养出病原菌即可明确诊断。

2. **流行性乙型脑炎**:发病季节多在 7~9 月,脑实质损害严重,昏迷、惊厥多见,皮肤一般无瘀点、CSF 多澄清,细胞数大多在 $0.5 \times 10^9/L$ 以下,糖及蛋白定量正常或稍偏高,氯化物正常。血清和 CSF 特异性 IgM 检测可作早期诊断。

3. **中毒性菌痢**:发病季节在夏秋季,主要见于儿童。起病急骤,有高热、惊厥、嗜睡、昏迷,迅速发生休克和呼吸衰竭。肠道症状轻,甚至无腹泻。无瘀点和疱疹,多无脑膜刺激征,CSF 检查正常。冷盐水灌肠排出物可见黏液,镜检有成堆脓细胞和红细胞,培养有痢疾杆菌生长。

4. **虚性脑膜炎**:败血症、伤寒、大叶性肺炎、恶性疟疾等急性感染病人有毒血症时,可出现脑膜刺激征,但 CSF 除压力稍高外,余均正常。

七、临床处理及治疗

(一)西医治疗

1. 普通型流脑的治疗

(1)抗菌治疗

①磺胺类药:SMZ–TMP(SMZ0.4g,TMP0.08g)每次 3 片,每日 2 次;儿童每日按 SMZ50~80mg/kg,分 2 次口服或肌注或静注。复方磺胺嘧啶(SD0.4g,TMP0.08g)每次 4 片或 4 支,每日 2 次;儿童按每日 SD75~100mg/kg 计算,分 2 次口服或肌注或静注。疗程 5 日。可同时给予等量碳酸氢钠,保证每日入量,尿量在 1500ml 以上,注

意查尿常规及血白细胞等检查。

②青霉素G：成人每日1200万u，儿童每日20~30万u/kg，分3~4次加入10%葡萄糖或生理盐水100ml（儿童液体酌减）于1小时内静脉滴完，疗程3~5日。

③氯霉素：如对青霉素过敏者可改用。成人每日2~3g，小儿每日40~80mg/kg，分4次口服或静滴，疗程3~5日。注意复查血象。

④氨苄青霉素：每日100~150mg/kg，分3~4次静滴或肌注。适用于难以确定病原菌的患者。

⑤三代头孢菌素类：该类药物抗菌谱广，杀菌力强，对β-内酰胺酶稳定，副作用小。适用于对青霉素G耐药菌株、儿童及病原不明的脑膜炎患者。常用者为头孢三嗪，成人每日2~4g，儿童100mg/kg，1次静滴；头孢噻肟钠成人每日6~8g，儿童150~300mg/kg，分3~4次静滴，疗程4~7日。主要缺点是价格昂贵，患者经济负担较大。

⑥耐药菌株感染的治疗：脑膜炎球菌对青霉素G耐药菌株主要为B群和C群，对绝对耐药者（MIC≥250μg/ml，由细菌产生β内酰胺酶所致），可改用氯霉素和三代头孢菌素类；而相对耐药者（MIC为0.16~1.28μg/ml，由细菌的青霉素结合蛋白分子结构发生改变所致，而不产生β内酰胺酶），加大青霉素G剂量仍然有效。

（2）减轻脑水肿，降低颅内压：大剂量地塞米松治疗可显著降低TNFα、IL-Iβ及PGE2的浓度，减轻脑水肿，降低颅内压，增加脑血流及改善脑代谢，促进脑代谢的恢复，降低病死率，减少后遗症等。

（3）一般治疗

①按呼吸道传染病隔离，予流质、半流质饮食。

②高热时用物理降温或安乃近滴鼻。

③恶心、呕吐时可用冬眠灵或胃复安，并防止吸入。

④惊厥可用安定静脉注射，或用苯巴比妥钠，复方氯丙嗪，10%水合氯醛等。

2. 重症流脑败血症的治疗

（1）抗菌治疗：青霉素G或氯霉素为首选，剂量同前。

（2）抗休克治疗

①扩充血容量及纠正酸中毒。

②血管活性药物的应用：在扩充血容量和纠正酸中毒的基础上，可酌情选用山莨菪碱，儿童0.5~1mg/kg，成人40mg，静脉注射，10~15分钟1次。

③强心药的应用：西地兰或毒毛旋花子甙K快速洋地黄化。

④肾上腺皮质激素的应用：可选用氢化可的松每次2~4mg/kg，1日3~4次或地塞米松。

⑤抗DIC治疗：肝素首次剂量为1.5mg/kg，静脉推注或置于100ml溶液内缓慢静滴，以后每4~6小时静滴1mg/kg 1次，疗程一般为1~2日。使用肝素时应作试管法凝血酶原时间测定，控制在正常值的2倍左右（15~30分钟）。治疗中若出现严重出血，应立即静推硫酸鱼精蛋白，后者1mg可中和1mg（125U）肝素。重症休克时纤维蛋白溶酶增多，使血管内纤维蛋白溶解而加重出血，故处理大片出血的患者，可于肝素化后给予6-氨基酸，剂量为4~6g，置于100ml葡萄糖溶液中静滴，于30分钟内滴完。

3. 重症流脑脑膜脑炎的治疗

(1) 抗菌治疗：同重症流脑败血症。

(2) 脱水疗法：以甘露醇为主，每次 1~2g/kg。根据情况每 4~8 小时静脉快速滴注或推注 1 次，至呼吸、血压恢复正常，瞳孔等大及其他颅内高压症状好转为止。脱水时应适当补充液体、钾盐等，以保持轻度脱水状态为宜。甘露醇可与速尿 40~100mg 合用，亦可与 50% 葡萄糖交替使用，每次 40~60ml。

(3) 亚冬眠治疗：氯丙嗪和异丙嗪各 1~2mg/kg，肌注或静注，于枕后、颈部、腋下、腹股沟放置冰袋，使体温降至 36℃左右，以后 4~6 小时再肌注 1 次，共 3~4 次。

(4) 肾上腺皮质激素：地塞米松用法及剂量同前。

(5) 呼吸衰竭的处理：可用洛贝林、可拉明等；亦可用东莨菪碱 0.02~0.04mg/kg，静脉注射，每 10~30 分钟 1 次。保持呼吸道通畅并给氧，必要时行气管插管或气管切开，进行辅助人工呼吸。

4. 慢性败血症的治疗以抗菌治疗为主，如有脑脓肿时应行引流治疗。

(二) 中医治疗

1. 中医辨证治疗

初起邪在卫气，应以清透达邪外出。传至营血，则重在清营凉血，清瘟解毒。病趋恢复之时，则应清除余邪，扶助正气。

(1) 卫气同病

治法：清热解毒，疏表达邪

方药：银翘散合白虎汤加减。生石膏、金银花、连翘、板蓝根、葛根、知母、黄连、甘草。偏于气分者加僵蚕、蝉蜕；头痛剧烈加菊花、钩藤、龙胆草；呕吐重加竹茹。

(2) 气营两燔

治法：泄热解毒，清气凉营

方药：清瘟败毒饮加减。生石膏、金银花、知母、连翘、大青叶、板蓝根、牡丹皮、生地黄、赤芍、栀子、玄参。肌衄重加紫草、茜草炭；神昏抽搐加钩藤、羚羊角粉。

(3) 热陷营血

治法：清营泄热，凉血解毒

方药：清营汤加减。水牛角、金银花、连翘、大青叶、板蓝根、生地黄、丹参、麦冬、黄连。抽搐加钩藤、全蝎；出血加青黛、紫草、白芍；高热加安宫牛黄丸。

(4) 内闭外脱

治法：回阳固脱

方药：参附龙骨牡蛎汤合生脉散加减。龙骨、牡蛎、人参、麦冬、熟附片、五味子、甘草。病势危重加独参汤灌肠；热重、肢厥重加安宫牛黄丸、至宝丹。

(5) 气阴两虚

治法：滋阴益气，清解余邪

方药：三甲复脉汤加减。生地黄、白芍、阿胶、生牡蛎、生龟板、生鳖甲、麦冬、火麻仁。低热不退加白薇、地骨皮；气虚力弱加黄芪、浮小麦；肢体不利加丝瓜络、忍冬藤、桑枝。

2. 专方验方

（1）熄风解痉汤：生地黄15g，当归10g，全蝎10g，地龙10g，蜈蚣3g，川芎3g，石菖蒲3g，甘草10g，荷叶30g，白茅根30g。水煎服，必要时鼻饲。适用于本病属热极生风者。

（2）犀地汤：白犀角3g，鲜生地黄30g，青连翘9g，金银花6g，广郁金9g，鸭梨汁1瓢，淡竹沥1瓢，姜汁2滴，鲜石菖蒲根叶5g，芦根60g，灯心草3g。煎汤代水频服。适用于本病邪传心包，神昏谵语者。

（3）龙胆石膏汤：龙胆草12g，生石膏50g，白茅根15g，大青叶15g，知母12g，玄参15g，生地黄15g，金银花15g，蒲公英15g，甘草10g。水煎服，每日1剂，分3次服。适用于本病气营两燔期。

（4）治脑膜炎方：淡竹叶10g，生地黄12g，生麦芽9g，杭白菊4.5g，南豆花4.5g，紫苏梗1.5g，白薇1.5g，小环钗6g，瓜蒌皮6g，北杏仁6g，甘草1.2g，羚羊角尖1g。羚羊角和淡竹叶另煎兑服，余药共水煎，另取橙子1个，取汁兑服，每日1剂，分3次服。适用于本病久热不退，昏睡不醒，肢体偏瘫。

（5）至圣保元丹：具有清热解毒，豁痰开窍，熄风止痉之功效。适用于流脑重症，邪在气营。1～3岁每服1/2丸，3～6岁每服1丸，6岁以上每服2丸，每日2～3次。

（6）小儿急惊粉：具有清热解毒，清气凉营，安神镇惊之功效。适用于流脑之气营两燔之症。1岁以内每服0.3g，1～3岁每服0.6g，3～6岁每服0.9g，每日2次。

（7）安宫牛黄丸：具有清热开窍，凉血解毒，镇惊熄风之功效。适用于重症流脑，热陷营血。1～3岁每服1g，3～6岁每服1.5g，6岁以上每服2g，每日2～3次。

（8）牛黄抱龙丸：具有解毒辟秽，涤痰清热，开窍熄风的功效。适用于流脑之闭证。1～3岁每服1/2丸，3～6岁每服1丸，每日2～3次。

（9）牛黄清宫丸：具有清心开窍，凉血解毒，镇惊熄风之功效。适用于流脑重症，热陷营血。3岁以内每服1/4丸，3～6岁每服1/3丸，6～9岁每服1/2丸，9岁以上每服1丸，每日2次。

3. 针灸治疗

（1）体针：取大椎、外关、合谷、曲池，针用泻法，配用点刺十宣，刺太冲、人中。用于本病重症，高热、神昏、惊厥者。

（2）耳针：取肾、脑干、枕、神门、心，配皮质下、胃。用于后遗症期神识不清，筋脉不利者。

4. 推拿按摩

本病出现高热神昏者，可采用掐人中、掐合谷、掐十宣、掐中冲、掐少商、捏历兑、拿委中、清天河水、退六腑、分手阴阳、拿曲池、拿合谷、推下天柱骨的手法；本病恢复期，可采用推补肾经、揉二人上马、揉小天心、推补脾经、推四横纹、揉一窝风、分手阴阳、推三关、退六腑、清天河水等手法。

八、预后

自采用磺胺及青霉素等抗菌药物治疗以来，病死率已降至5%以下。预后与下列因素有关：老年人及2岁以内小儿预后较差；重症或有反复惊厥、休克、昏迷、DIC、体温 >40℃或<37℃者预后差；流行高峰发病较流行末期发病预后差；治疗不及时或给药时间短者预后较差，且易发生并发症和后遗症。

九、康复及出院标准

治愈：症状及体征消失，血液白细胞计数及分类恢复正常，脑脊液细胞数少于 $0.05 \times 10^9/L$（$50/mm^3$），全部为淋巴细胞，糖及蛋白定量正常，咽拭子培养阴性。

十、预防

1. 早期发现病人，就地进行呼吸道隔离和治疗，做好疫情报告工作。病人须隔离至症状消失后3日，但不少于发病后7日。加强对疫情单位和地区的疫情监视，接触者医学观察7日；对上呼吸道感染、鼻咽炎、皮肤黏膜出现瘀点的疑病似病人均应给予足量的磺胺嘧啶治疗，疗程5天。

2. 菌苗预防，我国普遍采用A群荚膜多糖菌苗预防接种，保护率达90%以上，副作用少。流行前皮下注射1次，剂量为25~50μg，接种后5~7天出现抗体，二周后达到高峰。国外制备A群，C群或A~C群双价高分子量多糖菌苗，一次皮下注射50μg后可获得杀菌抗体，使发病率减少90%。但B群菌苗迄今尚未研制成功。

3. 药物预防，国内仍采取磺胺药作预防。对于某些有本病流行的机构团体或与患者密切接触者，成人每日2g，儿童75~100mg/kg/日，分2次，与等量碳酸氢钠同服，共3日。有人主张在耐磺胺药地区口服利福平，成人0.6g/日，儿童10mg/kg/日，连服2天。利福平预防作用好，但易产生耐药性。也有主张利福平与二甲胺四环素合用，可使带菌率降至零。其次可用2%~3%黄连素、0.3%呋喃西林液，1∶3000杜米芬，0.25%氯霉素液滴鼻或喷喉，每日2次，连用3日。亦有人主张对A群流脑密切接触者，可采用头孢噻肟三嗪1次肌注射，方法简便，效果优于利福平。

4. 流行期间做好卫生宣传工作，搞好个人及环境卫生，减少大型集会和大的集体活动，居室开窗通风，个人应勤晒衣服，多晒太阳，避免到拥挤公共场所。

十一、中医临床报道

（一）中医辨证治疗流行性脑脊髓膜炎

福建中医研究所根据流脑卫气营血的不同病理阶段，采用相应的治疗方药。卫分证用辛凉轻剂银翘散、桑菊饮等，夹风者予竹叶石膏汤，夹湿者予甘露消毒丹；气分证根据不同辨证分别以白虎汤、加减凉膈散、蒿芩清胆汤、栀子金花汤等；营分证以清营汤送服神犀丹，气营两燔用清瘟败毒饮，镇痉用钩陈息风汤，阴虚风动用大定风珠，火炽阳亢，烦燥不寐用黄连阿胶汤，暮热早凉，热退无汗，用青蒿鳖甲汤；血分证，吐血便血主以犀角地黄汤，少厥阴实证（华佛氏综合症）开窍搜邪，用牛黄丸、紫雪丹；少厥阴虚证（循环衰竭型）救逆汤加大定风珠、三甲复脉汤。共治疗 178 例，仅死亡 2 例，其中 1 人入院后 8 小时死亡，修正后的病死率为 0.56%。

广东郁南县将流脑分为卫气型、营血型、闭窍型和脱症型四型，治疗以清热解毒、气营两清、釜底抽薪、引火下降为原则，选用清瘟败毒饮和清脑饮，按各型证候轻重和患者年龄，给予大、中、小剂。闭症型先针刺人中、印堂（或十宣放血），用泻法。服紫金锭 2～4 片。共治疗 100 例，治愈 98 例，死亡 2 例。

刘寿年等将流脑分为五型：邪犯卫分型，方药用宣卫镇痉汤（金银花 25g、连翘 20g、蝉蜕 10g、钩藤 20g、葛根 20g、薄荷 10g、蔓荆子 15g、苦丁茶 15g、甘草 5g、大青叶 25g、菊花 15g）加减；热炽气分型，方药用清热安脑汤（生石膏 50～100g、知母 20g、金银花、连翘、芦根、钩藤各 25g、大青叶 50g、僵蚕 10g、甘草、龙胆草各 5g、苦丁茶 20g）；热灼营血型，方药用凉营清脑汤（犀角粉 5g、生地黄 20g、牡丹皮 15g、川黄连 1.5g、金银花 25g、菊花 20g、龙胆草 7.5g、生石决明 25g、玄参 25g、大青叶 25g、全蝎 10g、钩藤 25g、甘草 5g）；阴虚筋急型，方药用柔筋息风汤（白芍、何首乌、钩藤、银花藤、伸筋草、桑枝、丹参各 12g、地龙、丝瓜络各 15g、龟板 25g、龙胆草、红花、甘草各 5g）；痰瘀阻窍型，方药用宣热通窍汤（金银花 20g、山栀、连翘、钩藤、丹参、郁金、朱茯神、射干各 15g、川贝母、石菖蒲、红花各 10g、通草、甘草、远志各 5g）。共治疗 133 例，其中治愈 118 例，好转 6 例，无效 2 例，死亡 7 例。

（二）专方加减治疗流行性脑脊髓膜炎

朱涛如应用清温安脑汤治疗 73 例，痊愈 70 例，死亡 3 例，治愈率为 95.9%。患者头项强直、神昏、谵语、狂燥、恶心呕吐等症状均在服药后 1～3 天内消失，高热一般在 2～6 天内消失。方药组成：生石膏 20～50g，干地黄 20～50g，京玄参 20g，京赤芍 10g，天冬 20g，麦冬 20g，金银花 20g，北连翘 15g，粉牡丹皮 7.5g，生甘草 5g，生栀子 10g，淡豆豉 15g，至宝丹 1 粒。随证加减，每日 1 剂，浓煎分 2 次服。

颜文明以银花三黄解毒汤加减治疗 13 例，均获痊愈。方药组成：生石膏、金银花、鲜芦根、大青叶、龙胆草、黄芩、黄柏、栀子、连翘、板蓝根、薄荷叶等。

刘志钧报道应用雷击散治疗 70 例，全部治愈，主要症状和体征绝大部分于 2～5 天内消失。雷击散组成及服用方法：木香 10g，牙皂 17.5g，北细辛 17.5g，土朱砂 12.5g，明雄黄 12.5g，苏薄荷 15g，藿香 15g，枯矾 5g，白芷 5g，桔梗 10g，陈皮 15g，防风 10g，贯众 10g，法夏曲 10g，生甘草 10g，共研细末（朱砂、明雄黄单研后混合），贮于磁瓶内蜡封备用。服法：成人每次 5～15g；10～15 岁每次 5～10g；5～9 岁每次 2.5～5g；2～4 岁每次 2.5g。早晚各服 1 次，以姜汤冲服。此外，胡秉章和张孝秋等还分别报道应用紫金锭和玉枢丹治疗流行性脑脊髓膜炎，取得满意疗效。

孙智等应用清瘟败毒饮加减治疗流行性脑脊髓膜炎，方法：采用清瘟败毒饮去乌犀角、小生地、滇川连、桔梗、赤芍，加水牛角、芦根、金银花、夏枯草、寒水石、葛根。日服 1 剂，水煎 3 次，分 3 次服，连服半月。结果：62 例中经清瘟败毒饮加减治疗后痊愈 58 例，明显好转 3 例，1 例治疗 1 周后无效。

3. 中西医结合治疗流行性脑脊髓膜炎

罗道揆报道,对233例流脑患者采用中西医结合治疗措施,疾病初起,用银翘散加减;热入阳明气分,用白虎汤加减;热入营分,热极动风,用清营汤加减(犀角、竹叶各3g,牡丹皮、黄连各4.5g,生石膏24g,钩藤、僵蚕各6g,金银花、玄参各12g,生石决明、莲子心各9g,蛇胆陈皮末2g另冲服);血热内闭,元气外脱,用犀角地黄汤合生脉散加味(犀角、赤芍、牡丹皮、黄连、五味子各6g,生地黄15g,山栀、金银花、红参、麦冬各9g,安宫牛黄丸1粒)。同时配合输液、输氧、吸痰等,治愈222例,显著好转4例,自动出院1例,死亡6例,获得满意疗效。

覃小兰以清瘟败毒饮为基本方,邪入心包证2例加熄风止痉、醒脑开窍中药;气营两燔2例加透营转气,解毒化斑中药;卫气同病1例加疏风透表中药。外加大黄泄下通便以急下存阴。中药治疗同时,应用大剂量青霉素、磺胺嘧啶抗感染治疗及抗休克,维持水、电解质平衡。治疗1天之内神志转清;较快退热,最短的1天,最长5天,平均2.4天,且热退后无反复;平均住院天数8天。提示清瘟败毒饮为主中西医结合治疗流行性脑脊髓膜炎,具有退热较快、神志转清迅速、病情无反复的特点,可缩短疗程,提高疗效。

孙景振报道采用中西医结合方法抢救暴发型流脑21例,除西药抗休克、抗感染及纠酸、扩容等常规治疗外,中药主要因闭、脱而异,脱证宜回阳固脱,方用参附龙牡汤加减(人参12g,附片12g,龙骨、牡蛎各20g,水煎100ml);闭证宜清热凉血,开窍息风,方用清温败毒饮加减(金银花30g,连翘20g,紫草30g,石膏60g,知母、玄参、牡丹皮、山栀各15g,钩藤20g,大青叶30g,生地黄20g,犀角粉二分)。必要时酌情加用紫雪散、安宫牛黄丸及至宝丹。同时均静脉滴注丹参注射液。昏迷病人均同时静脉滴注醒脑静20~30ml/日(均加入5%~10%葡萄糖液250~500ml中静滴)。应用以上方法抢救21例,其中死亡4例,病死率为19%。

参考文献

[1]福建省中医研究所等.中西医协作治疗流行性脑脊髓膜炎178例总结报告.福建中医药,1969,(5):15

[2]广东省郁南县卫生战线革委会.中草药治疗流行性脑脊髓膜炎100例总结.新医学,1975,(6):32

[3]刘寿年.133例流行性脑脊髓膜炎分型和治疗.新中医,1975,(6):32

[4]朱涛如.治疗流行性脑脊髓膜炎的体会.上海中医杂志,1959,(3):36

[5]刘志钧.雷击散治愈流行性脑脊髓膜炎.广东中医,1962,(5):20

[6]胡秉章.紫金锭治疗流行性脑脊髓膜炎简介.江西中医药,1960,(11):33

[7]张孝秩.玉枢丹对流行性脑脊髓膜炎的疗效及抗菌作用的研究.上海中医药杂志,1963,(6):9

[8]孙智,孟英芳.清瘟败毒饮加减治疗流行性脑脊髓膜炎62例.四川中医,2007,25(5):48

[9]罗道揆.中西医结合治疗流脑233例疗效观察.浙江中医杂志,1982,(3):101

[10]覃小兰,韩凡,庞嶷.中西医结合治疗流脑5例总结.四川中医,2006,24(2):51~52

[11]孙景振.中西医结合抢救暴发型流脑21例临床体会.江苏中医杂志,1986,(7):8

流行性腮腺炎

流行性腮腺炎是由腮腺炎病毒引起的呼吸道传染病。临床以唾液腺非化脓性肿胀及疼痛为特征，尤以腮腺肿大最为常见。此外尚可伴有脑膜脑炎、睾丸炎、胰腺炎和其他腺体受累。

一、病原学

腮腺炎病毒与副流感新城病毒、麻疹病毒、呼吸道合胞病毒等同属于副黏液病毒系核糖核酸（RNA）型，1934年自患者唾液中分离得。对物理化学因素的作用均很敏感，1%来苏、乙醇、0.2%福马林等可于2~5min内将其灭活，暴露于紫外线下迅速死亡，在4℃时其活力可保持2个月，37℃时可保存24h，加热至55~60℃时经10~20min即失去活力。-65℃可存活数月至数年。该病毒只有在人类中发现，但可在猴、鸡胚羊膜和各种人和猴的组织培养中增殖。

腮腺炎病毒的核衣壳蛋白具有可溶性抗原（S抗原），其外层表面含有神经氨酸酶和一种血凝素糖蛋白具有病毒抗原（V抗原）。S抗原和V抗原各有其相应的抗体。S抗体于起病后第7日即出现，并于2周内达高峰，以后逐渐降低，可保持6~12个月，可用补体结合方法测得，S抗体无保护性。V抗体出现较晚，起病2~3周时才能测得，1~2周后达高峰，但存在时间长久，可用补体结合、血凝抵制和中和抗体法检测，是检测免疫反应的最好指标，V抗体有保护作用。

二、流行病学

（一）传染源

病人及隐性感染者。

（二）传播途径

飞沫经咽喉部侵入易感者。

（三）易感人群

以5~9岁小儿多见，集体儿童机构中易暴发流行。

（四）潜伏期和传染期

四季皆可发病，多见于冬春。潜伏期为8~30天，一般为16~18天。

三、发病机制

(一) 西医发病机制

病毒侵入口腔黏膜和鼻黏膜，在上皮组织中大量增殖后进入血循环（第一次病毒血症），经血流累及腮腺及一些组织，并在其中增殖再次进入血循环（第二次病毒血症），并侵犯上次未受波及的一些脏器。病程早期从口腔、呼吸道分泌物、血尿、乳汁、脑脊液及其他组织中可分离到腮腺炎病毒。

(二) 中医病因病机

祖国医学认为，"痄腮"是因感受风温，风温毒邪经口鼻而入，毒邪内侵少阳胆经。足少阳之脉绕耳而行，经脉失和，气血郁滞，壅阻于颈侧，凝聚面部，故见腮下坚硬弥肿疼痛。足少阳经与足厥阴经相表里，足厥阴之脉绕阴器，当邪毒传至厥阴时，则引起睾丸肿胀疼痛。若温毒炽盛，窜入营分，陷入心包，引动肝风，可出现惊厥昏迷，发生脑膜脑炎。

四、病理改变

腮腺的非化脓性炎症为本病的主要病变，腺体呈肿胀发红，有渗出物、出血性病灶和白细胞浸润，腮腺导管有卡他性炎症，导管周围及腺体间质中有浆液纤维蛋白性渗出及淋巴细胞浸润，管内充塞破碎细胞残余及少量中性粒细胞，腺上皮水肿、坏死，腺泡间血管有充血现象，腮腺四周显著水肿，附近淋巴结充血肿胀。唾液成分的改变不多，但分泌量则较正常减少。

病毒易侵犯成熟的睾丸，睾丸曲精管的上皮显著充血，有出血斑点及淋巴细胞浸润，在间质中出现水肿及浆液纤维蛋白性渗出物。胰腺呈充血、水肿，胰岛有轻度退化及脂肪性坏死。

五、临床表现

(一) 症状和体征

1. 前驱期症状：部分患者可先有发热、头痛、厌食、咽充血等不同症状。但多数患者可无前驱期症状，从腮腺肿大开始发病。

2. 腮肿期：前驱期症状出现后数小时至 2 日内出现，或腮腺肿大为首发症状。以耳垂为中心呈马鞍形肿大，边界不清，局部皮肤不红，有轻压痛，并有弹性感。常为双侧性，一先一后或同时肿大。持续时间约 8~10 日。颊内腮腺管口（上颌第 2 磨牙相对的颊黏膜上）在急性期可见红肿。颌下腺及舌下腺也可先后受累，少数病儿仅有颌下腺及舌下腺肿而无腮腺肿。咀嚼时疼痛加剧。腮肿初期 3~5 日内仍可有全身症状，如发热、乏力、头痛等，在腮肿消失前常已恢复正常。

（二）并发症

1. 神经系统并发症：以脑膜脑炎最常见，发生于腮腺肿胀后3~10天，也可在腮腺肿大前6天内或不伴腮腺受累。表现为发热、头痛、呕吐、颈抵抗、神志改变，脑脊液呈病毒性脑膜炎改变，10天左右恢复。

2. 生殖器官并发症：多见于青春期后患者，于腮肿后1~2周内出现，表现为腮肿减退时又出现体温升高，局部疼痛，单侧或双侧睾丸肿胀，少数累及双侧者可有睾丸萎缩。女孩卵巢炎少见，不易确诊。

3. 胰腺炎：体温骤升，恶心、呕吐、上腹痛、腹胀，体检上腹有压痛及肌紧张。血清淀粉酶、脂肪酶显著增高。病程3~7天。

4. 其他：尚可出现心肌炎、甲状腺炎、肾炎、肝炎、血小板减少性紫癜等。

六、诊断

（一）流行病学史

冬春季节，当地有本病流行；或患者于病前2~3周内有与流行性腮腺炎患者接触史。

（二）临床特点

发热，一侧或双侧腮腺非化脓性肿痛，以耳垂为中心，边缘不清，触之有弹性感及轻度压痛，腮腺管口红肿。且可发生颌下腺炎、舌下腺炎、睾丸炎、脑膜脑炎、胰腺炎等。

不典型病例可无腮腺肿胀，而仅出现脑膜脑炎、睾丸炎、颌下腺炎或舌下腺炎。

（三）辅助检查

1. 血象：白细胞总数大多正常或略低，淋巴细胞相对增多。非唾液腺感染时白细胞计数可增多。

2. 血清及尿淀粉酶测定：正常或轻度至中度增高。

3. 病原学及血清学检查：①双份血清补体结合试验及血凝抑制试验效价呈4倍增长。②病毒分离：有条件者可由早期患者的唾液、尿及脑膜炎型的脑脊液中分离出腮腺炎病毒。

凡具备1、2、3项者可作出临床诊断，血清学及病原学阳性可确诊。

（四）中医辨证诊断

本病属温病范畴，辨清病之表里，为本病辨证关键。一般温毒在表者多属轻证，发热不重，腮肿不甚，精神如常。热毒入里者多属重证，发热重，腮肿甚，烦躁不安。故临证当综合其热之轻重，腮肿程度及精神状态，以判断病情。

1. 温毒在表

主症：发热恶寒，一侧或双侧耳下腮部漫肿疼痛，咀嚼不便，或有咽红，舌质红，苔薄白或淡黄，脉浮数。本证为感受温毒，病邪在表所致。邪犯卫表，故见发热恶寒，咽红。邪蕴少阳经络，循经上犯，故见腮部肿疼，咀嚼不便。

2. 热毒蕴结

主症：壮热烦躁，头痛，食欲不振，或伴呕吐，腮部肿胀疼痛、坚硬拒按，咽喉肿痛，舌红苔黄，脉象滑数。本证为热邪入里，毒热亢盛所致。毒热内炽，故见壮热烦渴。热毒内蕴，故见头痛、呕吐。热毒炽盛，蕴结少阳，故见腮部肿痛、坚硬拒按。

3. 邪陷心肝

主症：腮部肿胀，高热不退，头痛项强，呕吐，甚则嗜睡、昏迷、抽搐，舌质红绛，苔黄糙，脉数。本证为邪毒炽盛，内陷心肝所致。邪窜心肝，蒙闭心窍，引动肝风，故见突然壮热，神昏抽搐。舌红绛，脉数为邪毒内陷之证。

4. 邪毒窜睾

主症：腮腺肿痛，发热，少腹胀痛，睾丸肿胀疼痛，舌红苔黄，脉弦数。本证为邪毒壅盛，循经下行，郁滞肝经所致。肝经循绕阴器，布达两胁，抵达少腹，邪滞经脉，故见睾丸肿痛，连及少腹。邪毒壅滞，故见发热。

（五）鉴别诊断

1. 急性淋巴结炎：耳前、颈前上和下颌角淋巴结肿大，伴有周围组织水肿时，易与腮腺炎混淆。但淋巴结炎时局部疼痛较重，边界相对清楚，且常有头面部或口咽部感染灶，颊内腮腺管口无红肿。

2. 化脓性腮腺炎：多由金黄色葡萄球菌导致，仅限于一侧，局部红、肿、热、痛明显，有脓肿形成时可有波动，压挤时腮腺管口流出脓液，血白细胞总数及中性粒细胞均增高。

3. 症状性腮腺肿大：常为双侧，质软无肿痛感，可见于营养不良、慢性肝病、糖尿病，或服用碘化物、羟基保泰松等药物的患者。

4. 腮腺管阻塞：由于小结石等阻塞腺管，引起腮腺肿大。腺管X线造影可确诊。

5. 米可利综合征：急性粒细胞白血病浸润可致唾液腺（腮腺及颌下腺）和泪腺对称性肿大，患者口腔干燥，咀嚼困难，应用抗白血病化疗后迅速好转消失。

七、临床处理及治疗

（一）一般治疗

适当休息，发烧病人应卧床，食物以软食或半流质饮食为宜，多喝水，注意口腔卫生。

（二）抗病毒治疗

1. 病毒唑：是人工合成的广谱抗病毒药，主要是通过抑制肌苷酸5-磷酸脱氢酶，阻断肌苷酸变为鸟苷酸从而抑制病毒核酸的合成。

2. 潘生丁：近年证明潘生丁有抗病毒作用，在体内能稳定地诱导干扰素，用量是每日 3mg/kg，分 2 次饭前口服，与局部敷药同用。

3. 激素：激素的应用目的是利用其非特异性的抑制炎症作用，减轻中毒症状，解除病人痛苦，是一个暂时性的治疗药物，故疗程以 3~4 天为宜，主要用于有脑膜脑炎或睾丸炎等临床较重病例。一般采用口服泼尼松，成人每天 30~40mg，小儿递减。

（三）对症治疗

无明显发热及局部疼痛的轻型病人，除一般治疗外，不必给予其他治疗，遇高热或明显全身症状者，必须给予对症治疗。

1. 患者体温超过 39℃时，可给阿司匹林及其他解热药物。

2. 合并睾丸炎时，局部疼痛剧烈者除口服泼尼松外，可用 0.25% 奴夫卡因 20ml 或 0.5%~1% 普鲁卡因 15~20ml 精索周围封闭，若睾丸肿胀严重，不易从阴囊摸得腹股沟皮下环时，可采用腹股沟封闭，封闭疗法能大大减轻病人的痛苦。

3. 有中枢神经系统损害者，为降低颅压可给予高渗葡萄糖、甘露醇或山梨醇等静滴，每日 1~2 次，以减轻脑水肿。

4. 合并胰腺炎时，腹痛明显者，可给予阿托品或山莨菪碱，停止饮食，必要时胃肠减压，清洁灌肠，静脉输入 10% 葡萄糖及生理盐水，注意水、电解质平衡，病情缓解后给流食或半流食。

5. 为减轻局部疼痛，可采用局部药物外敷治疗。

（四）中医治疗

本病为温毒致病，治疗原则以清热解毒，散结消肿为主。初起病尚在表，当以清解达邪外出为主。毒邪循经内传，则宜清利肝胆，疏通经脉，重用解毒药为治疗关键。

1. 辨证论治

（1）温毒在表

治法：疏风清热，散结消肿

方药：银翘散加减。金银花、连翘、牛蒡子、桔梗、天花粉、荆芥、薄荷（后下）、僵蚕、甘草。咽喉肿痛、红赤者加马勃、板蓝根；腮肿痛甚加夏枯草。

（2）热毒蕴结

治法：清热解毒，软坚散结

方药：普济消毒饮加减。黄芩、板蓝根、连翘、桔梗、夏枯草、赤芍、柴胡、升麻、僵蚕、马勃、黄连。腮肿硬痛者加海藻、昆布；大便秘结者加生大黄、玄明粉。

（3）邪陷心肝

治法：清热解毒，熄风镇痉

方药：清瘟败毒饮加减。生石膏、水牛角、知母、连翘、黄芩、夏枯草、牡丹皮、赤芍、生地黄、钩藤、淡竹叶、甘草。抽搐重者加僵蚕、地龙，或加服紫雪散。

（4）邪毒窜睾

治法：清泻肝火，活血散结

方药：龙胆泻肝汤加减。龙胆草、山栀、柴胡、赤芍、延胡索、川楝子、黄芩、木通、当归。呕吐甚者加竹茹、陈皮，腹痛重者加白芍、甘草。

2. 单方验方

(1) 痄腮方：桑叶 10g，薄荷 10g，葶苈子 6g，连翘 10g，玄参 10g，马勃 6g，白桔梗 6g，天花粉 6g，白僵蚕 6g，金银花 10g，马兜铃 6g，甘草 5g。水煎服，每日 1 剂。适用于温毒在表之腮腺炎。

(2) 腮腺宁冲剂：赤芍、连翘、大青叶、全瓜蒌、天花粉各 9g，金银花 3g，葛根 4.5g。共研细末，制成冲剂。3 岁以下每日 5~6g，3~7 岁每日 10g，分 2~3 次服。适用于各型腮腺炎。

(3) 清解汤：龙胆草 9g，黄芩 6g，连翘 9g，板蓝根 9g，蒲公英 9g，山栀子 6g，夏枯草 9g，甘草 3g。水煎服，每日 1 剂，分 2~3 次服。用于热毒内蕴之腮腺炎，腮腺肿痛甚者。

(4) 凉血解毒汤：青黛 3g，紫草 9g，寒水石 12g，贯众 9g，白芷 6g，乳香 6g，细辛 1.5g。水煎服，每日 1 剂，分 2~4 次服。用于腮腺炎之重症，发热及腮腺肿甚者。

(5) 大黄 100g，芒硝 100g，赤小豆 100g，白矾 20g，共研细面，以凡士林调匀为膏，敷于患处。

(6) 生大黄 30g，川黄柏 15g，共研细面，以胆南星煎水浓缩取汁，调和药面，敷于患处。

(7) 吴茱萸 15g，胆南星 10g，大黄 15g，胡黄连 15g，共研细面，以陈醋调成糊状，敷于双侧涌泉穴。

(8) 青黛 3~5g，紫金锭 1 片（研末），加醋调成稀糊状涂患处，干后再涂，约 1 日 6~8 次，涂至疼痛减轻，约 4~5 日。

(9) 鲜天花粉、车前草各 50g，洗净捣烂加少许食盐敷患处，每日 1~2 次，共 2~5 日。

(10) 鲜仙人掌除去表面绒毛芒刺，洗净捣烂敷之，每日 2 次，共 4~6 日。

(11) 六神丸 5~10 粒，以食醋或白酒调敷，每日 2 次，共 2~4 日。

(12) 黄柏粉与生石膏以 3∶7 比例混匀后，用醋或酒调敷，每日 1 次，共 2~3 日。

3. 针灸及其他疗法

(1) 刺络疗法：取患侧少商、少泽穴，局部以 2% 碘酒消毒，以三棱针快速刺入少许后挤血，一般挤出数滴，用消毒干棉球拭去，再用 2% 碘酒消毒，98% 病例一次治愈。取耳穴：腮腺、额、枕、内分泌、皮质下（患侧或双侧），用三棱针点刺以上穴位，挤出少量血液并用消毒棉球擦净，仅采用一次性治疗，可不用其他任何药。也可仅在患侧耳尖放血，挤出 6~8 滴后消毒棉球擦净即可。

(2) 针灸疗法：①电针合谷、角孙穴（均双侧）及患侧流腮刺激点（肿大的腮腺上缘）或在腮腺周围针刺治疗。或选翳风、颊车、下关、上关、耳门、大迎、合谷、风池等穴，每次取 3~4 个穴，1 日 1 次针刺治疗，留针 15~20 分钟，隔 7~10 分钟捻转 1 次。也有取翳风穴，疾刺入针 5 分钟再退至皮下，再斜向耳垂下透入耳下以清解少阳之郁热，并可宣散病灶局部气血之壅滞。

(3) 灯火灸疗法：即用火柴头或浸油灯草点灼耳穴下屏尖（肾上腺）或取角孙穴

配大椎穴。耳穴下屏尖可刺激下丘脑-肾上腺皮质的活性，提高机体抗炎、抗过敏、抗病毒的能力，可迅速抑制和杀灭流腮病毒。点灼时以瞬间发出响声为准（有轻度灼伤），灼后有痛痒感觉，反应越明显疗效越好。

（4）以磁疗每日1~2次，每次20分钟，可使80%症状及体征在治疗72小时内消失。

（5）超短波：目的在于改善局部的血液和淋巴循环，使血管通透性增加，使炎症局限化，加强吸收，减少局部渗出，有利于消肿；并可使治疗局部钙离子增加，钾离子减少，局部组织的兴奋性减低，并进入抑制状态，以达到镇静目的，适用于基本上已不发烧的腮肿病例。

（6）推拿按摩：按揉翳风、摩牙关、揉太阳、拿合谷、按揉曲池、清天河水、退六腑。高热加推大椎、揉涌泉；并发脑炎加推天柱；并发睾丸炎加按揉血海、按揉曲泉。每日1次。

八、预后

一般情况下，本病预后良好。

九、康复及出院标准

治愈：隔离期满；症状消失，腮腺炎症完全消退；并发症消失，实验检查结果正常。

十、预防

（一）管理传染源

早期隔离患者，直至腮腺肿完全消退为止。接触者一般不一定检疫，但在集体儿童机构、部队等应留验3周，对可疑者应立即暂时隔离。

（二）被动免疫

应用痊愈期血液或其丙种球蛋白肌注，可起到预防或减轻症状的效果，被动免疫力约维持2~3周，效果不理解。

（三）自动免疫

腮腺炎减毒活疫苗免疫效果好，免疫途径为皮内注射、皮下注射，还可采用喷鼻或气雾吸入。

十一、中医临床报道

（一）中医内治法治疗流行性腮腺炎

张小燕以普济消毒饮加减治疗痄腮116例，在原方基础上，伴恶寒发热加金银花、柴胡；热甚加生石膏、大青叶、牡丹皮；腮肿硬痛加海藻、昆布、延胡索；有生殖器并发症者加龙胆草、荔枝核。116例全部治愈。

姜秀容运用龙胆泻肝汤加减（龙胆草、栀子、黄芩、柴胡、生地黄、车前草、泽泻、木通、甘草、板蓝根、金银花）治疗痄腮20例，痊愈15例，显效4例，无效1例，总有效率为95%。

王合以清热解毒，疏散风热为治则，自拟消炎汤（大青叶50g，板蓝根30g，黄芩、黄连各15g，陈皮、玄参、桔梗、连翘、柴胡各10g，马勃、牛蒡子、薄荷、僵蚕、生甘草各5g），结果120例患者显效96例；有效17例；无效7例；总有效率为94.2%。

文灿新从外感风湿邪毒壅阻少阳经脉，郁而不散，结于腮部立论，自拟柴葛解毒汤（柴胡、葛根、羌活、连翘、板蓝根、蚤休、牡丹皮、郁金、夏枯草、甘草）治疗儿童痄腮52例，服药2~4剂全部治愈。

王隆等观察蒲地蓝消炎口服液治疗儿童流行性腮腺炎的临床疗效。方法：90例流行性腮腺炎患儿随机分为治疗组与对照组各45例，均口服利巴韦林颗粒，治疗组加用蒲地蓝消炎口服液。结果：治疗组在发热、头痛、呕吐以及腮腺肿胀等临床症状持续天数较对照组明显缩短。结果显示：蒲地蓝消炎口服液治疗儿童流行性腮腺炎，预后良好，能缩短疗程，且未见明显不良反应。

（二）中医内外合治法治疗流行性腮腺炎

孙洁等应用热毒宁注射液联合仙人掌外敷治疗小儿流行性腮腺炎，将248例小儿流行性腮腺炎患者随机分成2组，治疗组：热毒宁注射液静滴及仙人掌外敷，对照组予利巴韦林静滴，5~7日为1个疗程。治疗组总有效率为98.44%，对照组总有效率为70.00%。结果显示，热毒宁注射液静脉滴注联合仙人掌外敷治疗小儿流行性腮腺炎疗效显著，使用安全。

农志新应用普济消毒饮合青黛治疗流行性腮腺炎，将100例流行性腮腺炎患者按就诊顺序分成2组，治疗组50例服用普济消毒饮，外敷青黛；对照组50例静脉注射利巴韦林注射液，1周后观察疗效。发现治疗组治愈40例，好转8例，无效2例；对照组治愈15例，好转20例，无效15例。治疗组的疗效明显优于对照组（P<0.01）。显示中药普济消毒饮合青黛治疗流行性腮腺炎临床疗效较好。

王磊对100例痄腮患者采用内服自拟银翘柴葛汤（金银花9~15g，连翘、柴胡、葛根、玄参各6~9g，荆芥、薄荷、淡竹叶、甘草各3~6g），外敷三七冰片散（三七、冰片各等分为末，用鸡蛋清调匀），每日换药1次，治疗痄腮202例，显效164例，有效22例，无效16例，总有效率为92.15%。

孙晓嘉等通过辨证，用自拟痄腮方（金银花15g，连翘15g，板蓝根15g，玄参12g，黄芩10g，蒲公英12g，僵蚕5g，升麻3g，柴胡5g，甘草3g），配合金黄膏（大黄、黄柏、姜黄、白芷各25g，生南星、苍术、陈皮、厚朴各5g，天花粉50g，甘草5g，研细末，加凡士林熬成30%软膏）为基本方外敷治疗痄腮800例。3天治愈者664例，4~7天治愈136例。

（三）中医外治法治疗流行性腮腺炎

灯火灸：取穴：角孙（患侧），阿是穴（肿胀中心）。操作方法：嘱患儿侧卧位，不配合者由家长帮助固定位置。选定穴处，用紫药水定位，穴区常规消毒，取灯心草3~4cm，将一端植入植物油中1cm，取出后用软棉纸吸取灯草上的浮油。术者用拇、食指捏住灯心草上1/3处，即可点火。然后慢慢向穴位移动，将燃端垂直接触穴位标志点，听到清脆的啪啪暴淬声，火也随之熄灭。点灸后局部多有小块灼伤，无需处理，3日内点灸处不可蘸水，数日后结痂而愈。

耳针治疗：取对屏尖（腮腺）、内分泌、耳尖、肝、胆、胃、肾上腺。方法：对屏尖、内分泌、肝、胆、胃、肾上腺用毫针强刺激，留针20min，每日1次。对发热者，先取耳尖放血。

放血疗法：取耳尖、颊车、少商、商阳。高热者加曲池，睾丸肿大者加三阴交。刺法：耳尖、颊车、少商、商阳穴针刺后挤血少许，泻曲池、三阴交，均不留针，隔日治疗1次。

挑刺法：取双侧商阳、关冲、厉兑、窍阴，并在挑刺部位挤少许血即可，1次即可达到降温效果。经挑刺一般在4~6h后开始降温，12h降温明显，24~36h后可完全降温，同时其他症状逐渐相应减轻。

常用外敷膏药：

腮肿两样膏：主要由大青叶、乳香、大黄、胆矾、五倍子、没药、黄连、芙蓉叶、黄柏、广木香、薄荷水、樟脑、冰片、麝香等组成，用凡士林和麻油制成膏剂，外敷腮部患处。

消肿止痛酊：为中成药，由木香、防风、荆芥、细辛、五加皮、桂枝、牛膝、川芎、徐长卿、白芷、莪术、红杜仲、大罗伞、小罗伞、两面针、黄藤、栀子、三棱、沉香、樟脑、薄荷脑组成，具有舒筋活络、消肿止痛功效。

季德胜蛇药片：由七叶一枝花、蟾蜍皮、蜈蚣、地锦草等组成，具有清热解毒、消肿止痛之功效。

金黄膏：主要成分为大黄75g，厚朴30g，陈皮30g，黄柏75g，姜黄75g，天花粉150g，白芷30g，甘草30g，混合研成细末即成金黄散。用凡士林、金黄散按8：2比例调制成膏。外敷时将药膏摊在适当大小的纱布块上，直接敷贴患部，胶布固定，每天换药1次，连敷7天为1个疗程。嘱病人卧床休息，多饮水，禁食辛辣食物。

参考文献

[1]张小燕.普济消毒饮加减治疗流行性腮腺炎116例.实用中医杂志,2007,23(12):768

[2]姜秀容.加减龙胆泻肝汤治疗痄腮.现代中西医结合杂志,2001,10(4):347

[3]王合.自拟消炎汤治疗流行性腮腺炎120例.黑龙江中医药,2004,(5):20

[4]文灿新.柴葛解毒汤治疗儿童痄腮.新疆中医药,2002,20(1):19

[5]王隆,刘静.蒲地蓝消炎口服液治疗儿童流行性腮腺炎45例.中国中医急症,2010,19(10):1815

[6]孙洁,乐功芳,李玉林,等.热毒宁注射液联合仙人掌外敷治疗小儿流行性腮腺炎128例.中国中医急症,2011,20(1):147~148

[7]农志新,兰日程.普济消毒饮合青黛治疗流行性腮腺炎疗效观察.广西中医学院学报,2010,13(2):15~16

[8]王磊.中药内外合治流行性腮腺炎100例.四川中医,2006,24(9):74

[9] 孙晓嘉,胡泓,秦明芳.流行性腮腺炎的中药治疗.广西中医学院学报,2001,4(4):67

[10] 赵江,尹士军.灯火灸治疗流行性腮腺炎.中国民间疗法,2010,18(2):9

[11] 汤秀芳.耳针加超短波治疗流行性腮腺炎100例.中原医刊,2008,28(3):39

[12] 张西英.刺络放血治疗流行性腮腺炎28例.实用中医药杂志,1996,3:46

[13] 黄清辉.挑刺佐治流行性腮腺炎发热48例.中国针灸,2004,24(1):45

[14] 吕晓武.普济消毒饮配合腮肿两样膏治疗流行性腮腺炎120例.中外医疗,2010,(4):11

[15] 梁龙飞.消肿止痛酊合潘生丁治疗流行性腮腺炎23例临床观察.实用中西医结合临床,2010,10(1):58

[16] 施玲.季德胜蛇药片外敷治疗流行性腮腺炎65例.云南中医杂志,2010,31(2):37

[17] 齐梅,李霞.金黄膏外敷治疗流行性腮腺炎.中国民间疗法,2010,18(11):36

十二、已发布的中医诊疗指南

附1：流行性腮腺炎中医诊疗指南

韩新民，汪受传，虞舜，赵霞，尹东奇

（中华中医药学会儿科分会）

（一）范围

本指南制定了流行性腮腺炎的诊断、辨证、治疗规范。

本指南适用于流行性腮腺炎的诊断和治疗。

（二）术语和定义

下列术语和定义适用于本指南。

流行性腮腺炎（ep idemic parotitis）

流行性腮腺炎是感染腮腺炎病毒引起的一种急性传染病，临床以发热、耳下腮部漫肿疼痛为主要特征。同义词：痄腮（中医学病名）。

（三）诊断

1. 诊断要点

（1）病史

流行性腮腺炎流行期间，发病前2～3周有流行性腮腺炎接触史。

（2）表现

初病时可有发热、头痛、咽痛。腮腺肿大以耳垂为中心，向前、后、下扩大，边缘不清，触之疼痛，有弹性感。常一侧先肿大，2～3天后对侧亦出现肿大。腮腺管口可见红肿，或同时有颌下腺肿大。可并发脑膜脑炎、睾丸炎、卵巢炎、胰腺炎等。

（3）实验室检查

①血象检查。血白细胞总数正常或偏低，淋巴细胞相对增高；继发细菌感染者血白细胞总数及中性粒细胞均增高。

②血清和尿淀粉酶测定。血清及尿淀粉酶活性增高,与腮腺肿胀相平行,2周左右恢复至正常。

③病原学检查。从患儿唾液、脑脊液、尿或血中可分离出腮腺炎病毒。用补体结合试验或 ELISA 法检测抗 V（Virus）和抗 S（Soluble）两种抗体,S 抗体在疾病早期的阳性率为75%,可作为近期感染的证据,患病6~12月后逐渐下降消失,病后2年达最低水平并持续存在。

2. 鉴别诊断

（1）化脓性腮腺炎（中医学病名发颐）

腮腺肿大多为一侧,局部疼痛剧烈,拒按,红肿灼热明显;成脓时局部有波动感,按压腮部可见口腔内腮腺管口有脓液溢出;无传染性,常继发于猩红热、伤寒等细菌感染性疾病之后;血白细胞总数及中性粒细胞增高。

（2）其他病毒性腮腺炎

流感病毒、副流感病毒、巨细胞包涵体病毒等都可引起腮腺肿大。对再次发生腮腺炎的病例,应作抗体测定,如为阴性,应考虑其他病毒引起的腮腺炎,可依据病毒分离加以鉴别。

（3）急性淋巴结炎

耳前、颈部、颌下淋巴结炎,有时易与腮腺炎、颌下腺炎相混淆,应注意鉴别。淋巴结发炎时,局部疼痛较重,肿胀的淋巴结边缘清楚,质地较硬,不以耳垂为中心,局部红肿灼热明显;腮腺管口无红肿;常有头面或口咽部感染灶;周围血象示白细胞总数及中性粒细胞增高。

（四）辨证

1. 温毒在表证：轻微发热恶寒,一侧或两侧耳下腮部漫肿疼痛,触之痛甚,咀嚼不便,或有头痛,咽红咽痛,纳少,舌质红,苔薄白或薄黄,脉浮数。

2. 热毒蕴结证

高热,一侧或两侧耳下腮部漫肿胀痛,范围大,坚硬拒按,张口咀嚼困难,或有烦躁不安,面赤唇红,口渴欲饮,头痛呕吐,咽红肿痛,颌下肿块胀痛,纳少,尿少而黄,大便秘结,舌质红,舌苔黄,脉滑数。

3. 邪陷心肝证：高热不退,耳下腮部漫肿疼痛,坚硬拒按,头痛项强,烦躁,呕吐剧烈,或神昏嗜睡,反复抽搐,舌质红,舌苔黄,脉弦数。

4. 毒窜睾腹证：腮部肿胀同时或腮肿渐消时,一侧或双侧睾丸肿胀疼痛,或少腹疼痛,痛时拒按,或伴发热,溲赤便结,舌质红,舌苔黄,脉弦。

5. 毒结少阳证：腮部肿胀数日后,左胁下、上腹部疼痛较剧,胀满拒按,恶心呕吐,发热,大便秘结或溏泄,舌质红,舌苔黄,脉弦数。

（五）治疗

1. 治疗原则

流行性腮腺炎的治疗,以清热解毒、软坚散结为基本法则。温毒在表证治以疏风清热，散结消肿；热毒蕴结证治以清热解毒，软坚散结。软坚散结只可用宣、通之剂，以去其壅滞，不要过于攻伐。壅滞祛除，则风散毒解，可达到消肿止痛的目的。邪陷心肝证治以清热解毒，熄风开窍；毒窜睾腹证治以清肝泻火，活血止痛；毒结少阳证治以清泄热毒，和解少阳。本病宜采用内治法与外治法结合治疗，有助于加速腮部肿胀的消退。

2. 分证论治

（1）温毒在表证

治法：疏风清热，散结消肿。

主方：柴胡葛根汤加减。

常用药：柴胡、黄芩、牛蒡子、葛根、金银花、连翘、板蓝根、夏枯草、赤芍、桔梗、甘草等。

加减：咽喉肿痛加马勃、玄参；纳少呕吐加竹茹、陈皮。

（2）热毒蕴结证

治法：清热解毒，软坚散结。

主方：普济消毒饮加减。

常用药：柴胡、黄芩、黄连、连翘、升麻、板蓝根、蒲公英、挂金灯、玄参、夏枯草、陈皮、桔梗等。

加减：热甚便秘加生石膏、大黄；腮部肿胀甚，坚硬拒按加海藻、牡蛎、赤芍、牡丹皮。

（3）邪陷心肝证

治法：清热解毒，熄风开窍。

主方：清瘟败毒饮加减。

常用药：栀子、黄连、连翘、板蓝根、生地黄、生石膏、牡丹皮、赤芍、玄参、钩藤、僵蚕、甘草等。

加减：头痛剧烈加用龙胆草、石决明；恶心呕吐甚者加竹茹、代赭石；神志昏迷加服至宝丹；抽搐频作加服紫雪丹。

（4）毒窜睾腹证

治法：清肝泻火，活血止痛。

主方：龙胆泻肝汤加减。

常用药：龙胆草、栀子、黄芩、黄连、蒲公英、醋柴胡、川楝子、荔枝核、延胡索、桃仁、赤芍、青皮等。

加减：睾丸肿大明显加莪术、皂荚；伴腹痛呕吐加郁金、竹茹、制半夏；少腹痛甚加香附、木香、红花；伴腹胀便秘加大黄、枳实。

（5）毒结少阳证

治法：清泄热毒，和解少阳。

主方：大柴胡汤加减。

常用药：柴胡、黄芩、制半夏、蒲公英、郁金、枳壳、竹茹、川楝子、虎杖、大黄、白芍、甘草等。

加减：大便溏泄去大黄，加苍术、煨木香；腹痛剧烈加川芎、红花、牡丹皮。

3. 中成药

（1）腮腺炎片：每服4～6片，1日3次。用于邪犯少阳证。

（2）安宫牛黄丸：3岁以内每服1/4丸，4～6岁每服1/2丸，7岁以上每服1丸，1日1次。用于邪陷心肝证。

（3）醒脑净注射液：每次2～4ml，肌肉注射，1日2次；或每次10～20ml，加入葡萄糖注射液中静脉点滴，1日1～2次。用于邪陷心肝证。

（4）龙胆泻肝丸：每服3～6g，1日2次。用于毒窜睾腹证。

4. 药物外治

（1）如意金黄散、青黛散、紫金锭（即玉枢丹）、玉露膏、季德胜蛇药、大黄粉，任选1种，适量，以醋或茶水调，外敷患处。1日1～2次。用于腮部肿痛。已破溃者禁用。

（2）鲜仙人掌：每次取1块，去刺，洗净后捣泥或剖成薄片，贴敷患处。1日2次。用于腮部肿痛。

（3）鲜蒲公英、鲜芙蓉花叶、鲜败酱草、鲜马齿苋，任选1种，也可2种合用，适量，捣烂外敷患处。1日1～2次。用于腮部肿痛。

（4）鲜芙蓉叶、鲜败酱草各适量，捣烂；青黛10g、大黄10g、皂荚10g、荔枝核10g，研细末。将以上药物混合、调匀，敷睾丸肿痛部位，并用布带托起睾丸，药干则用清水润湿继用。每日1次。用于睾丸肿痛。

5. 针灸疗法

（1）体针

主穴：翳风、颊车、合谷、外关、关冲。随证加减：温毒郁表加风池、少商；热毒蕴结加商阳、曲池、大椎；睾丸肿痛加太冲、曲泉；惊厥神昏加水沟、十宣；脘腹疼痛加中脘、足三里、阳陵泉。用泻法，强刺激，1日1次，每次留针30min，或点刺放血。

（2）耳针

取穴：耳尖、对屏尖、面颊、肾上腺。耳尖用三棱针点刺放血，余穴用毫针强刺激，每次留针20～30min，1日或隔日1次。用于腮部肿痛。

（3）耳穴贴压

取穴：双侧腮腺、皮质下、肾上腺、面颊。用王不留行籽按压在穴位上，胶布固定，按压每个穴位，以耳廓发热为度。1日按4～5次，一般3～4日为1个疗程。用于腮部肿痛。

6. 激光疗法

用氦—氖激光照射少商、合谷、阿是穴。每穴照射5～10min，1日1次，连用3～5日。用于腮部肿痛。

7. 灯火燋法

取角孙、阳溪或阿是穴。剪去头发，取一根火柴棒点燃，对准穴位迅速灼灸。1日1次，连用3～4日。用于腮部肿痛。

流行性乙型脑炎

是经蚊传播由乙脑病毒引起的以脑实质炎症为主要病变的急性传染病，多见于夏秋季，临床表现为急起发病，有高热、意识障碍、惊厥、强直性痉挛和脑膜刺激征等，重型患者病后往往留有后遗症。

一、病原学

病原体属披膜病毒科黄病毒属第1亚群，呈球形，直径20~40nm，为单股RNA病毒，外有类脂囊膜，表面有血凝素，能凝集鸡红细胞，病毒在胞浆内增殖，对温度、乙醚、酸等都很敏感，能在乳鼠脑组织内传代，亦能在鸡胚、猴肾细胞、鸡胚细胞和He-la等细胞内生长。其抗原性较稳定。

二、流行病学

（一）传染源

人和动物均可成为传染源。主要是猪，其次为马、牛、羊、狗、鸡、鸭等。动物受染后可有3~5天的病毒血症，致使蚊虫受染传播。

（二）传播途径

蚊类是主要传播媒介，库蚊、伊蚊和按蚊的某些种类都能传播本病，其中以三带喙库蚊最重要。蚊体内病毒经卵传代越冬，可成为病毒的长期储存宿主。

（三）易感人群

发病以10岁以下儿童居多，尤以2~6岁最常见。

（四）潜伏期和传染期

本病流行有严格的季节性，80%~90%的病例集中在7、8、9三个月，但由于地理环境与气候不同，华南地区的流行高峰在6~7月，华北地区在7~8月，而东北地区则在8~9月，均与蚊虫密度曲线相一致。

三、发病机制

（一）西医发病机制

感染乙脑病毒的蚊虫叮咬人体后，病毒先在局部组织细胞和淋巴结、以及血管内皮细胞内增殖，不断侵入血流，形成病毒血症。当侵入病毒量多、毒力强、机体免疫功能不足，则病毒继续繁殖，经血行散布全身。由于病毒有嗜神经性，故能突破血脑屏障侵入中枢神经系统，尤在血脑屏障低下时或脑实质已有病毒者易诱发本病。

（二）中医病因病机

本病是由暑热疫毒外感人体所致，尤以小儿为多。暑邪为热盛之气，最易化火，伤人最速。"邪来之势如奔马，传变如电掣"。人若正气素亏或因劳倦太过，耗伤津气，则暑疫之邪乘虚而入。人体外感暑热疫毒引起发病，其病机一般以卫气营血传变规律发展。

感邪轻者，有短暂的卫分过程后速入气分，或者卫气同病，见有发热、微恶风寒、头痛、口渴，若胃热气逆则见呕吐；邪热内扰，机窍失灵，则见神昏嗜睡。感邪重者常无卫分表现，邪热内传，化火上炎直冲巅顶，表现为剧烈头痛、呕吐等症；若邪陷营血，则高热稽留、惊厥反复；由热生风，肝风内动，则颈项强直、角弓反张、手足抽搐；热郁生痰，痰阻气道，则肺气不利、喘促痰鸣；若痰热互结，则窍闭动风。兼感湿邪则湿痰凝滞，并与邪热内结，致使疾病更加缠绵难解。

暑热燔灼易耗竭气阴，阴液涸竭则气无依附而外越，故气息不匀，呼吸微弱，甚则停止。如暑热疫毒内传而阳气外脱，则见面色苍白、肢冷汗出、脉微欲绝等危象。

乙脑后期，邪热渐去，气阴亏损，可见低热、心悸、烦躁，甚则虚风内动，手足蠕动；如痰热阻于脉络未净，则见神情呆痴、反应迟钝或者失语；如风痰阻于络道，则热退之后仍可见手足拘挛，重则强直抽搐。病情重者，久而痰瘀阻滞脉络，气血亏耗，筋脉失养，而成瘫痪等证。

四、病理改变

可引起脑实质广泛病变。

1. 神经细胞变性坏死：若在变性坏死的神经细胞周围有增生的少突胶质细胞围绕时，称神经细胞卫星现象；若小胶质细胞和中性粒细胞侵入变性坏死的神经细胞内，则称为噬神经细胞现象。

2. 软化灶形成：神经组织发生局灶性坏死液化，形成质地疏松、染色较淡的筛网状病灶，称为筛状软化灶。

3. 脑血管改变：血管扩张充血，管周间隙增宽，常伴有淋巴细胞为主的炎细胞围绕血管呈袖套状浸润。

4. 胶质细胞增生：增生的小胶质细胞若聚集成群而形成结节，称胶质细胞结节。肉眼见脑膜血管扩张充血，脑实质充血、水肿，严重者可见点状出血和粟粒大小的软化灶。

五、临床表现

（一）临床症状体征

1. 初期：发病第1～3日。起病急，体温在1～2日内升高至39～40℃，伴头痛、恶心、呕吐、嗜睡。可有轻度上呼吸道或胃肠道症状。

2. 极期：发病第4～10日，临床主要表现为：

（1）高热：体温高达39～40℃以上，持续约7～10日，重者长达2～3周。

（2）意识障碍：嗜睡、昏睡或昏迷。可发生在病程第1～2日，最多见于第3～8日。持续1周左右，重者长达1月以上。

（3）抽搐：多见于病程第2～5日，常继发于脑实质炎症及脑水肿。

（4）呼吸衰竭：多见于极期深度昏迷病人，分中枢性和外周性。中枢性呼吸衰竭表现为呼吸表浅、节律不齐、双吸气、叹息样呼吸、潮式呼吸、抽泣样呼吸及下颌呼吸，最后呼吸停止；周围性呼吸衰竭主要表现为呼吸困难、胸式或腹式呼吸减弱，呼吸次数先快后慢，发绀，但节律始终整齐。

（5）脑膜刺激征及颅内压增高表现：常出现颈强直、克氏征及布氏征阳性。颅内压增高表现为剧烈头痛、呕吐、血压升高、脉搏变慢和肌张力增强。

（6）其他神经系统症状和体征：①延髓受累（球麻痹）：痰鸣、吞咽困难、语言及呼吸障碍；②前庭小脑受损：眼球震颤、瞳孔变化；③锥体束及基底核受损：巴氏征阳性、不自主运动、面瘫、肌颤、木僵等；④植物神经受累：面红、多汗、皮肤过敏、大小便失禁或尿潴留；⑤其他：肢体瘫痪、浅反射减弱或消失、深反射亢进等。

（7）循环衰竭：见于极少数病人，与延髓血管舒缩中枢病变、心功能不全、胃肠道出血、脱水等有关。表现为血压下降、脉细速、肢凉、皮肤发花等。

3. 恢复期：极期过后，体温逐渐下降，病情日趋好转，于2周左右完全恢复。重症病人常恢复较慢，可有反应迟钝、痴呆、精神或行为异常、失语、吞咽困难、不自主运动或肢体瘫痪等，约需1～3个月以上逐渐恢复正常。

4. 后遗症期

发病6个月后，仍留有精神神经症状，如失语、强直性瘫痪、扭转痉挛、精神失常等。部分病人经积极治疗仍能恢复。

（二）并发症

少数重症病人半年后仍有精神神经症状，主要有意识障碍，痴呆，失语，肢体瘫痪，癫痫等。

六、诊断

（一）流行病学史

明显季节性，北方地区患者集中发病于7、8、9月份，南方地区有所提前。

（二）临床特点

发病急骤，突然高热、头痛呕吐、嗜睡，重者则昏迷、抽搐，脑膜刺激征及病理反射阳性。

（1）轻型：体温38℃左右，神志清楚，无抽搐。可有轻度头痛、恶心、呕吐、嗜睡，脑膜刺激征不明显。病程5~7天。

（2）普通型：发热39~40℃，嗜睡或浅昏迷，偶有惊厥，脑膜刺激征明显，浅反射减弱或消失，深反射亢进，病理反射可阳性。病程7~10天。

（3）重型：发热40℃以上，昏迷，反复或持续抽搐，脑膜刺激征更明显，深反射先亢进后消失，病理反射强阳性。可有肢体瘫痪或呼吸衰竭。病程多在2周以上。恢复期常有神经精神症状，少数留有后遗症。

（4）极重型：起病急骤，体温突升达41℃，深昏迷，持续惊厥，迅速出现脑疝及呼吸衰竭。患儿多在3~5天内死亡，幸存者多有严重后遗症。

（三）辅助检查

1. 血象：白细胞总数增至1~2万/mm^3（10~20×10^9/L），中性粒细胞增至80%以上。

2. 脑脊液呈浆液性改变，外观无色透明，压力增高，白细胞一般在5~500/mm^3（0.005~0.5×10^9/L），蛋白轻度升高，糖、氯化物均正常。

3. 乙脑特异性IgM测定：可助早期诊断。双份血清血凝抑制试验及补体结合试验，滴度呈四倍增长。

4. 病毒核酸检测：以PCR技术检测病人脑脊液标本中JBEV-RNA，新近已应用于乙脑早期诊断。

5. 病毒分离：发病初期的血液及脑脊液标本，分离病毒阳性率极低；取死后脑组织或脑穿刺抽取物阳性率在25%~50%左右。

（四）中医辨证诊断

1. 邪犯卫气

主症：发热较高或微有恶寒，头痛，呕吐，口渴，倦怠及嗜睡，颈项强直，舌质红，苔微黄，脉浮数。如夹湿邪，则有壮热烦渴，汗多溺短，脘痞身重，苔黄腻，脉洪大或滑数。

2. 气营两燔

主症：高热持续，汗多烦渴，头痛呕吐，烦躁不安，嗜睡或昏迷，谵语或抽搐，惊厥，舌质绛红，脉滑数。

3. 热陷营血

主症：高热稽留，神昏谵语，舌蹇肢凉，反复惊厥或抽搐不止，气急痰鸣，舌绛红，脉细数。

4. 痰阻脉络

主症：面色苍白，神情呆滞，肢体瘫痪，精神异常，失语，舌质淡或紫，苔白，脉细涩。

5. 正虚邪恋

主症：低热不退，午后尤甚，口干咽燥，心烦寐差，舌红少津，脉虚数。

（五）鉴别诊断

1. 肠道病毒脑膜炎：由柯萨奇病毒和埃可病毒引起的急性脑膜炎，好发于夏秋季，其脑脊液改变酷似乙脑，但临床症状大多较乙脑轻，病程约1周左右，预后良好。确诊依赖于病原学诊断。

2. 单纯疱疹病毒脑炎：由单纯疱疹病毒（HSV）引起（成人大多是HSV-1、小儿则HSV-1、HSV-2均可），是常见的散发性急性脑炎，临床表现类似乙脑。

3. 其他：与结核性脑膜炎、脑型疟疾、化脓性脑膜炎、中毒型菌痢、其他病毒性脑膜脑炎（如流行性腮腺炎病毒、肠道病毒、脊髓灰质炎病毒、单纯疱疹病毒、急性淋巴细胞脉络丛脑膜炎病毒等所引起的脑膜脑炎）鉴别。

七、临床处理及治疗

（一）一般治疗和护理

1. 严密观察病情变化，注意患者神志变化、体温、脉搏、呼吸、血压及出入量等。
2. 物理降温：①设法降低室温；②头部及体表大血管处冰敷；③冰水或冷水灌肠，或冷水湿敷；④50%乙醇擦浴。使体温尽量保持在38.5℃以下。
3. 保持呼吸道通畅，昏迷病人应定时雾化吸入生理盐水或4%碳酸氢钠，以利于痰液排出；定时翻身、拍背、吸痰。严防痰液、呕吐物及蛔虫进入气管引起窒息。
4. 不能进食者应予鼻饲高营养流食，严格控制静脉补液量（每日量：成人1000~1500ml；小儿50~80ml/kg体重），注意补钾。
5. 做好口腔护理，注意保持皮肤清洁干燥、防止褥疮发生。

（二）药物治疗

1. 退热剂：常用阿斯匹林或吲哚美辛口服或鼻饲；或复方氨基比林溶液肌注，小儿可采用50%安乃近滴鼻或吲哚美辛栓剂，根据病情给予。极期过高热的重症患者，酌情给予地塞米松，每次用量成人10~15mg，小儿2~5mg，每日1~2次，连续2~3日。

2. 镇静剂：常用安定（每次成人10~20mg；小儿酌减，肌内或静脉注射）、水合氯醛（10%溶液成人每次10~15ml鼻饲或15~20ml稀释于生理盐水30~50ml保留灌肠，小儿酌情减量）和东莨菪碱（成人每次0.3~0.6mg皮下或静脉注射）等药物。

3. 呼吸兴奋剂：出现中枢性呼衰早期症状，自主呼吸尚存时应采用呼吸兴奋剂，山梗菜碱（每次成人3~6mg；小儿0.3~3mg）或尼可刹米（每次0.375~0.75g），肌肉注射或静脉注射。

4. 脱水剂：20%甘露醇或25%山梨醇，每次用量：1~2g/kg静脉推注，4~6小时1次，疗程3~5为宜。有脑疝时，可采用20%甘露醇稀释尿素（每次用量0.5~1g/kg）后静脉推注，作为应急处理。为避免反跳作用，可在两次脱水剂之间推注50%葡萄糖溶液60~80ml，或加用呋喃苯胺等利尿剂。脱水治疗期间应注意维持水和电解质的平衡。

5. 抗菌药物：当合并肺部或泌尿道等细菌感染时，应积极寻找病原菌，进行药敏试验，有针对性的应用抗菌治疗。避免预防性用药和滥用广谱抗菌药物。

（三）气管切开（插管）和人工呼吸机的应用

深昏迷患者，咳嗽反射消失或吞咽障碍，痰液阻塞，严重通气不良，缺氧状况明显，则应及早行气管切开，并根据病情使用人工呼吸机，以便及时有效地改善缺氧，挽救生命。

（四）恢复期治疗

注意加强营养，进行语言和肢体功能锻炼，可采用推拿、按摩和针灸等方法。酌情选用促进脑细胞恢复、改善神经系统功能的药物，预防合并症发生。

（五）中医治疗

1. 辨证论治
（1）邪犯卫气

治法：辛凉解表，清气泄热

方药：银翘散加减。金银花、连翘、淡豆豉、薄荷叶、贯众、大青叶、板蓝根、芦根等。夹湿者加藿香、佩兰。

（2）邪犯营卫

治法：清热解毒，气营两清

方药：白虎汤合清营汤加减。生石膏、知母、水牛角、玄参、生地黄、连翘、金银花、黄连、大青叶、板蓝根、淡竹叶等。

（3）热陷营血

治法：清热解毒、开窍息风

方药：清瘟败毒饮合羚角钩藤汤加减。水牛角、丹参、生地黄、生石膏、石菖蒲、牡丹皮、大青叶、板蓝根等。同时服用安宫牛黄丸或紫雪丹，亦可静滴清开灵注射液。

（4）痰阻脉络

治法：益气活血，化痰通络

方药：补阳还五汤合菖蒲郁金汤加减。黄芪、当归、丹参、赤芍、红花、石菖蒲、郁金、贝母、鸡血藤、木瓜、桑枝等。

（5）正虚邪恋

治法：养阴清热

方药：加减复脉汤裁化。生地黄、麦冬、白芍、茯苓、石斛、知母、牡丹皮、阿胶。神志不宁者去阿胶，加石菖蒲、远志；虚风内动者加龟板、鳖甲。

2. 单方验方

（1）复方大青叶合剂：具有清热解毒，凉血透邪之功。用于乙脑初期，邪热亢盛之证。1~3岁每服5ml，3~6岁每服7ml，6岁以上每服10ml，每日3次。

（2）清开灵注射液：具有清热解毒，芳香开窍，镇惊安神之功。适用于乙脑极期，热入心包之证。静脉注射每次6～12ml，加入5%葡萄糖注射液100～200ml中静滴。每日1次。

（3）青蒿鳖甲片：具有养阴清热之功。适用于乙脑恢复期，余热未尽之证。1～3岁每服1片，3～6岁每服2片，6～12岁每服3片，每日3次。

（4）苏合香丸：具有芳香开窍，豁痰清心，辟秽醒神之功。治疗乙脑痰阻窍闭之证。1～3岁每服1/3丸，3～6岁每服1/2丸，6～12岁每服1丸，每日1～2次。

（5）安宫牛黄丸：具有清热解毒，化痰开窍，镇惊安神之功。用于乙脑热闭心包之证。1～3岁每服1g，3～6岁每服1.5g，6岁以上每服2g，每日2次。

3. 针灸治疗

取风府、中冲、曲池、合谷、太阳、大椎、委中为主穴，配内关、十宣、人中、太冲、下关。针用泻法，不留针，每日1次，用于乙脑热入心包，气营两燔之证。

（六）中西医结合治疗

在轻症阶段，邪犯卫气时，可辨证服用汤药，重用金银花、连翘、大青叶、板蓝根，及时控制病情，以免邪热内陷。重症阶段（即病程极期），热陷营血，患者高热昏迷、惊厥抽搐、呼吸浅促，则应以西医治疗为主，降温止痉，减轻脑水肿，保持呼吸道通畅。此阶段亦可静脉滴注清开灵注射液，辅以退热醒神。

八、预后

本病病死率3%～10%，重症病例病死率仍在15%以上。15岁以上的病人病死率一般较高；重症及极重型病死率和后遗症发生率亦高；治疗早晚对预后亦有影响。老龄患者预后差，病死率更高。病后免疫力持久。

九、康复及出院标准

1. 治愈：体温正常，神志清楚，脑膜刺激征及病理反射消失，并发症治愈。
2. 好转：体温正常，神志好转或遗留不危及生命的后遗症。

十、预防

1. 加强家畜家禽饲养管理，饲养场所应尽量远离居住区；定期处理居住区周围环境的蚊虫孳生地。
2. 做好防蚊、灭蚊工作。
3. 在乙脑流行季节前1～2个月，应对易感人群实施乙脑疫苗接种。乙脑灭活疫苗注射可提高人群免疫力，免疫效果安全可靠，免疫后血清中和抗体阳转率可达80%，保护率为90%。免疫对象主要为流行区内6个月至10岁的儿童和从非流行区迁入流行区的成人。剂量：6～12个月婴儿每次0.25ml，1～6岁每次0.5ml，7～12岁每次1ml，皮下注射，共2次，间隔7～10日；以后每年加强注射1次。预防注射应于每年流行期前一个月完成。

十一、中医临床报道

（一）中医辨证论治流行性乙型脑炎

刘仕才等在临床治疗时将流行性乙型脑炎分为3证论治：①阳明气热证，用白虎汤加金银花、连翘、大青叶；②气营两燔证，用白虎汤合清营汤加减，送服安宫牛黄丸；③热入营血证，用清瘟败毒饮送服安宫牛黄丸。均随证加减。治疗96例，无1例死亡和明显后遗症。总有效率达100%。

王远义认为，流行性乙型脑炎急性期病在卫、气分者，用银翘散或白虎汤加减；在气、营分者，用白虎汤合清营汤加减；在营、血分者，用清瘟败毒饮加减；内闭外脱证，用参附龙牡汤；恢复期用三才汤；后遗症期用补阳还五汤加减，配合针灸、推拿及理疗。对直接威胁生命的5个环节：高热、抽痉、呼吸衰竭、痰阻、感染采用西药对症支持处理。治疗35例，治愈28例，好转5例，死亡2例，比单纯西药治疗组治愈率明显提高。

李保甫等治疗44例，其中，轻型（相当于卫分及卫气阶段）用银翘散加减；中型（相当于气分及气营阶段）用清营汤加减；重型（相当于热闭心包及暑热动风证）用清营汤合羚角钩藤汤加减，配合安宫牛黄丸、紫雪丹。治愈43例，仅1例重型患者遗留后遗症。治疗中强调早期化痰，清暑勿忘利湿，且认为石膏是治暑要药，可用于不同阶段。

陈爱萍等在用西药处理的基础上，邪入卫气阶段用金银花、大青叶各15g，芦根、滑石各20g，连翘、蝉蜕各10g；偏湿者，加藿香、佩兰各10g。邪入气营阶段药用金银花、连翘、玄参各15g，生石膏60g，知母、牡丹皮各10g，板蓝根30g，赤芍20g，黄连6g。邪入营分或逆传心包，药用水牛角、生石膏各60g，龙胆草、蝉蜕、竹叶、牡丹皮各10g，生地黄20g，鲜竹沥20ml，并选用安宫牛黄丸、至宝丹、紫雪丹。凡高热不退者，皆加大黄、芒硝之类。治疗56例，治愈52例，死亡4例。在退热时间、平均住院天数、治愈率、死亡率等方面均明显优于单纯西药对照组（$P<0.05$）。

常玉和等在临床治疗时，分为湿热并重和热重2类，前者早期以三仁汤加味主之，极期以清瘟败毒饮重用石膏主之；后者早期用白虎汤为主，极期用化斑汤加桑白皮清营解毒，透热养阴。同时配合西药，治疗182例，治愈139例，死亡43例，13例留后遗症。

（二）专方治疗流行性乙型脑炎

袁明华以白虎加苍术汤加减治疗64例，治愈58例，好转5例，死亡1例。陈杰用白虎汤合大承气汤加减，治疗30例，治愈27例，病残2例，死亡1例，治愈率明显优于西药对照组，$P<0.05$。舒友元用加味白虎汤（生石膏50～150g，知母10g，大青叶10g，板蓝根15g，川黄连5g，青蒿10g，粳米20g，甘草6g）加减治疗78例，卫气同病加薄荷、藿香、佩兰，邪燔阳明加天竺黄、黄芩、蜈蚣、全蝎、僵蚕、安宫牛黄丸，气营（血）两燔合清营汤、止痉散化裁（加石菖蒲、莲子心、胆南星、天竺黄、僵蚕、

安宫牛黄丸或紫雪丹,羚羊角磨水不拘时服),治愈69例,好转4例,死亡5例。强调急性期重在控制高热、抽风,后遗症期重在调整心、肝、肾三脏。

胡启兴等以自拟清热解毒汤(金银花15~30g,菊花8~10g,蚤休12~15g,连翘10~15g,黄芩、山栀各8~12g,生石膏30~60g,板蓝根20~30g,甘草3~5g)为主,随证加味治疗105例,治愈96例,死亡9例。并强调在攻克高热、惊厥、呼吸衰竭方面,必须结合现代医学的抢救手段。张怀钦用清解重剂清瘟败毒饮随证化裁,均配用三宝、解热牛黄散之类,治疗78例,痊愈69例,好转5例,死亡4例。

李留纪以通下法为主(生大黄20~30g后下,玄明粉15~25g冲服,生石膏60~120g先煎,知母20g,蝉蜕、钩藤各15g,生地黄、板蓝板、金银花、太子参各25g,甘草10g)治疗重症乙脑58例,痊愈52例,死亡4例,后遗症2例。

刘启如应用痰热清注射液治疗流行性乙型脑炎,将57例流行性乙型脑炎患儿随机分为2组,对照组27例,治疗组30例。2组均予阿昔洛韦5mg/kg加入10%葡萄糖注射液100ml静滴,每日3次;并给予降温、降颅压、止痉、补液等常规处理。重型、极重型应保持呼吸道畅通,吸氧,加用呼吸兴奋剂、地塞米松及亚冬眠等治疗。治疗组加用痰热清注射液0.3~0.5ml/kg/d静滴,每日1次。2组疗程均为7天。比较2组疗效及症状、体征改善时间。结果显示治疗组治愈率明显高于对照组,其退热、抽搐停止、神志清醒时间亦短于对照组。

顾伟玲应用醒脑静注射液治疗流行性乙型脑炎,将65例流行性乙型脑炎病人随机分为2组,对照组采用对症支持治疗,观察组加用醒脑静注射液治疗。观察组降温止痉时间与对照组比较明显缩短($P<0.01$),观察组与对照组治愈好转率分别为96.8%和70.6%,死亡率分别为3.2%和29.4%,2组比较有统计学意义($P<0.05$)。结果显示流行性乙型脑炎在使用醒脑静注射液后疗效明显提高。

(三)针灸治疗流行性乙型脑炎

针灸治疗主要用于治疗并发症及后遗症。许心华在常规中西医治疗基础上,加用留针丰隆穴,治疗20例,显效5例,有效8例,无效7例。刘鑫针刺任督脉为主,主穴为百会、大椎、筋缩、腰阳关、人中、膻中、中脘、关元等,失语加上廉泉、哑门;耳聋加听宫、翳风;上肢瘫加肩髃、曲池、合谷;下肢瘫加环跳、委中、涌泉、阴陵泉、足三里、悬钟、太冲;失明加睛明。治后遗症30例,痊愈11例,显效16例,好转3例。孙法轩治后遗症348例,以百会、风池、大椎、内关、三阴交和合谷、曲池、外关、足三里、绝骨交替使用为主,治愈148例,显效109例,好转42例,无效13例。

参考文献

[1] 刘仕才.卫气营血辨证治疗流行性乙型脑炎的体会.湖南中医杂志,1993,(2):6

[2] 王远义.中西药结合治疗流行性乙型脑炎35例.湖北中医杂志,1996,(1):23

[3] 李保甫.中医药治疗乙型脑炎44例疗效观察.国医论坛,1993,(2):35

[4] 陈爱萍.中西医结合治疗流行性乙型脑炎临床观察.四川中医,1991,(2):20(下转第60页)

[5] 常玉和.中西医结合救治重症流行性乙型脑炎182例.辽宁中医杂志,1996,(1):33

[6] 袁明华. 白虎加苍术汤治疗乙型脑炎 64 例. 湖南中医杂志,1993,(3):23

[7] 陈杰. 中西医结合治疗流行性乙型脑炎. 山东中医杂志,1997,(1):27

[8] 舒友元. 加味白虎汤治疗流行性乙型脑炎 78 例临床观察. 湖南中医学院学报,1993,(1):34

[9] 胡启兴. "清热解毒汤"为主治疗 105 例乙型脑炎疗效观察. 江苏中医,1990,(8):6

[10] 张怀钦. 清瘟败毒饮治疗乙型脑炎 78 例. 湖南中医学院学报,1988,(3):22

[11] 李留纪. 以通下法为主治疗重症乙脑 58 例. 浙江中医杂志,1989,(7):299

[12] 刘启如,方平安. 痰热清注射液治疗流行性乙型脑炎临床观察. 中国中医急症,2008,17(9):1201~1203

[13] 顾伟玲. 醒脑静注射液治疗流行性乙型脑炎 31 例. 中西医结合心脑血管病杂志,2007,5(6):547~548

[14] 许心华. 针刺丰隆穴治疗乙型脑炎并发症. 上海针灸杂志,1988,(4):12

[15] 刘鑫. 针刺督脉为主治疗乙脑后遗症 30 例. 中国针灸,1995,(6):7

[16] 孙法轩. 综合法针刺治疗乙型脑炎并发症. 上海针灸杂志,1988,(4):12

麻 风 病

麻风病是由麻风杆菌引起的一种慢性接触性传染病。主要侵犯人体皮肤和神经，如果不治疗可引起皮肤、神经、四肢和眼的进行性和永久性损害。

一、病原学

麻风分支杆菌简称麻风杆菌，是麻风的致病菌，一般呈短小棒状或稍弯曲，长约 2~6μm，宽约 0.2~0.6μm。抗酸染色呈红色。小白鼠足垫接种阳性。在外界环境中一般可存活 2~9 日。麻风杆菌繁殖一代约需 13~14 日，因此麻风的病程呈慢性，潜伏期在各种传染病中也是最长的。麻风杆菌主要通过破损的皮肤黏膜进入人体，与未经治疗的多菌型病人直接接触是主要的传染方式。鼻黏膜是排菌的主要途径，在大多数情况下，麻风杆菌可能是通过呼吸道进入人体。

二、流行病学

（一）传染源

病人和带菌者。

（二）传播途径

1. 直接接触传染：健康者与传染性麻风病人的直接接触，传染是通过含有麻风杆菌的皮肤或黏膜损害与有破损的健康人皮肤或黏膜的接触所致。
2. 间接接触传染：健康者与传染性麻风患者经过一定的传播媒介而受到传染。例如接触传染患者用过的衣物、被褥、手巾、食具等。
3. 其他传染：麻风菌无论通过皮肤、呼吸道、消化道等都有可能侵入人体而导致感染。

（三）易感人群

多发于青壮年。

（四）潜伏期和传染期

麻风杆菌侵入人体后，要经过一段较长的潜伏期，一般 2~5 年，长者可达 10 年以上才发病。

三、发病机制

(一) 西医发病机制

机体的免疫力决定着麻风的感染过程，如感染后是否发病、发病类型和转归等。应用体液免疫和细胞免疫的测定方法检测结果说明，健康成人对麻风杆菌大都具有较强的免疫力，儿童的免疫力较弱，免疫力的强弱随年龄增长而逐渐增强。各型麻风对麻风杆菌的免疫力也不同，在免疫光谱一端的结核样型麻风（TT），其体液抗体较正常人仅略为增高，而细胞免疫功能正常或略为降低。而在光谱另一端的瘤型麻风（LL），其体液抗体明显增高，而细胞免疫功能则显示严重缺陷。各型麻风从体液抗体产生来看，其水平在麻风光谱中依序为：$LL > BL > BB > BT > TT$，免疫力低的瘤型却较有免疫力的结核样型和正常人为高，这是一个反常现象。说明在麻风病的血清中虽有高水平的抗体，但对身体似乎没有任何保护和有益作用。从细胞免疫反应的强度来看，依序为：$TT > BT > BB > BL > LL$。麻风病的免疫防御机制主要是细胞免疫。

(二) 中医病因病机

麻风是感染疠毒，内侵血脉，损伤皮肤、筋脉、经络及五脏。

四、病理改变

1. 结核样型麻风：病变与结核性肉芽肿相似，故称为结核样麻风。本型特点是患者有较强的细胞免疫力，因此病变局限化，病灶内含菌极少甚至难以发现。病变发展缓慢，传染性低。主要侵犯皮肤及神经，绝少侵入内脏。

（1）皮肤：病变多发生于面、四肢、肩、背和臀部皮肤，呈境界清晰、形状不规则的斑疹或中央略下陷、边缘略高起的丘疹。镜下：病灶为类似结核病的肉芽肿，散在于真皮浅层，有时病灶和表皮接触。

（2）周围神经：最常侵犯耳大神经、尺神经、桡神经、腓神经及胫神经，多同时伴有皮肤病变，纯神经麻风而无皮肤病损者较少见。神经变粗，镜下有结核样病灶及淋巴细胞浸润。

2. 瘤型麻风：本型约占麻风患者的20%，因皮肤病变常隆起于皮肤表面，故称瘤型。

（1）皮肤：初起的病变为红色斑疹，以后发展为高起于皮肤的结节状病灶，结节境界不清楚，可散在或聚集成团块，常溃破形成溃疡。面部结节呈对称性，耳垂、鼻、眉弓的皮肤结节使面容改观，形成"狮"面。

（2）周围神经：受累神经也变粗，镜下神经纤维间的神经束衣内有泡沫细胞和淋巴细胞浸润，抗酸染色可在泡沫细胞和 Schwann 细胞内查得多量麻风杆菌。晚期，神经纤维消失而被纤维瘢痕所代替。

（3）黏膜：鼻、口腔，甚至喉和阴道黏膜均可受累，尤以鼻黏膜最常发生病变。

（4）脏器：肝、脾、淋巴结和睾丸等脏器常被瘤型麻风波及，可伴有肝、脾和淋巴结的肿大。镜下皆见泡沫细胞浸润。睾丸的曲细精管如有泡沫细胞浸润，可使精液含有麻风菌而通过性交传染他人。

3. 界限类麻风：病灶中同时有瘤型和结核样型病变，由于不同患者的免疫反应强弱不同，有时病变更偏向结核型或更偏向瘤型。在瘤型病变内有泡沫细胞和麻风菌。

4. 未定类麻风：麻风病的早期改变，只在皮肤血管周围或小神经周围有灶性淋巴细胞浸润。

五、临床表现

(一) 症状和体征

麻风病按五级分类法分为：结核样型麻风（TT）、界线类偏结核样型麻风（BT）、中间界线类麻风（BB）、界线类偏瘤型麻风（BL）、瘤型麻风（LL）。各类麻风病的早期阶段为未定类麻风（I）。

1. 结核样型麻风（TT）：临床上本型较多见，损害常局限于外周神经和皮肤。皮损为红色斑疹、红色或暗红色斑块，呈圆形或不规则形，边缘清晰，表面干燥无毛，有时有鳞屑，局部感觉障碍出现早且明显。

2. 界线类偏结核样型麻风（BT）：常见皮损为斑疹、斑块和浸润性损害，基本特点似结核样型，但损害多发。典型皮损中央有明显的"空白区"，周围常有小的卫星状损害，周围神经损害多发，皮损感觉障碍明显。

3. 中间界线类麻风（BB）：典型皮损为斑疹与浸润性的双型损害，基本皮损呈多形性和多色性。可见有特征性的倒碟状、靶状或卫星状损害。面部皮损呈蝙蝠状者，称"双型面孔"。皮损大小不一，数量较多；神经损害多发，但不对称。皮肤与神经的损害和功能障碍介于结核样型和瘤型之间。中间界线类麻风可向结核样型或瘤型麻风转化。

4. 界线类偏瘤型麻风（BL）：皮损有斑疹、斑块、结节和弥漫性浸润等，分布广泛，不完全对称，少数皮损边缘可见。有的弥漫性浸润中央可见空白区。浅神经肿大，多发但不对称。晚期患者皮损融合成片，面部深在性浸润可形成"狮面"，鼻中隔溃疡或鞍鼻。病变还可以侵犯内脏。

5. 瘤型麻风（LL）：早期瘤型皮损多为斑疹，呈淡红色或浅色，边缘模糊，形小数多，分布对称。无明显感觉障碍和闭汗，可有痒和蚁行感等感觉异常。病程长者可出现温觉、痛觉迟钝。中期瘤型可出现斑疹、弥漫性浸润和结节等损害，边缘不清，表面光亮呈多汁感，分布广泛，局部可出现轻度浅感觉障碍。晚期瘤型麻风弥漫性浸润更加明显且向深层发展，体表皮肤绝大部分都有浸润。面部皮肤弥漫增厚，额、颊部皮纹加深，鼻唇肥厚，耳垂肥大。四肢和躯干广泛深在性浸润，有明显的感觉障碍与闭汗。神经损害早期不明显，中、晚期可出现广泛而对称的神经干粗大，可导致严重的残废畸形。早期眉毛外侧对称性稀疏。随着病程的进展，眉毛、睫毛都可全部脱光，头发也可逐渐脱落。黏膜损害出现早而明显，中晚期常有淋巴结、睾丸、眼球及内脏损害。

6. 未定类麻风（I）：为麻风病的早期阶段，常见少量斑疹，多为浅色，少数淡红色，边缘清楚或不清楚，有不同程度的浅感觉障碍。

（二）并发症

1. 毁容。
2. 溃疡。
3. 肢体损害及残疾。

六、诊断

（一）西医诊断标准

1. 瘤型
（1）在淡红色斑的基础上发生境界不清楚的浸润性斑片，扁平、稍高起于皮面，一般对称性发生，数目多，有感觉障碍，颜面可出现"狮"面。
（2）头部可出现脱发，眉毛外 1/3 部分完全脱落。
（3）眼睑及球结膜被侵犯，严重者可失明。
（4）细胞免疫低下，体液免疫亢进，病损处查麻风杆菌阳性。
（5）组织病理检查可确诊。

2. 结核样型
（1）颜面、四肢发生少数境界清楚的圆形或椭圆形红斑。
（2）感觉障碍明显，末梢神经（耳大神经、尺神经、胫神经等）肿胀。
（3）易形成鹰爪状手，有时出现水疱，脚底溃疡。
（4）体液免疫低下，细胞免疫亢进，从病损处查不到麻风杆菌。
（5）组织病理检查可协助诊断。

3. 界线类：界线不清楚的环状红色浸润性斑片，中央退色。临床表现、组织病理、免疫学特点都具有瘤型和结核样型的中间型特点。

4. 未定类：无浸润的单纯红斑，有感觉障碍，不完全色素脱失。病理改变为真皮浅层血管、汗腺周围淋巴细胞、组织细胞浸润，麻风杆菌阴性。

（二）辅助检查

皮损或组织切片内可查到麻风杆菌，或病理组织见到特异性病变；组胺试验、出汗试验对诊断亦有参考价值。

（三）中医辨证诊断

1. 风毒蕴肤型
主症：皮肤如地图状斑，或见皮肤结节、斑块隆起，皮肤脱屑，感觉麻木不仁，落眉脱睫，或毛发脱尽，舌淡红苔白，脉弦。

2. 肌肤失养型
主症：皮肤干燥无汗，冷、热、痒、痛感觉减退或完全消失，可触及粗大的浅表神经干，斑块或结节隆起，伴头晕眼花，舌淡苔白，脉细。

（四）鉴别诊断

1. 西医疾病鉴别

麻风皮疹的形态多种多样，易与其他皮肤病相混淆，但麻风皮损常有不同程度的浅感觉障碍和不出汗，周围神经粗大，结合其他检查结果可资鉴别。早期瘤型皮损虽无明显浅感觉障碍，但细菌学检查常为阳性。缺乏皮损的麻风病例则须与某些神经疾病如股外侧皮神经炎、周围神经损伤、脊髓空洞症、进行性脊肌萎缩症、肌萎缩性侧索硬化症、其他病因的多发性神经炎、腓总神经鞘内囊肿、臂丛神经血管压迫综合征等鉴别。

2. 中医类证鉴别

（1）圆癣：以皮肤起红疹、水疱、结痂、脱屑、呈环状匡廓、瘙痒为特征，无神经粗大，皮肤感觉无减退，皮损组织切片查不到麻风杆菌。

（2）紫癜风：以皮肤出现紫红色皮疹、脱屑、有网纹为特征，但瘙痒而无皮肤知觉减退，无神经粗大。

（3）白驳风：为色素完全缺失，周边界限清楚，无痛楚，感觉正常，无神经粗大。

七、临床处理及治疗

（一）西医治疗

治疗原则为早期、及时、足量、足程、规则治疗，可使较快恢复健康，减少畸形、残废及出现复发。

世界卫生组织研究组1981推荐的方案如下：

1. 用于多菌型麻风的标准方案：①利福平：每月1次600mg，监督服药。②氨苯砜：每日100mg，自服。③氯苯吩嗪：每月监督服用1次300mg，并每日50mg，自服。疗程至少使用2年，如有可能，则持续到涂片查菌阴性。

2. 用于少菌型麻风的标准方案：利福平600mg每月1次，辅加氨苯砜每日100mg，共6月。利福平必须在监督下给药，氨苯砜则可不必。治疗中断，需用该方案重新开始治疗，直至达到足够的疗程。

3. 免疫疗法：目前正进行活卡介菌加死麻风杆菌的治疗研究，初步表明能增强一些有细胞免疫缺陷的瘤型和界线类病人的免疫状态。关于免疫治疗剂如转移因子和γ-干扰素对治疗麻风的价值需进一步研究。

4. 麻风反应的处理：麻风患者一旦发生麻风反应，应尽快治疗，防止畸形的产生或加重，除严重的麻风反应或明显与抗麻风药有关的反应可暂停抗麻风药物外，一般不停用，可维持或减少药物剂量。在处理神经痛时应避免滥用易成瘾的止痛药物。治疗的药物主要有：

（1）酞咪哌啶酮：又名反应停，每片25mg，开始剂量为每日口服200~400mg，分3次服，一般1~3天可控制症状，症状控制后逐渐减至每日50mg维持量。本品对Ⅱ型麻风反应的效果较好，对Ⅰ型麻风反应则效果很差，且有致畸胎作用，故育龄妇女应慎用，孕妇禁用。

（2）肾上腺皮质激素：对两型麻风反应均有效，特别是神经炎、睾丸炎、虹膜睫状体炎、严重的结节性红斑应首选使用，以免畸形残废。本药虽能较快地控制反应的症状，但在减量和停药后往往导致复发，故除反应严重的患者外一般不用。应用时开始剂量宜大，以后渐减量。神经周围注射醋酸氢化可的松 1ml（25mg）或 0.5ml 加入 0.5% 普鲁卡因 10~20ml 内做疼痛的神经干周围注射（切勿注入神经内）。每周 2~3 次。对神经炎有较好的效果。

（3）氯苯吩嗪：此药对麻风本身及麻风反应均有效，但控制反应的效果出现较慢，故对严重麻风反应可同时与肾上腺皮质激素并用，待反应控制后，再逐渐减激素，剂量及用法同前述。

（4）普鲁卡因静脉或局部封闭：静脉采用 0.1%~0.25%，每次剂量为 50~300mg，每日 1 次。神经痛患者可在疼痛的神经干周围做局封，必要时可加氢化可的松或透明质酸酶 1500U，以提高疗效。

（5）雷公藤：系一种草药，对 II 型麻风反应有明显疗效，从症状消退率及消退速度来看，不如反应停。但对 I 型麻风反应亦有明显疗效，此为反应停所不及之处。一般用其生药 20~30g 煎服，每日 1 剂，或制成糖浆（每毫升含生药 1g），每次 10ml，日服 3 次。最好开始即给予较大剂量，见效后改用中、小剂量控制。此药可致白细胞减少；服药期间应查血象。

此外抗麻风反应的药物和方法繁多，如抗组织胺药物、理疗、针灸、手术等均可酌情使用。

（6）外科神经减压术：如疼痛性神经炎患者经口服大剂量皮质激素后不能很快出现效果，应在神经损伤尚未不可逆时（发病后 2~3 周内）采用外科神经减压术效果较好，可减少神经损伤。

5. 麻风并发症的处理：最常见的并发症是足底的慢性溃疡，不易愈合，故应积极预防，防止外伤。初发生时应及时治疗，注意休息及局部清洁，防止感染，必要时可扩创或植皮，如有死骨或坏死组织则应除去。对中、晚期瘤型麻风，特别是发生麻风反应时，应注意眼部的并发症，如发生虹膜睫状体炎，需及时作扩瞳处理，防止虹膜粘连，一般可用阿托品及可的松液滴眼。

6. 麻风畸残的康复医疗：对于已出现永久性感觉丧失或其他畸残的病人和在治疗时发生损伤与畸残的病人，应当通过教育病人自身保护麻木肢体和改变旧习惯，进行适当的功能锻炼、理疗等，以及对病人的定期监察来预防其进一步恶化，部分畸残可通过整复外科手术进行矫治。

（二）中医辨证治疗

1. 风毒蕴肤证

治法：疏风解毒

方药：第 1 天服万灵丹，第 2~4 天服神应消风散，第 5~6 天服磨风丸。如此循环运用。

2. 肌肤失养证

治法：养血祛风

方药：何首乌酒时时饮之。

（三）中西医结合治疗

1. 隔离收容治疗，适当参加劳动，防止手足畸形。

2. 外治疗法

（1）皮损区有溃疡者，用苦参汤，洗涤患处，将狼毒制成糊状，涂于患处。

（2）七三丹、红油膏，外敷。

3. 单方验方

（1）一号扫风丸，成人6g/次，2次/日；3日后如无呕吐、恶心等反应，可7.5g/次；至第8天后，3次/日。

（2）蝮蛇酒，1～2次/日，10～15ml/次。

（3）苍耳草膏，3次/日，1匙/次，开水冲服。

4. 抗麻风疗法

（1）可选用氨苯砜、利福平、氨苯吩嗪、丙硫异烟胺等，或采用联合化疗。

（2）处理麻风反应，可选用酞咪哌啶酮（反应停）、肾上腺皮质激素、氨苯吩嗪、雷公藤等。

八、预后

麻风病的预后与其型、类有关。结核样型麻风的病程长，发展慢，有的可自愈，皮损一般在治疗后1年左右消退；神经受累数虽少，但组织反应强烈，早期即可出现畸形。界线类偏结核样型的预后一般较好，但易转化。中间界线类麻风的预后介于结核样型和瘤型之间，病情不稳定，如不及时治疗，常向瘤型方向发展。界线类偏瘤型的预后比瘤型好，但较结核样型差。瘤型麻风早期及时治疗后的预后尚好，中、晚期患者在疗程中易出现Ⅱ型麻风反应，常致难以恢复的畸形、残废。

九、康复及出院标准

治愈

（一）瘤型

1. 病损完全消退或仅遗留轻微后遗症，1年之内无麻风反应发生。

2. 每月查菌1次，连续12个月阴性。

3. 组织病理检查已无麻风特殊改变，抗酸染色阴性。

（二）结核样型及界线类

3个月查菌1次，连续4次阴性，其他标准同瘤型。

十、预防

发现和控制传染病源,切断传染途径,给予规则的药物治疗,同时提高周围自然人群的免疫力,才能有效的控制传染、消灭麻风病。鉴于目前对麻风病的预防缺少有效的预防疫苗和理想的预防药物,应积极采取以下措施:

1. 对重型患者,必须实行隔离治疗。
2. 在流行地区,普遍进行卡介苗接种,增加易感人群对麻风的抵抗力。
3. 加强宣教工作,早发现,早防治。
4. 患者应加强营养,建立合理的生活制度,适当参加劳动,忌房事。并注意保持居室空气新鲜和阳光充足。

十一、中医临床报道

马炎坤在临床中应用中医辨证分型治疗麻风,血热血瘀型用清解汤:金银花、连翘、蝉蜕、荆芥、黄芩、赤芍、地龙、白蒺藜、紫草、生地黄、甘草;湿热壅滞型用当归拈痛汤加减方:羌活、绵茵陈、苍术、白术、葛根、升麻、知母、黄芩、桑白皮、牡丹皮等;阴虚湿热型用犀角地黄汤、化斑汤或升麻葛根汤化裁:甘草、大生地黄、玄参、牡丹皮、赤芍、升麻、鳖甲、紫草、葛根、连翘等;肝郁血滞型用疏肝达郁汤:赤芍、白芍、柴胡、郁金、川芎、枳壳、丹参、升麻、葛根、苍术、三棱、莪术等;气血虚弱型用当归饮子加减:当归、白芍、川芎、熟地黄、何首乌、党参、北黄芪、丹参、桂枝、怀牛膝等;气滞血瘀型用活络效灵丹加减:当归、丹参、乳香、没药、生蒲黄、炒灵脂、炒甲珠、泽兰、广木香、甘草。各型用药均随症加减。

谢义达等报道应用中医药为主治疗 160 例麻风病。血热壅盛型用丹参、赤芍、生地黄、玄参、黄芩等送服白仙丸或加减补气泻营丸;肺肾阴虚型用太子参、黄精、玄参、灵芝等,送服滋补肺肾和血丸、益气补肾健脾康复丸;肝肾阴虚型用鸡血藤、丹参、牡丹皮、何首乌、生地黄、熟地黄等送服白仙丸或益气健脾补肾康复丸;脾肾阳虚型用黄芪、党参、丹参、当归、何首乌、白术等送服白仙丸或益气健脾补肾康复丸;阴阳两虚型用黄芪、党参、参三七、何首乌、当归、鸡血藤等配服丸药同上;正虚邪恋型用人参再造丸、海马三肾丸和益气健脾补肾康复丸。部分患者加用针灸、药灸、激光照射足三里、内关、三阴交等穴。同时按常规服用氨苯砜、氨硫脲。对照组 444 例单用上述西药治疗。结果:2 组分别痊愈 158、335 例,显著好转 2、24 例,无效 0、16 例;治疗组疗效明显优于对照组($P<0.01$)。

徐忠健采用补气养血、祛瘀通络法,选八珍汤加味治疗麻风病神经痛 20 例,全部病人在经过规则的氨苯砜利福平和氯苯酚嗪种药物联合的基础上,合用八珍汤加味,方药为:党参、黄芪、熟地黄各 25g,白术、丹参、川芎、续断各 20g,当归、茯苓各 15g,甘草、三七各 10g,蜈蚣 9 条。后 2 味药合研,分 3 次用药液冲服。加减:痛处发凉,神经肿大,结节坚硬者,加麻黄、桑枝、淫羊藿、葛根;神经肿大疼痛,时感灼热者,加黄柏、防己、金钱草、木通。获得满意疗效。

林浩等观察复方茶多酚搽剂外治麻风溃疡的疗效,将 55 例麻风溃疡患者随机分为治疗组 27 例，对照组 28 例，治疗组采用复方茶多酚搽剂外敷于溃疡表面，对照组采用溃疡洗剂 500ml 温汤溃疡处浸泡，10 个月为 1 个疗程，对比观察临床疗效。结果：治疗组痊愈 8 例（29.62%），显效 10 例（37.03%），有效 8 例（29.62%），无效 1 例（3.70%）；总有效率为 96.3%；对照组痊愈 6 例（21.43%），显效 14 例（50.00%），有效 6 例（21.43%），无效 2 例（7.14%），总有效率为 71.43%，2 组比较差异有统计学意义（$P<0.01$）。所有患者治疗期间未见不良反应。

张族祥采用中医辨证为主结合西药，治疗麻风结节性红斑反应 15 例，并与单用西药治疗组的 16 例进行比较。根据中医辨证分为 3 型，血瘀型用桃红四物汤合失笑散加减，湿热型用四妙勇安汤加味，寒湿型用阳和汤加减。2 周为 1 个疗程，治疗 1 周后结节性红斑全部消退，而单用西药治疗组治疗 1 周后消退 13 例，2 周后消退 2 例，1 例 1 个月后方全部消退。

参考文献

[1] 马炎坤.辨证分型治麻风附:麻风病疑难验案 6 则.成都中医学院学,1993,16(1):13~19

[2] 谢义达,曾宪租,肖希贤.160 例麻风病的临床治疗.上海中医药杂志,1989,(2):17~19

[3] 徐忠健.八珍汤加味治疗麻风病神经痛 20 例.新中医,2002,34(6):54

[4] 林浩,李波,史月君,等.复方茶多酚搽剂外治麻风溃疡 55 例临床研究.长春中医药大学学报,2010,26(2):248~249

[5] 张族祥.中西医结合治疗麻风结节性红斑反应 15 例.福建中医药,1997,28(4)37

麻 疹

麻疹是一种由麻疹病毒引起的具有高度传染性的急性出疹性传染病。临床以发热、结膜炎、流泪羞明、麻疹黏膜斑和全身斑丘疹、疹退后有糠麸样脱屑及棕色色素沉着为其特征。

一、病原学

麻疹病毒属副粘病毒科,为单股负链 RNA 病毒,与其他的副粘病毒不同之处为无特殊的神经氨酸酶,麻疹病毒电镜下呈球形,直径约 100~250nm,衣壳外有囊膜,囊膜有血凝素(HL),有溶血作用。麻疹病毒有 6 种结构蛋白;在前驱期和出疹期内,可在鼻分泌物、血和尿中分离到麻疹病毒。在人胚胎或猴肾组织中培养 5~10 天时,细胞出现病理改变,可见多核巨细胞伴核内嗜酸性包涵体。麻疹病毒只有一个血清型,抗原性稳定。此病毒抵抗力不强,对干燥、日光、高温均敏感,紫外线、过氧乙酸、甲醛、乳酸和乙醚等对麻疹病毒均有杀灭作用,但在低温中能长期保存。

二、流行病学

(一)传染源

麻疹患者是传染源。

(二)传播途径

主要通过呼吸道飞沫传染,也可通过污染的日用品、衣物等间接传播。

(三)易感人群

易感人群为 6~8 个月以后的婴幼儿。

(四)潜伏期和传染期

以冬春季节多见。潜伏期一般为 10~14 天。患儿从接触麻疹后 7 天至出疹后 5 天均有传染性。

三、发病机制

(一)西医发病机制

当易感者吸入麻疹患者鼻咽部分泌物或含有病毒的飞沫后,麻疹病毒在局部黏膜短期繁殖,同时有少量病毒侵入血液;此后病毒在远处器官的单核巨噬细胞系统中复制活跃,大约在感染后第 5~7 天,大量进入血液,此即为临床前驱期。在此时期,患儿全身组织如呼吸道上皮细胞和淋巴组织内均可找到病毒,并出现在鼻咽分泌物、尿及血液等分泌物和体液中,此时传染性最强。皮疹出现后,病毒复制即减少,到感染后第 16 天,仅尿内病毒尚能持续数日。

(二) 中医病因病机

麻疹是指感受麻疹疫毒,病位主要在肺、脾二经。肺主气,司呼吸,开窍于鼻,脾为后天之本,开窍于口,小儿脾常不足,肺为娇脏,故麻毒从口鼻而入,首先侵犯肺、脾二经。如《麻科活人全书》所说:"毒兴于脾,热流于心,脏腑之伤,肺则尤甚"。毒邪蕴于肺脾,走窜于血络,外发于肌肤。病机要点为麻毒时邪侵犯肺脾,麻毒外达。若患儿素体壮实,感受麻毒较轻,护理适宜,疹点由内达外,由里出表,顺利透发表示正气驱邪外出,为顺证。如患儿素体虚弱,麻毒壅盛或护理不当,麻毒内陷,为逆证,其病机为"先起于阳,后归于阴",可引起多种并发症,甚至危及生命,或留下多种后遗症。

四、病理改变

麻疹病毒属副黏液病毒,含核糖核酸(RNA 病毒),仅有一个血清型。当侵入呼吸道上皮细胞后,约第 2 日进入附近淋巴结,同时少量病毒入血,通过第一次病毒血症到达肝、脾及其他单核巨噬细胞系统的细胞中,大量增殖后,再入血循环,造成第二次病毒血症,同时破坏受侵袭的细胞,出现临床表现。

五、临床表现

(一) 症状和体征

1. 潜伏期:一般为 10~14 天,亦有短至 1 周左右。在潜伏期内可有轻度体温上升。

2. 前驱期:也称发疹前期,一般为 3~4 天。这一期的主要表现类似上呼吸道感染症状。

(1) 发热,见于所有病例,多为中度以上发热。

(2) 咳嗽、流涕、流泪、咽部充血等其他症状,以眼症状突出,结膜发炎、眼睑水肿、眼泪增多、畏光、下眼睑边缘有一条明显充血横线(Stimson 线),对诊断麻疹极有帮助。

(3) Koplik 斑,在发疹前 24~48 小时出现,为直径约 1.0mm 灰白色小点,外有红色晕圈,开始仅见于对着下白齿的颊黏膜上,但在一天内很快增多,可累及整个颊黏膜并蔓延至唇部黏膜,黏膜疹在皮疹出现后即逐渐消失,可留有暗红色小点。

(4) 偶见皮肤荨麻疹,隐约斑疹或猩红热样皮疹,在出现典型皮疹时消失。

(5) 部分病例可有一些非特异症状,如全身不适、食欲减退、精神不振等。婴儿可有消化系统症状。幼儿常有呕吐、腹泻,在软腭、硬腭弓出现红色细小内疹。第 2~

3日可于双侧近白齿颊黏膜处出现细砂样灰白色小点,绕以红晕,称麻疹黏膜斑,为该病早期特征,也可见于下唇内侧及牙龈黏膜,偶见于上腭,一般维持16~18小时,有时1~2日,多于出疹后1~2日内消失。

3. 出疹期:多在发热后3~4天出现皮疹。体温可突然升高至40~40.5℃,皮疹开始为稀疏不规则的红色斑丘疹,疹间皮肤正常,始见于耳后、颈部、沿着发际边缘,24小时内向下发展,遍及面部、躯干及上肢,第3天皮疹累及下肢及足部,病情严重者皮疹常融合,皮肤水肿,面部浮肿变形。大部分皮疹压之褪色,但亦有出现瘀点者。

4. 恢复期:出疹3~4天后皮疹开始消退,消退顺序与出疹时相同;在无合并症发生的情况下,食欲、精神等其他症状也随之好转。疹退后,皮肤留有糠麸状脱屑及棕色色素沉着,7~10天痊愈。

(二) 并发症

1. 喉、气管、支气管炎。麻疹病毒本身可导致整个呼吸道炎症。由于<3岁的小儿喉腔狭小、黏膜层血管丰富、结缔组织松弛,可继发细菌或病毒感染。

2. 肺炎。由麻疹病毒引起的间质性肺炎。

3. 心肌炎。

4. 麻疹脑炎。多在出疹后2~5天再次发热,外周血白细胞增多;出现意识改变、惊厥、突然昏迷等症状。脑脊液改变为:轻度单核细胞及蛋白增多;糖正常。

六、诊断标准

(一) 流行病学

发病前2周内有与麻疹患者接触史,过去未患过麻疹。

(二) 临床特点

发热,伴有咳嗽、喷嚏、流涕、结膜充血、畏光、流泪等,口腔黏膜于第2~3病日开始出现柯氏斑;第4病日起出现特殊皮疹(为多数孤立的红色斑丘疹,初见于耳后、发际、两颊等处;随皮疹的增多,互相融合成不规则团块状),皮疹在2~3天内由上而下逐渐蔓延全身,至发疹第3天见于手掌及足心,第4天皮疹出透,呈深红棕色,出现全身症状加重;皮疹出透后,中毒症状减轻,同时体温下降,发热时间约6天,以后皮疹渐消退,局部有糠麸样脱屑及棕色色素沉着。

(三) 实验室检查

1. 血白细胞减少,恢复期淋巴细胞增多。

2. 多核巨细胞检查:鼻、眼、咽分泌物及尿沉渣涂片镜检可查见多核巨细胞。

3. 荧光抗体染色检查:取鼻、眼、咽分泌物及尿沉渣涂片检查,在脱落细胞中证明有麻疹病毒抗原,数小时内即可作出诊断。

4. 双份血清作血凝抑制、补体结合、中和琼脂扩散试验等检查,抗体效价升高4

倍以上为阳性。

5. 病毒分离：以早期患者的含漱液，鼻、眼、咽分泌物，血液，尿等为检材，可获阳性结果。

凡符合1、2项者即可诊断，尤其是查见柯氏斑，或据特殊皮疹、糠麸脱屑、色素等，即可确诊。第3~5项仅用于非典型、疑难病例。

（四）中医辨证诊断

本病可据皮疹的疏密、痘顶的薄厚、浆液的清浊及发热的轻重来判断邪之深浅。

1. 疹前期

主症：从开始发热到出疹，3天左右。发热咳嗽，鼻塞流涕，泪水汪汪，目赤畏光，精神困倦，或烦躁不安，大便溏泄，口腔两颊黏膜接近臼齿处可见"麻疹黏膜斑"，舌苔薄白，脉浮数，指纹色紫。

2. 出疹期

主症：从皮疹见点到透齐，3天左右。发热不退，肌肤灼热，口渴喜饮，咳嗽加剧，目赤眵多，烦躁或嗜睡，疹点先见于耳后、发际，渐及头面，再及胸背、腹部、四肢，疹色暗红，舌质红苔黄，脉洪数。

3. 疹回期

主症：从疹点出齐至收没，3天左右。发热渐退，咳嗽减轻，疹点依次渐回，疹退处皮肤呈糠状脱屑，留有色素沉着，唇口干燥，手足心热，舌红少苔或干燥少津，脉细数。

4. 麻毒闭肺证

主症：高热烦躁，咳嗽气促，鼻翼煽动，喉间痰鸣，疹点紫暗或隐没，甚则面色青灰，口唇紫绀，舌红苔黄或黄腻而干，脉数有力。

5. 热毒攻喉证

主症：身热不退，咽喉肿痛，声音嘶哑，或咳声重浊，喉间痰鸣，甚则呼吸困难，面色发紫，烦躁不宁，舌质红，苔黄腻，脉数有力。

6. 热毒内陷证

主症：壮热不退，烦躁谵语，疹点紫红，密集成片，甚或神昏抽搐，鼻衄，舌绛起刺，苔黄燥，脉数。

7. 阴虚肺燥证

主症：低热不退，干咳少痰，口燥咽干，食少便结，或有盗汗，舌红少津，脉细数。

（五）鉴别诊断

1. 西医疾病鉴别

需与风疹、猩红热、幼儿急疹、肠道病毒感染引起的皮疹及药物疹相鉴别。

（1）小儿出疹性传染病：如风疹、水痘、猩红热、幼儿急疹等应与本病鉴别。根据流行病学史、临床症状、发热与皮疹的关系、皮疹特征及有关检查，不难鉴别。

(2)肠道病毒感染：如柯萨奇病毒、埃可病毒等感染，多在夏秋季发病，皮疹多样化，可反复出现，疹退无脱屑及色素沉着，无麻疹黏膜斑。

(3)药疹：有用药史，无麻疹前驱期症状，皮疹形态不一，躯干少于四肢，停药后逐渐恢复。

2. 中医类证鉴别

(1)风疹：以全身皮疹及耳后和枕后臖核肿大为主要表现，全身症状较轻，仅为低热，无黏膜斑，皮疹散在，1~2日即退，无色素沉着及脱屑。

(2)烂喉丹痧：以发热，咽喉肿痛糜烂，皮肤出现弥漫性猩红疹点为主要表现。但疹点如针尖大小，疹点之间的皮肤发红，疹退后伴大片脱皮。白细胞总数增多，以中性粒细胞增多为主，咽拭子培养可获得A组β溶血性链球菌。

(3)奶麻：以婴幼儿骤起高热，热退后皮肤出现玫瑰色细散皮疹为主要表现，疹退后无脱屑及色素沉着。

七、临床处理及治疗

对麻疹患者应采取综合措施以减轻症状，防止并发症。无并发症患者应在家中调养，避免外出，合理护理最为重要，应保持室内温度及安静环境，注意眼部及口腔卫生，给易消化而富有营养的食物。利巴韦林对呼吸道病毒有一定作用，可肌内或静脉应用。

(一)对症治疗

1. 高热时以物理降温为主，也可服用小剂量退热剂，切忌退热过猛引起虚脱，加重病情。
2. 咳嗽剧烈时给予镇咳祛痰剂。
3. 烦躁不安时可用苯巴比妥类药物。
4. 经口入量不足时应静脉输液，但应注意输入量及速度，以免增加心脏负担。

(二)并发症治疗

1. 肺炎：如为继发细菌感染，合理选用抗生素治疗。
2. 喉炎：除选用合理抗生素外，应用糖皮质激素以减轻声门下水肿，常用泼尼松每日1mg/kg口服，重者用地塞米松每日0.2mg/kg静滴。个别严重呼吸道梗阻者，必要时行气管切开。

(三)中医治疗

传统医学对麻疹透疹有独特作用，可口服中药辛凉透疹，宣肺发表，清热解毒。

1. 辨证论治

(1)疹前期

治法：解肌透疹

方药：宣毒发表汤加减。鲜白茅根、鲜芦根、薄荷、牛蒡子、杏仁、连翘、板蓝根及菊花等煎汤内服。

(2) 出疹期

治法：清热透疹

方药：清解透表汤加减。金银花、连翘、紫草、蝉蜕、黄芩及菊花等。也可用透疹方煎熏及擦洗，帮助患儿顺利出疹。透疹方中含西河柳30g、紫浮萍30g、生麻黄30g、芫荽子30g。

(3) 疹回期

治法：滋阴清热

方药：沙参麦冬汤加减。沙参、麦冬、地骨皮、天花粉及建神曲等。

(4) 麻毒闭肺证

治法：清肺解毒

方药：麻杏石甘汤加金银花、连翘、鱼腥草，或加黄芩、瓜蒌、天竺黄等。

(5) 热毒攻喉证

治法：清热解毒利咽

方药：加味桔梗汤加减，并可用六神丸含服。

(6) 热毒内陷证

治法：清营解毒，开窍熄风

方药：羚角钩藤汤加减，送服安宫牛黄丸或紫雪丹。

(7) 阴虚肺燥证

治法：滋阴润肺

方药：养阴清肺汤加减。

2. 单方验方

(1) 桑菊银翘散：具有辛凉解表，清热解毒之功。治疗麻疹前期，病邪在表。1~3岁每服2g，3~6岁每服3g，6岁以上每服5g，每日2次。

(2) 小儿羚羊散：具有清热透疹之功。治疗小儿麻疹初起，发热持续，疹出不畅。1岁每服0.3g，2岁每服0.375g，3岁以上每服0.5g，每日3次。

(3) 葛蒡合剂：具有辛凉发散，透疹解毒之功。适用于麻疹初期，麻毒之邪犯及肺卫之证。1岁以内每服3ml，1~3岁每服5ml，3~7岁每服10ml，每日3次。

(4) 小儿肺热咳喘合剂：具有宣肺平喘，清热解毒之功。用于麻毒闭肺之证。1岁以下每服4g，1~3岁每服6g，3~6岁每服8g，6岁以上每服12g，每日3次。

(5) 栀子金花丸：具有清热泻火，凉血解毒之功。用于麻疹出疹期，疹毒炽盛，耗伤阴气，阴虚内热之证。1~3岁每服2g，3~6岁每服3g，6岁以上每服5g，每日2~3次。

3. 针灸疗法

取曲池、合谷、大椎、外关穴，针用泻法，强刺激，不留针，或点刺十宣、少商、太冲，用于麻疹高热抽搐者。

（四）中西医结合治疗

1. 卧床休息，隔离治疗，保持眼、鼻、口腔、皮肤清洁。
2. 麻疹初期，可用麻黄、鲜芫荽、西河柳、紫背浮萍布包煮沸，在患者床旁熏蒸，然后用药汁洗擦全身皮肤。
3. 饮食宜清淡，以流质或半流质为宜。

八、预后

本病顺证出疹较顺，易于恢复，逆证则易形成麻毒内闭的合并病症。病后可获本病的终身免疫。

九、康复及出院标准

治愈：症状消失，皮疹消退，体温正常3天以上，血象恢复正常。有并发症者应待并发症基本治愈，方可出院，出院后须随访复查。

十、预防

麻疹疫苗：初次免疫年龄为 8~12 个月，于 20 个月及入小学前再接种一次。接种 10 日后，体内即产生抗体。对有免疫抑制或系统性疾病的患儿可用丙种球蛋白 1~3ml 或胎盘丙种球蛋白 3~6ml 肌注预防。成人全血 20~30ml 或血浆 10~15ml，分两侧臀部注射，可得相同效果。在初次接触麻疹患者 5 日内应用，可获暂时免疫力 3~8 周。

十一、中医临床报道

（一）中医药治疗麻疹

周现武等观察清热透疹汤联合西药治疗麻疹的临床疗效。方法：将83例患者随机分为2组，对照组41例用利巴韦林、维生素C、异丙嗪治疗。治疗组42例在对照组治疗基础上加用清热透疹汤治疗。处方：连翘、黄芩、天花粉、知母、牡丹皮、赤芍各 9g，金银花、生石膏各 15g，板蓝根 30g，薄荷（后下）、升麻各 3g，蝉蜕、葛根、生甘草各 5g。加减：高热烦躁者加黄连 3g，栀子 9g；咳重加浙贝母 3g；皮疹紫红密集成片加紫草 15g；皮疹暗淡、疹出不顺加党参、当归各 6g。根据年龄，剂量酌情加减。每天1剂。结果：治疗组显效39例，有效3例；对照组显效28例，有效13例，2组总有效率均为100%，但显效率治疗组明显优于对照组（$P<0.01$）。结论：清热透疹汤联合西药治疗麻疹能明显缩短病程，疗效较好。

张永标等将24例成人麻疹患者随机分为痰热清组与常规治疗组，在相同对症支持治疗基础上，痰热清组另予痰热清注射液治疗；采用流式细胞术测定2组患者治疗前后及24例健康成人为对照组的T淋巴细胞亚群，观察痰热清注射液对成人麻疹的治疗及免疫调节作用的影响。结果：痰热清组总有效率 95.83%，明显高于常规治疗组之 69.57%。治疗前2组患者 $CD3^+$、$CD4^+$ 比例下降，$CD8^+$ 比例升高，$CD4^+/CD8^+$ 比值下降，与健康成人对照组比较有显著性差异；治疗后痰热清组 $CD3^+$、$CD4^+$ 比例上升，$CD8^+$ 比例下降，$CD4^+/CD8^+$ 比值上升，与治疗前比较有显著性差异；常规治疗组 $CD4^+$、$CD8^+$ 比例和 $CD4^+/CD8^+$ 比值与治疗前比较无明显差异。说明痰热清注射液治疗成人麻疹，疗效显著，且该药对患者的免疫功能有一定的调节作用。

汪建明等采用中西医结合疗法治疗麻疹 86 例，取得较好疗效。方法如下：西医治疗：用干扰素针 100 万 u，肌内注射，每日 1 次，连用 3 天；丙种球蛋白，婴儿 2.5g，成人 5g，静脉滴注，每日 1 次；病毒唑 10mg/kg，每日 1 次，静脉滴注。并发支气管炎、肺炎者加用青霉素或头孢曲松治疗；有心肌损害者加用 FDP、VitC、ATP、Co - A 治疗；咳喘者给予吸氧、鱼腥草雾化吸入辅助治疗。中医治疗：采用疏风宣肺、清热解毒透疹法。基本方：黄芩 3 ~ 12g，牛蒡子、桑叶、菊花各 3 ~ 15g，桔梗、浙贝母各 3 ~ 12g，炙枇杷叶 3 ~ 15g，淡竹叶 3 ~ 6g，芦根 5 ~ 20g。麻疹初期疹未出透加升麻、葛根、浮萍透疹；鼻塞流涕、咽喉肿痛加用辛夷、苍耳子、玄参、射干利咽通窍；麻疹色紫暗，为血分热结，加赤芍、牡丹皮、紫草清热凉血活血；咳嗽、气喘加炙麻黄、生石膏、杏仁、桑白皮清热化痰平喘；恶心呕吐加竹茹、陈皮、苏梗；泄泻加用茯苓、薏苡仁、滑石健脾化湿；正气虚弱、疹出不透、疹子色淡加党参、当归扶正透疹；恢复期麻疹出透，但热邪伤津，改用沙参、麦冬、玉竹、桑叶、淡竹叶、芦根、炙枇杷叶、川贝母、桔梗等养阴生津，清解余邪。1 日 1 剂，水煎分 2 次服。

牛晓玲等观察宣肺解毒透疹法治疗重型麻疹的临床疗效。方法：2 组患者均在常规支持疗法的基础上，对照组（50 例）用抗炎、抗病毒西药静滴；观察组（50 例）在对照组治疗的基础上，加用中药清解透表汤加减（羚羊角、蝉蜕、葛根、升麻、紫草等）。结果：对照组与观察组有效率分别为 90.00%、98.00%。观察组主要症状、体征改善明显优于对照组（$P < 0.05$）。提示：中西医结合治疗重型麻疹能有效地控制体温，减少严重并发症。

（二）中医药治疗麻疹合并肺炎

柏松林应用中西医结合治疗小儿麻疹并肺炎。方法：将 92 例小儿麻疹并肺炎患儿随机分成 2 组。对照组采用静脉滴注头孢噻肟钠，病毒唑治疗。治疗组在此基础上，加用中药内服外擦治疗，主要内服中药：炙麻黄、生石膏、生甘草、葛根、杏仁、苏子、鱼腥草、黄芩、前胡、川贝、矮地茶、葶苈子、丹参等。并采用中药鲜芫荽 120g，浮萍 30g，艾叶 30g，加水煎汤，待水温下降后，外擦全身，2 次/日。结果：治疗组患儿疗效明显优于对照组，2 组总有效率比较具有统计学意义（$P < 0.05$）。结论：中西医结合治疗小儿麻疹并肺炎效果显著，有利于缩短病程，且无明显不良反应。

李权等探讨治疗成人麻疹合并肺炎有效方法。采用随机对照方法，将 38 例患者分成对照组、治疗组，对照组采用抗感染、抗病毒及对症处理；治疗组在对照组治疗的基础上通过中医辨证分型加服中药。①出疹初期：治宜解表宣肺，化痰平喘。药用：麻黄、生甘草各 6g，石膏（先煎）30g，北杏仁、苏子、紫菀、桑白皮各 10g，升麻 5g。②出疹中期：治宜清热宣肺，止咳解表。药用：金银花、连翘各 15g，荆芥、薄荷、大青叶、菊花、板蓝根、川贝母、百部各 10g，麻黄、生甘草各 6g。③出疹后期：治宜滋阴润肺生津。药用：北沙参、川贝母、百部、麦冬各 10g，制玉竹、天花粉、冬桑叶各 15g，生甘草 6g。2 组治疗后，在退热时间、呼吸困难改善时间及住院时间上，作差异性比较。结果：在退热时间、呼吸困难改善时间及住院时间上，治疗组优于对照组，结果具有统计学意义（$P<0.01$）；喘鸣消失时间及啰音消失时间的差异性比较上，治疗组优于对照组，结果具有统计学意义（$P<0.05$）。2 组的临床疗效的差异性比较，结果无统计学意义（$P>0.05$）。结论：成人麻疹合并肺炎在治疗上应用抗病毒、抗感染药物联合中医药比单纯用西药治疗在改善部分临床症状、缩短疗程方面有显著优势，值得临床进一步研究。

参考文献

[1] 周现武,崔德广.中西医结合治疗麻疹 42 例.新中医,2009,41(5):76~77

[2] 张永标,刘智勇,梁彩倩,等.痰热清注射液对成人麻疹的治疗及免疫调节作用.中国中医急症,2006,15(11):1231~1232

[3] 汪建明,付跃娟,盛琪跃.中西医结合治疗麻疹 86 例.浙江中西医结合杂志,2006,16(6):384~385

[4] 牛晓玲,党中勤,赵长普.宣肺解毒透疹法治疗重型麻疹 50 例.陕西中医,2006,27(9):1081~1082

[5] 柏松林.中西医结合治疗小儿麻疹并肺炎 46 例临床观察.中国实用医药,2010,5(25):190~191

[6] 李权,臧敏,杜单瑜,江丽平.中西医结合治疗成人麻疹合并肺炎 20 例.浙江中医杂志,2009,44(3):174~175

梅　毒

梅毒是由苍白（梅毒）螺旋体引起的慢性系统性性传播疾病。绝大多数是通过性途径传播，临床上可表现为一期梅毒、二期梅毒、三期梅毒和潜伏梅毒。是《中华人民共和国传染病防治法》中，列为乙类防治管理的病种。

一、病原学

苍白螺旋体于1905年被发现。在分类学上属螺旋体体目，密螺旋体科，密螺旋体属。菌体细长，带均匀排列的6~12个螺旋，长5~20μm，平均长6~10μm，横径0.15μm上下，运动较缓慢而有规律，实验室常用染料不易着色，可用暗视野显微镜或相差显微镜观察菌体。体外人工培养较难，接种家兔睾丸可获得螺旋体。

二、流行病学

（一）传染源

显性和隐性梅毒患者是传染源。

（二）传播途径

通过性交传染，少数可通过接吻传染，偶有通过胎盘传给胎儿致病。

（三）易感人群

各年龄组人群普遍易感。

（四）潜伏期和传染期

潜伏期2~3周。

三、发病机制

（一）西医发病机制

梅毒螺旋体从皮肤黏膜破损处进入人体后2~3天，经血液循环播散到全身。在3周左右的潜伏期结束后，发生硬性下疳，初起患部微红，逐渐出现硬结，直径约1cm，单个，偶有2或3个。潜伏在体内的螺旋体继续繁殖，在感染后3个月左右大量进入血液循环，产生广泛的第二期早发梅毒疹。皮疹多呈红、棕或青色玫瑰疹或斑疹型梅毒疮，惯发于躯体前、侧面和上肢，对称，不融合，圆形、椭圆形或稍不规则形。由于机体存在一定的免疫力，第二期也可"不治自愈"，再次进入静止的潜伏状态称第二期隐性梅毒。如未彻底治愈，在感染后2～4年之内仍会复发，称为第二期复发梅毒疹。皮疹数目较少，颜色较暗。

（二）中医病因病机

梅毒多由性乱而使淫秽疫毒之邪入侵，流窜皮肉筋骨、脏腑经络，甚至侵犯脑系而引起。

四、病理改变

1. 闭塞性动脉内膜炎和小血管周围炎。闭塞性动脉内膜炎指小动脉内皮细胞及纤维细胞增生，使管壁增厚、血管腔狭窄闭塞。小动脉周围炎指围管性单核细胞、淋巴细胞和浆细胞浸润。浆细胞恒定出现是本病的病变特点之一。

2. 树胶样肿。树胶样肿又称梅毒瘤。病灶灰白色，大小不一。该肉芽肿质韧而有弹性，如树胶，故而得名树胶样肿。中央为凝固性坏死，形态类似干酪样坏死，唯坏死不如干酪样坏死彻底，弹力纤维尚保存。弹力纤维染色可见组织内原有血管壁的轮廓。

五、临床表现

（一）症状和体征

1. 一期梅毒：感染梅毒螺旋体后10～90d发病，于外阴、阴唇、阴道、宫颈、肛门、口唇或乳头等处出现无痛性单发红色炎性硬结，呈圆形或椭圆形，直径1cm左右，表面呈表浅溃疡改变，边缘整齐、隆起，称下疳，又称硬性下疳。

2. 二期早发梅毒疹：在感染后10周左右出现，在发疹前2～3日常有低热、头痛、肌肉和关节疼痛及食欲减退等前驱症状，损害对称、广泛和稠密，不痛不痒，常有全身淋巴结肿大，血清反应阳性。

（1）皮疹：根据形态有：①斑疹型：为圆形或椭圆形的玫瑰色斑，直径1～2cm，偶为环形，均匀分布在腹、胁、背、前胸下部、大腿上部、上臂内侧等处，无鳞屑，损害可保持斑疹状态而停止发展，或转变成斑丘疹或丘疹，持续数周，可自然消失。②丘疹型：好发于面、臂屈面、下肢及躯干等处，呈圆形或豆状，直径2～5mm或更大，红铜色，浸润显著，质坚实，有压痛，表面光滑，无鳞屑，亦可发生于毛囊口，往往聚集成群而成斑块状，亦可排列成环状或匐形等形态。③脓疱型：多见于身体衰弱或营养不良的病人，为深浅和大小不等脓疱。

（2）扁平湿疣：在感染后1年发生，损害常位于皮肤黏膜接壤处，以位于肛旁和女性外阴为多，但腋、脐、腹股沟、指、趾和甲沟等处也可发生，初起为紫红色丘疹，由于湿、热和摩擦形成湿丘疹，以后扩大融合成基底宽广、扁平，表面有密集细粒，覆盖着灰白色膜的斑块，表面容易糜烂，含很多螺旋体。

（3）黏膜损害：有卡他性炎症和黏膜斑两种。前者或称弥漫性红斑性咽炎，口腔和咽喉黏膜稍红肿，淋巴滤泡肿大，严重的呈糜烂，有少量渗出，有干痛，声音嘶哑和失音。后者在黏膜上出现局部性糜烂，好发于唇黏膜，上覆白色薄膜，外周无红晕，含大量螺旋体。

3. 二期复发梅毒疹：形态与早发损害相似，均为全身性和对称性，但数目较少，分布范围较小，仅见于面及四肢，或见于掌跖或皮肤黏膜交界处。复发大多由于治疗剂量不足造成，有复发达2~3次。此外，尚可有秃发，呈弥漫性虫蛀样或斑秃形。骨膜炎多累及长骨如胫骨、腓骨、尺骨和桡骨等处，发作较急，常对称，骨膜肥厚，伴疼痛，常以夜间为重；骨炎和关节炎亦可发生，也可有虹膜睫状体炎、视网膜炎、脑膜炎和无症状性神经梅毒等。

4. 早期隐性梅毒：指上述损害消退，病情处于静止状态，血清反应阳性，病期在感染后2年内。

男性早期症状：开始时是在包皮内面或冠状沟、包皮系带、阴茎上出现米粒大小的圆形，椭圆形硬结或疹子，即下疳。大多数为单发，周边坚硬，表面迅速糜烂、溃疡，但无脓或不适感觉。如不及时治愈，有可能在一个月后发生更严重的二期梅毒，体重减轻、全身不适、慢性腹泻、全身淋巴结肿大、口腔黏膜溃疡。并可导致机会性肺部感染或多发性出血肿瘤等严重疾病。

(二) 并发症

1. 黏膜病变易发展为慢性间质性舌炎，是一种癌前期损害，应严格观察。
2. 心血管病变可相继发生单纯性主动脉炎、主动脉瓣关闭不全、心肌梗死、主动脉瘤或猝死等。
3. 神经梅毒发病缓慢，可发生脊髓膜炎，可压迫脊髓导致痉挛、瘫痪。

六、诊断

(一) 西医诊断标准

1. 一期梅毒
(1) 临床表现

有明显性病接触史。且于大小阴唇、舟状窝、尿道外口附近、阴蒂或宫颈等处出现单个或多个圆形或椭圆形溃疡，边缘隆起，无疼痛，周围组织明显水肿。

(2) 辅助检查
①渗出物检查：用黑地映光法检查硬下疳的渗出物，可发现螺旋体。
②检测血清中特异性抗体。

2. 二期梅毒
(1) 临床表现

有明显一期梅毒表现后病灶消退2周~6个月，于躯干、四肢、面部与前额部出现斑丘疹、滤泡疹或脓泡疹。枕部可出现鼠咬状脱发。外阴、肛门及口部可见湿丘疹，中心稍凹陷，表面溃烂、渗出，不痛。

(2) 辅助检查
①查找梅毒螺旋体：从病灶处肿大淋巴结中，针刺吸出液体中可查到梅毒螺旋体。

②血清学试验为阳性。

3. 晚期梅毒

（1）临床表现

特殊的病变是树胶肿，多见于头部、四肢或躯干等处。可溃成陷疮，边缘垂直而下，中心部愈合，呈边愈合、边发展现象，留下的疤痕宛如薄纸。

（2）病理检查

组织学特点是显著的肉芽性浸润；且具有特殊的血管周围性浸润以及很多新形成的血管和淋巴管。

（二）中医辨证诊断

1. 疫毒留滞

主症：病发于感染梅毒后10周左右。初起有发热，头痛，骨节酸痛，咽喉疼痛等症状，2~3天后全身症状渐消，而出现皮疹，形态各异。皮损常见于胸部，次见于腰腹、四肢屈侧、颜面及颈部，终发于手部。无痛痒或微有痛痒。不经治疗可在1~2个月后自趋好转，但数月或数年后可转为晚期梅毒。本证型期为疫毒留滞体内，客于血中，尚在卫分，而见类似表证之表现；邪气初犯，正气尚存，虽无力驱邪外出，但可短期内与邪搏结，邪客血中，血溢脉外而发杨梅状疹；邪正搏结较剧，则皮肉溃烂；正气尚充，故不治可"愈"；无痛痒说明邪毒初犯，气机运行尚可。

2. 秽疮结毒

主症：病发于梅毒后期。部位不限，随处可发，或为肌肤，或为脏腑。病情凶险，危及生命。生于肌肤者，结毒肿凸，小如豌豆，大如胡桃，但无疼痛，渐渐破溃，疮口凹陷，边缘整齐，腐臭不堪，缠绵不愈；发于巅顶，可致颅顶塌陷；发于口鼻者，可致鼻塌唇缺；发于眼喉，可致眼盲喉破；发于骨节者，损筋伤骨，屈伸不利，拘急不展。此期，疫毒邪气入血走窜，循络而发。发于肌肤尚可医可治，发于脏腑则凶险岌岌。而邪毒深重，是辨证要点。邪毒侵及机体日久，日益深重，正气渐衰，毒邪泛溢肌肤则肌肤溃烂，留于脏腑则器官受损。

3. 小儿遗毒

主症：一般发于小儿出生后3周至3月之间。婴儿消瘦，肌肤干枯，貌似老人。口角出现放射性皲裂，愈后结疤，手掌足底可有光亮斑片及大水疱；臀部皮肤剥脱，形成烂斑，鼻孔肿胀，有脓血性鼻涕，致婴儿呼吸、吮乳皆感困难，甚者可致鼻骨塌陷，膝关节及踝关节附近可发生肿胀和剧痛，从而引起四肢不能运动。此乃父母遗毒，毒气从精道乘虚直透命门，以灌冲脉，染及婴儿，故出生后数周即可发病，并呈典型性发病特点，后果不良。

（三）鉴别诊断

1. 西医疾病鉴别

（1）软下疳：潜伏期较短（3~5天），多处溃疡，有脓性分泌物，不硬，易出血，剧痛，渗出液培养出杜克氏嗜血杆菌。硬下疳除炎性改变，周围组织较硬之外，与之区别关键是无痛性溃疡。

（2）性病性淋巴肉芽肿：包括初期病损及晚期溃疡，可为小丘疹或小溃疡，极易自愈，数周后局部淋巴结肿大，有触痛、粘连、破口排脓，形成多个窦道。后期常出现直肠狭窄，弗赖氏试验和补体结合试验可呈阳性反应。梅毒引起的溃疡为无痛性单个或多个圆形结节，边缘整齐、隆起；溃疡之间不融合，不形成窦道。

（3）外阴癌：溃疡多为菜花状或乳头状，经久不愈，病理检查找到癌细胞。晚期梅毒溃疡面深陷，边缘垂直而下，中心部愈合，一边愈合一边发展。

（4）腹股沟肉芽肿：为肉芽肿性多诺万氏杆菌所致。于腹股沟处形成大片肉芽肿性溃疡。组织切片可发现特征性诺万氏体。梅毒引起腹股沟淋巴结肿大，变硬；但从不破溃，以区别之。

（5）麻风：以遍体麻木，皮肤出现斑块、结节，形若蛇皮，脱屑等为主要表现，皮损或组织切片内可查到麻风杆菌，VDRL 及 USR 试验阴性。

2. 中医类证鉴别

（1）阴癣：好发于沟股尾端及臀部、大腿内侧，以皮肤丘疹、水疱、结痂、瘙痒为特征，VDRL 及 USR 试验均呈阴性。

（2）臊疣：有疣状突起，呈菜花状，表面湿润，易出血，一般无溃烂。VDRL 及 USR 试验阴性。

七、临床处理及治疗

（一）早期梅毒

（包括一期、二期梅毒及早期潜伏梅毒）

1. 青霉素疗法

（1）苄星青霉素 G（长效西林）240 万 u，分两侧臀部肌注，每周 1 次，共 2~3 次。

（2）普鲁卡因青霉素 G80 万 u/日，肌注，连续 10~15 天；总量 800 万 u~1200 万 u。

2. 对青霉素过敏者

（1）盐酸四环素 500mg，4 次/日，口服，连服 15 天。

（2）强力霉素 100mg，2 次/日，连服 15 天。

（二）晚期梅毒

（包括三期皮肤、黏膜、骨骼梅毒、晚期潜伏梅毒）及二期复发梅毒。

1. 青霉素

（1）苄星青霉素 G240 万 u，1 次/周，肌注，共 3 次。

（2）普鲁卡因青霉素 G80 万 u/日，肌注，连续 20 天。

2. 对青霉素过敏者

（1）盐酸四环素 500mg，4 次/日，口服，连服 30 天。

(2) 强力霉素 100mg，2 次/日，连服 30 天。

（三）心血管梅毒

从小剂量开始注射青霉素，如水剂青霉素 G，首日 10 万 u，1 次/日，肌注。第二日 10 万 u，2 次/日，肌注，第三日 20 万 u，2 次/日，肌注。自第 4 日起按如下方案治疗（为避免吉海氏反应，可在青霉素注射前一天口服强的松 20mg/次，1 次/日，连续 3 天）。

1. 普鲁卡因青霉素 G80u/日，肌注，连续 15 天为 1 个疗程，共 2 个疗程，疗程间休药 2 周。
2. 四环素 500mg，4 次/日，连服 30 天。

（四）神经梅毒

1. 水剂青霉素 G，每天 1200 万 u，静脉点滴（每 4 小时 200 万 u），连续 14 天。
2. 普鲁卡因青霉素 G，每天 120 万 u，肌肉注射，同时口服丙磺舒每次 0.5g，4 次/日，共 10~14 天。必要时再用苄星青霉素 G，240 万 u，1 次/周，肌注，连续 3 周。

（五）妊娠梅毒

1. 普鲁卡因青霉素 G，80 万 u/日，肌注，连续 10 天。妊娠初 3 个月内，注射 1 个疗程，妊娠末 3 个月注射 1 个疗程。
2. 对青霉素过敏者，用红霉素治疗，每次 500mg，4 次/日，早期梅毒连服 15 天，二期复发及晚期梅毒连服 30 天。妊娠初 3 个月与妊娠末 3 个月各进行 1 个疗程（禁用四环素）。但其所生婴儿应用青霉素补治。

（六）胎传梅毒（先天梅毒）

1. 早期先天梅毒（2 岁以内）脑脊液异常者
(1) 水剂青霉素 G，5 万 u/kg 体重，每日分 2 次静脉点滴，共 10~14 天。
(2) 普鲁卡因青霉素 G，每日 5 万 u/kg 体重，肌注，连续 10 天~14 天。
2. 晚期先天梅毒（2 岁以上）
普鲁卡因青霉素 G，每日 5 万 u/kg 体重，肌注，连续 10 天为 1 个疗程（不超过成人剂量）。

先天梅毒对青霉素过敏者可用红霉素治疗，每日 7.5~12.5mg/kg 体重，分 4 次服，连服 30 天。

（七）孕妇的梅毒治疗事项

梅毒病史的已婚妇女在孕前一定进行全面梅毒检查，才能怀孕。梅毒检测的项目应包括梅毒血清筛查试验（如 VSR 或 RPR 试验）、梅毒试验以及 FTAABS 或 TPHA 试验，其中的任何一种结果为阳性都需要选用淋梅清等药物继续进行驱梅治疗。

（八）梅毒治疗中的吉海反应

梅毒治疗首次用药后，45分钟至6小时内，可能出现梅毒症状加剧的情况，如皮疹增多、发热等，属吉海反应，症状多会在24小时内缓解，属于正常现象。

（九）中医治疗

1. 辨证论治

（1）疫毒留滞

治法：祛风散血，解毒清火

方药：黄连解毒汤加减。黄连、黄芩、黄柏、山栀。表证明显加金银花、连翘；皮疹出现加生地黄、马齿苋；热重加水牛角、大黄。

（2）秽疮结毒

治法：凉血解毒，化瘀散结

方药：五味消毒饮加味。蒲公英、金银花、野菊花、地丁、天葵。秽毒甚加蟾酥6g，大黄15g，犀角0.6g。

（3）小儿遗毒

治法：清血解毒，活血祛风

方药：升麻解毒汤加味。升麻、鲜皂角刺、土茯苓、苍术、陈皮、马齿苋、黄柏。

2. 单方验方

（1）杨梅疮试验方：全蝎10个，大蜈蚣10g，金银花120g，生大黄120g。清水煎，频服。

（2）土茯苓1500g，生黄芪500g，当归400g。先将土茯苓煎汤，取黄芪、当归拌匀微炒至干，研磨为末，蜜为丸。每次15g，每日3次。

（3）蟾酥丸：用于痈疽疔疮，咽喉肿痛，无名肿毒等证，具有清解疮毒之功效。水丸，每33粒重1g，口服1次5~15粒，1日1~2次，葱白汤或温开水送服；外用研末，醋调敷患处。

（4）蟾酥锭：有活血解毒，消肿止痛之功。主治疔疮发背，脑疽乳痈，恶疮初起，疼痛麻木。每锭3g，外用，以醋研磨涂患处。

（5）黄柏、雄黄各6g，孩儿茶9g，没药、轻粉、粉霜、枯矾各3g，朱砂15g，龙脑0.9g，蜗牛10个。共为细末，猪胆汁调搽，每日数次。

（6）轻粉、龙脑、黄柏（炒）、胡椒各6g，百花霜、黄丹（水飞）、生甘草各9g，蚯蚓粪（火焙干）30g。各研细末，点搽。

（十）中西医结合治疗

对本病的具体治疗方法，一般均以大量使用抗生素为主进行治疗，并有良好效果，因而临床上多以西药抗生素为主，中药为辅的原则进行治疗。

1. 坚持早期、正规、足量的方针，确诊为一期梅毒即应采用大剂量使用抗生素的方法进行治疗，以期尽快控制病情。

2. 以青霉素为主，也可选用青霉素换代产品。在治疗患者的同时，对患者配偶及子女进行检查，必要时同时接受治疗。中药在治愈梅毒的过程中，有不可低估的作用，几百年前，就有了专病研究和治疗手段，多选择砷剂治疗。

3. 抗梅毒治疗：普鲁卡因青霉素 G，80 万 u/日，连续肌注 15 天以上；或红霉素，2g/日（500mg/次，4 次/日），共 15 天。

4. 外治疗法：疮口溃烂者，可用鹅黄散外撒疮面；肿结未溃而坚硬不消者，可外敷冲和膏；溃后脓未尽，可用五五丹去腐；脓尽用生肌散收口。

八、预后

各期梅毒接受不同药物的治疗，血清反应阴转率可有差别。早期梅毒接受任何抗梅药物治疗，血清阴转率皆高，通常在 1 年内可达 70%~95%，个别报告可达 100%。当早期梅毒正规抗梅治疗后 6 个月，或晚期梅毒正规抗梅治疗后 12 个月，血清反应仍然维持阳性，在临床上称之为血清抵抗或血清固定，发生原因可能与体内仍有潜在的活动性病变、患者免疫力持久、对抗梅治疗剂量不足或有耐药等因素有关。

九、康复及出院标准

梅毒经过治疗后，通常用梅毒血清学的检测来加以判断是否痊愈，常用的是 RPR（快速血浆反应素环状卡片试验）和 TPHA（梅毒螺旋体血球凝集试验）。

非特异性梅毒血清学试验，常用于早期诊断梅毒，但对潜伏期梅毒、神经梅毒不敏感。TPHA 检测血清中特异性梅毒螺旋体抗体，有较高的敏感性和特异性。

十、预防

对本病发病原因的认识，已经十分明确，因此，正确树立性道德观念，节制房事，注意性卫生是杜绝本病发生的根本途径。

十一、中医临床报道

杨素兰等应用中药内服外洗的方法治疗梅毒 28 例，获得良效。方法如下：桔梗解毒汤：土茯苓、黄芪各 30g，桔梗 12g，川芎、防风各 10g，芍药 15g，当归、木通、生大黄各 6g，生甘草 5g。搜风解毒散：土茯苓、金银花各 30g，薏苡仁、白鲜皮各 15g，防风 10g，木瓜 9g，皂角刺 6g。蛇床子散：蛇床子 15g，百部 12g，硫磺、雄黄、明矾、苦参各 10g。桔梗解毒汤、搜风解毒散均水煎，取汁 300~400ml，分 2 次口服，交替使用，每日各 1 剂，每方 6 剂为 1 个疗程。蛇床子散水煎后先熏后洗，7~10 天。

王庆泉应用中药土茯苓 250g/d，三餐饭前 30min 水煎温服。20 日为 1 个疗程。治疗梅毒 30 例获得疗效。

陈国栋等应用归灵内托散治疗脊柱梅毒 11 例，取得治愈 8 例，好转 2 例，无效 1 例，总有效率 90.9% 的临床疗效。归灵内托散药物组成：人参 10g，木瓜 9g，炒白术 15g，金银花 20g，防己 15g，天花粉 10g，白鲜皮 15g，薏苡仁 5g，当归 10g，熟地黄 20g，白芍（酒炒）20g，川芎 15g，土茯苓 60g，威灵仙 5g，甘草 5g。每日 1 剂，水煎取汁400ml，分2次温服。

金明亮应用中医辨证论治方法治疗梅毒清抵抗14例，效果明显。方法如下：1. 毒热深伏型：以清湿热，通腑凉血为法。方用土茯苓汤（自拟方）：土茯苓60g，生槐花30g，金银花30g，大黄10g，黄芩12g，牡丹皮10g，生地黄20g，薏苡仁30g，泽泻15g，露蜂房12g，赤芍15g，雄黄粉（冲）0.3g。日1剂，水煎分2次服，10剂为1个疗程。为防止雄黄蓄积中毒，服10日后停用雄黄，隔10日后再用。2. 肝脾两虚、余毒未清型：以清余毒，补肝脾，扶正气为法。方用扶正解毒汤（自拟方）：太子参30g，何首乌15g，桑寄生20g，白芍15g，茯苓10g，白术15g，苍耳子10g，全蝎6g，黄芩10g，露蜂房10g，生槐花15g，白鲜皮15g，雄黄（冲）0.3g。日1剂，水煎分2次服，10剂为1个疗程。雄黄服用法同上。

柏选正等应用托里攻毒法治疗梅毒59例（早期患者42例，晚期17例）方法：①金银花、土茯苓各45g，蒲公英30g，生黄芪、薏苡仁、赤小豆各20g，龙胆草、马齿苋、苍耳子、皂刺各10g，大枫子仁3g，车前子15g（包）。伴下疳阴疮或龟头溃烂加孩儿茶3g；脾虚血亏加党参、白术、当归各10g；肾阴或肾精不足加淫羊藿、五味子、菟丝子各10g；毒在胸上加桔梗12g；毒在腹下加牛膝12g。每日1剂，水煎服。②取包心白菜5000g去根洗净，切成3厘米之片段，以青盐末2000g分层撒主菜体，密封1周后压榨取汁，加硇砂10g，煅石膏粉100g，并搅匀、冷藏，外洗2～3次/日。结果：早、晚期患者分别痊愈（症状消失，血清反应转阴，停药1～5年无复发）38例、13例，有效（愈后2年内复发，仍以本法治愈）、无效各2例。总有效率为93%。

张华等观察中西医结合疗法治疗梅毒的临床疗效。方法：将79例一、二期梅毒患者随机分为2组。治疗组47例，采用中西医结合治疗，以西药苄星青霉素加中药解毒汤（处方：土茯苓、紫花地丁、金银花、白鲜皮、白花蛇舌草、百部、野菊花、甘草）治疗。对照组32例，单纯用西药苄星青霉素治疗。结果：治疗3月后，快速梅毒血浆反应素试验（RPR）转阴治疗组6例，对照组1例，转阴率分别为12.77%、3.13%；6月后RPR转阴治疗组11例，对照组2例，转阴率分别为23.40%、6.25%；3月及6月2组RPR转阴率比较，差异均有统计学意义（$P<0.05$）。1年半后复查RPR转阴情况：治疗组转阴46例，对照组27例，转阴率分别为97.87%、84.38%，2组转阴率比较，差异有统计学意义（$P<0.05$）。研究显示，中西医结合治疗梅毒比单纯用苄星青霉素疗效好，能缩短RPR的转阴时间，提高转阴率。

杨文林等探讨中西医结合治疗梅毒的新方法，以提高梅毒病人的血清反应素阴转率，减少梅毒血清固定发生。方法：对早期梅毒病人进行随机分组研究，治疗组用苄星青霉素加中药治疗，对照组单用苄星青霉素治疗，观察病人治疗前后临床症状和RPR抗体滴度变化情况。结果：2组病人经治疗后临床症状消失，1年内治疗组病人RPR阴转率为65.2%，高于对照组的52.0%，但无统计学意义（$\chi2=1.722$，$P>0.05$）。结论：中西医结合治疗梅毒有一定的优势，值得进一步研究。

王虹等应用中西医结合系统性综合治疗方案治疗神经性梅毒，获得疗效。方法：在应用西药驱梅、抗炎、营养神经、扩张血管的基础上，选用清热解毒、活血化瘀的中药，急性期给予清开灵注射液，后期给予脉络宁注射液或复方丹参注射液。结果：4例神经性梅毒患者中 2 例明显好转，2 例痊愈。认为采用中西医结合综合方法可以有效治疗早期神经性梅毒，使其症状完全消失，或痊愈。对于中晚期神经性梅毒能够有效改善神经症状，使病情好转，减轻后遗症。

参考文献

[1] 杨素兰,蒋丽娅,潘祥,等.中药内服外洗治疗梅毒28例观察:实用中医药杂志,2004,20(9):484

[2] 王庆泉.土茯苓治疗梅毒30例报道.时珍国医国药,2001,12(9):822

[3] 陈国栋,娄杰.归灵内托散治疗脊柱梅毒11例.中国中医药信息杂志,2010,17(9):67~68

[4] 金明亮.中医辨证治疗梅毒血清抵抗14例.河北中医,2003,25(3):182~183

[5] 杨文林,黄新宇,杨健,等.中西医结合治疗对梅毒血清反应素抗体阴转的研究.岭南皮肤性病科杂志,2008,15(2):64~65

[6] 柏选正,张利亚.托里攻毒法治疗梅毒59例.陕西中医,1991,12(6):252

[7] 张华,孟辉.中西医结合治疗梅毒47例疗效观察.新中医,2006,38(2):58~59

[8] 王虹,刘兵,鲍志渊,武斌,李才.中西医结合治疗神经性梅毒4例.吉林中医药,2007,27(2)36~38

疟 疾

疟疾是疟原虫所引起的传染病，以间歇性寒战、高热、出汗和脾肿大、贫血等为临床特征。恶性疟有侵犯内脏引起凶险发作的倾向。

一、病原学

寄生人体的疟原虫有间日疟原虫、三日疟原虫、恶性疟原虫和卵形疟原虫4种，其生活史基本相同，分为无性生殖（或裂体增殖）与有性生殖（或孢子增殖）两个阶段，需要二个宿主，人为中间宿主，无性生殖全部在人体内进行，蚊为终末宿主，有性生殖小部分在人体红细胞内发育，大部分过程在雌性按蚊体内完成。

二、流行病学

（一）传染源

疟疾病人和无症状的带虫者是唯一的传染源。

（二）传播途径

我国较重要的传疟按蚊有4种。①中华按蚊，是平原地带和间日疟的主要传播媒介。②微小按蚊，是国内南方及台湾省山区的主要传播媒介。③雷氏按蚊，是长江中下游及南方低山丘陵地区传播媒介。④巴拉巴按蚊，是海南岛山林地区的传播媒介。此外，暗斑按蚊是新疆南部的主要传播媒介。传播媒介的嗜血习性、种群数量和寿命是直接影响传播过程的三个因素。输入带疟原虫者的血液或使用被疟原虫污染的注射器也可感染上疟疾。疟原虫也可通过破损胎盘传给胎儿，但较少见。

（三）易感人群

初生婴儿不论在疟区或非疟区，对疟原虫普遍易感，无免疫力的外来人员（包括旅游者、民工等）也易感染疟原虫。

（四）潜伏期和传染期

全年均可发病，以夏秋季为多。

潜伏期包括整个红外期和红内期的第一个繁殖周期。一般间日疟、卵形疟14天，恶性疟12天，三日疟30天。感染原虫量、株的不一，人体免疫力的差异，感染方式的不同，均可造成不同的潜伏期。温带地区有所谓长潜伏期虫株，可长达8~14个月。输血感染潜伏期7~10天。胎传疟疾，潜伏期就更短。有一定免疫力的人或服过预防药的人，潜伏期可延长。

三、发病机制

（一）西医发病机制

疟原虫在人红细胞内进行裂体增殖后使红细胞破裂，释放出大量裂殖子及疟原虫的各种代谢产物入血，使体温调节中枢功能失调，出现典型寒战、高热，继而大汗出，此即为疟疾的发作。

疟原虫寄生于红细胞内，且大量破坏红细胞，故病程中有进行性贫血。恶性疟原虫繁殖迅速，而且侵犯各期年龄的红细胞，短期内大量红细胞被破坏，因此贫血明显，甚至很严重；间日疟原虫常侵犯网织红细胞，三日疟多侵犯衰老的红细胞，且红细胞受侵率约1%~2%，故贫血轻。此外，疟疾病人脾脏吞噬红细胞功能增强，也是引起贫血原因之一。

1. 裂体增殖：裂殖子侵入红细胞内发育成环状体或称小滋养体。进一步长大胞浆伸出不规则的伪足，称为大滋养体，最后核分裂，随着细胞质亦分裂形成许多裂殖子时称成熟裂殖体。裂殖子的数目，间日疟为12~24个，三日疟为6~12个，恶性疟为8~26个。被感染的红细胞破裂后，释放出全部裂殖子、疟色素和代谢产物，引起临床症状发作。血流中大部分裂殖子被吞噬细胞吞噬，一部分裂殖子侵入其他红细胞，重演其无性生殖。各种疟原虫在红细胞内裂体增殖周期长短不同，间日疟与卵形疟为48小时，三日疟72小时，恶性疟很不规则，为36~48小时，故临床上出现周期性发作。

2. 配子体形成：疟原虫在红细胞内经过约5代裂体增殖后，部分裂殖子在红细胞内虫体逐渐增大，但也不分裂，发育成雌雄配子体。为疟原虫有性生殖的开始。

（二）中医病因病机

疟疾因外感疟邪、疫瘴湿毒之气或风、寒、暑、湿之气，或复加饮食劳倦等诱发。如《疟论》云："夫痎疟，皆生于风"，内经《生气通天论》言："夏伤于暑，秋必痎疟"。疟疾发病，往往有几种病因相合，如《疟论》谓："夏伤于大暑，其汗大出，腠理开发，因遇夏气凄沧水寒，藏于腠理皮肤之中，秋伤于风，则病成矣"，即暑、寒、湿、风几种病因相加，从夏至秋乃发病。疟邪为疟疾主因，《内经》称为疟气，如《疟论》言"疟气随经络以内薄"，"疟气者，必更盛更虚，当气之所在也"。疟疾之特殊性，一是与其他外感六淫不同，二具有传染性、地域性，如明·李梴《医学入门》云"疫疟一方，长幼相似"，"疫疟"是陈无择首先提出的；巢氏《病源》记载"此病生于岭南。由瘴湿毒气所致"。在病程中，一些病理产物易加重病情，与疟邪相合成为致病之因。

疟疾发病病邪伏藏，发病与阴阳相移、卫气流行有关。邪伏于半表半里，出入营卫之间，正邪交争则发作；正邪相离，疟邪伏藏，不与营卫相争，则寒热休止。发作时，邪入营阴相争，则见恶寒；疟邪与阳相搏，则表现为高热；正胜邪退，病邪伏藏，则汗出，寒热休止。疟邪在三阳病位浅，则发作日早，邪舍三阴病位深，则发作日迟，故有一日一发，二日一发，三日一发之不同。

疟疾证候表现异同，则与兼感时令邪气不同及患者体质差异密切相关。感受疟邪，未兼感时令邪气，则表现为正疟（即典型发作）。若素体阳盛，感受暑邪，则表现为温疟；若感受瘴毒则致瘴疟，湿毒从热化发为热瘴，若素体阳虚，湿毒从寒化发为冷瘴；素体阳虚感受寒邪，则形成寒疟，兼感湿邪，则引起湿疟。若疟疾久而不已，气血亏耗，正虚邪恋，则成久疟即劳疟、虚疟；若血瘀痰凝，胁下结块，则形成疟母。

四、病理改变

疟疾的病理变化主要由单核巨噬细胞增生所致。在脾内大量吞噬细胞吞噬含原虫的红细胞及被原虫破坏的红细胞碎片与疟色素，因而患者脾肿大，肿大的脾脏质硬、包膜厚，切面充血，马氏小体不明显。显微镜下可见大量含疟原虫的红细胞及疟色素。反复发作者网状组织纤维化，因而病愈后脾肿不能缩小。肝脏轻度肿大，肝细胞混浊肿胀与变性，小叶中心区尤甚。Kupffer细胞大量增生，内含疟原虫及疟色素。

五、临床表现

（一）症状和体征

1. 典型发作：可分为前驱期、发冷期、发热期与出汗期。
（1）前驱期：有疲乏，头痛，全身酸痛，厌食，畏寒和低热等。
（2）发冷期：持续约数分钟至一、二小时，呈寒战状态，先感四肢及背部发冷，逐渐波及全身，颜面苍白，唇甲发绀，肢体厥冷，鸡皮样皮肤等，常伴头痛、呕吐、恶心，体温迅速上升。
（3）发热期：寒战停止后继以高热，脸色潮红，体温可达39～41℃。病者烦躁不安，重者可出现谵妄，此期一般为时4～8h。
（4）出汗期：高热后突发全身大汗，体温骤然下降，病者除疲劳外，顿感轻松，安然入睡，此期约持续2～3h。此后视原虫虫种不同而呈现不同周期的间歇性发作。起病后3～4日，脾脏开始肿大，初期质软，有压痛，随着发作次数增加，脾肿大更为显著，质地变硬。肝肿大发生在脾肿大之后，程度较轻，肝功能试验大多正常。数次发作后可出现贫血，尤以恶性疟为著。
2. 非典型发作：缺乏周期性发作的临床过程，常见于：
（1）同种疟原虫的二重或三重感染，每日发作。
（2）不同种疟原虫混合感染，可出现不规则热型。
（3）疟疾病程后期，免疫力增强，出现不典型症状，呈不规则热型。
3. 间日疟与三日疟发作
（1）间日疟分为3个类型：第一型间日疟潜伏期12～20天，复发频繁；第二型潜伏期短，但初发与第一次复发之间长达7～13个月，复发高峰在春季；第三型潜伏期长，常在6个月以上，初发后有一连串间歇短的复发，流行季节无疟疾病史，次年春季出现临床发作。间日疟初发时有先兆症状，起病缓慢，发热不高，起始3～5天呈弛张热型，后转为间日发作的间歇型，发热常持续1～2个月。

(2) 三日疟每隔72小时发作1次，发作症状与间日疟相似。常见于晚秋和初冬。自然病程可长达数月甚至数年。三日疟现在少见。卵形疟与间日疟相似，每48小时寒热发作1次，症状较间日疟轻。

4. 恶性疟发作：症状较复杂多变，早期常有畏寒、乏力、恶心、呕吐、头痛、肌痛、烦渴等，症状较明显，热型不规则，每日或隔日间歇，但无明显的缓解间歇，热后汗出较少。重症患者可出现凶险发作。

5. 凶险发作

(1) 脑型：先有发冷高热，剧烈头痛、呕吐，继而谵妄，昏迷常在全身抽搐后开始。少数病人可有精神错乱、狂躁等。可见颈项强直，肌腱反射亢进，全腹壁反射阴性，脑膜刺激征及病理反射常为阳性。脑型疟昏迷还需与癫痫发作后一过性昏迷相区别。

(2) 胃肠型：临床表现类似急性胃肠炎，常见恶心、呕吐，水泻日可达数十次，甚至造成脱水。

(3) 肺型：常见于恶性疟病程第5天左右，表现为急性肺水肿而致急性呼吸衰竭，在此症出现之前均有脑、肾并发症，出现昏迷、抽搐、尿毒症表现。

(4) 寒冷型：体温低、出冷汗、发绀、昏迷与抽搐，血压低，1~5岁儿童收缩压<6.67kPa（50mmHg），成人<9.33kPa（70mmHg）。

(5) 过高热型：体温达42℃，呼吸深快，昏迷、抽搐。

(二) 并发症

1. 疟疾的初期病征与感冒相似，有间歇性发烧、发冷和头痛，并可导致并发症，如肺水肿、肝肾衰竭、贫血，甚至昏迷。

2. 后期发生严重并发症，如脑型疟、黑热尿，甚至导致死亡。

六、诊断

(一) 流行病学史

有蚊季节旅居流行区，2年内有过疟疾发作或2周内有输血史。

(二) 临床特点

周期性寒颤-高热-大汗发作，间日或3日发作1次。发作间隙无症状，发作数次后脾大。恶性疟疾热型不规则，可有超高热脑症状、休克等。脾肿大和口唇疱疹的出现也有助于诊断。

(三) 辅助检查

在疟疾多次发作或重症恶性疟病程中，血细胞压积或血红蛋白呈进行性降低。急性发作时白细胞数与中性粒细胞偶见增高；重症者如中性白细胞增高，预后不良；慢性疟疾白细胞多正常或降低，大单核细胞增多。若有出血倾向时要查凝血时间、纤维蛋白原、抗凝血酶Ⅲ、三P试验及血小板。

血气分析及生化动脉血 pH<7.25，或血浆重碳酸盐浓度<15mol/L 提示有酸中毒。查 K^+、Na^+、Cl^-、BUN、GLU，注意电解质平衡，尤其是全血葡萄糖低。

肝功能：血清胆红素增高，尿胆原亦增高，1周内恢复正常。少数病人转氨酶略升高。恢复期血清白蛋白降低，球蛋白升高。

血中查到疟原虫是确诊的最可靠依据。

1. 外周血涂片查疟原虫：一般在发冷期及发作6小时内，血内疟原虫较多，易检出。一般采用薄血片与厚血片检查方法，厚血片阳性率较高，是薄血片阳性率的10倍，但不易鉴别原虫形态，故鉴定虫种则需薄血片，尤其注意不同种疟原虫混合感染。

2. 浓缩法：注射器盛2%枸橼酸钠注0.1ml，静脉取血1ml，以1000~1500转离心5~10分钟，吸取红白交界处血液，制作厚、薄血片两张，染色镜检。

3. 骨髓穿刺法：取骨髓制薄血片，染色镜检，检出率较高。

4. 荧光素吖啶橙染色法：薄血片先用甲醇固定后，或厚血片加荧光素染色液覆盖血片，2分钟后加盖玻片，在较暗环境中用荧光显微镜（5×40镜头）检查。原虫核质 DNA 呈明亮的黄绿色荧光，原虫胞浆 RNA 呈橙红色荧光。用高倍物镜观察，效率增加，与普法比较提高42%，但不能看到疟色素。

5. 免疫学检查：近年来疟疾免疫诊断进展较快，其中间接荧光抗体试验、间接红细胞凝集试验、酶联免疫吸附试验等较为常用，但均在发病后1周才出现阳性，且可持续数月至2年，故仅作为回顾性诊断、流行病学调查和防治效果考核的辅助检查。

（四）中医辨证诊断

中医对于本病的辨证要点有三，一辨寒热，寒热往来发有定时，寒热过后，大汗淋漓为正疟（即疟疾典型发作）；热多寒少，或但热而渴者为温疟；寒甚热微，或但寒无汗者为寒疟。二辨明病因，疟疾主要是感受疟邪、瘴毒所致，但亦可有风、寒、暑、湿诸邪侵入机体，形成各种夹杂证候。三辨正邪虚实，疟久不愈，气血亏耗，正虚邪恋，遇劳则作，名为劳疟；若形成癥块，则称疟母。

1. 正疟

主症：寒战壮热、休作有时。发病前呵欠乏力，继则寒战鼓颔，寒去后则内外皆热，头痛面赤，烦渴冷饮，然后全身大汗，热退身凉，神倦嗜卧。日作或间日而作。舌质红，舌苔薄白或黄腻，脉弦数或滑数。

2. 温疟

主症：热多寒少，或但热不寒，汗出不畅，骨节烦疼，口渴引饮，头痛时呕，大便秘结，小便红赤，舌质红，苔黄，脉弦数或弦细数。

3. 寒疟

主症：寒甚热微，或但寒不热，口不渴或渴喜热饮，胸胁痞满，神疲肢倦，苔白腻，脉弦迟。

4. 瘴疟

瘴疟分为热瘴与冷瘴，其重证有闭证与脱证。

(1) 热瘴

主症：热甚寒微，或壮热不寒，头身烦疼，面红目赤，烦渴喜冷饮，胸闷呕吐，便秘尿赤，舌质红绛，苔黄腻或垢黑，脉洪数或弦数。其闭证见神昏谵语，或抽搐，颈项强直，脉洪数；脱证见昏迷不醒，汗出淋漓，唇舌干红，脉虚数无力。

(2) 冷瘴

主症：寒甚热微，或但寒不热，汗多肢冷，皮肤唇甲苍白或发青，或有呕吐腹泻，苔白腻，脉弦细无力。其闭证见神昏不语，神志痴呆，面色晦暗，舌淡苔腻，脉沉缓；脱证见昏迷不醒，目合口开，手撒肢厥，汗出淋漓，二便自遗，舌淡，脉微欲绝。

5. 劳疟

主症：疟久不愈，或瘥后复发，或小劳即发，寒热时作，倦怠乏力，面色不华，食少自汗，形体消瘦，舌淡，脉细无力。

6. 疟母

主症：疟疾久发，面色萎黄，体倦乏力，胁下有结块，扪之有形，舌紫暗或瘀斑，脉细涩。

(五) 鉴别诊断

1. 败血症：疟疾急起高热，热型稽留或弛张者，类似败血症。但败血症全身中毒症状重；有局灶性炎症或转移性化脓病灶；白细胞总数及中性粒细胞增高；血培养可有病原菌生长。

2. 钩端螺旋体病：本病流行多在秋收季节，与参加秋收接触疫水有密切关系。临床典型症状"寒热酸痛一身乏，眼红腿痛淋巴大"可供鉴别。

3. 急性血吸虫病：来自流行区，近期接触过疫水，有皮疹，嗜酸性粒细胞明显增高，血吸虫皮试阳性，大便孵化阳性，即可确诊为血吸虫病。

4. 丝虫病：急性丝虫病有时需与疟疾鉴别，鉴别主要依据为离心性淋巴管炎，血片中找到微丝蚴。

5. 伤寒、副伤寒：一般起病不急，持续高热，常无寒战及大汗，有听力减退，相对缓脉，玫瑰疹，白细胞减少，嗜酸性粒细胞消失，肥达反应阳性，血或骨髓培养阳性等特点，不难鉴别。

6. 其他如粟粒性结核、胆道感染引起的长热程发热，也要注意鉴别。

七、临床处理及治疗

(一) 抗疟治疗

1. 裂殖体杀灭剂

氯喹（奎宁等4-氨基喹啉类药物）：氯喹口服吸收完全，体内代谢与排泄较慢，成人药剂1g，第2、3天后各0.5g，一般用药后1~2天内发作停止。重硫酸奎宁疗效不及氯喹，吸取、排泄快，维持时间短，目前主要用于抗氯喹的疟原虫感染，剂量为第1日0.4g，每日3次，第2日0.36g，每日3次，连用7日。孕妇、视神经乳头炎患者、对奎宁过敏者等忌用。咯萘啶为中国首创的抗疟药,疗效优于氯喹,口服总量1.2g(基质),第1日0.4g,每日2次,第2日0.4g,副作用轻微。

2. 配子体杀灭剂

伯氨喹（简称伯喹）等8-氨基喹啉类药物：伯喹可在服用上述药物的同时或治疗结束后给予,起根治作用。磷酸伯喹每片含基质7.5mg,成人每日1次,每次4片,连服4d,副作用一般较轻,极少数特异质者可出现发绀和急性溶血性贫血,可能属遗传性生化缺陷病,一旦发生,应立即停药。

3. 青蒿素

为中国从黄花蒿中提取的奏效快的裂殖体杀灭剂,有较好疗效。适用于耐氯喹虫株的感染,3日内服药总量3~5g,无明显副作用。

(二) 中医治疗

1. 辨证施治

(1) 正疟

治法：和解少阳,解表达邪

方药：小柴胡汤加入常山、草果、槟榔。小柴胡汤是和解少阳的代表方,柴胡、黄芩二味透达少阳之邪,清少阳之热；半夏燥湿化痰；甘草和中；姜、枣调和营卫,病初起不必过早用党参。常山、草果、槟榔截疟。加减：若表实恶寒甚而汗少者,加桂枝、羌活、防风,以解表发汗；胸脘满闷,湿邪偏盛,加苍术、厚朴,以燥湿除满；口渴热盛,加知母、葛根,或加青蒿；或用蒿芩清胆汤：青蒿、黄芩、淡竹叶、半夏、枳壳、陈皮、赤苓、碧玉散。重症可用清脾饮《济生方》青皮、厚朴、草果、白术、柴胡、黄芩、半夏、茯苓、甘草、生姜。

(2) 温疟

治法：清热解表,和解祛邪

方药：白虎加桂枝汤加减。方中石膏、知母祛热生津,甘草、粳米和中益胃以保津,桂枝解表,疏风散寒。加入青蒿、柴胡以透解少阳症邪。加减：若但热不寒,口渴引饮,用白虎加人参汤（石膏、知母、粳米、甘草、人参）,以清热益气生津；若热盛伤津,加玉竹、麦冬、石斛、天花粉,以润燥救阴；若邪热羁留,阴液大伤、邪入阴分,舌光绛而干,加鳖甲、生地黄、知母、牡丹皮,或加入青蒿鳖甲汤（青蒿、鳖甲、知母、牡丹皮、生地黄）,以滋阴搜邪；若胸闷泛恶、尿黄、舌红苔黄腻,加黄连、黄柏、滑石、茯苓,以清热化湿；若兼痰多者,加枳实、栝蒌仁、陈皮,以理气祛痰。

(3) 寒疟

治法：辛温达邪,散寒除湿

方药：柴胡桂姜汤加减。方中柴胡、桂枝和解散寒；干姜、甘草辛温散寒除湿；黄芩、栝蒌根、牡蛎清热解渴。合用草果、常山以截疟。加减：若汗出不畅去牡蛎；若脘痞腹胀,苔白厚腻,重用草果以燥湿,加入厚朴、槟榔、藿香,共奏化湿除满；若畏寒较重,或泛吐痰涎,加附子以扶阳；若脾虚生湿,汗出神疲者,加入人参、白术、茯苓、炙甘草,以益气健脾。此外,可合用千金鲮鲤汤（穿山甲、乌贼骨、附子、常山），以截疟邪而扶阳。

（4）瘴疟

①热瘴

治法：辟秽除瘴，泻热保津

方药：清瘴汤加减。药用柴胡、炒常山、生石膏、枳实、黄芩、青蒿、竹茹、半夏、陈皮、茯苓、知母、六一散（甘草、滑石）、黄连、朱砂。方中黄芩、黄连苦寒清热，且可燥湿；甘草、滑石甘寒清热；生石膏、知母，清热保津；柴胡、常山、青蒿，和解退热截疟；陈皮、半夏、茯苓、竹茹、枳实，理气消痰，辟秽化浊；朱砂宁心，尚能解毒。若热盛伤津，舌质深绛，加生地黄、玄参、石斛、栝蒌根，养阴生津；若大便秘结，加生大黄、玄明粉，以通腑泄热。

②冷瘴

治法：芳香化浊，辟秽理气

方药：加味不换金正散加减。方中藿香、佩兰、陈皮、石菖蒲、荷叶等芳香药，以辟秽化浊醒肠；厚朴、苍术、半夏、草果、甘草、槟榔，化湿和中、截疟。若痰湿重者加茯苓、莱菔子、白芥子，并重用陈皮、半夏；若中阳不振加大建中汤（《金匮要略》川椒、干姜、人参、饴糖）；若四肢厥冷加四逆汤。

③重证治法：常用开窍通关和扶正固脱两法。

开窍通关法治疗由热瘴引起的热闭和冷瘴引起的浊闭。热闭治以清心开窍，泄热护阴。清心开窍常用凉开三宝：至宝丹、安宫牛黄丸、紫雪丹；亦可用清营汤（《温病条辨》犀角、生地黄、玄参、麦门冬、金银花、丹参、连翘、黄连、竹叶心）加菖蒲、郁金。常用泄热护阴药物有黄连、黄芩、黄柏、生地黄、玄参、麦冬、金银花、连翘、羚羊角。针剂清开灵及醒脑静。

浊闭治以泄浊开窍，温阳化湿。常用右归饮（《景岳全书》熟地黄、山茱萸、枸杞子、山药、杜仲、菟丝子、附子、肉桂、当归、鹿角胶）煎汤送服苏合香丸。泻下法是危急重症的急救方法之一，根据上病下取，通其下窍，下窍通，上窍自利，只要有大便秘结或无大便均可下之。热闭用寒下法，可用生大黄10g，水煎100~150ml，冷却后灌肠或鼻胃管灌入，阳明腑实证明显者用大承气汤（《伤寒论》大黄、厚朴、枳实、芒硝）煎汤鼻胃管灌入；浊闭用温下法，可用熟大黄6~9g，肉桂等量，用沸水90ml浸泡，分3次饮服，温阳通腑，以肠道内宿垢污积排出为准；急者可用开塞露下之，且不伤正气。

扶正法适用于脱证。由热瘴所致热闭转化为亡阴者，治以救阴敛阳为主。方药首选生脉散加龙骨、牡蛎、黄精、山茱萸。若出现虚阳浮越，面红足冷，方用地黄饮子（《宣明论》生地黄、巴戟天、山茱萸、石斛、肉苁蓉、五味子、肉桂、茯苓、麦冬、炮附子、石菖蒲、远志、生姜、大枣、薄荷）。若热闭与亡阴互见（内闭外脱），方用生脉散（人参、麦冬、五味子）加味调服至宝丹。

由浊闭转化为亡阳者，治以回阳救逆。首选参附汤（人参、附子）服用，或静脉滴注参附注射液。冷瘴所致内闭外脱证，可选用参附汤加龙骨、牡蛎、石菖蒲，调服苏合香丸。

(5) 劳疟

治法：益气和营，扶正祛邪

方药：何人饮加减。方中人参、当归、何首乌补气养血；陈皮、生姜行气和中、调和营卫。加酒炒常山，酒炒知母，以截疟祛邪。或用四兽饮（人参、白术、陈皮、法半夏、草果、乌梅、生姜、大枣）。

(6) 疟母

治法：软坚散结，化痰消瘀

方药：鳖甲煎丸方。方中重用鳖甲软坚散结，配合桃仁、大黄、蜣螂、䗪虫活血化瘀；鼠妇、牡丹皮、凌霄花、蜂房和血通络；人参、阿胶、桂枝、芍药调和营卫气血；乌扇（射干）、葶苈子、瞿麦、石苇利尿通络；厚朴、干姜理气；半夏、赤硝化浊；以黄芩、柴胡直引少阳之枢，和解半表半里之疟邪。

2. 单方验方

(1) 紫雪丹：功能清热解毒，止痉开窍。适用于疟疾热闭证。口服或鼻胃管灌入，每次3~6g。

(2) 至宝丹：功能清心开窍。适用于疟疾热闭证，或神昏谵语。口服，1次2g。

(3) 安宫牛黄丸：功能清热解毒，醒神开窍。口服，每次1丸。

(4) 苏合香丸：功能开窍醒神，行气止痛。适用于疟疾浊闭证。口服，每次1~2粒。

(5) 人参生脉饮：功能益气养阴。适用于疟疾热闭转为亡阴者。口服，每次10~20ml，1日2~3次。注射生脉饮60~100ml加入5%葡萄糖100~200ml静滴，1日1次，必要时可重复用。

(6) 参附注射液：功能回阳益气固脱。适用于疟疾浊闭转为亡阳者，60~100ml加入5%葡萄糖100~200ml稀释后静滴，1日1次，必要时加量且可重复用药。

(7) 清开灵注射液：功能清热化痰、祛瘀通络、醒神开窍。适用于疟疾热闭证，或神昏谵语。口服，20ml日3~4次；静脉滴注60~80ml加5%葡萄糖250~500ml，每日1~2次。

(8) 醒脑静：功能醒神开窍、止痉。用于疟疾神昏谵语、抽搐。5%葡萄糖250~500ml加醒脑静10~20ml静滴，1日1次，必要时可重复。

3. 针灸治疗

(1) 主穴大椎、陶道，配穴后溪、间使。大椎是手足三阳经与督脉之会，可宣通诸阳之气而祛邪，为治疟要穴。陶道为督脉之穴，主治疟疾热病、头痛等。后溪是太阳经的输穴通于督脉，能宣发太阳与督脉之气祛邪外出。间使属于厥阴经，为治疟的验方效穴。四穴同用，可奏通阳祛邪之效。若热盛，用三棱针点刺商阳、关冲之穴，商阳为手阳明经井穴，关冲为手少阳经井穴，点刺出血，以清泄热邪。耳针取脑、屏间、下屏尖、肝、脾。在发作前1~2小时针刺，留针20~30分钟，连续针3天。

(2) 治疟疾闭证：取穴水沟、十二井、太冲、丰隆、劳宫。针刺或三棱针点刺放血。取十二井穴或水沟，点刺放血，有开闭泄热、醒脑开窍的作用；泻太冲以平肝息风；丰隆为足阳明胃经的别络穴，以宣通脾胃二经之气机，蠲化浊痰；劳宫泻之以清心泄热。

(3) 疟疾脱证：取关元、神阙（隔盐灸）。任脉为阴脉之海，关元为任脉与足三阴经之会穴，为三焦元气所出，联系命门真阳，为阴中含阳的穴位，元阳外脱，取之以救阳。神阙位于脐中，为真气所系，故用大艾柱重灸二穴，可回垂绝之阳。

八、预后

除瘴疟外，疟疾的预后一般良好，经过及时治疗，大多较快痊愈。但疟病日久，正虚邪恋，形成劳疟者，则易反复发作，使病情缠绵。胁下结块形成疟母者，则需要一定的治疗时间以期消退。瘴疟则预后较差，因阴阳极度偏盛，心神蒙蔽，易导致死亡，需及时进行急救治疗。

九、康复及出院标准

治愈标准：
1. 体温正常，症状消失，一般健康状况改善。
2. 肝脾回缩。
3. 血象恢复正常。贫血纠正，球蛋白回降，球蛋白试验转阴，白/球蛋白比值趋于正常。
4. 疟原虫消失。骨髓或肝脾穿刺吸出物涂片检查及培养，均转阴性。
5. 治疗结束后随访半年无复发。

十、预防

1. 控制传染源：对疟疾病人和带虫者应彻底治疗。在疟疾流行区对休止期病人应进行抗复发治疗，一般在春季或流行高峰前1个月进行。凡两年内有疟疾病史、血中查到疟原虫或脾肿大者，应进行治疗。常用乙胺嘧啶或氯喹与伯氨喹啉联合治疗。伯氨喹啉每片含基质7.5mg，总量120mg（16片），每日4片顿服，连服4日，加氯喹，每片含基质0.15g，总是0.6g（4片），第1日顿服4片；或加乙胺嘧啶，每片含基质6.25mg，总量100mg（16片），第1、2日各服8片。
2. 灭蚊：采用各种措施消灭蚊虫，消灭蚊子孳生场所。
3. 保护易感者：大力宣传防蚊意义，提高民众自我保健意识，使其认识到使用蚊帐或其他灭蚊防蚊措施，减少人蚊接触是避免感染疟疾的有效方法。
4. 预防用药：进入疟疾流行区或高疟区的易感者，包括旅游者，应服预防药。可服哌喹基质0.6g，或防疟片3号4片，每20~30日服1次；或乙胺嘧啶片1次，每半月服1次，或氯喹2片；或甲氟喹每周服180mg，或每2周服260mg等。在疟区接受输血者，可服氯喹每日1片，连服3~5日。

十一、中医临床报道

（一）中药治疗疟疾

牛艳红等应用中国生产的注射用青蒿琥酯治疗109例确诊为疟疾的维和官兵患者，

并对疗效进行观察、分析。结果：109例疟疾患者经静脉注射或肌注青蒿琥酯治疗有效率100%，其中临床治愈率92.7%，显效率7.3%。结论：注射用青蒿琥酯治疗疟疾患者具有非常高的临床疗效，有效率达100%，抗药性低。

霍开明应用青蒿琥酯治疗小儿脑型疟疾，并以奎宁为对照进行疗效探讨。方法：脑型疟疾患儿89例，随机分成治疗组（48例）和对照组（41例）；治疗组给予青蒿琥酯，对照组给予奎宁，观察7日后的疗效。结果：7日治愈率治疗组为91.67%，对照组为85.37%，差异无统计学意义（$P > 0.05$）；2组的退热时间分别为(26.1 ± 10.2) h和(39.5 ± 11.6) h，昏迷苏醒时间分别为(36.2 ± 10.1) h和(59.7 ± 12.5) h，差异均有统计学意义（$P < 0.01$）。对照组的副作用相对较大。结论：青蒿琥酯治疗脑型疟疾疗效好而迅速，副作用少，可以作为首选药。

原志芳等应用系统评价与其他药物比较，青蒿琥酯注射剂与栓剂治疗重症疟疾是否能降低患者病死率和改善其他临床结局。方法：计算机检索Cochrane图书馆（2007年第3期）、MEDLINE（1966～2007.4）、EMbase（1988～2007.4）、CBMweb（1978～2007.4）、VIP（1989～2007.4）和CNKI（1994～2007.4）数据库，收集所有青蒿琥酯注射剂与栓剂治疗重症疟疾的随机对照试验（RCT），使用Cochrane系统评价方法，评价纳入研究的方法学质量并提取有效数据进行分析。结果：共纳入11个RCT，共2269例患者。根据Cochrane图书馆推荐的RCT质量评价标准，各纳入研究的方法学质量均较高，6篇为A级，5篇为B级。其中6个RCT比较静脉注射用青蒿琥酯与静脉注射用奎宁的疗效，结果显示病死率差异有统计学意义〔RR0.65，95%CI（0.52，0.80），$P < 0.0001$〕，静脉注射用青蒿琥酯的疗效优于静脉注射用奎宁。3个RCT比较了静脉注射用青蒿琥酯与青蒿素栓的疗效，结果显示病死率差异无统计学意义，其RR及95%CI分别为0.94（0.35，2.56），0.58（0.19，1.74）和2.00（0.39，10.26）。2个RCT比较静脉注射和肌肉注射用青蒿琥酯的疗效，差异无统计学意义〔RR1.50，95%CI（0.52，4.31），$P = 0.45$〕。静脉注射用青蒿琥酯与静脉注射用氯喹、蒿甲醚等其他药物比较，其病死率差异均无统计学意义。9个RCT报告了治疗后的不良反应，主要为轻微胃肠道反应，恶心、呕吐等。结论：与奎宁比较，注射用青蒿琥酯更有效且副作用发生率明显降低；静脉用青蒿琥酯与肌肉用青蒿琥酯比较，以及静脉用青蒿琥酯与青蒿素栓比较，在病死率方面差异均无统计学意义。

汤昆华等报道应用清脾饮治疗妊娠合并疟疾20例获得良效。基本方：柴胡、黄芩、法半夏、茯苓、白术、青皮、陈皮、草果、知母、青蒿、甘草。气虚加党参、太子参；头痛加白蒺藜、桑叶、菊花；发热重加生石膏；腰痛加续断、桑寄生；身痛加秦艽；疟久作不止加常山。并用白蜜30g，加白酒适量，于疟疾发作前2小时顿服。服2~3剂后，疟疾均被控制，直至分娩未再发作。

陈鼎祺以穿山甲为主治疗疟疾获得良效。方法：用穿山甲9g煎水饮，对间日疟效果明显，如病情较重，用穿山甲12g，加炒常山9g同煎。

（二）针灸与穴位贴敷治疗疟疾

口锁堂对针刺与西药治疗疟疾后遗留神经痛的疗效差异性进行观察。方法：采用随机分组法,将137例患者分为针刺治疗组(72例)和西药对照组(65例)。针刺治疗组治疗方法:主穴:大椎,后溪,合谷,足三里,太溪,三阴交,阳陵泉,悬钟,太冲,夹脊穴。配穴:病变局部穴位和辨证远端取穴。操作方法:针刺从上到下,先背后腹,先躯干后四肢穴位,用28号毫针先合谷、大椎,用泻法,后三阴交、足三里、太溪、悬钟,用补法,每穴进针后产生针感守气1分钟,留针45分钟,每10分钟行针1次,不宜深刺,起针针孔勿出血(除特殊情况外),每疗程10次,一般每日针刺1次治疗2个疗程。对照组治疗方法:肌注 VitB$_1$100mg,VitB$_{12}$500mg,1次/日,口服双氯灭痛片25mg,3次/日,治疗20天,即2个疗程。2个疗程后观察结果。结果:针刺治愈率明显高于西药对照组($P<0.01$)。结论:针刺在治疗疟后神经痛方面较优于西药。

汪亮应用针灸治疗非洲疟疾89例,取得良效。方法:以大椎、间使为主穴,分型配穴针刺加灸。结果:对于感冒型疟疾,针灸的治愈率为66.7%;非典型型为81.2%;胃肠型为55.6%;脑型为16.7%。除脑型以外,针灸在治疗疟疾的过程中的确起到了非常明显的治疗作用。

张弘等报道在赞比亚地区应用针灸治疗疟疾的经验。方法:首先患者取坐位,穴位消毒后,用一次性采血针点刺耳尖穴1下,挤出毒血8~10滴,然后点刺大椎穴2~3下,在大椎穴拔罐10分钟左右,拔出毒血10~20滴。普通型最好在发作前1小时治疗;胃肠型配合针刺中脘、天枢、气海、足三里、内关等穴,加电脉冲刺激;高热型配合十宣穴放血;疼痛型配合局部阿是穴针刺或拔罐;恶性型配合十宣穴放血或针刺人中、合谷等穴;每日1次,5次为1个疗程。针灸1个疗程后,观察疗效。疗效标准:痊愈:经过5次治疗,症状和体征基本消失,血液涂片检查疟原虫转为阴性。好转:经过5次治疗,症状和体征明显减轻,血液涂片检查疟原虫数量明显减少。无效:经过5次治疗,症状和体征无明显好转,血液涂片检查疟原虫数量无明显变化。结果:各型疟疾治疗结果比较:本组140例,其中普通型14例,痊愈11例,好转3例,无效0例;胃肠型46例,痊愈33例,好转13例,无效0例;高热型39例,痊愈19例,好转17例,无效3例;疼痛型35例,痊愈14例,好转16例,无效5例;恶性型6例,痊愈0例,好转2例,无效4例。结论:针刺疗法对赞比亚地区普通型和胃肠型疟疾的治疗效果较好,高热型和疼痛型次之,恶性型较差。另外根据疟疾的不同证型,应配以不同的穴位或针法,体现中医学的辨证施治原则。

王满利观察针刺治疗儿童脑型疟引起失语症的临床疗效。方法:头针参照《中国头皮针穴名国际标准化方案》取优势半球颞前线、语言2区、语言3区,用1~1.5寸毫针,使针与头皮成15度快速刺入,沿皮下到帽状腱膜进至1寸,行针1分钟,用捻转泻法,每分钟捻转120~150次,加用电针,用连续波,频率200~300次/分,留针30分钟,日1次,10次为1个疗程。体针取风池(双侧)、百会、上廉泉,用1~1.5寸针速刺法,上下提插,大幅度捻转,强刺激,运针1分钟,泻法出针,不留针,日1次,10次为1个疗程。疗效标准:基本治愈:语言恢复正常,说话清晰,基本如正常儿童。好转:语言欠清晰,时有间断。无效:治疗后语言改善不明显或略有改善。结果:本组32例,用2~4个疗程,临床治愈15例,好转12例,无效5例,总有效率84%。

王远华等采用旱莲草、樟脑、麝香等药研末于穴位敷药治疗疟疾45例,获得良效。提示本法有解表退热、祛邪截疟的作用。田中峰应用二甘散敷脐治疗疟疾864例。方法:生甘草、生甘遂各10g,碾为细末。疟疾发作前2~3小时放入神阙穴中央,胶布固定。治愈832人,无效32人。治愈率96.4%。

参考文献

[1]牛艳红,王玉斌.青蒿琥酯治疗维和人员疟疾109例疗效观察.中国预防医学杂志,2009,10(8):764~765

[2]霍开明.青蒿琥酯治疗小儿脑型疟疾48例.热带医学杂志,2008,8(3):253~254

[3]原志芳,孙鑫,孟月,等.青蒿琥酯治疗重症疟疾随机对照试验的系统评价.中国循证医学杂志,2007,7(11):794~801

[4]汤昆华,朱广华.清脾饮治疗妊娠合并疟疾20例.江苏中医,1990,11(12):21~22

[5]陈鼎祺.以穿山甲为主治疗疟疾有良效.中医杂志(JTCM),2002,43(2):92

[6]口锁堂.针刺治疗疟疾后遗神经痛临床研究.甘肃中医,2009,22(6):44~45

[7]汪亮.针灸治疗非洲疟疾89例.四川中医,2006,24(4):104~105

[8]张弘,任琳.赞比亚地区疟疾的针灸治疗经验.中国医药学报,2004,19(1):30

[9]王满利.针刺治疗儿童脑型疟引起失语症32例.天津中医,2000,17(3):33

[10]王远华,姚春艳,孙照勤,等.穴位敷药治疗疟疾45例.陕西中医,1995,16(1):32

[11]田中峰.二甘散敷脐治疗疟疾864例.实用中医内科杂志,1989,3(2):41

人感染高致病性禽流感

人感染高致病性禽流感是由甲型流感病毒引起的一种人、禽、畜共患急性传染病。目前已知感染人类的禽流感病毒血清亚型有 H5N1、H7N7 和 H9N2 三种。临床主要表现为发热和流感样症状,小儿和老人易并发肺炎,部分严重病例可出现急性呼吸窘迫综合征,最终发展为全身多脏器功能衰竭而死亡。我国《传染病防治法》将其列为乙类传染病,但实行甲类管理,即一旦发生疫情,采取甲类传染病的预防控制措施。

一、病原学

根据禽流感病毒株致病性强弱可分为非致病性、低致病性和高致病性甲型流感病毒。H5N1 血清亚型属于高致病性甲型流感病毒。

禽流感病毒在 22℃时或在水中存活时间较长,在 4℃能保存数月,在中性和弱酸性环境中能保持致病性。对紫外线非常敏感,日光直接照射下容易灭活。对热、酸和有机溶剂的抵抗力弱,常用消毒剂如甲醛溶液、脂溶剂、漂白粉、稀酸、碘剂等,能迅速破坏其致病力。

二、流行病学

(一) 传染源

主要是病禽或带病毒禽类,以产蛋鸡群多发。病毒随病禽分泌物和排泄物污染空气、水和食物等。人类因接触病禽或带病毒禽类分泌物和排泄物污染的空气、水和食物而被感染。

(二) 传播途径

通过呼吸道传播,亦可经过消化道和皮肤伤口而感染。目前尚无人传人的确切证据。

(三) 易感人群

人群普遍易感,与病禽密切接触者为高危人群。

(四) 潜伏期和传染期

潜伏期为7天,一般为1至3天。多发生于冬春季,通常伴随着禽尤其是家禽中禽流感爆发,呈零星分布。

三、发病机制

（一）西医发病机制

目前发病机理尚不清楚。新近研究表明，甲型流感病毒能直接侵犯人类呼吸道上皮细胞而致病。致病性强的病毒还能造成病毒性肺炎，甚至危及患者生命；而致病性弱的病毒仅侵犯上呼吸道引起流涕、喷嚏、咳嗽等症状。

（二）中医病因病机

人感染高致病性禽流感属于中医温病学冬温、温疫等病范畴。《黄帝内经》有"五疫之至，皆相染易"的认识，是感受时疫邪毒所引起的急性热病。温邪上受，首先犯肺。温热或疫毒之邪从口鼻而入，侵袭肺卫，肺气失宣。病变初起见发热、恶寒、咽痛、咳嗽等肺卫证候；兼夹湿邪者，湿困中焦，运化失常，可见恶心、腹痛、腹泻等症。

四、病理改变

病变可累及肝、肾、脾、肺、心、胰、脑等多个器官。

五、临床表现

（一）症状和体征

急性起病，初起发热，体温一般在39℃以上，伴有全身酸痛、鼻塞、流涕、咽痛、咳嗽等上呼吸道感染样症状。约半数病例出现肺部感染，查体可发现双肺干湿性啰音。少数患者病情进展迅速，导致肺出血、呼吸窘迫综合征、呼吸衰竭、心力衰竭、肾功能衰竭等，最终因出现全身多脏器功能衰竭而死亡。

（二）并发症

急性肺损伤、急性呼吸窘迫综合征（ARDS）、肺出血、胸腔积液、全血细胞减少、多脏器功能衰竭、休克及瑞氏综合征等。

六、诊断

（一）西医诊断标准

在流行发生季节，根据流行病学接触史、临床表现及实验室检查结果，常可作出 A（H5N1）人禽流感的诊断。但对散发病例而言，在临床上诊断较为困难。

1. 流行病学史

（1）发病前7日内，接触过病、死禽（包括家禽、野生禽鸟），或其排泄物、分泌物，或暴露于其排泄物、分泌物污染的环境。

(2) 发病前 14 日内，曾经到过有活禽交易、宰杀的市场。

(3) 发病前 14 日内，与人禽流感疑似、临床诊断或实验室确诊病例有过密切接触，包括与其共同生活、居住，或护理过病例等。

(4) 发病前 14 日内，在出现异常病、死禽的地区居住、生活、工作过。

(5) 高危职业史：从事饲养、贩卖、屠宰、加工、诊治家禽工作的职业人员；可能暴露于动物和人禽流感病毒或潜在感染性材料的实验室职业人员；未采取严格的个人防护措施，处置动物高致病性禽流感疫情的人员；未采取严格的个人防护措施，诊治、护理人禽流感疑似、临床诊断或实验室确诊病例的医护人员。

2. 分类诊断

(1) 医学观察病例：有流行病学史，与人禽流感患者密切接触史，一周内出现临床症状。

(2) 疑似病例：有流行病学史及临床表现，患者呼吸道分泌物标本中甲型流感病毒抗原（核酸）检测阳性。

(3) 确诊病例：有流行病学史及临床表现，患者呼吸道分泌物标本中分离出甲型流感病毒或检测到病毒核酸，发病初期与恢复期双份血清抗禽流感病毒抗体滴度有 4 倍或以上升高。

(4) 重症病例：呼吸困难，成人休息状态下呼吸频率≥30 次/min，且伴有下列情况之一：①胸片显示多叶病变或在正位胸片上病灶总面积占双肺总面积的 1/3 以上；②病情进展，24~48 小时内病灶面积增大超过 50%，且在正位胸片上占双肺总面积的 1/4 以上。出现明显低氧血症，氧合指数低于 300mmHg。出现休克或多器官功能障碍综合征。

(二) 辅助检查

1. 血象：白细胞总数正常、降低或略有升高，淋巴细胞减少。

2. X 线检查：显示单侧或双侧肺部实质炎性改变，部分伴有胸腔积液。

3. 血清抗体检测：特异性抗体检测，即双份血清（发病头三天和发病后 2~3 周）抗体滴度呈 4 倍增长可确诊；H5 特异性单克隆抗体检测阴性可以除外 H5N1 亚型禽流感病毒感染。

4. 病原学检查：取患者早期呼吸道分泌物分离病毒或应用 RT—PCR 法检测病毒核酸。

5. 肝功能检查：以丙氨酸转氨酶升高为主。

(三) 中医辨证诊断

1. 毒邪犯肺

主症：发热，恶寒，头痛，咽痛，肌肉关节酸痛，咳嗽，少痰，苔白，脉浮滑数。

2. 毒犯肺胃

主症：发热，或恶寒，头痛，肌肉关节酸痛，或咳嗽，恶心，呕吐，腹泻，腹痛，舌苔白腻，脉浮滑。

3. 毒邪壅肺

主症：高热，咳嗽少痰，胸闷憋气，气短喘促，或心悸，躁扰不安，甚则神昏谵语，口唇紫暗，舌暗红，苔黄腻或灰腻，脉滑数。

4. 热入营血

主症：高热，神昏，皮肤斑疹，甚者吐血、便血、尿血，舌质红绛，脉数。

5. 脱证

主症：神志淡漠甚至昏蒙，面色苍白或潮红，冷汗自出或皮肤干燥，四肢不温或逆冷，口燥咽干，舌暗淡，苔白，或舌红绛少津，脉微细数，或脉微弱。

（四）鉴别诊断

在诊断人禽流感时，应注意与SARS等其他病毒性和非典型病原（如军团杆菌、肺炎支原体、肺炎衣原体）等所致的肺炎进行鉴别。

七、临床处理及治疗

（一）对症支持

卧床休息，密切观察病情变化，早期给予鼻导管吸氧，维持稳定的血氧饱和度＞93%。对发热、咳嗽等临床症状给予对症治疗，如物理降温、止咳祛痰等，有肝肾功能损伤者采用相应治疗。维持水、电解质平衡，加强营养支持。注意保护消化道黏膜，避免消化道出血。预防下肢深静脉血栓形成，必要时给予适当抗凝治疗。

（二）药物治疗

1. 抗病毒治疗

（1）奥司他韦：奥司他韦仅有口服制剂，仍然是对A（H5N1）感染主要的抗病毒治疗药物，有限的资料表明早期应用奥司他韦可降低病死率，故对临床可疑病例，在明确病原之前应尽早给予奥司他韦治疗。成人的标准治疗方案为75mg，2次/日，疗程5天。儿童患者可根据体重给予治疗，体重不足15kg时，给予30mg，2次/日；体重15～23kg时，45mg，2次/日；体重23～40kg时，60mg，2次/日；体重大于40kg时，75mg，2次/日。因未治疗的患者病毒仍在复制，故对于诊断较晚的病人仍应给予抗病毒治疗。如果在应用奥司他韦后仍有发热且临床病情恶化，在排除细菌感染的同时，提示病毒仍在复制，此时可延长抗病毒疗程到10天。

（2）其他抗病毒药物：①神经氨酸酶抑制剂：扎那米韦在体外和动物模型中证实对A（H5N1）有效，包括对奥司他韦耐药A（H5N1）株。其给药方法为经鼻吸入10mg，2次/日，疗程5天；预防剂量为经鼻吸入10mg，1次/日，疗程7～10天。②金刚烷胺和金刚乙胺：对金刚烷胺和金刚乙胺敏感的A（H5N1）病毒株可给予相应治疗。1～9岁的患者，可给予5mg/kg/d（最大150mg），分2次口服，疗程5天；10～65岁的患者，100mg，2次/日口服，疗程5天；65岁以上的患者，100mg，2次/日口服，疗程5天。预防性治疗方案为在前述同等条件下，治疗7～10天。

2. 免疫调节治疗

(1) 糖皮质激素：应用糖皮质激素的目的在于抑制肺组织局部的炎性损伤，减轻全身的炎症反应状态，防止肺纤维化等。出现下列指征之一时，可考虑短期内给予适量糖皮质激素治疗，如氢化可的松 200mg/d 或甲基泼尼松龙 0.5~1mg/kg/d，在临床状况控制好转后，及时减量停用。糖皮质激素应用指征：①短期内肺病变进展迅速，出现氧合指数 <300mmHg，并有迅速下降趋势；②合并脓毒血症伴肾上腺皮质功能不全。

(2) 其他免疫调节治疗不推荐常规使用，如胸腺肽、干扰素、静脉用丙种球蛋白（IVIG）等。

3. 抗菌药物

一般不提倡抗菌治疗，但如果合并细菌感染，可根据当地和所在医院的情况选择抗菌药物治疗。

4. 其他

(1) 血浆治疗：抗 H5N1 特异性中和抗体或多效价免疫血浆在 H5N1 动物模型中具有明显疗效，对发病 2 周内的重症人禽流感患者，及时给予人禽流感恢复期患者血浆，有可能提高救治的成功率。

(2) 噬血细胞增多症：A（H5N1）感染后的淋巴组织病理结果显示，个别重症患者可合并反应性噬血细胞增多症，细胞毒药物足叶乙甙可能有一定潜在疗效。噬血细胞增多症的诊断标准包括：①发热；②脾大；③外周血可见两系或以上血细胞绝对值降低；④高甘油三酯血症和/或低纤维蛋白原血症；⑤骨髓像可见噬血细胞现象；⑥高铁蛋白血症；⑦NK 细胞活性降低或缺如；⑧可溶性 CD25 水平增高等 8 项诊断标准，其中满足 5 项标准即可确诊。

(三) 氧疗和呼吸支持

对重症人禽流感患者出现呼吸衰竭时，应及时给予呼吸支持治疗，包括经鼻管或面罩吸氧、无创和有创正压通气治疗。

1. 鼻导管和面罩

对于鼻导管或面罩吸氧患者，若在吸氧流量 5L/min（或吸氧浓度 40%）的条件下，SpO_2 <93%，或呼吸频率仍在 30 次/min 以上，呼吸负荷较高，应及时考虑给予无创正压通气（NIPPV）治疗。

2. 无创通气

无创正压通气治疗在抢救重症 SARS 和人禽流感病人中均发挥了一定作用，但在使用的过程中，要求病人：①保持神志清醒状态；②依从性好，增强人-机的配合性；③使用 2 小时后，临床无缓解趋势，及时改用有创通气治疗。由于 A（H5N1）仍是一种潜在的呼吸道传染性疾病，在使用无创通气的过程中，要求隔离治疗区的通风条件良好，可采取具有单一吸氧和呼气的改良面罩，并在呼气口附加高效微粒捕获滤器，防止呼出气对环境污染后造成院内感染，同时严格个人保护。

3. 有创通气

对于意识障碍、依从性差或正确应用 NIPPV 治疗 2 小时仍未达到预期效果的患者，建议及时实施有创通气治疗。有创正压呼吸机通气的使用策略为提倡小潮气量肺保护治疗为主。

（四）中医治疗

1. 毒邪犯肺

治法：清热解毒，宣肺透邪

方药：柴胡、黄芩、炙麻黄、炒杏仁、金银花、连翘、牛蒡子、羌活、白茅根、芦根、生甘草。咳嗽甚者加炙枇杷叶、浙贝母；发热重者加生石膏。

常用中成药：连花清瘟胶囊、柴银类、银黄类等清热解毒、宣肺透邪口服制剂。

2. 毒犯肺胃

治法：清热解毒，化湿和胃

方药：葛根、黄芩、黄连、鱼腥草、苍术、藿香、姜半夏、厚朴、连翘、苏叶、白茅根。腹痛甚者加炒白芍、炙甘草；咳嗽重者加炒杏仁、蝉蜕。

常用中成药：双黄连、藿香正气等清热解毒化湿类制剂。

3. 毒邪壅肺

治法：清热泻肺，解毒散瘀

方药：炙麻黄、生石膏、炒杏仁、黄芩、知母、金荞麦、葶苈子、桑白皮、蒲公英、鱼腥草、赤芍、牡丹皮、白茅根。持续高热，神昏谵语者加服安宫牛黄丸；肢体抽搐者加羚羊角、僵蚕、广地龙等；腹胀、大便秘结者加生大黄、枳实、或玄明粉。

常用中成药：清开灵注射液、双黄连注射液、血必净注射液等。

4. 热入营血

治法：清营解毒，凉血活血

方药：水牛角、生地黄、赤芍、牡丹皮、金银花、连翘、丹参、淡竹叶、紫草。

常用中成药：血必净注射液、丹参注射液等。

5. 脱证

治法：扶正固脱

方药：偏于气虚阳脱者选用人参、制附子、干姜、炙甘草、山茱萸、煅龙骨、煅牡蛎等；偏于气虚阴脱者可选用红人参、麦冬、五味子、山茱萸、生地黄等。

常用中成药：参附注射液、生脉注射液、参麦注射液等。

八、预后

人禽流感的预后与感染的病毒亚型有关。感染 H9N2、H7N7、H7N2、H7N3 者，大多预后良好，而感染 H5N1 者，预后较差，据目前医学资料报告，病死率超过 30%。

影响预后的因素还与患者年龄、是否有基础性疾病、是否并发合并症以及就医、救治的及时性等有关。

九、康复及出院标准

1. 13 岁（含 13 岁）以上人员，原则上同时具备下列条件，并持续 7 天以上。

(1) 体温正常。
(2) 临床症状消失。
(3) 胸部 X 线影像检查显示病灶明显吸收。

2. 12 岁（含 12 岁）以下儿童，应同时具备上述条件，并持续 7 日以上。如自发病至出院不足 21 日的，应住院满 21 日后方可出院。

十、预防

防治人高致病性禽流感关键要做到"四早"，即对疾病要早发现、早报告、早隔离、早治疗。

早发现：当自己或周围人出现发热、咳嗽、呼吸急促、全身疼痛等症状时，应立即到医院就医。

早报告：医疗机构发现不明原因肺炎病例或怀疑人感染高致病性禽流感病例，应及时报告当地疾病预防控制机构。

早隔离：对人感染高致病性禽流感病例和疑似病例要及时隔离，对密切接触者进行医学观察，以防止疫情扩散。密切接触者医学观察的期限为最后一次暴露后 7d。

早治疗：确诊为人感染高致病性禽流感的患者，应积极开展救治，特别是对同时患有其他慢性疾病的人更要及早治疗。

十一、中医临床报道

成锦舟应用常规西药结合中医辨证治疗人感染禽流感肺纤维化 1 例，效果良好。治疗禽流感所导致的肺纤维化首选药物是糖皮质激素，其次是免疫抑制剂。但长期应用糖皮质激素及免疫抑制剂可导致严重的不良反应。中医将其归为"肺痹"范畴，认为正气虚弱、外感六淫为其病因，气阴两亏、瘀血痰浊互结、肺络凝涩为其病机。本病例通过辨证诊断为气阴两虚、血脉瘀阻型。药物组成：黄芪、金银花、当归、丹参、郁金、百合、沙参、麦冬、炙甘草、五味子、龙骨、牡蛎、浮小麦、玄参、熟地黄、浙贝母等。随症加减，药用 1 月，终使患儿各临床症状消失，肺部纤维化明显改善，病愈出院。

参考文献

[1] 成锦舟. 中西医结合治疗禽流感 1 例. 中医儿科杂志, 2007, 3(1): 37~38

伤 寒

伤寒是由伤寒杆菌引起的急性肠道传染病。典型临床表现包括持续高热、腹部不适、肝脾肿大、白细胞降低，部分病人有玫瑰疹和相对缓脉。

一、病原学

伤寒杆菌属沙门菌属 D 组。革兰染色阴性，呈短肥杆状，大小为 $1\sim3\mu m \times 0.4\sim0.9\mu m$，无荚膜、无芽胞、有鞭毛，能运动。需氧或兼性厌氧。可用普通培养基孵育，在加入胆汁后生长更佳，发酵葡萄糖产酸不产气。

在自然环境中生活力较强，在水中可存活 1~3 周，在粪便中存活 1~2 个月。耐低温，冰冻条件下可存活 1~2 个月，对阳光、热的抵抗力较低，在 56~60℃ 的温度中只能生存 10 分钟。对一般消毒剂较敏感。

伤寒杆菌具有菌体抗原（O）、鞭毛抗原（H）和表面抗原（Vi）。"O" 抗原为类酯多糖，特异性不高。"H" 抗原为蛋白质，具型特异性，伤寒杆菌与副伤寒杆菌甲、乙、丙各不相同。新分离到的伤寒杆菌及副伤寒丙有 "Vi" 抗原。三者均能刺激机体产生相应的抗体，测定患者血清的 "O"、"H" 抗体可协助临床诊断，测定 "Vi" 抗体可发现带菌者。应用噬菌体可将具有 "Vi" 抗原的伤寒杆菌分为一百余型。噬菌体分型对流行病学调查及追究传染源有一定的帮助。伤寒杆菌不产生外毒素，菌体裂解时释放的内毒素是其致病的主要因素。

二、流行病学

（一）传染源

病人及带菌者。

（二）传播途径

伤寒杆菌随病人或带菌者的粪、尿排出后，通过污染的水或食物、日常生活接触、苍蝇和蟑螂等传播。

（三）易感人群

人类对伤寒普遍易感。好发于学龄儿童及青壮年，男女发病率无明显差别。病后可获得持久性免疫，再次感染患病者极少。

（四）潜伏期和传染期

夏季多见。起病较急，本病潜伏期平均 10 天。

三、发病机制

(一) 西医发病机制

伤寒杆菌随着污染的食物进入消化道后,在胃内逃避胃酸的作用后进入小肠。在小肠内,伤寒杆菌一方面刺激局部产生分泌性 IgA,以提高胃肠道内黏膜的屏障作用,阻止细菌粘附于小肠壁,使肠系膜淋巴结免受侵害;另一方面与黏膜顶端细胞结合,引起小肠黏膜上皮纤毛轻微退行性变,邻近的细胞膜内陷而包围病原菌。细菌穿过肠黏膜上皮细胞到达肠壁固有层,迅速为肠壁淋巴组织、巨噬细胞吞噬,在胞浆内迅速殖繁,并随之进入血液,即原发性菌血症,一般在摄入病菌后 24~72 小时即可发生。

伤寒杆菌被单核巨噬细胞吞噬后,并形成巨型吞噬体,随淋巴-单核细胞散布至全身,细菌再次进入血液,引起继发性菌血症,同时出现相应的临床症状。全身播散的细菌侵入肝、胆、脾、肾、骨髓等器官组织。细菌在胆道系统内大量繁殖,不断随胆汁排泄至肠道,部分随粪便排至体外,部分则经肠黏膜再次侵入肠壁淋巴组织,引起局部 Arthus 反应,使原已致敏的肠壁组织发生肿胀、坏死和溃疡。

(二) 中医病因病机

本病发生的病因主要是外感湿热病邪,亦可因机体素蕴脾湿又复感外邪而致。湿温病邪由口鼻而入,主要在脾胃增殖后酿成病损。初起以湿邪阻遏卫气为主要病理变化。湿热抑郁肌表则见头痛恶寒、身重疼痛、身热不扬等卫证;脾胃受损、运化失常、湿邪停聚、阻遏气机,则见胸闷脘痞、舌苔厚腻等气分证。初起阶段,虽湿热夹杂,但多见湿重于热证,继而根据体质而转化为不同的证型,若素体中阳偏旺者,则邪从热化而病变偏于阳明胃,素体中阳偏虚者,则邪从寒化而病变偏于太阴脾。病在阳明则湿轻热重,病在太阴则湿重热轻。湿热化燥化火,即可深入营血,血络受伤则出现斑疹及出血,肠络出血过多,则易导致气随血脱而阳气外亡。热盛日久则耗损阴液,而出现邪去正衰,余邪未净之证。

四、病理改变

全身网状内皮系统单核细胞的浸润和高度增生,形成伤寒结节。病变以肠道最为显著,尤以回肠,特别是远端 10~12cm 及邻近回盲瓣处受累较重。肠道病变过程包括增生、坏死、溃疡形成、溃疡愈合 4 个阶段,每个阶段约 1 周。肠道病变一般限于黏膜及黏膜下层,若病变累及血管可引起肠出血。若穿透肌层和浆膜层,则导致肠穿孔,引起腹膜炎。穿孔常见于回盲远端 50cm 内。

五、临床表现

(一) 症状和体征

自然病程为时约 4 周,可分为 4 期:

1. 初期：相当于病程第 1 周，起病大多缓慢（75%～90%），发热是最早出现的症状，常伴有全身不适，乏力，食欲减退，咽痛与咳嗽等。病情逐渐加重，体温呈阶梯形上升，于 5～7 天内达 39～40℃，发热前可有畏寒而少寒战，退热时出汗不显著。

2. 极期：相当于病程第 2～3 周。症状和体征主要表现为：

（1）高热：高热持续不退，多数（50%～75%）呈稽留热型，少数呈弛张热型或不规则热型，持续约 10～14 天。

（2）消化系统症状：食欲不振较前更为明显，舌尖与舌缘的舌质红，苔厚腻（即所谓伤寒舌），腹部不适，腹胀，多有便秘，少数则以腹泻为主。由于肠道病多在回肠末段与回盲部，右下腹可有轻度压痛。

（3）神经系统症状：神经系统症状与疾病的严重程度成正比，是由于伤寒杆菌内毒素作用中枢神经系统所致。患者精神恍惚，表情淡漠，呆滞，反应迟钝，听力减退，重者可有谵妄，昏迷或出现脑膜刺激征。

（4）循环系统症状：常有相对缓脉（20%～73%），或有时出现重脉。

（5）脾肿大：病程第 6 天开始，在左季肋下常可触及脾肿大（60%～80%），质软或伴压痛。

（6）皮疹：病程 7～13 天，皮肤出现淡红色小斑丘疹（玫瑰疹），直径约 2～4mm，压之退色，主要分布于胸、腹，也可见于背部及四肢，多在 2～4 天内消失。

3. 缓解期：相当于病程第 3～4 周，人体对伤寒杆菌的抵抗力逐渐增强，体温出现波动并开始下降，食欲逐渐好转，腹胀逐渐消失，脾肿大开始回缩。

4. 恢复期：相当于病程第 4 周末开始。体温恢复正常，食欲好转，一般在 1 个月左右完全恢复健康。

（二）并发症

1. 肠出血：在广泛使用抗生素前发生率为 12%～21%，用抗生素后大量肠出血已降至 1%～3%，但粪便潜血试验阳性者仍可达 10% 以上。多见于病程第 2～42 天（平均 16 天）。

2. 肠穿孔：发生率 2%～5%，病死率高。多发生于病程第 2～3 周，好发于回肠末端距回盲瓣 50cm 以内，单发性穿孔约占 80% 以上。

3. 伤寒性肝炎：约半数以上患者有肝肿大，50%～90% 有 ALT 异常，黄疸少见。肝功异常程度与肝肿大程度无关，其演变与伤寒病程一致，预后良好。

4. 中毒性心肌炎：多见于极期，儿童多表现为心动过速，成人则有心音低钝、脉细数、奔马律等，偶见血压下降、心脏扩大、心力衰竭。34%～80% 患者有低电压、心律失常、传导异常、S-T 段及 T 波改变等心电图异常，超声心动图示左室功能减退。

5. 中毒性脑病：较常见，多见于病程第 1～2 周，患者有表情淡漠、谵妄、定向障碍等，重者人格解体，昏迷，甚至呈木僵状态。大多随伤寒的痊愈而恢复正常。

六、诊断

(一) 西医诊断标准

1. 发热持续 5 天以上，一般起病缓慢。
2. 典型临床症状，如稽留高热、相对缓脉、表情淡漠、食欲减退和腹胀等。老人及有夹杂症者可以不典型。
3. 舌苔厚腻、舌尖红，肝、脾轻度肿大，少数患者出现玫瑰疹。
4. 白细胞总数减少，嗜酸性粒细胞减少、消失。
5. 肥达反应，O≥1∶80，H≥1∶160，滴度随病程而递增。
6. 血或骨髓培养到伤寒杆菌可确诊。

(二) 西医诊断依据

凡原因不明的高热持续超过 8 天者应疑及本病。有中毒面容、相对缓脉、玫瑰疹、脾肿大、白细胞数低下、嗜酸性粒细胞消失等更有利于本病的诊断。确诊须有病原学依据。

(三) 辅助检查

1. 骨髓培养：阳性率较血培养高，对已用抗生素治疗，血培养阴性者尤为适用。
2. 玫瑰疹培养：刮取物或活检切片接种于培养基，亦可获阳性结果。
3. 血象：白细胞大多为 $(3\sim4)\times10^9/L$，伴中性粒细胞减少和嗜酸性粒细胞消失。极期嗜酸性粒细胞大于 0.02，绝对数超过 $4\times10^9/L$ 者可基本排除伤寒，但合并血吸虫病者例外。嗜酸性粒细胞随病情好转而逐渐上升。
4. 血培养：是本病确诊的依据。病程早期即可出现阳性，第 7~10 病日阳性率可达 90%，第 3 周降为 30%~40%，第 4 周常为阴性。对怀疑变异的 L 型伤寒杆菌应行高渗培养。
5. 高热时可有轻度蛋白尿。第 3~4 周尿培养阳性率较高，约 25% 为阳性，采样时应避免粪便污染。
6. 粪便检查常有潜血阳性。疾病各阶段均可从粪便中培养出细菌。第 3~4 周阳性率高达 80% 左右，病后 6 周阳性率迅速下降，3% 的患者排菌可超过 1 年。
7. 免疫学检查

肥达氏反应：是用已知抗原检测伤寒患者血清中相应抗体的较古老的血清学方法。一般于第 1 周末开始阳性，"O" 凝集素≥1∶80，"H" 凝集素≥1∶160 有诊断价值。第 3~4 周阳性率可达 90%。其效价随病程演变而递增，第 4~6 周达高峰，恢复期效价达 4 倍以上，病愈后可持续数月之久，"O" 凝集素是 IgM 型抗体，增高示沙门菌属感染，多见于感染急性期。

(四) 中医辨证诊断

1. 湿遏卫气

主症：头痛，恶寒，身重，身热不扬，午后热甚，口不渴，胸闷不饥，面色淡黄，苔白腻，脉濡缓。证候分析：湿热之邪遏于肌表则恶寒；湿邪在表，卫气不舒则全身不适；湿邪伤脾则胸闷不饥；热为湿遏则见身热不扬；湿渐化热则见发热渐甚；苔白腻、脉濡缓，均为湿阻中焦之证。

2. 胃肠湿热

主症：壮热口渴，汗出不解，心烦脘痞，恶心呕逆，小便短赤，大便溏而不爽，舌苔黄腻，脉滑数。证候分析：湿邪壅于中焦，邪灼阳明则见热势高盛，此病热甚湿亦甚，故汗出不解；湿热胶结熏蒸，内伤脾胃则见心烦脘痞，恶心呕逆，小便短赤，大便溏而不爽；舌苔黄腻，脉滑数均为湿热内盛之象。

3. 热入营血

主症：身热夜甚，心烦，时有谵语或神昏不语，斑疹隐隐，便血，舌绛少苔。证候分析：湿热之邪化为火燥，深入营血，热势愈高，心神受扰则心烦，甚则神昏不语；火热燔灼营血，则身热夜甚；迫血妄行则便血；热伤营血故见舌绛少苔。

4. 气虚血脱

主症：腹部不适，大便出血量多，身热骤降，颜面苍白，汗出肢冷，脉象细数。证候分析：温邪热毒壅于肠络，肠络既伤则便血不止，肠腐穿孔，阴血亏损，气随血脱而见面色苍白、汗出肢冷，脉象细数。

5. 气阴两伤，余热未清

主症：面色苍白，形体消瘦，神疲懒言，或低温不退，脉细弱，舌质嫩红，苔黄而干或光剥无苔。证候分析：余邪未尽而见低热缠绵；气阴已伤而见神疲懒言；苔黄为湿热尚存；舌淡脉细弱为气阴两虚之证。

(五) 鉴别诊断

1. 病毒感染：发热而无提示感染病灶的系统表现，热程可长达 10~14 天以上，白细胞总数不高。但肝脾一般不大，肥达氏反应和细菌培养阴性。病程有自限性。

2. 疟疾：发热，肝脾肿大，白细胞总数不高，好发于夏秋季。但多具特殊热型伴进行性贫血，血和骨髓涂片可查见疟原虫，抗疟治疗有效。

3. 粟粒性肺结核：患者长期发热，中毒症状明显，盗汗及呼吸道症状突出，脉搏增快，胸片见大小一致，均匀分布的粟粒样结节，痰涂片及培养见抗酸杆菌，PCR 检测结核杆菌阳性。抗痨治疗有效。

4. 革兰阴性杆菌败血症：发热，有中毒症状，白细胞总数不高，甚至有相对缓脉。但患者多为老人、小儿或免疫功能低下者，多有胆道、泌尿道或腹腔内原发病灶，易合并休克、DIC，中性粒细胞增高，血培养可获致病菌，且常与原发病灶中的菌种相同。

5. 何杰金病：发热，热型多样，肝脾肿大，白细胞不高，但无明显毒血症症状，肿大的淋巴结病理检查即可确诊。

6. 布鲁氏菌病：长期发热，肝脾肿大，粒细胞正常或低下，但流行病学资料，特殊热型，突出的多汗、关节痛，对本病诊断有重要价值。血、骨髓培养，血清凝集试验有诊断价值。

七、临床处理及治疗

（一）一般治疗

1. 早期尽量补充热量及维生素等。第2周后注意少渣、不胀气及无刺激饮食，少食多餐，以防止肠容积及张力过大诱发穿孔。成人每日供应热量约1600kcal，量约2000～3000ml以上，注意纠正电解质紊乱。

2. 发热期应卧床休息，注意观察体温、脉搏、血压变化，高热者物理降温，慎用退热剂，以防诱发虚脱及肠道并发症。便秘者禁用灌肠及泻药，腹胀者禁用新斯的明类药物。

3. 肾上腺皮质激素：伤寒患者病情的严重程度与皮质激素水平呈负相关，使用皮质激素治疗则可明显降低病死率，故对伤寒患者特别是重症患者应补充皮质激素。对毒血症严重、合并中毒性心肌炎或持续高热者，可在足量、有效抗生素配合下，加用氢化考的松100～200mg/日，静滴2～3天；或口服强的松，每日用量依次为：1mg、0.6mg、0.3mg/kg，可缩短发热期。对重症伤寒患者，用地塞米松3mg/kg静滴，继以1mg/kg，每6小时1次，应用1～2天。

（二）抗菌治疗

1. 氯霉素：作为非耐药株所致伤寒的治疗，剂量为0.5g，每日3次，体温降至正常后剂量减半，总疗程不应少于2周。一般于投药后数小时，血液中的细菌便可清除，给药1～2天后毒血症症状改善，治疗3～5天后体温可降至正常。治疗期间应注意其毒、副作用，每周复查血象2次，白细胞总数低于2.5×10^9/L时应停药。

2. 氟喹诺酮类：该类药物抗菌谱广，口服吸收快，血药浓度和组织内药物浓度高，尤其胆汁中原药浓度更高，且能渗入巨噬细胞内消灭胞内病原菌，对伤寒杆菌具有强大抗菌活性，退热时间优于氯霉素，与其他抗生素无交叉耐药，副作用轻微。已作为治疗各型伤寒以及慢性带菌者的首选药物。常用药物为：依诺沙星0.6g，每日2次；培氟沙星0.4g，每日2次；氟罗沙星0.3g，每日2次，疗程10～14天。或氧氟沙星0.3g，每日2次；环丙沙星0.75g，每日2次，疗程7～10天，但由于该类药物有引起早产、畸胎及关节软骨损害之虞，除多重耐药伤寒外，一般不主张用于孕妇及儿童患者。

3. 氨苄青霉素：胆汁内浓度高，副作用轻微，可作为敏感菌株所致妊娠伤寒和儿童伤寒的首选药物，亦可用于老年伤寒，严重肝肾功能障碍患者或免疫功能抑制者的伤寒以及胆道带菌者的治疗。剂量为成人每日80～100mg/kg，婴幼儿每日100～150mg/kg，肌注或静滴，至热退后改为口服，总疗程不应少于2周。

4. 第三代头孢菌素类：常用药物有头孢哌酮钠2g，每12小时1次；头孢三嗪2～4g，每日1次，以及头孢噻肟钠等，疗程7～10天。

(三) 并发症的治疗

1. 肠出血：基本上采用内科疗法。保持患者安静，可酌情给镇静药，禁食或流质饮食；给予促凝血药物，如静滴止血敏、口服凝血酶、肌注或静滴立止血等。对大出血患者应积极抗休克，补充血容量，可同时使用垂体后叶素。但下列情况应进行外科手术治疗：①出血量大，经内科输血等处理仍不能控制者。②明显的失血性休克经内科处理不见好转者。

2. 肠穿孔：基本上应争取外科修补手术，同时应加强护理。禁食，积极予以全身支持疗法，注意营养及水、电解质平衡等。取半坐位，及时给予足量抗生素，如氟喹诺酮类加甲硝唑，或头孢哌酮钠静滴，控制腹膜炎。

3. 中毒性心肌炎：可在足量有效抗菌药物治疗的同时，加用肾上腺皮质激素等，并可采用GIK溶液等改善心肌营养状态。

4. 其他：如肺炎、心内膜炎、脑膜炎、骨髓炎或胆囊炎等，应加强抗菌药物治疗，疗程4~6周；伤寒脑膜炎要保证足量抗菌药物透过血脑屏障。体腔脓肿应作外科引流等处理。合并血吸虫者应加用吡喹酮驱虫治疗。

(四) 中医治疗

1. 辨证论治

①湿遏卫气

治法：芳香辛散，宣化表里湿邪

方药：藿朴夏苓汤加味。方中杏仁宣肺利水，白蔻仁芳香醒脾，半夏、厚朴芳香化浊以燥湿，薏苡仁健脾渗湿，藿香芳香化湿。

②胃肠湿热

治法：清利湿热，理气和中

方药：王氏连朴饮。方中川黄连苦寒清热燥湿，厚朴苦温行气化湿，半夏燥湿和胃，降逆止呕，石菖蒲芳香化浊，栀子、淡豆豉清宣郁热，芦根清热生津止渴。若湿象较重，胸闷脘痞，身重不渴，腹胀便溏，舌苔滑腻者，治以宣气化湿，佐以淡渗，方药用三仁汤加减。若热象较著，高热烦渴，面赤大汗，气粗，苔黄腻，脉洪者，治以清热化湿，方药用白虎汤加味。

③热入营血

治法：清营泄热，凉血散血

方药：清营汤加味。方中水牛角、生地黄凉血止血，赤芍、牡丹皮凉血散瘀，黄连、地榆清热解毒。用时可根据病情配合安宫牛黄丸、紫雪丹、至宝丹。

④气虚血脱

治法：补气固脱止血

方药：常先服独参汤，后用黄土汤加人参。也可服生脉散加阿胶、地榆、乌梅、仙鹤草、山茱萸等养血止血之品。

⑤气阴两伤，余热未清

治法：益气生津，清解余热

方药：竹叶石膏汤加减。方中淡竹叶、石膏清热泻火，党参、麦冬益气养阴，半夏降逆止呕，甘草、粳米调养胃气。若胃阴不足，胃火上逆，出现口舌糜烂，舌红而干者，加鲜石斛、天花粉。如胃火炽盛，舌红、脉数者，加天花粉、知母之类。

临床辨证加减用药：表湿较重，症见恶寒无汗者，酌加苍术、香薷等以芳香宣透；如里湿较重，症见脘痞、恶心较甚者，可去杏仁之苦润，加苍术、佩兰以燥湿和中；里湿蕴热，心烦溲赤，则去厚朴之温燥，加山栀子、淡竹叶以泄热利湿。湿浊偏重，热势不甚而舌苔白腻者，可加用苏合香丸以芳香化湿，辟秽开窍。热势偏重，窍闭较甚而神昏谵语者，可加至宝丹以清心开窍；如痰热交阻，痰黏不易咯吐者，加鲜竹沥水以清热化痰；兼肝风内动而痉厥抽搐者，可加全蝎、地龙、蜈蚣、僵蚕息风；兼喉间痰涌有窒塞气道之虞者，急加猴枣散以化痰浊；便下瘀紫血块者，可加茜草、赤芍等行瘀止血之品；便血绵绵不止，血色较淡者，可于黄土汤内加炮姜炭以温中止血；便血渐少，精神倦怠，少气懒言者，可加党参、黄芪以补益元气；气脱亡阳而汗出较多者，可于参附汤中加龙骨、牡蛎以固脱止汗。

伤寒并发肠出血的治疗

（1）云南白药：成人2~3g/日，儿童每日0.05g/kg，分4~6次温开水冲服或鼻饲；肉眼出血停止后，再用药3~5天，或至大便潜血阴性停药。

（2）大黄白及粉：大黄3份，白及2份，研末。大便潜血＋者，服1g；潜血＋＋~＋＋＋，少量柏油样便者，服2g；潜血＋＋＋，大量柏油便者，服3g；每日3次。

（3）复方紫珠草汤：含生地黄、阿胶、田七、紫珠草、血余炭，水煎服，连用3~5日。

2. 单方验方

（1）白花蛇舌草汤：白花蛇舌草50g，水煎服。适用于伤寒早期，气分湿热者。

（2）地锦草汤：地锦草水煎服。适用于伤寒早、中期患者。

（3）黄芩、生地榆各15g，红藤、马齿苋、败酱草各30g，水煎服。

3. 针灸治疗

腹胀可针足三里、气海、关元；发热可针刺大椎、外关、合谷、少商，留针20~30分钟。

4. 耳针

穴位可选胃、肠、交感及压痛点，用毫针浅刺不留针，每日1次。

（五）中西医结合治疗

本病中西医结合治疗，应使用足量、足程特异性抗菌治疗。部分中药在伤寒各病期对伤寒杆菌有较好杀死或抑制作用，使用轻下法，可及早排除毒素和减少并发症，并可缩短病程，故可随病情发展的不同阶段辨证施治，当出现肠出血时，应以西药治疗为主，辅以云南白药等以促进止血。

八、预后

本病预后情况与患者年龄、有无并发症、治疗早晚、治疗方法、过去曾否接受过预防注射及病原菌的型别和毒力等有关。在有效抗生素应用之前,病死率为20%。应用氯霉素以来,病死率约1%~5%。老年人、婴幼儿、孕妇预后较差。骨髓巨噬细胞吞噬功能差者,病情重,易迁延不愈。并发肠穿孔、肠出血、心肌炎、肺炎、贫血等,则病死率较高。氯霉素治疗的复发率一般在10%左右,氟喹诺酮类治疗几无复发。

九、康复及出院标准

1. 临床症状消失,体温正常2周以上,无并发症或并发症基本治愈。
2. 血象恢复正常。停药后大便培养,每日1次,连续3次阴性。

十、预防

1. 控制传染源:及时发现和隔离病人及带菌者。大小便等排泄物用等量20%漂白粉澄清液混合消毒2小时,便器用3%漂白粉浸泡,餐具可煮沸消毒。患者停用抗菌治疗后1周,每周作粪培养,连续2次阴性者方可解除隔离。

保育员、餐饮业人员应定期作粪培养及"Vi"抗体检测。慢性带菌者不应从事上述工作。对密切接触者应进行医学观察,从脱离接触起至少3周。

2. 切断传播途径:是本病的重点预防措施。应搞好三管(粪、水、饮食)一灭(苍蝇)工作。个人防范应做到不饮生水,饭前洗手。

3. 保护易感人群:流行区居民使用伤寒、副伤寒甲、乙三联菌苗及精制伤寒Vi多糖菌苗。前者皮下注射3次。成人剂量为0.5ml、1.0ml、1.0ml,儿童酌减,每次间隔1周,以后每年加强1次(1.0ml),接种后可降低发病率,儿童效果优于成人。后者上臂外侧三角肌肌肉注射0.5ml,1次即可,反应轻微。对发热,严重高血压,心、肝、肾脏病及活动性结核,孕妇,妇女月经及哺乳期,有过敏反应病史者均禁用。

十一、中医临床报道

夏中伟等报道用中西医结合方法治疗伤寒持续高热40例。方法:中药基本方葛根芩连汤。临床随症加减:兼有头痛、畏寒、鼻塞症者,加金银花、连翘、大豆卷;体温稽留在38~39℃,伴纳呆、便溏、胸痞、腹满、渴不欲饮、舌尖红、苔腻者,加土藿香、川厚朴、姜半夏;体温在39~40℃,证见身热、口渴引饮、胸闷、烦躁、便秘、苔黄浊而干、舌红、脉滑者,加大黄、川厚朴、广木香、茵陈、芦根;有伤津劫液而见舌红少津者,加生地黄、麦冬、石斛;神昏谵语加羚羊角、石菖蒲;并发肠出血时体温降低、脉细数,用加减复脉汤;如体温降低不明显,脉滑数者,用犀角地黄汤合清营汤。西药除一般支持疗法外,分别选用氯霉素、氨卡青霉素、复方新诺明、痢特灵片。与24例单纯用西药治疗者进行临床观察分析,结果中西医结合治疗组退热时间明显优于单纯西药治疗组。

谢丹等报道血必净注射液佐治伤寒、副伤寒临床观察。观察组用血必净注射液及抗生素治疗，对照组仅予抗生素治疗；观察2组退热时间及嗜酸粒细胞计数回升时间。结果：治疗组退热时间、嗜酸粒细胞计数上升时间均短于对照组。研究认为，血必净注射液参与治疗伤寒、副伤寒有更佳的疗效。

王润妹等在常规西医治疗的基础上，加用中药治疗伤寒获得良效。基本方：川黄连、黄芩、虎杖、厚朴、半夏、柴胡、砂仁、淡竹叶、神曲、甘草。高热神昏，心烦者加石膏、知母、麦冬；腹胀者加香附、木香；湿偏盛者加白蔻仁、薏苡仁、苍术。中西医治疗组36例，治愈35例，好转1例，治愈率94.4%，总有效率100%；对照组34例，治愈27例，好转4例，未愈3例，治愈率79.4%，总有效率91.2%。

杨臣安采用中西医结合方法治疗伤寒。中药采用自拟三黄三仁汤加味，基本方：黄连、黄芩、黄柏、车前子、薏苡仁、栀子、六一散、木通、淡竹叶、厚朴、佩兰、藿香、石菖蒲。热重于湿，气分热甚，症见高热不退，面赤，呼吸气粗，舌质红，苔黄干，脉洪大有力者，加石膏、知母、连翘、板蓝根；湿热互结，湿热俱盛，症见高热（T41℃），汗出热不退，口渴不欲饮，心烦痞满，恶心欲吐，溲短赤，便溏而不爽，或斑疹、白痦，舌质红，苔黄腻，脉濡数者，加莲子心、白茅根、芦根，配合安宫牛黄丸或紫雪丹口服；湿热蕴蒸，湿重于热，症见身热不扬，午后热甚，头痛身重，困倦乏力，胸脘痞满，纳呆便溏，渴不欲饮，舌苔白腻，脉濡者，加苍术、法半夏、益智仁、白蔻仁；热入营血，症见身热夜甚，时有谵语，心烦失眠，斑疹隐隐，或齿衄、鼻衄、大便下血，舌红少苔，脉细数者，加水牛角、生地黄、玄参、麦冬、牡丹皮、天花粉、赤芍。并予安宫牛黄丸、清开灵；正气虚弱者加西洋参。中西医结合组78例，单纯应用西药组50例，经治后比较2组的临床疗效，结果显示，中西医结合组在治愈率及控制发热时间上均优于单纯西药组。

参考文献

[1] 夏中伟,陈诚. 中西医结合治疗伤寒40例临床观察. 浙江中医学院学报,1991,15(1):32

[2] 谢丹,蔡瑞锦,庞永诚. 血必净注射液佐治伤寒、副伤寒临床观察. 中国中医急症,2008,17(11):1522

[3] 王润妹,王成云. 中西医结合治疗肠伤寒36例疗效观察. 云南中医中药杂志,2004,25(2):7

[4] 杨臣安. 中西医结合治疗肠伤寒78例临床观察. 湖北中医杂志,2003,25(3):16

手足口病

手足口病是由肠道病毒引起的传染病，多发生于 5 岁以下儿童，可引起手、足、口腔等部位的疱疹，少数患儿可引起心肌炎、肺水肿、无菌性脑膜脑炎等并发症。

一、病原学

引起手足口病的病毒很多，主要为小 RNA 病毒科肠道病毒属的柯萨奇病毒、埃可病毒和新肠道病毒。CoxA 组的 16、4、5、7、9、10 型，CoxB 组的 2、5、13 型，以及 EV71 型均为手足口病较常见的病原体，最常见为 CoxA16 及 EV71 型。

肠道病毒适合在湿、热的环境下生存与传播，对乙醚、去氯胆酸盐等不敏感，75%酒精和 5%来苏亦不能将其灭活，但对紫外线及干燥敏感。各种氧化剂（高锰酸钾、漂白粉等）、甲醛、碘酒都能灭活病毒。病毒在 50℃可被迅速灭活，但 1mol 浓度二价阳离子环境可提高病毒对热灭活的抵抗力，病毒在 4℃可存活 1 年，在 -20℃可长期保存，在外环境中病毒可长期存活。

二、流行病学

（一）传染源

病人和带菌者。

（二）传播途径

1. 人群密切接触传播。通过被病毒污染的手巾、毛巾、玩具等物品，患病者接触过的公共健身器械等传播。
2. 飞沫传播。
3. 饮用或食用被患病者污染过的水和食物。
4. 食用有病毒或苍蝇叮爬过的食物。

（三）易感人群

90%以上发病者为 5 岁以下儿童。

（四）潜伏期和传染期

潜伏期一般 3~7 天。

三、发病机制

（一）西医发病机制

1. EV71 的嗜神经性：由于 EV71 是一种具有高度嗜神经病毒，脑干是最易被 EV71 感染的部位，并可损伤大脑、脑桥、延髓、小脑和脊髓。脑干损伤主要集中于延髓腹侧、背侧和中间，这些部位是与血管运动有关的交感抑制中枢，破坏后导致交感神经活性、动脉压和心率随着呼吸压力增加而增加。

2. 神经源性肺水肿：由于中枢神经系统损伤而导致的急性肺水肿，又称"中枢性肺水肿"或"脑源性肺水肿"。神经源性肺水肿和心脏损害的确切发病机制目前尚不清楚，一般认为是由于脑干脑炎和全身炎症反应所致。（1）冲击伤理论：中枢神经系统损伤后引起突然的颅内压增高，造成视丘下部和延髓孤束核功能紊乱，机体的应激反应导致交感神经过度兴奋，造成交感神经瀑布式反应，血中儿茶酚胺（肾上腺素，去甲肾上腺素等）含量显著增高，全身血管收缩、血流动力学急剧变化；体循环阻力增加，动脉血压急剧增高，左心室射血减少，体循环内大量血液进入肺循环内。一方面肺毛细血管床有效滤过压急剧增高，大量液体潴留在肺组织间隙，形成肺水肿；另一方面血流冲击造成血管内皮细胞损伤，体内血管活性物质（如组织胺和缓激肽等）大量释放，使血管通透性增加，大量血浆蛋白外渗导致急性肺水肿进一步加重。（2）渗透缺陷理论：在颅脑损伤后的病理生理过程中，肺内 $\alpha 1$ 受体活性和 β 受体活性比例关系失调，相互制约、协调作用被破坏，可能是导致 NPE 形成的另一重要机制。神经源性肺水肿过程中，两者在交感神经兴奋时比例失调，一方面，$\alpha 1$ 受体活性增高，可能通过以下几种机制介导 NPE 的血管通透性改变：①钙内流，作用于细胞骨架，使细胞收缩，内皮细胞间连接间隙扩大，并通过一系列病理生理变化对细胞膜造成损伤，发生内皮细胞连接松弛和脱落，肺毛细血管通透性增加；②中性粒细胞趋化作用增加及脱颗粒，ATP 无氧酵解，氧代谢过程增强，产生相对过量的氧自由基，损害肺组织；③内皮素增加；④神经肽 Y 释放。另一方面 β 受体则进行性下降，不仅不能对抗肺血流渗漏，清除过度的肺组织液，而且肺表面活性物质分泌减少，降低了肺功能。

（二）中医病因病机

本病乃热毒夹湿从口鼻而入，湿热内郁，发于心脾，心脾积热。因舌为心之苗，脾开窍于口，脾主四肢肌肉，故疱疹以口及四肢为主，普通型以发热，表现为自限性经过的顺证；重症患者则出现逆证，毒热内陷厥阴，蒙蔽心包，扰动肝风，湿热窜及经络，临证可见嗜睡、易惊、肌肉阵挛、头痛、呕吐、颈项强直、肌肉痿软无力等。逆传属疫毒内陷，阳气外脱，可见皮肤花斑湿冷，继而呼吸促急、喘息欲脱，脉微欲绝，血色泡沫样痰；后遗症期属邪热渐去，气阴亏损，可见低热、心悸、烦躁、肢体痿软等。

四、病理改变

1. 口腔溃疡性损伤和皮肤斑丘疹为手足口病的特征性病变。光镜下斑丘疹可见表皮内水疱，水疱内有中性粒细胞、嗜酸性粒细胞碎片，水疱周围上皮有细胞间和细胞内水肿，水疱下真皮有多种白细胞的混合型浸润。电镜下可见上皮细胞内有嗜酸性包涵体。

2. 脑膜脑炎表现为淋巴细胞性软脑膜炎，脑灰质和白质血管周围淋巴细胞、浆细胞浸润，局灶性出血和局灶性神经细胞坏死以及胶质反应性增生。

3. 心肌炎表现为局灶性心肌细胞坏死，偶见间质淋巴细胞和浆细胞浸润。

4. 肺炎表现为弥漫性间质淋巴细胞浸润、肺泡损伤、肺泡内出血和透明膜形成，可见肺细胞脱落和增生，有片状肺不张。

五、临床表现

（一）症状和体征

1. 普通病例

急性起病，发热，口腔黏膜出现散在疱疹，手、足和臀部出现斑丘疹、疱疹，疱疹周围可有炎性红晕，疱内液体较少。可伴有咳嗽、流涕、食欲不振等症状。部分病例仅表现为皮疹或疱疹性咽颊炎。多在一周内痊愈，预后良好。部分病例皮疹表现不典型，如单一部位或仅表现为斑丘疹。

2. 重症病例

少数病例（尤其是小于3岁患儿）病情进展迅速，在发病1~5天左右出现脑膜炎、脑炎（以脑干脑炎最为凶险）、脑脊髓炎、肺水肿、循环障碍等，极少数病例病情危重，可致死亡，存活病例可留有后遗症。

（1）神经系统表现：精神差、嗜睡、易惊、头痛、呕吐、谵妄甚至昏迷；肢体抖动、肌肉阵挛、眼球震颤、共济失调、眼球运动障碍；无力或急性弛缓性麻痹；惊厥。查体可见脑膜刺激征，腱反射减弱或消失，巴氏征等病理征阳性。

（2）呼吸系统表现：呼吸浅促、呼吸困难或节律改变，口唇紫绀，咳嗽，咳吐白色、粉红色或血性泡沫样痰液；肺部可闻及湿啰音或痰鸣音。

（3）循环系统表现：面色苍灰、皮肤花纹、四肢发凉、指（趾）发绀、出冷汗；毛细血管再充盈时间延长；心率增快或减慢，脉搏浅速或减弱，甚至消失；血压升高或下降。

（二）并发症

1. 手足口病表现在皮肤和口腔上，但病毒会侵犯心、脑、肾等重要器官。

2. 本病流行时要加强对患者的临床监测，如出现高热、白细胞不明原因增高而查不出其他感染灶时，就要警惕暴发性心肌炎的发生。

3. 近年发现EV71较CoxAl6所致手足口病有更多机会发生无菌性脑膜炎，其症状为发烧、头痛、颈部僵硬、呕吐、易烦躁、睡眠不安稳等，身体偶尔可发现非特异性红丘疹，甚至点状出血点。

4. 合并有中枢神经系统症状以2岁以内患儿多见。

六、诊断

（一）流行病学史

流行季节，托幼机构及周围人群有手足口病流行，有直接或间接接触史。

（二）临床特点

1. 多为5岁以下婴幼儿。
2. 手、足皮肤、口腔黏膜出现典型斑丘疹及疱疹样损害，并伴有卡他性症状。
3. 典型病例多突然起病。约半数病人于发病前1~2天或发病的同时有发热，多数在38℃左右，持续2~3天，少数病人3~4天以上。有中枢神经系统合并症几乎都有发热，且持续时间长。部分患者初期有轻度上感症状，如咳嗽、流涕、恶心、呕吐等。由于口腔黏膜溃疡疼痛，患儿有流涎拒食。口腔黏膜疹出现比较早，主要位于舌及两颊部，唇齿侧也常发生。手、足等远端部位出现斑丘疹或疱疹。斑丘疹在5天左右由红变暗，然后消退；疱疹呈圆形或椭圆形扁平凸起，内有混浊液体，长径与皮纹走向一致，如黄豆大小不等。手足远端部位的斑丘疹和疱疹一般无疼痛和痒感，愈后不留痕迹。同一患者手、足、口病损不一定全部出现。

（三）实验室检查

1. 血液检查的细胞总数一般正常或偏高，分类时淋巴细胞较高，中性粒细胞较低。
2. 有中枢神经系统并发症时，脑脊液细胞数可增多，蛋白升高。
3. 发病后从粪便、咽喉漱口液分离或检测到相关病毒。
4. 从脑脊液或疱疹液分离或检测到相关病毒。
5. 从早期血清中检测出相关病毒 IgM 抗体。
6. 恢复期血清中和抗体比急性期有≥4倍的增长。

（四）中医辨证诊断

1. 普通型（心脾积热）

主症：发热，无汗，手、足、口出现疱疹，其中口舌疱疹色红，疼痛剧烈，患儿流涎较多，纳差，不能进食，大便秘结，舌质红，苔黄腻。

2. 普通型（湿热交阻）

主症：发热，无汗，手、足、口出现疱疹，口舌疱疹色暗红，疼痛不剧，腹胀，纳差，大便正常或稍溏，舌暗红，苔白腻或稍黄腻。

3. 重型（中枢神经系统感染）

主症：发热，皮疹，高热，无汗，烦躁，嗜睡，易惊，或伴肢体痿软、瘫痪，舌质红，舌苔白腻或黄腻。

（五）鉴别诊断

根据上述临床特征，在大规模流行时，诊断不困难。但散在发生时，须与口蹄疫、疱疹性咽颊炎、风疹等鉴别：

1. 口蹄疫：由口蹄疫病毒引起，目前有7个血清型、65个亚型。主要侵犯猪、牛、马等家畜。对人虽然可致病，但不敏感。一般发生于畜牧区，成人牧民多见，四季均有。口腔黏膜疹易融合成较大溃疡，手背及指、趾间有疹子，有痒痛感。

2. 疱疹性口炎：四季均可发病，以散在为主。一般无皮疹，偶尔在下腹部可出现疱疹。

3. 疱疹性咽颊炎：可由CoxA组病毒引起，病变在口腔后部，如扁桃体、软腭、悬雍垂，很少累及颊黏膜、舌、龈。不典型、散在性的手足口病很难与出疹发热性疾病鉴别，须做病原学及血清检查。

七、临床处理及治疗

（一）一般治疗

接触者应注意消毒隔离，避免交叉感染。密切监测病情变化，尤其是脑、肺、心等重要脏器功能，危重病人特别注意监测血压、血气分析、血糖及胸片。

（二）抗病毒治疗

1. 阿昔洛韦：治疗剂量为20mg/kg，加入10%葡萄糖液100ml静滴，1次/日；或者口服阿昔洛韦5~10mg/（kg·d），3次/日。阿昔洛韦作为一种高效广谱的抗病毒药物，具有明显缩短发热及皮损愈合时间，减轻口腔疱疹疼痛的作用。

2. 更昔洛韦：抗病毒作用与阿昔洛韦类似。治疗剂量为5~10mg/kg，加入10%葡萄糖液100ml静滴，1次/日，疗程3~5日。用药期间酌情使用抗生素及退热药。

3. 干扰素：干扰素作为一种强有力的抗病毒制剂，对多种病毒感染性疾病有明显疗效，已广泛应用于临床。治疗剂量为100万IU肌肉注射，1次/日。

4. 利巴韦林：利巴韦林作为抗病毒的常用药，治疗小儿手足口病疗效肯定。治疗剂量为10mg/kg，加入10%葡萄糖液100ml静滴，1~3次/日，疗程3日；或者口服利巴韦林含片1/4~1/2片，4次/日。用药期间酌情使用抗生素及退热药。副反应是罕见的出汗，食欲不振及低血糖等。

5. 思密达：思密达用温开水搅成糊状，4次/日，分别于早、午、晚饭后及睡前涂于口腔溃疡局部，可明显缩短小儿口腔溃疡的愈合时间。

（三）对症治疗

1. 注意维持水、电解质、酸碱平衡及对重要脏器的保护。

2. 有颅内压增高者可给予甘露醇等脱水治疗，重症病例可酌情给予甲基泼尼松龙、静脉用丙种球蛋白等药物。

3. 出现低氧血症、呼吸困难等呼吸衰竭征象者，宜及早进行机械通气治疗。
4. 维持血压稳定，必要时适当给予血管活性药物。
5. 其他重症处理：如出现 DIC、肺水肿、心力衰竭等，应给予相应处理。

（四）中医治疗

1. 普通型（心脾积热）

治法：清热解毒，化湿

方药：大黄黄连泻心汤加减。大黄、黄芩、黄连、五倍子、薄荷。每日 1 剂，水煎 50 毫升，分 2 次服。

2. 普通型（湿热交阻）

治法：辛开苦降，清热化湿解毒

方药：甘草泻心汤加减。生甘草、半夏、黄芩、黄连、干姜、柴胡、藿香。每日 1 剂，水煎 50 毫升，分 2 次服。

3. 重型（中枢神经系统感染）

治法：清热化湿，镇肝熄风

方药：风引汤加减。大黄、生石膏、寒水石、滑石（包煎）、赤石脂、白石脂、紫石英、生牡蛎、生龙骨、干姜、桂枝、甘草。每日 1 剂，水煎 50 毫升，分 2 次服。

重症加减方案：热势较盛，加用羚羊角粉；肢体阵挛重，加用薏苡仁、地龙、木瓜；便秘减赤石脂，腹泻减大黄、生石膏用量，加用升麻、葛根；肢体软瘫，加用鲜地龙、秦艽、威灵仙、丝瓜络；后期热退减石类药物，加益气养阴，清热通络药物。

八、预后

本病如无并发症，预后一般良好，多在一周内痊愈。

九、康复及出院标准

治愈：隔离期满（自发病日起满 1 周），体温正常，皮疹消退，口腔溃疡愈合。

十、预防

1. 加强监测，提高监测敏感性是控制本病流行的关键。
2. 各地要做好疫情报告，托幼单位应作好晨间检查，及时发现病人。
3. 采集标本，明确病原学诊断。
4. 作好患者粪便及其用具的消毒处理，预防疾病的蔓延扩散。

十一、中医临床报道

（一）辨证分型论治手足口病

中医药治疗手足口病文献报告首见于 1986 年，此后陆续有应用中医药治疗手足口病，尤其是在普通型方面，逐步积累了较多经验与有效方药，为手足口病的诊治提供了有效方法。

欧阳红根据临床疾病的发展过程将本病分为外感轻证和毒热重证,外感轻证分为疹前期和出疹期,疹前期多以外感症状为主,治以解表为主,方用银翘散加减;出疹期为内蕴湿毒外泄与风温之邪郁结肌表,治宜疏风清热、解毒利湿,药用蒲公英、金银花、紫花地丁、连翘、黄芩、芦根、山栀、蝉蜕、木通、滑石粉、甘草等;毒热重证为毒热炽盛,内犯气营,治宜清热凉营解毒,方选清瘟败毒饮加减。对18例手足口病患者在辨证治疗同时配合外用方法,其中8例用西瓜霜合冰硼散吹敷口腔患处,7例用金黄散或青黛散或康肤新搽手足疱疹患处,获得良效。

陈建平将本病分为急性发作期和恢复期,急性发作期即发病初中期,因外感时邪病毒,脾胃蕴热郁蒸所致,治宜清热泻脾,解毒凉血,方用自拟银蒲芩菊汤,兼有高热、动风之兆者加羚羊角、蝉蜕;心火炽盛者合导赤散;湿热蕴结偏盛者加滑石、生薏苡仁;恢复期是余邪未尽,治宜理脾助运,兼以清化,方用自拟谷仁蝉藤汤,并提出在整个病程中均应顾护脾胃,"务使祛邪不伤正,邪去则正安"。

王玉光等将收治的722例手足口病患儿进行病证特点分析,指出普通型病例多呈自限性,而且胃肠道症状较为突出,重症型病例可以概括为"热"、"瘫"、"痫",且营血分证候少见。临床可分为普通型和重型,普通型根据湿热轻重又分为心脾积热型和湿热交阻型,普通型治宜清热解毒化湿,方用大黄黄连泻心汤加减;重型(中枢神经系统感染)治宜清热化湿,镇肝熄风,方用风引汤加减。并提出重症加减方案为:热势较盛,加用羚羊角粉;肢体阵挛者,加用薏苡仁、地龙、木瓜;便秘减赤石脂,腹泻减大黄、生石膏用量,加用升麻、葛根;肢体软瘫,加用鲜地龙、秦艽、威灵仙、丝瓜络;后期热退者减石类药物,益气养阴,清热通络。

王惠敏应用中西医结合方法治疗小儿手足口病,将48例手足口病患儿随机分为治疗组和对照组各24例。2组患儿均给予头孢噻肟钠、阿昔洛韦静滴,蒙脱石散局部外涂;治疗组在此基础上根据证型再予口服中草药治疗。心脾积热型,方用升降散加减:蝉蜕6g、僵蚕6g、姜黄3g、大黄3g、淡竹叶6g、黄连4g、金银花10g、泽泻6g,水煎100ml,分2次服。湿热交阻型方选三仁汤加减:生薏苡仁10g、杏仁6g、白蔻仁3g、法半夏8g、陈皮8g、黄连4g、泽泻6g、金银花10g、藿香6g(后下),水煎100ml,分2次服。分别观察2组治疗效果并进行比较,结果显示,治疗组治愈率54%,总有效率92%;对照组治愈率33%,总有效率79%。2组疗效比较具有显著性差异($P < 0.01$或0.05)。

(二)专方加减内服治疗手足口病

徐荣等在采用利巴韦林(10mg/kg)静脉滴注、布洛芬解热镇痛(5mg/kg)口服、维生素B、维生素C及抗生素酌情使用、外用炉甘石洗剂等常规基础治疗上,加用中药手足口病一号方:大青叶10g、菊花6g、金银花5g、紫草6g、葛根10g、薄荷2g(后下)、淡竹叶6g、蝉蜕3g、牛蒡子4g、甘草5g、杏仁5g、佩兰4g。每剂煎取300ml,真空包装,每包150ml。3岁以上儿童每次服用50ml,每天3次;3岁以下儿童,每次10~40ml,每天3次口服,连用7天。临床治疗278例,获得良好效果。

李艳平应用清热凉血、解毒透疹、利湿和胃类中药治疗小儿手足口病（普通型），采用银翘散加减（金银花、连翘、贯众、薄荷、淡竹叶、甘草、荆芥、黄芩、紫草、栀子等）治疗本病69例，与所设对照组比较，结果显示，治疗组总有效率97.1%，明显优于对照组。

林红等观察中药清热解毒化湿透疹健脾汤治疗手足口病的疗效。方法：将2584例手足口病患儿随机分为2组，对照组1000例按常规给予抗病毒、对症治疗。治疗组1584例在对照组治疗基础上加予中药治疗。初期：清热化湿透疹汤（Ⅰ方用于11kg及以上患儿：桑叶、淡竹叶、白茅根、菊花各8g，柴胡、防风、荆芥各6g，薄荷、苦杏仁各5g，白豆蔻、生甘草各3g，茯苓、薏苡仁各10g；Ⅱ方用于11kg以下患儿：桑叶、菊花、柴胡、防风、荆芥各5g，薄荷、生甘草各3g，白豆蔻2g，茯苓、薏苡仁各8g，苦杏仁4g，淡竹叶、白茅根各5g）；后期：清热化湿健脾汤（Ⅰ方用于11kg及以上患儿：茯苓、薏苡仁、白扁豆、鸡内金、太子参各10g，陈皮、黄芪、淡竹叶、白茅根各5g，神曲、桑叶、菊花各8g，炙甘草3g；Ⅱ方用于11kg以下患儿：茯苓、薏苡仁、白扁豆、鸡内金、太子参各8g，陈皮、黄芪、桑叶、菊花、淡竹叶、白茅根各5g，神曲6g，炙甘草2g），同时配合清热解毒透疹外洗方（金银花、野菊花、大青叶、紫草、防风、荆芥、紫苏叶、白茅根、生甘草各10g，苦参、地肤子、土茯苓各15g）治疗。结果：2组患儿发热和皮疹消退时间、白细胞恢复时间、心肌酶恢复时间、胸片吸收时间、住院天数分别比较，差异均有统计学意义（$P<0.01$），治疗组治愈率为86.6%，总有效率为98.9%；对照组治愈率为63.5%，总有效率为93.3%。2组治愈率及总有效率分别比较，差异均有统计学意义（$P<0.01$），治疗过程中治疗组患儿均无发现全身不良反应。研究表明：清热解毒化湿透疹健脾汤辅助治疗手足口病，疗效显著，安全无副作用。

梁志宏等应用甘露消毒丹治疗手足口病120例，药用藿香、豆蔻、茵陈、滑石、通草、石菖蒲、黄芩、连翘、贝母、射干、薄荷组成，结果治愈104例，有效12例，无效4例，有效率96.5%。

华颖等应用蒲地蓝消炎口服液治疗手足口病，治疗组150例用蒲地蓝消炎口服液治疗，对照组130例用抗病毒口服液治疗，疗程1周。结果：治疗组痊愈112例，有效30例，总有效率94.67%；对照组痊愈90例，有效20例，总有效率84.61%。2组痊愈率和总有效率比较均有显著性差异（$P<0.05$ 和 $P<0.01$）。

（三）中药灌肠治疗手足口病

陈秀荣等应用清热利湿煎剂保留灌肠治疗手足口病48例，取得满意疗效。清热利湿煎剂药物组成：金银花6~10g，连翘6~10g，薄荷6~10g（后下），板蓝根6~10g，大青叶6~10g，黄芩6~10g，滑石10~12g（包煎），牛蒡子6~10g，蝉蜕6~8g，桔梗6~8g，生石膏10~15g（先煎），甘草2~3g；高热、疱疹密集有红晕者加牡丹皮6~12g，赤芍药6~12g，白茅根10~15g，紫草6~12g。用量依据患儿年龄、体质等情况而定。每日1剂，水煎取汁。灌肠药液温度36~39℃，高热者药液温度34℃。2岁以下者每次用药液20ml，2~5岁每次用药液30ml，5~8岁每次用药液50ml，每日2次。

马宏君等应用痰热清注射液保留灌肠治疗手足口病 180 例。随机分为治疗组和对照组各 90 例，治疗组用痰热清注射液保留灌肠，对照组口服蒙脱石散（思密达）。结果：总有效率治疗组 97.8%，对照组 86.7%，2 组疗效差异有统计学意义（$P<0.05$）；治疗组的主要临床症状、体征消失时间及治愈时间均优于对照组，差异有统计学意义（$P<0.05$）。

张晓茹观察双黄连注射液保留灌肠治疗婴幼儿手足口病的临床疗效。将 162 例婴幼儿手足口病患儿随机分为 2 组，治疗组 81 例采用双黄连注射液保留灌肠治疗，对照组 81 例给予利巴韦林颗粒治疗。结果：治疗组和对照组的总有效率分别为 97.53% 和 88.89%，2 组总有效率比较，差异有统计学意义（$\chi^2 = 5.872$，$P<0.05$）；治疗组的主要临床症状、体征缓解时间及病程明显优于对照组（P 均 <0.05）。结论：双黄连注射液保留灌肠治疗婴幼儿手足口病有疗。

参考文献

[1] 欧阳红.辨证论治手足口病 18 例.医药世界,2006,(11):118~119

[2] 陈建平.辨证治疗小儿手足口病 22 例.浙江中医杂志,2001,36(7):3011

[3] 王玉光,陈凤欣.手足口病的中医证治.中国中医药报,2009-04-07

[4] 王惠敏.中西医结合治疗小儿手足口病疗效观察.现代中西医结合杂志,2010,19(5):561~562

[5] 徐荣,邓燕艺,卢雄才,等.中药手足口病一号方治疗手足口病 278 例.中国中西医结合杂志,2010,30(6):662~663

[6] 李艳平,张红艳,马小丽,等.银翘散加减治疗小儿手足口病 69 例.陕西中医,2010,31(3):305

[7] 林红,温利辉,徐金燕,等.清热解毒化湿透疹健脾汤治疗手足口病 1584 例疗效观察.新中医,2011,43(5):95~96

[8] 梁志宏,邵振华.甘露消毒丹治疗小儿手足口病 120 例.中国社区医师,2010,12(11):158

[9] 华颖,张申.蒲地蓝消炎口服液治疗手足口病临床观察.现代中西医结合杂志,2009,18(32):3965

[10] 陈秀荣,黄春霞,石新涛.清热利湿中药保留灌肠治疗手足口病 48 例.现代中西医结合杂志,2011,20(8):978~979

[11] 马宏君,孙磊,谈晓洁.痰热清注射液保留灌肠治疗婴幼儿手足口病 180 例疗效观察.临床合理用药,2009,2(24):53~54

[12] 张晓茹.双黄连注射液灌肠治疗婴幼儿手足口病 162 例.国际中医中药杂志,2010,32(2):154~155

十二、已发布的中医诊疗指南

附1：中医药防治手足口病指南

中医药防治手足口病指南（试行）

手足口病（Hand, foot and mouth disease, HFMD）是由肠道病毒引起的急性传染病，多发生于婴幼儿，常引起手、足、口腔等部位的疱疹，少数患者可引起心肌炎、肺水肿、无菌性脑膜脑炎等并发症，甚至死亡。引发手足口病的肠道病毒有 20 多种

(型），柯萨奇病毒 A 组的 16、4、5、9、10 型，B 组的 2、5 型，以及肠道病毒 71 型均为手足口病较常见的病原体，其中以柯萨奇病毒 A16 型（Cox A16）、肠道病毒 71 型（EV 71）最为常见，而且后者较易产生并发症。根据本病的临床表现和流行特点，本病与中医学中的"风温"、"湿温"等病有关。

(一) 临床诊断

1. 诊断要点

(1) 病前 1~2 周有与手足口病患者接触史。

(2) 多突然起病，于发病前 1~2 天或发病同时出现发热，可伴头痛、咳嗽、流涕、纳差、恶心、呕吐、泄泻等症。一般体温越高，病程越长，则病情越重。

(3) 主要临床表现为口腔及手足部疱疹。口腔疱疹多发生在唇、舌、颊、咽及硬腭处，破溃后形成溃疡，疼痛较剧，年幼儿常表现烦躁、哭闹、流涎、拒食等。在口腔疱疹后 1~2 天可见皮肤疱疹，呈离心性分布，以手足部多见，少数可波及肛周、臀部和四肢。疱疹呈圆形或椭圆形，质地较硬，不易破溃，内有混浊浆液，周围绕以红晕，数目多少不等。疱疹长轴与指、趾皮纹走向一致。一般持续 7~10 天消退，疹退后不留瘢痕及色素沉着。严重者可发生脑膜炎、脑炎、心肌炎、弛缓性麻痹、肺水肿等严重并发症。

(4) 实验室检查：外周血白细胞总数正常或偏低，淋巴细胞和单核细胞相对增高。有条件时应进行病原学检查以明确诊断。

2. 鉴别诊断

本病应注意与水痘、疱疹性咽颊炎、流脑、乙脑等病鉴别。

(二) 中医辨证治疗

1. 急性期

常见证

(1) 邪犯肺脾证

症状：低热或无发热，流涕咳嗽，咽红疼痛，或纳差恶心，呕吐泄泻，口腔及手足掌心疱疹，分布稀疏，疹色红润，疱液清亮，根盘红晕不著，舌质红，苔薄黄腻，脉浮数。

治法：宣肺解表，利湿解毒。

主方：银翘散加减。

常用药：金银花、连翘、茵陈蒿、石菖蒲、黄芩、藿香、牛蒡子、薄荷（后下）、板蓝根。

加减：恶心呕吐，加苏梗、竹茹和胃降逆；泄泻加黄连、地锦草、苍术祛湿止泻；高热加葛根、柴胡解肌退热；咳嗽痰多加前胡、桔梗、浙贝母化痰止咳；肌肤痒甚，加蝉蜕、白鲜皮祛风止痒；恶寒加防风、荆芥祛风解表。

中成药：清开灵注射液静脉滴注。咳嗽气促加儿童清肺口服液口服。

(2) 湿热毒盛证

症状：高热持续，口腔、手足、臀部、四肢疱疹，分布稠密，疹色紫暗，疱液混浊，根盘红晕显著，烦躁口渴，口痛流涎，甚或拒食，小便黄赤，大便泄泻或秘结，舌质红绛，苔黄厚腻或黄燥，脉滑数。

治法：清气凉营，解毒祛湿。

主方：清瘟败毒饮加减。

常用药：黄连、黄芩、栀子、连翘、生石膏（先煎）、知母、生地黄、赤芍、牡丹皮、玄参、紫草。

加减：偏于湿重者，去知母、生地黄，加藿香、茵陈蒿、车前草清热利湿；大便秘结，加生大黄、芒硝泻热通便；腹胀满，加枳实、厚朴理气除胀；头痛剧烈、呕吐频繁，加龙胆草、青黛、车前子清肝泻火；口渴喜饮，加麦冬、芦根养阴生津；烦躁不安，加淡豆豉、莲子心清心除烦；瘙痒重加白鲜皮、地肤子祛风止痒。

中成药：清开灵注射液静脉滴注。泄泻臭秽加葛根芩连微丸口服。

并发症

（1）水凌心肺证

症状：身热未退，频咳气急，胸闷心悸，不能平卧，烦躁不宁，面色苍白，甚则唇指青紫，舌质暗红，舌苔白腻，脉沉细无力。

治法：泻肺逐水，温阳扶正。

主方：己椒苈黄丸合参附汤加减。

常用药：葶苈子、大黄、防己、椒目、泽泻、桑白皮、茯苓皮、车前子（包煎）、人参、附子。

加减：咯血加用青黛、阿胶（烊化）。若见面色灰白，四肢厥冷，汗出脉微，是心阳虚衰之危象，应急用参附龙牡救逆汤。

中成药：清开灵注射液静脉滴注。咳嗽气促加儿童清肺口服液口服；四肢不温，脉象细弱，正气外脱者加生脉注射液或参附注射液静脉滴注。

（2）邪陷心肝证

症状：高热不退，烦躁谵语，疹点稠密，疹色混浊紫黯，甚或神昏抽搐，舌质红绛，苔黄起刺，脉数有力。

治法：平肝熄风，清心开窍。

主方：羚角钩藤汤、安宫牛黄丸加减。

常用药：羚羊角粉（水调服）、钩藤、代赭石（先煎）、菊花、茯神、连翘、水牛角片、鲜生地黄、白芍、甘草，安宫牛黄丸（另服）。

加减：高热加生石膏、蚤休、生大黄清泄热毒；头痛剧烈加龙胆草、山栀、黄芩清降肝火。

中成药：醒脑静注射液静脉滴注。神昏、抽搐者，加紫雪口服；痰涎壅盛，加猴枣散口服。

2. 恢复期

（1）疹后阴伤证

症状：身热渐退，皮疹渐愈，咽干不适，口唇干燥，或有干咳，食欲不振，舌红少津，苔剥脱，脉细数。

治法：养阴生津，清热润咽。
主方：沙参麦冬汤加减。
常用药：沙参、麦冬、玉竹、玄参、桑叶、白扁豆、天花粉、甘草。
加减：口干咽痛、舌红少津明显者，加生地黄、芦根养阴生津，清热润咽；大便干结，加瓜蒌仁、火麻仁清肠润燥。若有低热不清者，加地骨皮、银柴胡、生地黄养阴清热。
中成药：金果饮口服。

(2) 肺脾气虚证

症状：病程较长，低热反复，面色少华，多汗易汗，或咳嗽无力，或纳呆便溏，神疲乏力，舌质偏淡，苔薄白或白腻，脉细无力或指纹淡红。
治法：补肺健脾，益气助运。
主方：参苓白术散加减。
常用药：太子参、茯苓、白术、陈皮、甘草、山药、莲子肉、炙黄芪、防风、焦山楂。
加减：咳嗽痰多加法半夏、杏仁化痰止咳；咳嗽重加款冬花、紫菀肃肺止咳；虚汗多，动则尤甚，加煅牡蛎、煅龙骨收敛止汗；若汗多不温，加桂枝、白芍、浮小麦以调和营卫；食欲不振，加炒谷芽、砂仁以生发脾胃之气；便溏加苍术、煨木香、煨葛根以健脾升阳止泻。
中成药：玉屏风口服液口服。大便溏薄加健脾八珍糕调服。

(三) 外治药物

1. 西瓜霜、冰硼散、锡类散：任选1种，涂搽口腔患处，1日3次。
2. 如意金黄散、青黛散：任选1种，麻油调，敷于疱疹患处，1日3次。用于手足疱疹重者。

(四) 预防方药

1. 双花防毒饮：金银花10g，野菊花10g，蚤休15g，茯苓10g，甘草3g。

上药加水300ml，浸泡30分钟，以武火（大火）煎煮沸腾，改用文火（小火）煎煮15分钟，煎成药液150ml。每日1剂，药液分2~3次服，连续服用7~10天。3岁以下婴幼儿可减量服用。

2. 玉屏风口服液合板蓝根冲剂，连续服用7~10天。

(五) 预防和护理

1. 预防

(1) 做好疫情报告，及时发现病人，积极采取预防措施，防止疾病蔓延扩散。
(2) 流行期间做好环境、食品卫生和个人卫生。
(3) 饭前便后要洗手，预防病从口入。
(4) 被污染的日用品及食具等应消毒，患儿粪便及排泄物用3%漂白粉澄清液浸泡，衣物置阳光下暴晒，室内保持通风换气。

（5）家长尽量少让孩子到拥挤公共场所，减少被感染机会。

（6）注意婴幼儿的营养、休息，增强机体抵抗力。

2. 护理

（1）患病期间，应注意卧床休息，房间定期开窗透气，保持室内空气流通。

（2）给予清淡、富含维生素的流质或软食，温度适宜，多饮温开水。进食前后可用生理盐水或温开水漱口，以减轻食物对口腔的刺激。

（3）注意保持皮肤清洁，对皮肤疱疹切勿挠抓，以防破溃感染。对已有破溃感染者，可用金黄散或青黛散麻油调后涂敷患处，以收敛燥湿，助其痊愈。

（4）密切观察病情变化，及早发现邪陷心肝等并发症。

鼠 疫

鼠疫是鼠疫杆菌借鼠蚤传播为主的烈性传染病，是广泛流行于野生啮齿动物间的一种自然疫源性疾病。鼠疫的主要临床表现为严重毒血症、出血倾向、淋巴结肿大、肺炎等。临床通常可分为腺鼠疫、肺鼠疫、败血型鼠疫等类型，以腺鼠疫最为多见，以肺鼠疫和败血型鼠疫的预后最为严重。

一、病原学

鼠疫杆菌属肠杆菌科，耶尔森氏菌属。为革兰染色阴性短小杆菌，长约 $1\sim1.5\mu m$，宽约 $0.5\sim0.7\mu m$，革兰染色阴性，易被碱性苯胺燃料和中性复合染料染色，两端染色较深。无鞭毛，无动力，不形成芽胞。在动物体内和早期培养中有荚膜。可在变通培养基上生长。在陈旧培养基及化脓病灶中呈多形性。

本菌的抗原成份

1. 荚膜 FI 抗原，分为两种，一种是多糖蛋白质（F-I），另一种为蛋白质（F-IB）。抗原性较强，特异性较高，有白细胞吞噬作用，可用凝集、补体结合或间接血凝检测。

2. 毒力 V/W 抗原，在细胞表面，V 抗原是蛋白质，可使机体产生保护性抗体，W 抗原为脂蛋白，不能使机体产生保护力。V/W 抗原结合物有促使产生荚膜，抑制吞噬作用，并有在细胞内保护细菌生长繁殖的能力，故与细菌的侵袭力有关。

鼠疫杆菌产生二种毒素，一为鼠毒素或外毒素（毒性蛋白质），对小鼠和大鼠有很强毒性，另一为内毒素（脂多糖），较其他革兰氏阴性菌内毒素毒性强，能引起发热、DIC、组织器官内溶血、中毒休克、局部及全身施瓦茨曼（Shwartzman）反应。

鼠疫杆菌在低温及有机体生存时间较长，在脓痰中存活 $10\sim20$ 天，尸体内可存活数周至数月，蚤粪中能存活 1 个月以上；对光、热、干燥及一般消毒剂均敏感。日光直射 $4\sim5$ 小时即死，加热 $55℃$ 15 分钟或 $100℃$ 1 分钟、5% 石炭酸、5% 来苏、0.1 升汞、$5\%\sim10\%$ 氯胺均可将病菌杀死。

二、流行病学

（一）传染源

鼠间鼠疫传染源（储存宿主）有野鼠、地鼠、狐、狼、猫、豹等，其中黄鼠属和旱獭属最重要。家鼠中的黄胸鼠、褐家鼠和黑家鼠是人间鼠疫重要传染源。

（二）传播途径

动物和人间鼠疫的传播主要以鼠蚤为媒介。当鼠蚤吸取含病菌的鼠血后，细菌在蚤胃大量繁殖，形成菌栓堵塞前胃，当蚤再吸入血时，病菌随吸进之血反吐，注入动物或人体内。蚤粪也含有鼠疫杆菌，可因搔痒进入皮内。此种"鼠→蚤→人"的传播方式是鼠疫的主要传播方式。少数可因直接接触病人的痰液、脓液或病兽的皮、血、肉经破损皮肤或黏膜受染。肺鼠疫患者可借飞沫传播，造成人间肺鼠疫大流行。

（三）易感人群

人群对鼠疫普遍易感，无性别、年龄差别。病后可获持久免疫力。预防接种可获一定免疫力。

（四）潜伏期和传染期

季节性与鼠类活动和鼠蚤繁殖情况有关。人间鼠疫多在6~9月。肺鼠疫多在10月以后流行。潜伏期：腺型2~8天，肺型数小时至2~3天，曾经预防接种者可延至9~12天。

三、发病机制

（一）西医发病机制

鼠疫杆菌侵入皮肤后，靠荚膜、V/W抗原吞噬细胞吞噬，先有局部繁殖，随后又靠透明质酸及溶纤维素等作用，迅速经淋巴管至局部淋巴结繁殖，引起原发性淋巴结炎（腺鼠疫）。淋巴结里大量繁殖的病菌及毒素入血，引起全身感染、败血症和严重中毒症状。脾、肝、肺、中枢神经系统等均可受累。病菌播及肺部，发生继发性肺鼠疫。病菌如直接经呼吸道吸入，则病菌先在局部淋巴组织繁殖，继而播及肺部，引起原发性肺鼠疫。

在原发性肺鼠疫基础上，病菌侵入血流，又形成败血症，称继发性败血型鼠疫。少数感染极严重者，病菌迅速直接入血，并在其中繁殖，称原发性败血型鼠疫，病死率极高。

（二）中医病因病机

鼠疫是因病鼠的疫毒随疫蚤叮咬而注入人体，内侵肺系与血络，迫血成瘀而致。

四、病理改变

鼠疫基本病变是血管和淋巴管内皮细胞损害及急性出血性、坏死性病变。淋巴结肿常与周围组织融合，形成大小肿块，呈暗红或灰黄色；脾、骨髓有广泛出血；皮肤黏膜有出血点，浆膜腔发生血性积液；心、肝、肾可见出血性炎症。肺鼠疫呈支气管或大叶性肺炎，支气管及肺泡有出血性浆液性渗出以及散在细菌栓塞引起的坏死性结节。

五、临床表现

症状和体征

1. 腺鼠疫：占85%~90%。除全身中毒症状外，以急性淋巴结炎为特征。因下肢被蚤咬机会较多，故腹股沟淋巴结炎最多见，约占70%；其次为腋下、颈及颌下。也可几个部位淋巴结同时受累。局部淋巴结起病即肿痛，病后第2~3天症状迅速加剧，红、肿、热、痛并与周围组织粘连成块，剧烈触痛，病人处于强迫体位。

2. 肺鼠疫：是最严重的一型，病死率极高。该型起病急骤，发展迅速，除严重中毒症状外，在起病24~36小时内出现剧烈胸痛、咳嗽、咯大量泡沫血痰或鲜红色痰；呼吸急促，并迅速呈现呼吸困难和紫绀；肺部可闻及少量散在湿啰音、可出现胸膜摩擦音；胸部X线呈支气管炎表现，与病情严重程度极不一致。

3. 败血型鼠疫：又称暴发型鼠疫。原发型鼠疫因免疫功能差，菌量多，毒力强，所以发展极速。常突然高热或体温不升，神志不清，谵妄或昏迷。无淋巴结肿。皮肤黏膜出血、鼻衄、呕吐、便血或血尿、DIC和心力衰竭，多在发病后24小时内死亡，很少超过3天。病死率高达100%。因皮肤广泛出血、瘀斑、紫绀、坏死，故死后尸体呈紫黑色，俗称"黑死病"。继发性败血型鼠疫，由肺鼠疫、腺鼠疫发展而来，症状轻重不一。

4. 轻型鼠疫：又称小鼠疫，患者可照常工作，局部淋巴结肿大，轻度压痛，偶见化脓。血培养可阳性。多见于流行初、末期或预防接种者。

六、诊断

（一）流行病学史

鼠间或人间鼠疫流行期，在疫区接触过病人、病鼠、旱獭、疫蚤。

（二）临床特点

1. 流行期疫区内，有不规则发热，骤起单侧腹股沟、腋下、颈部或颌下淋巴结红肿疼痛或溃烂，肝脾可肿大。

2. 流行期疫区内，骤起寒战，高热，面红目赤如酒醉貌，剧烈头痛，神情萎顿，或烦躁谵语，语言含糊，步态蹒跚，或胸痛，咳逆气急，口唇青紫，或恶心呕吐，甚者斑疹紫黑、衄血、咯血、呕血、便血、尿血。

（三）辅助检查

1. 实验室检查

病人的淋巴结穿刺液（腺鼠疫）、痰及鼻咽腔分泌物（肺鼠疫）、脑脊液（脑膜炎型）、皮肤分泌物（皮肤型）、粪便（肠鼠疫）、血液（败血型及各型重症）等均含有大量病原菌，可用于分离鼠疫杆菌。病原菌的细菌学诊断至少要经过4个步骤：①涂片染色（包括荧光抗体染色）镜检。②培养观察菌落。③特异性噬菌体裂解试验。④动物试验。动物接种也是分离病原菌的有效方法，无杂菌污染标本可直接进行腹腔接种，腐败脏器标本需采用皮肤涂擦接种。接种后动物常在数天内死亡，剖检可见淋巴结肿大、肝脾充血或有粟粒状结节，及时取病变材料与心血作涂片和培养。鼠疫杆菌是烈性传染菌之一，实验室操作时须有严格规程及隔离设施。血、脓、痰、脑脊液、淋巴结穿刺液等作染色涂片镜检或培养，可找到鼠疫杆菌。血清学检验，鼠疫杆菌 FI 抗体阳性。

2. 血象：白细胞总数及中性粒细胞增多，红细胞、血红蛋白、血小板减少。

3. 免疫学检查：检测抗体的血清免疫学试验有间接血凝、补结、SPA－ElISA、炭凝等，虽均具有一定特异性和灵敏性，但无助于快速诊断，故一般用于回顾性诊断和流行病学调查。间接血凝试验最为常用，用于现症时需有发病初期和恢复期两份血清的对比。反向间接血凝试验也是一种快速、灵敏的血清学诊断方法，特异性高，可用于检查活菌、死菌及可溶性抗原。

（四）中医辨证诊断

1. 热毒蕴结肌肤证

主症：骤起一侧腹股沟、腋下或颈旁、颌下臀核肿大，皮色焮红热痛，发热，面红目赤，口渴，尿黄，舌红苔黄，脉弦数。

2. 热毒闭肺证

主症：高热，烦躁，咳嗽胸痛，呼吸短促，咯痰如泡沫状，咯血鲜红，口唇青紫，舌红苔黄，脉滑数或促。

3. 热入营血证

主症：身热烦躁，面红目赤，神昏谵语，斑疹紫黑、鼻衄、咯血或便血、尿血，舌绛苔燥，脉细数。

4. 阴竭阳脱证

主症：神昏不语，面色苍白，或紫黑，四肢厥冷，呼吸微弱，汗出粘手，唇焦舌燥，脉微欲绝。

（五）鉴别诊断

1. 西医疾病鉴别诊断

（1）急性淋巴结炎：此病有明显的外伤，常有淋巴管炎，全身症状轻。

（2）丝虫病的淋巴结肿：本病急性期，淋巴结炎与淋巴管炎常同时发生，数天后可自行消退，全身症状轻微，晚上血片检查可找到微丝蚴。

（3）兔热病：全身症状轻，腺肿境界明显，可移动，皮色正常，无痛，无被迫体姿，预后较好。

（4）与败血症、钩端螺旋体病、流行性出血热、流行性脑脊髓膜炎相鉴别。

（5）与大叶性肺炎、支原体肺炎、肺型炭疽等鉴别。

2. 中医类证鉴别

（1）股疽：发病前多有足腿部破伤、生疮史，虽有局部红肿、臀核肿大，但病变局限，可化脓溃破，无神昏、出血等症，淋巴结穿刺液找不到鼠疫杆菌。

（2）腋痈：以腋窝部红肿灼痛、臀核肿大为主，病变局限，可化脓溃破，无神昏、出血等症，淋巴结穿刺液找不到鼠疫杆菌。

（3）稻瘟病：有疫水接触史，多有黄疸，小腿肌肉疼痛尤甚，目赤及全身浅表臀核肿痛，血中检得钩端螺旋体，血清学检查如凝集溶解试验、酶联免疫吸附试验等均呈阳性。

七、临床处理及治疗

凡确诊或疑似鼠疫患者，均应迅速组织严密的隔离，就地治疗，不宜转送。隔离到症状消失，血液、局部分泌物或痰培养（每3日1次）3次阴性，肺鼠疫6次阴性。

（一）一般治疗及护理

1. 严格的隔离消毒：患者应严格隔离于隔离病院或隔离病区，病区内必须做到无鼠、无蚤。入院时对病人做好卫生处理（更衣、灭蚤及消毒）。病区、室内定期进行消毒，病人排泄物和分泌物应用漂白粉或来苏液彻底消毒。工作人员在护理和诊治病人时应穿连衣裤的"五紧"防护服，戴棉花沙布口罩，穿长筒胶鞋，戴薄胶手套及防护眼镜。

2. 饮食与补液：急性期应给患者流质饮食，并供应充分液体，或予葡萄糖、生理盐水静脉滴注，以利毒素排泄。

3. 护理：严格遵守隔离制度，做好护理工作，消除病人顾虑，达到安静休息目的。

（二）病原治疗

治疗原则是早期、联合、足量应用敏感的抗菌药物。

1. 链霉素：为治疗各型鼠疫特效药。成人首剂量1g，以后每次0.5g，每4小时1次，肌注，1~2天后改为每6小时1次。小儿20~40mg/kg/日，新生儿10~20mg/kg/日，分2~4次肌注。对严重病例应加大剂量，最初二日，每日4g，继以每日2g，分4次肌注。链霉素可与磺胺类或四环素等联合应用，以提高疗效。疗程一般7~10天，甚者用至15天。

2. 庆大霉素：每日24~32万μ，分次稀释后静脉滴注，持续7~10天。

3. 四环素：对链霉素耐药时可使用。轻症者初二日，每日2~4g，分次口服，以后每日2g；严重者宜静脉滴注，第1次0.75~1g，每日2~3g，病情好转后改为口服。疗程7~10天。

4. 氯霉素：每日3~4g，分次静脉滴注或口服，退热后减半，疗程5~6天。对小儿及孕妇慎用。

5. 磺胺嘧啶：首剂5g，4小时后2g，以后每4小时1g，与等量碳酸氢钠同服，用至体温正常3日为止。不能口服者，可静脉注射。磺胺只对腺鼠疫有效，严重病例不宜单独使用。

（三）对症治疗

烦躁不安或疼痛者用镇静止痛剂。注意保护心肺功能，有心衰或休克者，及时强心和抗休克治疗；有 DIC 者采用肝素抗凝疗法；中毒症状严重者可适当使用肾上腺皮质激素。对腺鼠疫淋巴结肿，可用湿热敷或红外线照射，未化脓切勿切开，以免引起全身播散。结膜炎可用 0.25% 氯霉素滴眼，1 日数次。

（四）中医治疗

1. 热毒蕴结肌肤证
治法：清热解毒消肿
方药：柴胡清肝汤合五味消毒饮加减。
2. 热毒闭肺证
治法：清肺解毒
方药：麻杏石甘汤合苇茎汤加金银花、野菊花、白茅根。
3. 热入营血证
治法：清营凉血
方药：清营汤合犀角地黄汤加减，或鼻饲安宫牛黄丸。
4. 阴竭阳脱证
治法：固阴回阳
方药：生脉散合四逆汤加减。

八、预后

未使用抗生素前，腺鼠疫的病死率为 20%～70% 不等，自应用抗菌药物后，病死率已降至 5% 左右。肺型、败血症型、脑膜型等鼠疫患者，在未接受特效治疗时几乎无一幸免于死亡，如及早积极处理，则可转危为安。

九、康复及出院标准

1. 腺型鼠疫：临床症状完全消失，淋巴结炎症大部吸收，血象恢复正常，淋巴结内容物检菌及培养 3 次阴性。
2. 肺型鼠疫：临床症状完全消失，血象恢复正常，痰液检菌及培养 6 次阴性。
3. 败血症型鼠疫：临床症状完全消失，血象恢复正常，血液培养 3 次阴性。（细菌培养每次均间隔 3 天）。

十、预防

（一）严格控制传染源

1. 管理患者：发现疑似或确诊患者，应立即按紧急疫情上报，同时将患者严密隔离，禁止探视及病人互相往来。病人排泄物应彻底消毒，病人死亡应火葬或深埋。接触者应检疫9天,对曾接受预防接种者,检疫期应延至12天。

2. 消灭动物传染源:对自然疫源地进行疫情监测,控制鼠间鼠疫。广泛开展爱国卫生运动,大力开展灭鼠工作。旱獭在某些地区是重要传染源,也应大力捕杀。

3. 切断传播途径:灭蚤必须彻底,对猫、狗,家畜等也要喷药;加强交通及国境检疫,对来自疫源地的外国船只、车辆、飞机等,均应进行严格的国境卫生检疫,实施灭鼠、灭蚤消毒,对乘客进行隔离留检。

(二) 保护易感者

1. 预防接种:自鼠间开始流行时,对疫区及其周围的居民、进入疫区的工作人员,均应进行预防接种。常用为EV无毒株干燥活菌苗,皮肤划痕法接种,即2滴菌液,相距3~4cm。2周后可获免疫。一般每年接种1次,必要时6个月后再接种1次。我国新研制的06173菌苗,免疫动物后产生F1抗体较EV株效果高1倍。

2. 个人防护:进入疫区的医务人员,必须接种菌苗,两周后方能进入疫区。工作时必须着防护服、戴口罩、帽子、手套、眼镜、穿胶鞋及隔离衣。接触患者后可服下列一种药物预防:四环素每日2g,分4次服;磺胺嘧啶每日2g,分4次服;或链霉素每日1g,分1~2次肌注,连续6天。

十一、中医临床报道

岭南医家罗芝园认为鼠疫起病二三日内为上焦证,六日以前为中焦证,至七日则入下焦;鼠疫上焦证最为复杂,上焦证亦有重症、危症和至危症。总结出鼠疫中焦六症,即"大热大渴,舌黑起刺,腹胀腹痛,大便结而谵语,热结旁流,体厥脉厥"和中焦四症,即"痛、胀、结、流";存津液是辨治鼠疫下焦证的关键。在对鼠疫的治疗中,应用王清任解毒活血汤加减:连翘、葛根、柴胡、当归、生地黄、赤芍、桃仁、红花、枳壳、甘草。在药物煎煮时根据病程来决定煎药时间的长短。"煎药尤宜得法,一二三日病在上焦,药味取其轻清,煎宜六七沸。四五六日病在中焦,药味取其稍重,煎宜十沸。七日以后病在下焦,药味取其浓重,煎十余沸"。在使用量上强调大剂量服用方能奏效。

参考文献

[1] 李永宸,赖文.岭南医家罗芝园活用三焦辨证辨治鼠疫.中华中医药杂志,2007,22(9):581~584

[2] 李永宸,赖文.岭南医家活用王清任解毒活血汤治疗鼠疫.中华中医药杂志,2006,21(7):387~390

丝虫病

丝虫病是由丝虫寄生于人体而致的一种寄生虫病，本病通过蚊子传播，急性期以反复发作的淋巴管炎、淋巴结炎和发热为特点，慢性期以淋巴水肿及象皮肿等为主的临床表现，特别是班氏丝虫病，还可引起鞘膜积液、乳糜尿等。

一、病原学

丝虫属线虫纲，丝虫目，盖头虫科。体细长如丝。以除鱼类以外的脊椎动物为终寄主，节肢动物为中间寄主，节肢动物叮咬终寄主时，将感染性幼虫传入后者体内。寄生于人体的丝虫共有八种：班氏吴策线虫（班氏丝虫）、马来布鲁线虫（马来丝虫）、旋盘尾线虫（盘尾丝虫）、罗阿罗阿线虫（罗阿丝虫）、常现唇棘线虫（常现丝虫）、链尾唇棘线虫（链尾丝虫）、欧氏曼森线虫（欧氏丝虫）及帝汶布鲁线虫（帝汶丝虫）。班氏丝虫和马来丝虫的成虫寄生于淋巴系统，故称淋巴型；微丝蚴均有鞘膜，流行地区广。其余各种丝虫寄生于结缔组织（罗阿、盘尾及链尾丝虫寄生皮肤，形成肿块，余见于体腔），故称组织型；除罗阿丝虫外，微丝蚴无鞘膜。丝虫成虫及幼虫均细长如丝，卵胎生，雌虫产出微丝蚴，循行于血液中或留于组织液内，若为吸血昆虫—蚊、蚋、虻等吸入胃中，即在其体内发育为感染性幼虫，于昆虫再叮人时，自喙逸出经吸血伤口侵入人体。丝虫病的症状、体征，因丝虫寄生部位不同而异。

二、流行病学

（一）传染源

为血中带有微丝蚴的病人和无症状带虫者。

（二）传播途径

感染期的幼虫通过蚊叮咬人，在人体内发育成成虫并繁殖而传播。

（三）易感人群

男女老少均可感染。流行区微丝蚴感染率高峰多在21~30岁。

（四）潜伏期和传染期

自感染期幼虫侵入人体至血液内发现微丝蚴为止，一般1年左右，帝汶丝虫病潜伏期为3个月。

三、发病机制

（一）西医发病机制

对丝虫病的发病机制至今尚未完全阐明，丝虫病的发生与发展取决于多种因素，与宿主的机体反应性、感染的虫种、感染程度和次数，以及虫体的发育阶段、寄居部位和成活情况等因素有关。丝虫的感染期幼虫、成虫和微丝蚴以及其代谢产物都具有抗原性，机体可产生对抗丝虫的特异性抗体。人体感染丝虫后，血清中 IgG 和 IgE 水平均有升高。

此外还观察到切除胸腺的小鼠对丝虫的易感性增高，并出现微丝蚴血症。一般认为，在丝虫病的急性期变态反应起重要作用。幼虫和成虫的代谢产物，尤其是感染期幼虫蜕皮时的分泌物，雌性成虫子宫分泌物以及死虫及其分解产物，均可引起局部和全身的变态反应。晚期丝虫病与丝虫成虫阻塞淋巴管有重要关系。但晚期患者发生进行性象皮肿时，常不能证明宿主体内还有活丝虫存在，血中也难以查见微丝蚴。患者血清中 IgG 升高，因此在晚期丝虫病发病机制中是否还有自身免疫因素存在，尚待证实。人体对丝虫感染的获得性免疫既不能彻底消除已感染的虫体，也不能防止再感染。

（二）中医病因病机

丝虫病的发生与湿热有关。湿热蕴蒸，侵入机体，滞留脏腑经络而致本病。丝虫病多发生在多雨地区的多雨季节，此时雨湿较甚，加之天暑下逼，地湿上蒸，以致湿热偏盛，侵入机体，正邪相争，阻遏卫阳，滞塞气机，而见发热恶寒、胸闷咳嗽等证，甚者郁而化热，热毒偏盛而见"红筋胀"、"流火"等证。病邪迁延不去，日久生变，百病由生。湿热阻络，三焦壅滞，水道不通，或脾肾亏虚，气化不行，均可致水湿停滞，溢于肌肤而为肿。湿热内蕴，脾失升清降浊之职或脾虚气陷，肾虚不能藏精，则精微随溺下泄而见白浊。《素问·至真要大论》中说："诸湿肿满，皆属于脾"。《诸病源候论·水肿候》中记载"水病者，由肾脾俱虚故也"。"三焦不泻、经脉闭塞，故水气溢于肌肤而令肿也"。《诸病源候论·虚劳病诸候》记载有："胞冷肾损，故小便白而浊也"。丝虫病的早期多为湿热为患，而晚期则多为脾虚气陷及肾阴阳两亏。

四、病理改变

1. 急性期过敏和炎症反应：幼虫和成虫的分泌物、代谢物、虫体分解产物及雌虫子宫排出物等，均可刺激机体产生局部和全身性反应。早期在淋巴管可出现内膜肿胀，内皮细胞增生，随之管壁及周围组织发生炎症细胞浸润，导致淋巴管壁增厚，瓣膜功能受损，管内形成淋巴栓。浸润的细胞中有大量的嗜酸性粒细胞。

2. 慢性期阻塞性病变：淋巴系统阻塞是引起丝虫病慢性期体征的重要因素。由于成虫的刺激，淋巴管扩张，瓣膜关闭不全，淋巴液淤积，出现凹陷性淋巴液肿。以后淋巴管壁出现炎症细胞浸润、内皮细胞增生、管腔变窄而导致淋巴管闭塞。以死亡的成虫和微丝蚴为中心，周围浸润大量炎症细胞、巨噬细胞、浆细胞和嗜酸性粒细胞等而形成丝虫性肉芽肿，最终导致淋巴管栓塞。阻塞部位远端的淋巴管内压力增高，形成淋巴管曲张甚至破裂，淋巴液流入周围组织。由于阻塞部位不同，患者产生的临床表现也因之而异。

3. 隐性丝虫病：也称热带肺嗜酸性粒细胞增多症，临床表现为夜间发作性哮喘或咳嗽，伴疲乏和低热，血中嗜酸性粒细胞增多，IgE 水平显著升高，胸部 X 线透视可见中下肺弥漫性粟粒样阴影。

五、临床表现

（一）症状和体征

1. 临床症状

（1）急性期：淋巴管炎、淋巴结炎及丹毒样皮炎等。淋巴管炎的特征为逆行性，发作时可见皮下一条红线离心性发展，俗称"流火"或"红线"。当炎症波及皮肤浅表微细淋巴管时，局部皮肤出现弥漫性红肿，表面光亮，有压痛及灼热感，即为丹毒样皮炎，病变部位多见于小腿中下部。如果班氏丝虫成虫寄生于阴囊内淋巴管中，可引起精索炎、附睾炎或睾丸炎。在出现局部症状的同时，患者常伴有畏寒发热、头痛、关节酸痛等，即丝虫热。

（2）慢性期：阻塞性病变由于阻塞部位不同，患者产生的临床表现也因之而异，包括象皮肿、睾丸鞘膜积液、乳糜尿等。

2. 临床体征

（1）象皮肿：晚期丝虫病的体征。若在肢体，大多为压凹性水肿，提高肢体位置，可消退。继之，组织纤维化，出现非压凹性水肿，提高肢体位置不能消退，皮肤弹性消失。

（2）睾丸鞘膜积液：由于精索、睾丸的淋巴管阻塞，使淋巴液流入鞘膜腔内，引起睾丸鞘膜积液。

（3）乳糜尿：班氏丝虫病患者的泌尿系统及腹部淋巴管阻塞后所致的病变。

（二）并发症

丝虫可引起眼部丝虫病，脾、胸、背、颈、臂等部位的丝虫性肉芽肿。

六、诊断

（一）流行病学史

在流行区有蚊虫叮咬史。

（二）临床特点

1. 急性期：表现为淋巴管炎、淋巴结炎、丹毒样皮炎、精索炎、附睾炎、睾丸炎。

发热可呈周期性,还可引起肺部嗜酸性粒细胞浸润综合征。

2. 慢性期:出现淋巴结及淋巴管堵塞的症状,如淋巴管曲张、鞘膜积液、乳糜尿、象皮肿等。

3. 夜间用厚片法或浓集法在周围血中可找到微丝蚴。从曲张的淋巴管、阴囊鞘膜积液、乳糜尿等液体内也可找到微丝蚴。身体各部位的淋巴管结节或肿大淋巴结做活检可找到成虫(腹股沟较大的淋巴结不宜切取,以免加重淋巴阻塞及形成淋巴瘘)。

4. 对血内找不到微丝蚴的疑似患者,可试用海群生(剂量根据病人情况而定)或吡喹酮作诊断性治疗(吡喹酮 10mg/kg,顿服),再取结节作病理切片检查找到成虫。

(三)辅助检查

1. 实验室检查
(1)抽出液检查:有积液者可穿刺抽液涂片镜检。
(2)乳糜尿检查:将乳糜尿脂肪层吸去,稀释沉淀后,取沉淀物涂片检查。
(3)组织化学方法:以一种微丝蚴酸性磷酸酶活力的特异分布为依据,区别各种微丝蚴的组织化学方法。多用于微丝蚴的分类。

2. 血检微丝蚴:目前主要从外周血液中查检微丝蚴,取血时间为晚9时至次日晨2时。
(1)鲜血直接检查法:可见微丝蚴在血液中卷曲摆动。
(2)厚血片染色检查法:不但可以查到微丝蚴,而且经染色可鉴别虫种。

3. 免疫学检查
(1)皮内试验:注射抗原后,丝虫病患者在局部注射处产生皮肤丘疹及红晕。
(2)荧光抗体试验:荧光抗体染色的方法有三种,即直接法、间接法、补体法,通过试验可见发出荧光的抗原抗体复合物。
(3)酶联免疫吸附试验:丝虫病患者血清可见棕黄色阳性反应。
(4)微丝蚴固相抗原酶免疫试验:镜检可见微丝蚴。
(5)间接血凝(被动血凝)试验:可见阳性反应。

4. 组织学检查
活体组织检查:取出可疑的淋巴管、淋巴结结节,进行直接检查或病理组织学检查,可以确诊。

(四)中医辨证诊断

1. 湿热郁表
主症:发热恶寒,头身酸痛,胸闷咳嗽,纳呆,舌质红,苔薄黄,脉滑数。
证候分析:湿热外侵,阻遏卫阳,则发热恶寒;湿热蕴阻,气机受困,肺气不降,故胸闷咳嗽;湿邪困阻,脾阳不振,则纳呆;舌质红,苔薄黄,脉滑数,皆湿热之征。

2. 湿热阻络
主症:上下肢(尤以下肢多见)局部或阴囊肿胀,瘙痒疼痛,纳呆口渴,溲黄不利，舌质红，苔黄腻，脉滑数。

证候分析：湿热阻络，三焦壅滞，水道不通，水湿停滞，溢于肌肤而见肿胀；阻在下肢，则下肢肿胀；阻在阴部，则阴囊肿胀；阻在乳房，则乳房肿胀；经络滞塞，气血运行不畅，则瘙痒疼痛；湿热阻络，气机阻滞，故纳呆口渴；湿热下注，则溲黄不利；舌质红，苔黄腻、脉滑数；皆湿热俱盛之象。

3. 湿热内蕴

主症：小便混浊或夹凝块，上有浮油，或带血色，或夹有血丝、血块，或尿道有热涩感，口渴，苔黄腻，脉濡数。

证候分析：湿热内蕴，迫于下焦，清浊不分，泌别失职，则小便混浊或夹有凝块，上有浮油；若热盛灼络，络损血溢，则尿浊带白，或夹有血丝、血块；温热下注膀胱，则尿道有热涩感；口渴，苔黄腻，脉濡数，皆湿热之象。

4. 脾虚气陷

主症：尿浊反复发作，小便混浊如白浆，尿意不畅，小腹坠胀，面色无华，神疲乏力，劳倦或进食油腻则发作或加重，舌淡，脉虚数。

证候分析：脾虚气陷，精微下泄，则小便混浊如白浆；气陷下陷则小腹坠胀；气虚不能运化水谷精微，加之精微下泄，气血来源不足，形体失养则面色无华，神疲乏力；气虚无力排泄，则尿意不畅；脾虚化生无力，则劳倦或进食油腻尿浊加重；舌淡脉虚数，皆脾虚之象。

5. 肾阴亏虚

主症：尿浊迁延日久，小便乳白如凝脂或冻胶，精神萎顿，消瘦无力，头晕耳鸣，烦热口干，颧红，舌质红，脉细数。

证候分析：尿浊迁延日久，精微下泄，机体失养，则精神萎顿，消瘦无力；肾阴亏虚，脑失濡养，则头晕耳鸣；虚火上炎，则口干，颧红；舌质红，脉细数，为肾阴亏乏，虚火内扰之象。

6. 肾阳亏虚

主症：尿浊迁延日久，小便乳白如凝脂或冻胶，精神萎顿，消瘦无力，腰膝酸软，头晕耳鸣，面色㿠白，形寒肢冷，舌质淡白，脉沉细。

证候分析：肾阳衰微，精关不固，不能藏精，精微下泄，而见小便乳白如凝脂或冻胶；腰为肾之府，督脉贯脊络肾而督诸阳，肾阳不足，失于温煦，则精神萎顿，消瘦无力，腰膝酸软，面色㿠白，形寒肢冷；肾阳不足，脑失温养，则头晕耳鸣；舌质淡白，脉沉细，均为阳气亏虚，阴寒内盛之象。

（五）鉴别诊断

1. 西医疾病鉴别

（1）丝虫病急性淋巴管炎、淋巴结炎与细菌性淋巴管炎、淋巴结炎鉴别。前者无外伤史与感染史，淋巴管炎由上而下呈离心性发展，具有周期性反复发作的特点。后者淋巴管炎自下而上向局部淋巴结扩展，一般可找到局部病灶，中毒症状较重，局部疼痛和压痛明显，血液中中性粒细胞明显增高，少有反复发作。

（2）腹股沟或股部淋巴结曲张应与疝气鉴别。可根据前者有淋巴管曲张，叩诊无空音，无肠鸣音亢进，形态随体位改变较小，咳嗽时冲动不存在，且常与淋巴阴囊、鞘膜积液等同时存在，穿刺时可得淋巴液，淋巴液内能查到微丝蚴等进行鉴别。

（3）精索炎与附睾炎应与结核性附睾丸炎鉴别。前者有反复发作史，两侧均有结节或同时有鞘膜积液及腹股沟淋巴结明显肿大。后者有结核病史，附睾结核呈结节状肿大，质硬，微有压痛。

（4）精索淋巴管曲张与精索静脉曲张鉴别。二者不易区别，后者管壁较厚，摸起来管型清晰，必要时可从管内抽液检查区别之。

（5）丝虫性乳糜尿与结核、肿瘤、胸导管受压或损伤所引起的乳糜尿鉴别。可通过病史、症状与体征及相关检查，即可明确区别。正常偶而出现乳白色尿，是由于尿液酸碱度改变致使无机盐沉淀的缘故。若在尿中加入少量醋酸则使盐类溶解，尿色很快变清。乳糜尿则不然。

2. 中医类证鉴别

（1）红丝疔：多有皮肤破损，局部红丝线样灼热疼痛，有自下而上向臀核发展的特点，局部疼痛与压痛均较剧，血中中性粒细胞增多为主。

（2）子痰：早期精索、阴囊处之结节肿胀应与子痰相鉴别。后者结节在附睾内，常粘在一起，不痛，少有反复发作；而丝虫的结节常粘着在精索、附睾上，疼痛，有反复发作的特点。

七、临床处理及治疗

（一）西医治疗

1. 班氏丝虫病的治疗：海群生7日疗法。即每日海群生200mg，分3次口服，7日为1个疗程，为了现场使用方便，常用海群生300mg，1日2次，连用7日口服。初服海群生后大都出现变态反应，多次服用后，此种反应即渐次减轻。在处理反应时，一般多用复方阿斯匹林或扑热息痛等药物，待反应减轻后即停服。

2. 马来丝虫病的治疗：海群生大剂量短程疗法，海群生1.0g或1.5g顿服法，但副作用极大。只需1个疗程（36~40mg/kg）即可，无需再服更多疗程。

3. 海群生药盐全民食用：我国食用海群生药盐的人数最多，效果显著。

4. 左旋咪唑和呋喃嘧酮：对班氏、马来丝虫微丝蚴和成虫均有杀灭作用，在海群生治疗不理想时，可先用左旋咪唑25mg/kg，口服，或改服呋喃嘧酮总量140mg/kg，7日疗法。

5. 急性周期性淋巴管、淋巴结炎的治疗：保太松治疗丝虫性淋巴管、淋巴结炎具有显著疗效，服药后患者体温在24小时内多达正常。成人每次0.2g，1日3次，口服，连服3天。

(二) 中医治疗

1. 辨证论治
(1) 湿热郁表
治法：清热解表，理气化湿
方药：银翘散加味。金银花、连翘、荆芥穗、薄荷、淡豆豉、牛蒡子、桔梗、甘草、藿香、厚朴、半夏、杏仁。如热甚加石膏、栀子清热泻火；如湿甚则加生薏苡仁、白蔻仁渗湿化湿。

(2) 湿热阻络
治法：清热通络，利湿消肿
方药：麻黄连翘赤小豆汤合五味消毒饮。麻黄、杏仁、桑白皮、连翘、赤小豆、金银花、野菊花、蒲公英、紫花地丁、天葵子。若热毒甚，出现流火当重用蒲公英，紫花地丁、牡丹皮、赤芍；若湿盛加苦参、土茯苓；若瘙痒甚则加白鲜皮、地肤子。

(3) 湿热内蕴
治法：清热化湿，分清泄浊
方药：程氏萆薢分清饮。萆薢、石菖蒲、黄柏，车前子、白术、茯苓、莲子心、丹参。若少腹胀，尿涩不畅者，加乌药、青皮；小便带血者加小蓟、藕节、白茅根；小便热甚，则加萹蓄、海金沙。

(4) 脾虚气陷
治法：健脾益气，升清固涩
方药：补中益气汤合苍术难名丹。黄芪、党参、白术、炙甘草、陈皮、当归、升麻、柴胡、苍术、白茯苓、补骨脂、川芎、川楝子、茴香、龙骨。若胃脘胀满，呕吐嗳气，加陈皮、半夏和胃降逆，兼食积停滞者，加神曲、麦芽、鸡内金、山楂消食健胃；若气虚及阳，腹痛即泻，手足欠温者，加肉桂、炮姜温阳止泻；腹中冷痛，加高良姜、制香附、吴茱萸温中理气止痛。

(5) 肾阴亏虚
治法：滋阴益肾
方药：知柏地黄丸。熟地黄、山茱萸、山药、茯苓、泽泻、牡丹皮、知母、黄柏。虚火妄动，精关不固，肾虚遗精者，加牡蛎、金樱子、芡实、莲须固肾涩精；精血枯竭而见耳聋、足痿者，加紫河车填补精血。

(6) 肾阳亏虚
治法：温肾固涩
方药：鹿茸补涩丸。鹿茸、附子、肉桂、人参、黄芪、茯苓、山药、莲肉、补骨脂、龙骨、五味子、菟丝子、桑螵蛸。若阳虚不能制水，犯溢肌肤而为肿者，加泽泻、白术、车前子；五更泄泻者，加吴茱萸、肉豆蔻、生姜、大枣；若阳虚日久，瘀血内阻者，加桂枝、丹参，并重用附子以温阳化瘀。

2. 单方验方

(1) 象皮肿的外治疗法：轻者可用麻黄、透骨草、木瓜、荆芥、防风、槟榔各10g，桑枝、花椒枝各30g，煎水烫洗。重者洗后可采取桑绑疗法，即用25%桑叶注射液2~4ml，肌肉注射，每日1次，自第3、4日开始用氯丁（或布质）胶松紧带或布带，自下而上绑扎患肢（松紧以患者能耐受为度，晚上可松绑），3周为1个疗程，间隔10天后，可进行第2个疗程。疗程结束后，应坚持绑扎至少2年以上。在桑叶注射液注射过程中，可有注射局部疼痛、发冷、发热、头晕等反应，卧床休息后可逐渐减轻。重者洗后亦可采取烘绑疗法，即将患肢放在能耐受的高温（60~100℃）烘炉内，每次热烘30~60分钟，烘后用布带绑扎，每日或隔日1次，1个月为1个疗程，间隔10天后可作第2疗程，直到局部病变基本消退。

(2) 淋巴水肿、鞘膜积液、淋巴结和淋巴管曲张：均可用络石藤、泽兰、萹蓄、地肤子各15g，煎水，熏洗患处。

(3) 急性淋巴结炎、淋巴管炎在内服药物的同时，可用双柏散调水外敷。药用侧柏叶、大黄各20g，黄柏、薄荷、泽兰各10g研末。

(4) 荠菜、芹菜根、棉花根皮等，可选用一种，适量加水煎服，治疗乳糜尿。

(5) 小蓟、龙葵、野菊花、桉叶各15g，煎水熏洗，或用25%紫花地丁糊或鲜木芙蓉叶，捣烂外敷，治疗象皮肿。桑枝、花椒枝、红花各30g，煎水烫洗，治疗象皮腿。

3. 针灸疗法

淋巴管炎、淋巴结炎、精索炎、睾丸炎，可针刺大椎、合谷、间使、血海、足三里、阳陵泉等。下肢象皮肿，可针刺足三里、下巨虚、阴陵泉、三阴交、昆仑、承山、复溜、光明、悬钟等。

(三) 中西医结合治疗

1. 抗丝虫药可选用海群生、呋喃嘧酮、左旋咪唑等。
2. 对症治疗

(1) 反复发作的乳糜尿，可用2%碘化钠或1%~2%硝酸银，6~10ml/次，做肾盂冲洗。

(2) 鞘膜积液、象皮肿，可行手术治疗。

3. 单方验方

(1) 射干15g，水煎后加适量白糖，1日分3次服，或制成水丸，4g/次，3次/日，治疗乳糜尿。

(2) 芹菜根、荠菜、糯稻根、川草薢各30~60g，水煎服，治乳糜尿。

(3) 五苓散加小茴香，水煎内服，外用玄明粉敷局部，治睾丸鞘膜积液。

八、预后

丝虫病的预后与其治疗的早晚有很大关系，如果发现及时、及早治疗，且治疗彻底，预后较好，即可痊愈，若在幼虫未成熟前治疗，效果更好。

九、康复及出院标准

1. 治愈：症状、体征消失，血象正常，血检微丝蚴 3 次阴性。
2. 好转：慢性期病人体征稳定，血检微丝蚴 3 次阴性。

十、预防

（一）普查普治

我国丝虫病防治工作采取普查普治（对象治疗）方法。在普查普治中，个别血内微丝蚴较高者（120μl 血中含 50~500 条以上者），间歇服用海群生 3~4 个疗程，仍不能转阴者，对个别残余阳性，需要附加治疗，或改用呋喃嘧酮治疗，始能治愈，呋喃嘧酮总量 140mg/kg，7 日疗法，为国内常用方法。

（二）在普查普治基础上加全民服药

全民服药，海群生 0.25g 或 0.5g 一次顿服（老幼酌减），全民服药后出现反应者，按患者处理（即增服海群生至治疗量 2g/2 天）。

（三）在反复普查普治的基础上，加全民食用海群生药盐

我国从 1972 年开始试用海群生药盐，证明对两种丝虫病的防治效果显著，迅速而稳定。方法以 0.3% 药盐食用 6 个月，效果较好，总剂量为 9g 左右。但在单用药盐前，最好先行普查，明确阳性者，以备食用后作为附加治疗的依据。

（四）灭蚊防蚊

丝虫病的流行，需要一定的蚊种作为传播媒介，而且是嗜人血、幼虫能在它的体内生长发育的适宜蚊种。在我国作为班氏丝虫的传播媒介，主要是淡色库蚊和致乏库蚊，其次是中华按蚊；马来丝虫的传播媒介主要是中华按蚊。因此应结合爱国卫生运动，发动群众防蚊灭蚊，降低蚊虫密度、防止蚊虫叮咬，消灭传播媒介，切断生活史环节。

十一、中医临床报道

程义金临床治疗丝虫病，急性期若表现为（1）淋巴管炎、淋巴结炎者：发于头面颈上肢者，用普济消毒饮加金银花、牡丹皮、雷丸；发于胁腰部者，用化斑解毒汤加柴胡、黄芩、山栀、雷丸；发于阴囊、腹股沟和下肢者，用萆薢渗湿汤合五神汤加雷丸。(2) 精索炎、附睾炎和睾丸炎者：用橘核丸改汤剂加荔枝核、雷丸、蚤休、破石珠等。(3) 丝虫热：用达原饮加白芥子、雷丸，体温过高者可加荆芥、防风。慢性期若表现为（1）淋巴管曲张：用消瘰丸加牡丹皮、山栀、夏枯草、雷丸。(2) 乳糜尿：用三仁汤加桑白皮、凤尾草、三白草。(3) 鞘膜积液：用五苓散加橘核、木香，较重者，可用禹功散。(4) 象皮肿：初期用当归四逆汤加桃仁、红花、威灵仙、穿山甲、防风等，

中期用独活寄生汤加桃仁、红花、威灵仙、穿山甲等，后期用补中益气汤加减。

陈述万应用杀虫消糜汤治疗丝虫病乳糜尿54例。基础方药：苦参20g，山楂30g，茯苓、车前子各15g，槟榔、地龙、萆薢、海藻各10g。辨证加味：症偏重于湿热下注，加黄柏、滑石、石韦、金钱草、栀子等；乳糜夹红，淋涩作痛，加炒蒲黄、琥珀末；偏脾肾虚不固者，加黄芪、党参、山茱萸、五味子、诃子、芡实。结果：治愈39例，占72%；好转15例，占28%。

饶亚非应用小柴胡汤加减治丝虫病周期性发热32例，基本方：柴胡15g，半夏、党参、黄芩、生姜各9g，紫苏叶10g，陈皮、槟榔各12g，木瓜15g，吴茱萸、甘草各6g。发热重者，加石膏、知母；呕吐者，加竹茹；下肢肿胀湿偏甚者，加苍术、薏苡仁、丝瓜络、茯苓、泽泻；血瘀者，加丹参、地龙、红花。服药1周为1个疗程，2个疗程后观察效果。结果：显效23例，好转7例，无效2例，总有效率93.7%。

参考文献

[1] 程义金. 丝虫病的中医治疗. 江西中医药,1992,23(1):26

[2] 陈述万. 杀虫消糜汤治疗丝虫病乳糜尿54例. 北京中医杂志,1992,(3):21~22

[3] 饶亚非. 小柴胡汤加减治丝虫病周期性发热32例. 江西中医药,1999,30(1):28

炭疽

炭疽是由炭疽芽孢杆菌所致的人畜共患急性、热性、败血性传染病。表现为脾脏显著肿大，皮下及浆膜下结缔组织出血性浸润，血液凝固不良，呈煤焦油样。以皮肤溃烂、焦痂及其周围水肿，偶可见肺、肠、脑病变及毒邪流注为主要表现。

一、病原学

炭疽杆菌系一需氧或兼性厌氧、无鞭毛的粗大杆菌，长 $4\sim 8\mu m$，宽 $1\sim 1.5\mu m$；菌体两端平削呈竹节状长链排列，革兰氏染色阳性。在人体内有荚膜形成并具较强致病性，无毒菌株不产生荚膜。炭疽杆菌生活力强，在一般培养基上生长良好。

炭疽杆菌在人及动物体内有荚膜，在体外不适宜条件下形成芽胞。本菌繁殖体的抵抗力同一般细菌，于 56℃2 小时、75℃1 分钟即可被杀灭。常用浓度的消毒剂也能迅速杀灭。在体外不适宜的环境下可形成卵圆形的芽胞。芽胞的抵抗力极强，在自然条件或在腌渍的肉中能长期生存，在土壤中可存活数 10 年，在皮毛制品中可生存 90 年，经直接日光曝晒 100 小时、煮沸 40 分钟、140℃热 3 小时、110℃高压蒸气 60 分钟、以及浸泡于 10% 福尔马林液 15 分钟、新配石炭酸溶液（5%）和 20% 漂白粉溶液数日以上，才能将芽胞杀灭。

炭疽杆菌的抗原组成有荚膜抗原、菌体抗原、保护性抗原及芽胞抗原四种。荚膜抗原是一种多肽，能抑制调理作用，与细菌的侵袭力有关，也能抗吞噬；菌体抗原虽无毒性，但具有特异性；保护性抗原具有很强的免疫原性；芽胞抗原有免疫原性及血清学诊断价值。

炭疽杆菌繁殖体能分泌炭疽毒素，此毒素系由第Ⅰ因子（水肿因子，EF）、第Ⅱ因子（保护性抗原，PA）及第Ⅲ因子（致死因子，LF）所组成的复合多聚体。3 种成分个别注入动物体内均无毒性，但保护性抗原加水肿因子或致死因子则可分别引起水肿、坏死或动物死亡。

二、流行病学

（一）传染源

患病的食草动物，如牛、羊、马、骆驼等，其次是猪和狗，它们可因吞食染菌食物而得病。人直接或间接接触其分泌物、排泄物可感染。炭疽病人的痰、粪便及病灶渗出物具有传染性。

（二）传播途径

1. 经皮肤黏膜：由伤口直接接触病菌而致病。病菌毒力强可直接侵袭完整皮肤。

2. 经呼吸道：吸入带炭疽芽胞的尘埃、飞沫等而致病。
3. 经消化道：摄入被污染的食物或饮用水等而感染。

（三）易感人群

人群普遍易感，但多见于农牧民、屠宰和皮毛加工者、兽医及实验室人员。发病与否与人体的抵抗力有密切关系。

（四）潜伏期和传染期

世界各地均有发生，夏秋季节发病多。潜伏期一般为 1~5 日，也有短至 12 小时，长至 2 周。

三、发病机制

（一）西医发病机制

当一定数量的芽胞进入皮肤破裂处，吞入胃肠道或吸入呼吸道，加上人体抵抗力减弱时，病原菌借其荚膜的保护，首先在局部繁殖，产生大量毒素，导致组织及脏器发生出血性浸润、坏死和严重水肿，形成原发性皮肤炭疽、肠炭疽及肺炭疽等。当机体抵抗力降低时，致病菌即迅速沿淋巴管和血循环进行全身播散，形成败血症和继发性脑膜炎。皮肤炭疽因缺血及毒素的作用，真皮的神经纤维发生变性，故病灶处常无明显的疼痛感。

炭疽杆菌的致病主要与其毒素中各组分的协同作用有关。炭疽毒素可直接损伤微血管的内皮细胞，使血管壁的通透性增加，导致有效血容量不足；加之急性感染时一些生物活性物质的释放增加，从而使小血管扩张，加重血管通透性，减少组织灌注量；又由于毒素损伤血管内膜，激活内凝血系统及释放组织凝血活酶物质，血液呈高凝状态，故 DIC 和感染性休克在炭疽中均较常见。

（二）中医病因病机

炭疽是接触患病动物及处理皮毛时，疫毒侵袭皮肤及肺、肠等器官，以致气血凝滞，毒邪蕴结而致病。

四、病理改变

本病主要病理改变为各脏器、组织的出血性浸润、坏死和水肿。

1. 皮肤炭疽呈痈样病灶：皮肤上可见界限分明的红色浸润，中央隆起呈炭样黑色痂皮，四周为凝固性坏死区。镜检可见上皮组织呈急性浆液性出血性炎症，间质水肿显著，组织结构离解，坏死区及病灶深处均可找到炭疽杆菌。

2. 肠炭疽病变：病变部位主要在小肠。肠壁呈局限性痈样病灶及弥漫出血性浸润。病变周围肠壁有高度水肿及出血，肠系膜淋巴结肿大，腹膜也有出血性渗出，腹腔内有浆液性含血的渗出液，内有大量致病菌。

3. 肺炭疽：呈出血性气管炎、支气管炎、小叶性肺炎或梗死区。支气管及纵隔淋巴结肿大，均呈出血性浸润，胸膜与心包亦可受累。

4. 脑膜炭疽：软脑膜及脑实质均极度充血、出血及坏死。大脑、桥脑和延髓等组织切面均见显著水肿及充血。蛛网膜下腔有炎性细胞浸润和大量菌体。炭疽杆菌败血症患者，全身各组织及脏器均为广泛性出血性浸润、水肿及坏死，并有肝、肾浊肿和脾肿大。

五、临床表现

（一）症状和体征

1. 皮肤炭疽

约占98%，病变多见于面、颈、肩、手和脚等裸露部位皮肤。初为斑疹或丘疹，次日出现水疱，内含淡黄色液体，周围组织硬而肿胀。第3~4日中心呈现出血性坏死稍下陷，四周有成群小水泡，水肿区继续扩大。第5~7日坏死区溃破成浅溃疡，血样渗出物结成硬而黑似炭块状焦痂，痂下有肉芽组织生成（即炭疽痈）。焦痂坏死区直径大小不等，其周围皮肤浸润及水肿范围较大。由于局部末梢神经受压而疼痛不显著，稍有痒感，无脓肿形成，这是炭疽的特点。以后随水肿消退，黑痂在1~2周内脱落，逐渐愈合成疤。起病时出现发热（体温38~39℃）头痛、关节痛、周身不适以及局部淋巴结和脾肿大等。少数病例局部无黑痂形成而呈大块状水肿（即恶性水肿），其扩展迅速，可致大片坏死，多见于眼睑、颈、大腿及手等组织疏松处。

2. 肺炭疽

多为原发性，也可继发于皮肤炭疽。可急性起病，轻者有胸闷、胸痛、全身不适、发热、咳嗽、咯黏液痰带血。重者以寒战、高热起病，由于纵隔淋巴结肿大、出血并压迫支气管造成呼吸窘迫、气急喘鸣、咳嗽、紫绀、血样痰等。肺部仅可闻及散在的细小湿啰音或有胸膜炎体征。

3. 肠炭疽

可表现为急性肠炎型或急腹症型。急性肠炎型潜伏期12~18小时。同食者相继发病，似食物中毒，症状轻重不一，发病时突然恶心呕吐、腹痛、腹泻。

4. 脑膜炭疽（炭疽性脑膜炎）

起病急骤，有剧烈头痛、呕吐、昏迷、抽搐，明显脑膜刺激症状，脑脊液多呈血性，少数为黄色，压力增高，细胞数增多。

（二）并发症

1. 肺炭疽可并发呼吸衰竭。
2. 各型炭疽可并发炭疽性脑膜炎。
3. 皮肤炭疽可并发全身中毒症状。
4. 肠炭疽可并发中毒性休克。

六、诊断

（一）流行病学史

病人生活在已证实存在炭疽的地区内，或在发病前 14 日内到达过该类地区；从事与毛皮等畜产品密切接触的职业；接触过可疑的病、死动物或其残骸；食用过可疑的病、死动物肉类或其制品。

（二）临床特点

1. 体表感染型（皮肤）炭疽：在面、颈、手或前臂等暴露部位的皮肤出现红斑、丘疹、水疱，周围组织肿胀及浸润，继而中央坏死形成溃疡性黑色焦痂，焦痂周围皮肤发红、肿胀，疼痛不显著。引流该部位的淋巴结肿大且常化脓，伴有发热、头痛、关节痛等。少数严重病例，局部呈大片水肿和坏死。

2. 经口感染型（肠）炭疽：急性起病，发热，腹胀、剧烈疼痛，腹泻，通常为血样便或血水样便。可有恶心、呕吐，呕吐物中含血丝及胆汁。可累及消化道以外系统。

3. 吸入感染型（肺）炭疽：高热，呼吸困难，可有胸痛、咳嗽、咯黏液血痰。肺部体征常只有散在的细湿啰音。X 射线的主要表现为纵隔影增宽。常见胸腔积液。

4. 脑膜炎型炭疽：可继发于"临床表现"中 1~3 各型，也可能直接发生。剧烈头痛、呕吐、项强，继而出现谵妄、昏迷、呼吸衰竭，脑脊液多为血性。

5. 炭疽败血症：可继发于"临床表现"中 1~3 各型，也可能直接发生。严重的全身中毒症状，高热、寒战，感染性休克与弥漫性血管内凝血（DIC）表现，皮肤出现出血点或大片瘀斑，腔道中出现活动性出血，迅速出现呼吸与循环衰竭。在循环血液中可检出大量炭疽芽孢杆菌。

（三）实验室检查

1. 皮肤损害的分泌物，痰、呕吐物、排泄物，或血液、脑脊液等标本中，显微镜检查发现炭疽芽孢杆菌。
2. 细菌分离培养获炭疽芽孢杆菌。
3. 血清抗炭疽特异性抗体滴度出现 4 倍或 4 倍以上升高。

（四）分类诊断

1. 疑似诊断

具有典型皮肤损害，或具有流行病学线索，并具有以上 2~5 临床特点之一者。

2. 临床诊断

具有皮肤损害的分泌物，痰、呕吐物、排泄物，或血液、脑脊液等标本中，显微镜检查发现炭疽芽孢杆菌及以上 1~5 临床特点之一者。

3. 确定诊断

获得实验室检查中或 2~5 临床特点中任一项即可确诊。

（五）中医辨证诊断

《证治准绳·疔疮》说："疔疮者，…或感疫死牛、马、猪、羊之毒。"因此，本病的形成是由于感染疫毒，阻于肌肤，以至气血凝滞，毒邪蕴结而成。根据辨证，临床可分初期、后期二型。

初期

主症：初起在皮肤上有一个小红色斑丘疹，二日后变水疱，周围肿胀焮热，而后水疱干燥，形成中心如脐凹的黑痂，同时局部肿势增剧，伴有明显的发热，全身不适，头痛骨楚，苔黄，脉数等。辨证：属初感疫毒，皮损为紫红色水疱，局部肿胀，苔黄，脉数等。病机：疫毒蕴结肌肤，气滞血瘀。

后期

主症：局部肿势继续发展，伴有壮热神昏，痰鸣喘急，身冷脉细等。辨证：属疔疮合并走黄，出现严重的全身中毒症状如神昏谵语等。病机：毒不外泄，反为内攻，疫毒走散，血热火毒所致。

（六）鉴别诊断

1. 西医疾病鉴别

本病需与痈、蜂窝组织炎、恙虫病或兔热病的焦痂等鉴别。肺炭疽的症状与体征不相平行，需与肺鼠疫、原发肺炎型兔热病等鉴别。肠炭疽需与急腹症、急性胃肠炎等区别。

2. 中医类证鉴别

（1）疔疮：虽好发于颜面、四肢，但一般疮形小、根深，坚硬如钉，肿痛灼热，疔疮脓液涂片找不到炭疽杆菌。

（2）丹毒：以患部突然皮肤鲜红成片，色若涂丹，灼热肿胀迅速蔓延为特征，一般无溃烂、焦痂等病变。发展期间无病灶中心形成的凹陷性黑痂，常有反复发作史。

（3）痈：以肌肤患病部位红肿热痛，光软无头，易脓、易溃、易敛为特征，疮形局部无水泡、焦痂。

（4）沙虱病：焦痂溃疡多位于隐蔽部位，形状较小，分泌物等涂片与培养无炭疽杆菌发现。

（5）肺炭疽应注意与肺热病、肺痈、稻瘟病相鉴别；肠炭疽应与痢疾、小肠瘅相鉴别。

七、临床处理及治疗

（一）全身治疗

1. 患者应住院治疗，严密隔离。病人的排泄物和用过的敷料等要进行焚毁。

2. 应用大剂量青霉素、链霉素、金霉素等广谱抗菌素，以青霉素为首选，疗程7～10天。用长效和速效的青霉素联合治疗，效果更佳。对青霉素过敏者可采用四环素或氯霉素,成人每日量约2g,4次分服。也可于静脉内滴注,四环素的每日量不宜超过1.5g;氨基糖甙类也可合用,链霉素每日成人量为1.5~2.0g肌注,庆大霉素每日为200~240mg,分次肌注或静滴。

3. 磺胺类药:选用复方磺胺甲噁唑片(COSMZ)、甲氧苄氨嘧啶(TMP)等口服。

4. 皮质类固醇激素:全身症状严重时,可配合抗生素静脉滴注,以加速治愈。

5. 注射抗炭疽血清及新胂凡钠明(914)。用于严重毒血症患者,并与抗菌药物同用;皮试阴性后第1日100ml,第2、3日各30~50ml,肌注或静注。抗炭疽血清注射量为20~40ml,严重者可注射100~200ml。新胂凡钠明第1天用0.3g,第2天0.45g,必要时隔3~5日再注射0.45g或0.6g。

(二)局部治疗

皮肤炭疽局部不可切开引流,可用1:2000高锰酸钾湿敷,涂搽无刺激性软膏或四环素软膏,并以无菌纱布包扎。或用生理盐水湿敷,可外敷磺胺类软膏或降白汞软膏、抗生素软膏等。

(三)物理疗法

1. 紫外线局部照射:采用ZYY-8型紫外线治疗仪治疗。首次用20个生物剂量,每日照射1次,以后逐渐减少照射剂量,直至痂皮脱落。

2. 氦-氖激光局部照射:每日1次,每次10~15分钟,直至痊愈。

(四)中医治疗

1. 辨证治疗

(1)疔疮初期

治法:清热解毒

方药:①五味消毒饮合黄连解毒汤加减:紫花地丁、野菊花、半枝莲、金银花、连翘、赤芍、牡丹皮、黄连、黄芩、生地黄、草河车、生甘草。水煎服,每日1剂。②另服:蟾酥丸6粒,分2次吞服。

(2)疔疮后期

治法:凉血、清热解毒

方药:①五味消毒饮、黄连解毒汤、犀角地黄汤三方合并加减:鲜生地黄、紫花地丁、野菊花、金银花、半枝莲、草河车、连翘、赤芍、牡丹皮、黄连、生甘草、水牛角(先煎)30g。水煎服,每日1剂。②另服:紫雪散4.5g,分3次吞服,或安宫牛黄丸2粒,分2次化服。

2. 单方验方

(1)初期:宜消肿解毒,用工露膏掺蟾酥合剂或红升丹外敷。

(2)后期:腐肉未脱,改掺10%蟾酥合剂。腐脱新生,掺生肌散。

(3)小金丹:《外科全生集》:白胶香45g,草乌头45g,五灵脂45g,地龙45g,马钱子(制)45g,乳香(去油)23g,没药(去油)23g,当归身23g,麝香9g,墨炭

4g。各研细末，用糯米粉和糊打千锤，待融合后，为丸，如芡实大，每料约250粒左右。每服1丸，每日2次，陈酒送下。孕妇忌服。

功用：破瘀通络，祛痰化湿，消肿止痛。

（4）梅花点舌丹：《外科全生集》：制乳香、制没药、硼砂、雄黄、熊胆、血竭、葶苈子、沉香、冰片各3g，麝香、朱砂、犀牛黄各6g，珍珠9g。各研细末，用人乳汁化开蟾酥6g，充分和匀，捣融作500丸，如绿豆大，金箔为衣，蜡壳收好。每日2次，每次1粒，开水化服。孕妇忌服。功用：清热解毒。

八、预后

1. 皮肤炭疽的病死率为1%左右。
2. 肺炭疽、急腹症型肠炭疽、炭疽性脑膜炎等患者，病死率高达90%以上。

九、康复及出院标准

治愈：创面愈合，症状消失，病原菌培养3次阴性。

十、预防

1. 消灭家畜炭疽病和预防工业炭疽病以减少人类的感染。健畜和病畜要分开放牧，对接触病畜的畜群进行减毒活菌苗接种，疫区家畜每年接种1次。死畜严禁剥皮或煮食，应焚毁或加大量生石灰深埋2m。加强对进口家畜和皮毛的检疫和检验。皮毛、皮革制品厂工人在工作时要穿工作服，戴口罩和手套，改善工厂通风除尘设备。加强对工人的卫生宣教，防止手、脸、颈等皮肤受伤，发生皮肤裂损即用3%~5%碘酒涂擦。

2. 接种减毒活菌苗。接触病畜及其皮毛的疫区农民、牧民、兽医、工人，每年接种1次。我国采用皮上划痕法，每次菌苗0.1ml，滴于上臂外侧皮肤，划一"井"字即可。国外采用"保护性抗原"（经明矾沉淀的炭疽杆菌培养滤液）作预防接种，也有相当效果；第1年肌注3次，各相隔3周，6个月后接种第4次，继每年加强注射1次，每次均为0.5ml。也可用特异株气溶胶人群免疫及四联菌苗（鼠疫、兔热、布氏杆菌病、炭疽）接种。

3. 病人应予隔离。隔离至创口痂皮脱落或症状消失，分泌物或排泄物2次（相隔5日）培养阴性为止。病人的用具、被服、分泌物及排泄物分别以煮沸、高压蒸汽或20%含氯石灰（漂白粉）澄清液等消毒。密切接触者予医学观察8日，必要时给口服四环素或磺胺嘧啶（SD）3~5日，成人每日2g，4次分服。如用青霉素预防，则每12h肌注60万u 1次，共3次。

十一、中医临床报道

张绕报道应用五苓散加味治愈1例下肢炭疽杆菌性坏疽。治疗方法：内服五苓散加味：茯苓20g，猪苓20g，泽泻20g，桂枝15g，生地黄30g，白术10g，金银花10g，连翘10g，紫花地丁10g，栀子10g；外治：用三棱针刺破足阴窍、隐白、涌泉穴。后期用补阳还五汤加桂枝善后。

刘雅茹等观察中西医结合治疗皮肤炭疽病的临床疗效。方法：治疗组12例除西医常规治疗，均加服中药五味消毒饮加减，对照组8例采用单纯西医常规治疗。结果：治疗组总有效率91.7%，对照组75%。治疗组疗效优于对照组，具有显著性差异（$P<0.05$），结果提示，五味消毒饮在皮肤炭疽病治疗中具有明显的清热解毒，消肿散结，缓解临床症状的作用。

参考文献

[1] 张绕.五苓散加味治愈1例下肢炭疽杆菌性坏疽.云南中医杂志,1991,12(2):48~49
[2] 刘雅茹,赵梅英.五味消毒饮配合抗生素治疗皮肤炭疽12例.陕西中医,2004,25(10):895~896

细菌性痢疾

细菌性痢疾是由痢疾杆菌引起的急性肠道传染病。以结肠黏膜化脓性溃疡性炎症为其基本病理变化。以腹痛、腹泻、里急后重及黏液脓血便为主要临床表现。

一、病原学

痢疾杆菌为革兰阴性、需氧、无鞭毛、不能运动、无荚膜、不形成芽胞的杆菌。在普通培养基中生长良好。痢疾杆菌属肠杆菌科、志贺菌属。根据其抗原结构的不同，可分为四群：甲群志贺痢疾杆菌，可分为 1~10 型；乙群福氏痢疾杆菌，可分 1~3 型；丙群鲍氏痢疾杆菌，可分为 1~15 型；丁群宋内痢疾杆菌。甲群志贺菌能产生神经毒素，为一种剧毒的外毒素。各群痢疾杆菌均能产生内毒素和肠毒素，后者亦为一致病力较强的外毒素。为 44 个血清型（包括亚型）。

痢疾杆菌在外界的生存能力以宋内痢疾杆菌为最强，福氏痢疾杆菌次之，志贺痢疾杆菌最弱。均不耐干燥和热，但在 10℃水中和蔬菜上能生存 10 日，在牛奶中生存 24 日。75% 乙醇、0.05% 升汞、1% 含氯石灰（漂白粉）液、0.1% 苯扎溴铵（新洁尔灭）或过氧乙酸等，都能很快将其杀死。

二、流行病学

（一）传染源

病人及带菌者。

（二）传播途径

通过食物、水、生活接触和媒介苍蝇等传播。

（三）易感人群

男女老幼对本病均易感，以青壮年及儿童的发病率较高。

（四）潜伏期和传染期

本病常年散发，夏秋季节发病率有明显升高。菌痢的潜伏期自数小时至 7 天，一般为 1~2 天。

三、发病机制

(一) 西医发病机制

痢疾杆菌经口入胃,如未被胃酸杀灭,入肠后又未被肠道正常菌群的拮抗作用和肠黏膜的分泌性抗体 IgA 所消灭,则在小肠产生肠毒素可致水样腹泻,以后侵入结肠黏膜上皮细胞,并通过基膜入固有层不断增殖,释出内毒素,引起发热等全身症状,肠壁发炎、上皮坏死,造成黏膜水肿、充血及腺体分泌亢进,假膜及溃疡形成,因而产生腹痛、腹泻、脓血便等肠道症状。病变部位以乙状结肠与直肠为主,一般限于结肠,但40%可累及回肠。

当机体抵抗力降低或病原菌数量多时,痢疾杆菌侵入结肠黏膜上皮后,在上皮细胞内繁殖,随之入侵邻近的上皮细胞,然后进入固有层继续繁殖,并引起结肠的炎症反应。致固有层小血管循环障碍,使上皮细胞变性和坏死,形成浅在性溃疡,因而产生腹痛、腹泻、里急后重、黏液便或脓血便等。内毒素吸收入血后引起发热等全身毒血症症状。

中毒性菌痢主要是由于机体对细菌毒素产生异常强烈的反应所引起。急性微循环障碍是本病发病的病理基础。痢疾杆菌内毒素从肠壁被吸收入血后,使儿茶酚胺等血管活性物质释放,引起全身微小动脉痉挛,由于内脏微循环障碍,致有效血循环量减少,导致休克;脑微循环障碍,导致脑组织缺血、缺氧,引起脑水肿,甚至脑疝;肺微循环障碍,引起肺瘀血、肺水肿,临床上出现急性呼吸窘迫综合征(ARDS)。

(二) 中医病因病机

本病的发生与外感时邪疫毒及内伤饮食有关。病机为邪毒内盛,积滞胃肠,阻碍气机,蒸腐气血。病性多属实。反复不愈者,亦可见虚实夹杂之证。本病的病位主要在肠道。湿热、疫毒、寒湿之邪壅滞肠中,使肠道气血凝滞,传导失司。气滞则腹痛,里急后重;血瘀化脓则便脓血。急性痢疾多为湿热疫毒蕴结肠中,表现为湿热证候;中毒性痢疾(称为"疫毒痢")乃疫毒内壅,热邪灼盛,蒙蔽心包,引动肝风所致,甚者邪盛正虚,出现内闭外脱之危候;如果湿热疫毒之邪上攻于胃,则胃不纳食,成为噤口痢;慢性痢疾,迁延日久,正虚邪留,或时发时愈,形成休息痢;或湿热伤阴,遂成阴虚痢;或脾肾两虚,导致虚寒痢;有的也因饮食不当或受寒凉之邪,而致反复发作,则可见寒热夹杂证候。

四、病理改变

乙状结肠和直肠呈急性弥漫性纤维蛋白性渗出性炎症,黏膜弥漫性充血、水肿,肠腔内含黏液血性渗出液,黏膜坏死部位形成许多不规则浅表溃疡。中毒性菌痢病理改变以大脑、脑干和其他脏器的弥漫性充血和水肿为主,而肠黏膜改变轻微,仅见轻度充血和水肿,极少出现溃疡。慢性菌痢主要表现肠黏膜水肿、增厚;溃疡长期不能修复,可形成凹陷性瘢痕,溃疡周围可有息肉增生,瘢痕组织收缩可引起肠腔狭窄。

五、临床表现

(一) 症状和体征

1. 急性菌痢

（1）急性典型菌痢：起病急，有畏寒、发热、腹痛、腹泻、里急后重及排脓血样便。重症病人，尤其是老、弱患者，易因剧烈腹泻而发生失水、酸中毒、周围循环衰竭以至死亡。

（2）急性非典型菌痢：上述临床表现多不明显，粪便镜下检查可发现少量红、白细胞，可自行缓解，也可转为慢性。

（3）中毒型菌痢：大多发生于体质较好的儿童，起病多急骤，可分为以下三型：①休克型（周围循环衰竭型）：主要表现为中毒性休克。②脑型（脑水肿型或呼吸衰竭型）：以脑微循环障碍所致的脑水肿、颅内高压、脑疝等症状为主。③混合型：兼有休克型和脑型的表现，最为严重。

2. 慢性菌痢

病情反复或迁延不愈超过2个月者为慢性菌痢。可有以下型别：

（1）急性发作型：患者有菌痢史，因受凉、饮食不调及劳累等诱因导致急性发作，如同急性菌痢，但全身毒血症状则较轻。

（2）迁延型：患者有轻重不等的痢疾症状，迁延不愈。

（3）隐匿型：可无临床症状，但粪便培养可获阳性。

(二) 并发症

败血症、溶血-尿毒综合征、瑞特综合征（尿道、关节、结膜综合征）、关节炎、球后视神经炎、心肌炎、骨髓炎、肝炎和角膜溃疡等。

六、诊断

(一) 急性菌痢

1. 流行病学：病前1周内有不洁饮食史，或与菌痢患者接触史。多见于夏秋季。

2. 临床特点：有发热、腹痛、腹泻（每日十余次至数十次），里急后重，脓血黏液便等症状，左下腹压痛。

3. 实验室检查

（1）粪便镜检：多数成堆的白细胞或脓细胞，满视野分散的红细胞，并有巨噬细胞。或镜检10个高倍视野，平均每视野白细胞10个以上，或连续2次检查每视野白细胞平均5个以上。

（2）粪便或肛拭子培养：生长志贺菌。

（3）荧光抗体染色法：检查粪便中志贺菌抗原成分，获得阳性结果。

（二）中毒性菌痢

多见于 2~7 岁儿童，发病急，病情发展快。突起高热（少数体温不升）。腹泻一般较轻（成人患者腹泻较明显），粪便或灌肠液检查发现脓血或较多白细胞及红细胞，并迅速出现下列情况 1 种或 1 种以上情况：

1. 中枢神经系统症状：精神萎靡，嗜睡，躁动，谵妄，反复惊厥，神志不清，昏迷等。
2. 循环系统症状：面色苍白或灰白，四肢发凉，紫绀，脉细速，脉压差小，血压下降等（排除脱水因素）。

（三）慢性菌痢

1. 急性发作型：病前 2~6 个月内有菌痢病史，本次发作前有受凉、进食生冷饮食或劳累等诱因。有急性菌痢症状，并能排除再感染者。粪便检查符合菌痢改变。
2. 迁延型：过去有菌痢病史，多次发作，症状典型或不典型；或急性菌痢迁延不愈，病程超过两个月者。如能排除其他原因，或粪便培养生长志贺菌，可以确诊。
3. 隐匿型：有菌痢病史，临床症状已消失两个月以上，但粪便培养阳性，或肠镜检查肠黏膜有病变者。

（四）辅助检查

1. 血象：在急性期，外周血白细胞计数和中性粒细胞增加。
2. 粪便常规：外观为黏液、脓血便，镜检见大量红、白细胞和巨噬细胞。
3. 粪便培养：痢疾杆菌培养阳性可确诊。
4. 免疫检测：粪便中痢疾杆菌特异性抗原，可协助早期诊断。
5. 乙状结肠镜检查：对有痢疾样大便而疑有其他结、直肠疾患时，或判断菌痢病人的肠黏膜病变恢复情况，均应进行此项检查。急性期不宜做乙状结肠镜。

（五）中医辨证诊断

临床根据痢下形色，热势轻重，腹痛特点来区分。通常痢色赤，壮热而恶寒轻，腹痛胀满拒按者，属实属热；痢色白，发热恶寒，腹痛喜暖喜温者，属寒属虚。

1. 湿热痢

主症：壮热口渴，烦躁不安，下痢赤白，里急后重，肛门灼热，小便短赤，舌红苔黄腻，脉象洪数。

2. 疫毒痢

主症：起病急暴，高热，抽搐，呕吐，烦躁谵妄，神志昏迷，痢下脓血，舌质红，苔黄厚，脉数有力；或见面色苍白，四肢厥冷，皮肤发花，脉象细数无力。

3. 寒湿痢

主症：痢下多白，清稀而腥，或纯下白冻，次数较多，腹痛肠鸣，胸闷不渴，食欲不振，尿清不黄，肛门坠胀，舌苔白腻，脉象沉缓。

4. 虚寒痢

主症：下痢日久，便多黏液白沫，滑泄不止，腹痛绵绵，喜温喜按，面白食少，四末不温，舌淡，苔白滑，脉沉细而迟。

（六）鉴别诊断

1. 急性菌痢应与下列疾病相鉴别

（1）阿米巴痢疾：近年来本病发病率明显降低，患者多为散发，缓慢起病，少有发热，腹痛轻，里急后重轻，大便次数不多，呈暗红色或紫红色果酱状，新鲜大便可查见原虫或包囊。

（2）病毒性肠炎：以轮状病毒、诺瓦克病毒为常见。急性起病，呕吐、发热与腹泻为其临床特点。大便呈水样，偶带黏液。留粪便标本用电镜或免疫学方法直接查病毒或病毒抗原可确诊；取双份血清检测特异性抗体，亦可确诊。

（3）沙门菌肠炎：肠炎沙门菌、鼠伤寒沙门菌和婴儿沙门菌常引起人类肠炎。临床多为轻度腹泻，病程短，但鼠伤寒沙门菌感染发热期较长，大便中常带黏液和脓血。抗生素治疗效果差，粪便培养可分离出沙门菌。

（4）产肠毒素性大肠杆菌肠炎：主要表现为呕吐、腹痛、腹泻。以粪便细菌培养、动物结肠结扎试验（证实肠毒素存在的检测方法）及血清凝集试验可与急性菌痢相鉴别。

（5）难辨梭状芽胞杆菌肠炎：老年患者使用抗生素过程中出现腹泻，必须考虑此病。表现为腹痛、腹泻、可伴发热，大便呈水样或黏液便，迁延数日可出现黏液血便。

另外，急性菌痢应注意与空肠弯曲菌肠炎、副溶血弧菌肠炎、耶尔森菌肠炎、类志贺毗邻单胞菌肠炎、亲水气单胞菌肠炎等相鉴别。

2. 中毒性菌痢与下列疾病鉴别

（1）流行性乙型脑炎：急起高热、头痛、呕吐、惊厥为其临床特点。与中毒性菌痢的鉴别，可用1%温盐水灌肠，取灌肠液检查；或作腰椎穿刺，检查脑脊液，流行性乙型脑炎患者脑脊液有异常改变，而中毒性菌痢患者的灌肠液中有黏液，涂片镜检有大量红、白细胞。

（2）肺炎：有呼吸急促、咳嗽、紫绀，肺部体征，外周血白细胞计数及中性粒细胞显著增高，X线检查肺部可有病变。

（3）脑型疟疾：根据流行病学史，临床特点和血涂片检查疟原虫，不难作出诊断。

（4）重度中暑：有高温接触史，肛温显著升高，皮肤灼热无汗，可伴有谵语、惊厥及昏迷等神经症状，而粪便涂片镜检无异常。

3. 慢性菌痢需与下列疾病鉴别

（1）慢性溃疡性结肠炎：病程长，抗菌痢治疗无效。肠镜检查可见肠黏膜有广泛出血点或溃疡，黏膜脆性强易出血。晚期钡剂灌肠X线检查，可见结肠袋消失，结肠变短，管腔变小，可见狭窄区。

（2）直肠或结肠癌：发生于40岁以上者较多，常见血便或脓血便，随后出现腹泻、体重减轻、贫血等表现。做直肠镜、乙状结肠镜及活体组织检查可确诊；高位者需行钡灌肠 X 线检查或纤维结肠镜检查。

（3）慢性血吸虫病：有流行区河水接触史，肝脾多肿大，血象嗜酸性粒细胞增多，血清环卵沉淀试验阳性，粪便孵化沉淀检查有毛蚴，肠镜检查直肠黏膜充血水肿，肠黏膜活检可见血吸虫卵。

七、临床处理及治疗

（一）急性普通型菌痢

1. 一般治疗：卧床休息，肠道隔离。饮食以流质、半流质为主。吐泻频繁者可短期禁食，静脉补液。

2. 对症治疗：高热时需及时降温，出现高热惊厥时要积极止惊。有脱水、酸中毒者及时纠正。

3. 病原治疗：一般常用吡哌酸每日 30～40mg/kg，分 3 次口服，若与 TMP 合用，效果更佳。TMP 剂量为每日 5～10mg/kg，分 2 次服；亦可用氟哌酸每日 10mg/kg，分 2 次服；黄连素每日 10～20mg/kg，分 3 次服；痢特灵每日 10mg/kg，分 3 次服；庆大霉素每日 10～15mg/kg，分 3 次服；多粘菌素 E 每日 8 万～10 万 u/kg，分 3～4 次服。

（二）急性中毒型菌痢

1. 一般治疗：除肠道隔离外，应密切监护生命体征，观察病情变化。禁食，静脉补液。

2. 病原治疗：可选用丁胺卡那霉素每日 10～15mg/kg，分 2 次静脉滴注；头孢哌酮（先锋必）每日 50～200mg/kg，分 2 次静脉滴注。

3. 对症治疗：高热时给物理或药物降温，如安乃近滴鼻，酒精擦浴、冷敷或大血管处置冰袋等。有乏氧征时及时吸氧。昏迷病人应侧卧，及时吸出口腔内分泌物，保持呼吸道通畅。

4. 肾上腺皮质激素应用：激素有抗炎、抗毒、减轻脑水肿、抗休克等作用，可用地塞米松每日 0.5～1mg/kg，或氢化可的松每日 10～20mg/kg，分 2～3 次静滴，短期内应用。

5. 抗休克治疗：扩充血容量、纠正酸中毒及血管活性药物的应用。

6. 脑水肿治疗：脱水、止惊、改善脑部微循环、降温及亚冬眠治疗，必要时应用人工呼吸器。

（三）慢性菌痢

1. 一般治疗：饮食宜少渣易消化，营养丰富，忌生冷、油腻、刺激性食物。

2. 病原治疗：以口服抗生素为主，急性发作型按普通型菌痢治疗，适当延长疗程。迁延型或持续排菌者，按药物或试验选用适当抗菌药物，疗程宜较长，并重复 2～3 疗程。对大便经常有脓血、乙状结肠镜检肠黏膜病变持久不愈、细菌培养阳性者，可用 1∶100 呋喃西林 30～60ml，加普鲁卡因 40～80mg，泼尼松 5mg，保留灌肠，每日 2

次，7~10天为1个疗程。亦可用0.5%卡那霉素或1%~2%新霉素灌肠。

3. 其他治疗：增强机体免疫力，可口服多种维生素，肌注丙种球蛋白等。注意调整胃肠功能紊乱和菌群失调，予乳酶生、维生素C、叶酸、胃蛋白酶和胰酶等。积极治疗合并症，如佝偻病、贫血、寄生虫病等。

（四）中医治疗

本病的治疗，初起以祛邪为主，在辨证分清证候寒热基础上，分别施以温中散寒或清热利湿之法。久痢耗伤正气变为虚证或虚实夹杂时，当以扶正祛邪为要。此外，祛邪之时当慎防攻伐正气，扶正时则宜注意勿恋邪气。

1. 辨证论治

（1）湿热痢

治法：清热利湿解毒

方药：白头翁汤加减。白头翁、秦皮、黄柏、败酱草、白芍、赤芍、黄芩。有表证加葛根、金银花、连翘；毒热较盛加黄连、栀子；赤痢加地榆、大黄、枳实；腹痛重加陈皮、甘草，重用白芍。

（2）疫毒痢

治法：清肠解毒，利湿泄热

方药：黄连解毒汤加减。白头翁、黄柏、栀子、秦皮、钩藤、僵蚕、黄连、黄芩、全蝎。壮热狂躁加水牛角、牡丹皮、紫草；昏迷者加石菖蒲；内闭外脱加参附汤。

（3）寒湿痢

治法：温中散寒，化湿止痢

方药：理中汤合平胃散加减。苍术、厚朴、陈皮、党参、赤芍、干姜、甘草、大枣。风寒较重加荆芥、防风、羌活；表湿较重加藿香、佩兰；夹有积滞加莱菔子、神曲。

（4）虚寒痢

治法：温补脾胃，散寒止痛

方药：理中汤加减。人参、白术、赤石脂、山药、白芍、茯苓、干姜、甘草。肾阳虚者加附子、肉桂；阳虚水湿不化加大腹皮、黄芪、泽泻。

2. 单方验方

（1）止痢饮：马齿苋30g，白木槿花15g。清水煎汤，加糖少许，当茶频服，连服5~7天。可治疗湿热痢。

（2）柏马汤：黄柏10g，鲜马齿苋20g，大蒜5g，陈皮5g。水煎服，每日1剂，分3次服。用于湿热痢。

（3）黄连汤：黄连15g，干姜15g，石榴皮15g，阿胶15g，当归10g，甘草5g。水煎服，每日1剂，分3次服。治疗湿热痢疾。

（4）止痢散：广木香4.5g，川黄连6g，白芍9g，生大黄1.5g。共研细末，6个月~1岁每服0.3~0.9g，1~3岁每服0.9~1.8g，3~6岁每服2.5g，每日服3次。用于婴幼儿湿热痢。

(5) 苦黄散：黄连、吴茱萸、白芍各100g（同炒）。为粗末，每次20g水煎，每日3次。适用于痢疾湿重于热者。

(6) 贴敷：方一：苦参60g，木香10g。共研细末，每次1~2g，以温水调成糊状敷于脐上，每日换药1次，用于湿热痢；方二：吴茱萸6g，五倍子9g，木香2g，肉桂3g。共研细末，每次1~2g，以食醋调敷脐上，每日换药1次，用于寒湿痢。

(7) 灌肠：方一：木槿花、黄柏各50g。水煎取汁200ml，每次30~50ml保留灌肠，每日1~2次，用于湿热痢；方二：肉桂、附子、五倍子、大蒜各10g。水煎取汁200ml，每次30~50ml保留灌肠，每日1~2次，用于寒湿痢。

3. 针灸治疗

取合谷、天枢、上巨虚为主穴。疫毒痢加大椎、十宣放血；寒湿痢加阴陵泉、气海；虚寒痢加脾俞、肾俞。针用泻法，不留针，每日1次。

（五）中西医结合治疗

急性菌痢用抗菌药或单纯服用汤药均可治愈。中毒性菌痢多见于儿童，且惊厥、昏迷等症状常出现在腹痛下痢之前，病情险恶，宜中西医结合进行抢救。慢性菌痢病程长，反复发作或迁延不愈，除用抗菌药控制急性症状外，按中医辨证施治用汤药治疗，同时可加用针刺治疗以调整肠道功能紊乱。诊治参考：

1. 急性菌痢的治疗，短程快速（2日）疗法：先后采用土霉素+TMP、黄连素+TMP、吡派酸+TMP、诺氟沙星+TMP等，单1个疗程治愈率可达95%以上。中医以清热解毒利湿为主，辅以调气行血。初期用芍药汤加减，湿热并重者用白头翁汤加减。

2. 中毒性菌痢发病急骤，病情险恶，宜中西医结合治疗。应用血管扩张药以解除血管痉挛，补充血容量，纠正酸中毒，防治循环衰竭。应用脱水剂防治脑水肿及呼吸衰竭。中医治疗以清热解毒凉血为法则，应用白头翁汤加减。对出现休克者，急服参附汤或生脉散治疗。

3. 慢性菌痢病程长，反复发作或迁延不愈，除重视一般治疗外，应合理应用抗菌药物。对阴虚痢的治疗是坚阴泄热，扶正止痢，用黄连阿胶汤合驻车丸加减。休息痢发作时以清化湿热为主，可用白头翁汤加减。休止时以健脾益气为主，可用健脾和胃汤合香连丸。对虚寒痢应温补脾肾，佐以固脱，用桃花汤合养脏汤加减。

八、预后

多在1~2周内痊愈。

九、康复及出院标准

（一）急性与中毒性菌痢

1. 近期治愈：①症状消失。②每日大便不超过2次，且外观正常。③粪便镜检：停药后隔日检查1次，连续2次，查10个高倍视野，每视野白细胞数均不超过3个。④粪便培养或荧光抗体检查：停药后隔日1次，连续2次阴性。如无条件做此2项检查,应达到①②③项,并在停药后观察 4 日无改变。

2. 治愈:出院后每月随访 1 次,内容包括症状、体征、粪便检查及细菌培养,经 6 次随访,各项均为阴性。

(二) 慢性菌痢

1. 近期治愈:除达到急性菌痢的近愈标准外,肠镜检查结果正常。设备条件不足的单位,在患者达到急性菌痢近愈标准的前 3 项后,须停药观察 8 天。各项检查均无改变,始可出院。

2. 治愈:同急性菌痢。

十、预防

本病的预防采取以切断传播途径为主,同时注意传染源的管理与易感人群的保护等综合措施。

1. 管理好传染源:对患者和带菌者要做到早发现、早隔离,予以彻底治疗。
2. 切断传播途径:应从加强环境卫生、饮食卫生和个人卫生等多方面着手。认真贯彻三管一灭(饮水、食物、粪便的管理及灭蝇),严格执行食品卫生法,把住"病从口入"关。养成饭前便后洗手的良好卫生习惯。
3. 保护易感人群:口服多价痢疾减毒活菌苗,如"依链"株菌苗,能刺激肠黏膜产生特异性分泌型 IgA。国内已在研究用各种方法获得志贺菌减毒突变株用于自动免疫,但对此菌苗的效果和安全性尚待进一步研究。

十一、中医临床报道

(一) 中药内服为主治疗细菌性痢疾

王广芳应用葛根芩连汤加味治疗细菌性痢疾 42 例,取得满意疗效。基本方:葛根、黄芩、黄连、炙甘草。腹胀腹痛甚者加木香、白芍、厚朴;有食积、腹胀拒按者加神曲、麦芽、槟榔;头身重困、呕吐者加藿香、紫苏梗、苍术、厚朴、制半夏;热毒甚者加白头翁、黄柏、秦皮;肛门灼热,尿短赤者加金银花、当归、大黄、槟榔、木香、白芍。严重脱水、酸中毒及电解质紊乱者予静脉输液纠正脱水及电解质紊乱。

魏道祥根据"异病同治"规律,以开泄法配伍苦泄法治疗细菌性痢疾,疗效满意。基本方如下:薤白 30g,栝楼 25g,黄芩、黄连各 12g,制半夏、石菖蒲、大腹皮、木香各 10g,藿香 6g。加减:湿热明显、热重于湿者加苦参、秦皮;血热瘀阻、腹痛甚者加赤芍、牡丹皮;寒湿明显者加苍术、厚朴、炮姜;呕逆不止者加砂仁、莲子肉、石斛;夹有食滞者加山楂、莱菔子。每日 2 剂,分 4 次服,每次 200ml,服用 3 日;后易为每日 1 剂,分 2 次服,续服 4 日。

周其开采用自拟黄芩苦参汤治疗细菌性痢疾。方药为黄芩 15g,葛根 12g,秦皮 12g,白芍 15g,苦参 30g,马齿苋 30g,甘草 6g。1 剂/日,水煎 2 次取汁 300~400ml,分 2 次温服。5~7 日为 1 个疗程,均不并用其他抗炎药物。但对于有毒血症或合并脱水、酸中毒、电解质紊乱等患者，应同时给予相应处理。

巩振东将 120 例急性细菌性痢疾患者随机分为对照组 60 例和治疗组 60 例。对照组采用单纯西药治疗，治疗组在西药治疗基础上服用止痢汤：白头翁 24g，黄芩 12g，黄连须 12g，秦皮 12g，黄柏 12g，马齿苋 45g，葛根 15g，白芍 18g，当归炭 12g，木香 12g，焦槟榔 12g，炙甘草 6g。痢下鲜红者加地榆、牡丹皮、苦参；饮食积滞，嗳腐吞酸，腹胀满者加莱菔子、神曲、山楂。结果显示治疗组总有效率高于对照组，2 组比较有显著性差异（$P<0.05$）。

张振卿报道应用单味苦参治疗耐药细菌性痢疾，方法：口服苦参胶囊：将苦参粉碎，过 120 目筛子，装 0 号胶囊，0.5g/粒，每次 6 粒，1 日 3 次，口服。同时用 100% 苦参煎剂保留灌肠：苦参 100g，水煎 2 次，浓缩至 100ml（小儿酌减），待温度适中时睡前保留灌肠，每晚 1 次。保留时间尽可能延长，保留至第 2 天更好。治疗 58 例，近期治愈率 100%。未见任何不良反应。

（二）中药灌肠为主治疗细菌性痢疾

胡放应用大黄溶液保留灌肠治疗急性细菌性痢疾，方法：成人每日大黄 15g，加开水 400ml，小儿每日 10g，加开水 200ml。浸泡 30 分钟以上，去渣取汁，分 2 次保留灌肠，一般连续 2~3 天，以明显缓解为度。共治疗 39 例，其中 24 例仅以本法治疗，另外 15 例重型及中毒型患者辅以中药口服汤药及抗生素治疗。结果：通过以上方法治疗，本病恢复较快，体温降至正常平均时间为 1.4 天，黏液脓血消失平均时间为 2.7 天，腹痛缓解平均时间为 3 天，大便镜检转正常平均时间为 3.7 天，痊愈平均时间为 4.1 天，平均住院时间为 5.2 天。

陈秀荣应用黄连煎剂灌肠辅助治疗小儿急性细菌性痢疾。将 63 例符合小儿急性细菌性痢疾诊断的住院患儿，随机分为观察组 33 例和对照组 30 例，2 组入院后均使用头孢噻肟钠治疗，结合细菌培养+药敏试验调整抗生素，配合退热、抗休克及维持水、电解质平衡等综合治疗措施。在此基础上，观察组同时给予黄连煎剂保留灌肠治疗。结果显示，观察组总有效率 97%，对照组总有效率 90%，2 组总有效率比较有显著性差异（$P<0.05$）；症状消失平均时间观察组 2.6 日，对照组 4.2 日，2 组比较有显著性差异（$P<0.05$）。研究认为，中药保留灌肠辅助治疗小儿急性细菌性痢疾能缩短病程，疗效佳，且无不良反应。

李远应用自制大蒜浸液局部保留灌肠治疗细菌性痢疾 28 例。方法：将 100ml 温开水放入预先洗净的容器内，用大蒜头 10g 捣碎后投入其中浸泡 10min，再加入氢化可的松 25mg，即配制成浓度为 10% 的大蒜浸液。所有病例均在对症支持治疗的基础上，运用大蒜浸液局部灌肠治疗，不用其他抗菌药物。治疗结果 28 例病人除 1 例（重型）无效外，其余病人均有效，总有效率达 96.43%。其中治愈 21 例，治愈率达 75%；有效 6 例，有效率达 21.43%。少数病人有局部短暂刺激性隐痛，无其他不良反应。

（三）针灸为主治疗细菌性痢疾

姚沛雨等应用针刺治疗细菌性痢疾，取穴：主穴取足三里、足上廉、足下廉，合称

"足三廉"，均取双侧俞穴。配穴取气海、曲池。手法：令患者仰卧，穴位常规消毒，取28号长毫针，采用快速进针法刺入俞穴，得气后，行提插捻转，使针感沿经络传导或向周围扩散，反复行针以增强针感，起针不留针。用此手法，依次针刺双侧足三里、足上廉、足下廉。每日1次。发烧者配曲池，慢性菌痢配气海。治疗264例，取得满意疗效。石珍采用针刺天枢、下脘、关元、足三里，艾灸神阙治疗细菌性痢疾62例，总有效率95.2%。

戴文宏应用中药配合温针灸治疗慢性细菌性痢疾，将50例患者随机分为治疗组和对照组，每组各25例。对照组根据辨证采用中药内服治疗，治疗组在对照组基础上采用温针灸，主要取阳明经和脾经输穴，腹部和背部各取1组穴位，2组可交替使用。腹部主要取穴：天枢（双侧）、上巨虚（双侧）、关元；后背部主要取穴：双侧的脾俞、胃俞、肾俞。辨证为虚寒痢，加下巨虚（双侧）、中脘；辨证为休息痢，加双侧足三里和三阴交；辨证为阴虚痢，加次髎和大肠俞。结果：治疗组25例中，治愈12例，好转10例，未愈3例，总有效率88%；对照组25例中，治愈8例，好转7例，未愈10例，总有效率60%。2组总有效率比较，有统计学意义（$P<0.05$）。1年后随访，治疗组中临床治愈12例，随访11例，复发1例；对照组中临床治愈8例，复发4例，2组复发率有统计学意义（$P<0.05$），对于2组复发的病例均按温针灸再次治疗，均取得明显效果。

参考文献

[1] 王广芳.葛根芩连汤加味治疗细菌性痢疾42例.中国中医急症,2004,13(1):52

[2] 魏道祥.开泄复方治疗细菌性痢疾湿热痢37例.中国中医基础医学杂志,2011,17(2):221~222

[3] 周其开.自拟芩葛苦参汤治疗细菌性痢疾28例临床体会.中国现代药物应用,2010,4(1):176

[4] 巩振东.中西医结合治疗急性细菌性痢疾疗效观察.辽宁中医药大学学报,2010,12(2):164~165

[5] 张振卿.单味苦参治疗耐药细菌性痢疾的体会.四川中医,2002,20(11):48

[6] 胡放.大黄溶液灌肠治疗急性细菌性痢疾39例.四川中医,2005,23(4):40

[7] 陈秀荣,石新涛.黄连煎剂灌肠辅助治疗小儿急性细菌性痢疾.现代中西医结合杂志,2010,19(8):950~951

[8] 李远.大蒜浸液局部保留灌肠治疗细菌性痢疾28例.中医外治杂志,2001,10(1):31

[9] 姚沛雨,王松茂.针刺治疗细菌性痢疾264例.陕西中医,1993,14(7):319

[10] 石珍.针灸治疗细菌性痢疾62例.陕西中医,1996,17(1):33

[11] 戴文宏.中药配合温针灸治疗慢性细菌性痢疾25例.中医外治杂志,2009,18(5):14~15

新生儿破伤风

新生儿破伤风又称"四六风"七日风或"脐风"。通常是在接生断脐时,由于接生人员的手或所用的剪刀、纱布未经消毒或消毒不严密,脐部被破伤风杆菌侵入而引起。多数发生在出生后4~7天。破伤风梭状杆菌侵入脐部,并产生痉挛毒素而引起以牙关紧闭和全身肌肉强直性痉挛为特征的急性感染性疾病。

一、病原学

破伤风杆菌为革兰阳性厌氧菌,其芽胞抵抗力强,普通消毒剂无效,破伤风杆菌广泛存在于土壤、尘埃和粪便中,当用该菌污染的器械断脐或包扎时破伤风杆菌即进入脐部,包扎引起的缺氧环境更有利于破伤风杆菌繁殖,其产生的痉挛毒素沿神经干、淋巴液等传至脊髓和脑干,与中枢神经组织中神经节苷脂结合,使后者不能释放抑制性神经介质(甘氨酸、氨基丁酸)引起全身肌肉强烈持续收缩,此毒素也可兴奋交感神经,引起心动过速,血压升高,多汗等。

二、流行病学

(一)传染源

破伤风杆菌为革兰氏阳性梭形厌氧菌,广泛存在于泥土中。

(二)传播途径

孕妇生产中应用消毒不彻底的器械或其他用具断脐,或接生者的手及包盖脐残端的棉花纱布未严格消毒时,均可导致破伤风杆菌侵入脐部。

(三)易感人群

新生儿。

(四)潜伏期和传染期

潜伏期3~14天,多为4~7天。

三、发病机制

(一)西医发病机制

接生人员的手或所用的剪刀、纱布未经消毒或消毒不严密,脐部被破伤风杆菌侵入而引起。

(二) 中医病因病机

主要是邪毒由脐带创口内侵而致。邪毒由脐带侵入后，使经络受阻，营卫壅滞，经脉为邪毒所闭，邪毒流注脏腑，引动肝风致成本病。病位主要在肝，亦可殃及其他脏腑。毒入心脾，结于口舌，毒入肝肾，筋脉拘急，毒入于肺，喘促屏气。

四、病理改变

病理检查形态学上无特殊变化。局部伤口有炎性病变及坏死，通常是由杂菌引起。脊髓与延髓的运动神经细胞有水肿、核肿大及溶解现象。

五、临床表现

(一) 症状和体征

早期哭闹、口张不大、吃奶困难，如用压舌板压舌时，用力愈大，张口愈困难。随后牙关紧闭，面肌紧张，口角上牵，呈"苦笑"面容，伴阵发性双拳紧握，呈角弓反张状，呼吸肌和喉肌痉挛可引起窒息，口唇青紫。

(二) 并发症

病程中常并发肺炎和败血症。

六、诊断

(一) 流行病学史

分娩过程新生儿局部未经消毒或消毒不严史。

(二) 临床特点

1. 出生后4~6日，少数早至2日迟至14日以上发病。
2. 早期牙关紧闭、吸乳困难，继之面肌痉挛呈苦笑面容；四肢肌肉阵发性强直性痉挛，腹直肌痉挛强直如板状，颈项强直呈角弓反张；呼吸肌、喉肌痉挛可致窒息、呼吸衰竭、心力衰竭。

(三) 辅助检查

脐部或伤口处分泌物做厌氧菌培养，30%可获得破伤风杆菌阳性。

(四) 中医辨证诊断

1. 风邪犯表

主症：喷嚏多啼，烦躁不安，张口不利，吮乳口松，无寒热，舌质淡红，苔薄白，指纹红。相当于本病的先兆期。

分析：本证多因风寒、水湿之邪由脐侵犯经络所致。肺主表，首先受邪所犯，肺气不宣，经脉失和，故见喷嚏。心脾二经受邪，则张口不利，吮乳口松。

2. 邪犯肝脾

主症：抽搐阵作，牙关紧闭，口撮不乳，时吐涎沫，啼声不出，颈项强直，角弓反张，脐突肚紧，苦笑面容，面目青紫，指纹紫滞。相当于本病的痉挛期。

分析：本证多由于邪入经络，继犯五脏而致。病邪深入，经络营卫不得宣通，内风陡起，筋脉拘急，而牙关紧闭，四肢强直，角弓反张。气血运行不畅，气滞血瘀，故见面目青紫，指纹紫滞。

3. 气阴两虚

主症：抽搐逐渐减轻，口撮渐松，可张口吮乳，四肢渐转柔和，肢体少动，动则汗出，苦笑容未除。舌质红绛，苔薄白，指纹色浅。相当于本病的恢复期。

分析：本证多由余邪未尽，气阴两虚而致。余邪未尽，故诸症未全消除。正气虚，气血未复，故见肢体少动。气虚卫表不固，故见动则汗出。

（五）鉴别诊断

1. 新生儿化脓性脑膜炎：可表现为烦躁不安，肌张力增高及抽搐，需与破伤风鉴别。但前者全身感染中毒症状明显，有前囟隆起等颅内压升高表现，腰椎穿刺脑脊液检查可确诊。

2. 其他新生儿惊厥性疾病：如低钙血症、低糖血症、颅内出血及胆红素脑病等，均无牙关紧闭及苦笑面容。

七、临床处理及治疗

（一）止痉

1. 安定：为首选药。具有抗惊厥及松弛肌肉作用。作用强而迅速，副作用小，安全范围大。首次缓慢静脉注射 2~3mg，止痉后采用鼻饲法给药，轻者每日 2.5~5mg/kg，重者每日 7.5~10mg/kg，分 4~6 次鼻饲，使患儿处于深睡状态。大剂量维持 4~7 天，逐渐减量至患儿张口吃奶，痉挛解除时停药。

2. 苯巴比妥：止惊效果好，半衰期长达 20~200 小时，副作用小。负荷量为 15~20mg/kg，维持量为每日 5mg/kg。必要时监测血浓度。

3. 氯丙嗪：每次 1~2mg/kg，静脉点滴，6~8 小时 1 次，作维持治疗。

4. 水合氯醛：止惊快，安全。临床常用浓度为 10% 溶液，每次 0.5ml/kg，灌肠或胃管注入。

5. 副醛：每次 0.1~0.2ml/kg，稀释成 5% 溶液，肌肉或静脉注射。

6. 硫喷妥钠：如以上药物均无效时可选用。每次 10~20mg/kg，配成 2.5% 溶液缓慢静注，止抽后立即停用。注意监测生命体征。

7. 维生素 B_6：为促进氨基丁酸合成的辅酶，肌肉或静脉注射，每次 100mg，每日 1 次。

(二) 病因治疗

1. 破伤风抗毒素：须尽早应用破伤风抗毒素，中和未与神经组织结合的外毒素。脐周皮下封闭剂量为3000～50000IU，静脉滴注剂量为每天1万～2万IU，连用2～3天。

2. 人体破伤风免疫球蛋白：无过敏反应，半衰期比破伤风抗毒素长2～3倍，可用500单位深部肌肉注射。

3. 抗生素：首选甲硝唑，剂量为日龄≤7天者，每日15mg/kg，分2次，日龄＞7天者，每日30mg/kg，分3次，疗程7天。也可用青霉素，剂量为每日10万～20万u/kg，疗程7～10天。

4. 伤口处理：用3%过氧化氢或1∶4000高锰酸钾液清洗脐部，清除坏死组织，再涂以2%碘酒，然后以75%酒精脱碘，每日1次，至创面完全愈合为止。

(三) 合并症治疗

合并肺炎、败血症时，应加强抗生素及对症治疗。

(四) 中医治疗

本病的治疗重在驱风止痉，宣通经络。痰涎较盛者，加以豁痰开窍。大便不通者，宜理气通腑。如寒邪化热，应佐以清热解毒。后期痉挛渐止，诸脏已伤，则应调理气血，滋补肝肾，扶正固本，以利于康复。

1. 辨证论治

（1）风邪犯表

治法：祛风散邪，疏经活络

方药：玉真散加减。防风、白芷、地龙、胆南星、天麻、羌活、白附子。脐疮未愈者加蒲公英、连翘；咳嗽有痰加杏仁、陈皮。

（2）邪犯肝脾

治法：祛风通络，化痰止痉

方药：撮风散加减。钩藤、僵蚕、全蝎尾、蜈蚣、朱砂、麝香。高热加黄连、生石膏；便秘加大黄、枳实；痰多加陈皮、天竺黄。

（3）气阴两虚

治法：益气养阴，健脾和胃

方药：人参养荣汤加减。太子参、茯苓、黄芪、当归、白术、白芍、熟地黄、甘草、肉桂。四肢强直明显加地龙、僵蚕；汗多加龙骨、牡蛎；四肢厥逆，呼吸微弱者以参附汤回阳救逆。

2. 单方验方

（1）贴敷：杏仁7粒，桃仁7粒，青黛3g，全蝎3尾，芒硝6g，山栀6g，薄荷6g。共研细末，加飞罗面30g，米醋煮沸调匀做饼。趁热敷于脐部，每日换药1次。

（2）灌肠：以白附子、羌活、白芷、防风、天麻、胆南星为基本方。抽搐剧烈加钩藤、蝉蜕、蜈蚣；发热加金银花、连翘。上药文火煎取 30ml，共煎 2 次，合计 60ml，纱布过滤，灌肠，每日 1 剂。适用于本病痉挛期。

（3）吹鼻：蜈蚣 1 条，全蝎 5 个，僵蚕 7 个，瞿麦 1.5g，为细末。每次取 0.3g 吹入鼻中。若有反应而嚏者，取薄荷 1g 煎汤，调上药末 0.6g，内服。适用于本病痉挛期。

（4）驱风开口液：紫苏 15g，前胡 15g，僵蚕（炒）15g。将上药水煎去渣，以棉花蘸药滴入病儿口中，频滴，以开口为度。适用于脐风撮口。

（5）新破汤：全蝎 1.5g，僵蚕 6g，蝉蜕 6g，胆南星 6g，葛根 6g，田基黄 6g，金银花 6g，防风 6g，钩藤 6g，蓖麻根 15g。水煎至 80～100ml，每服 5ml，鼻饲给药，每 2 小时 1 次。适用于本病痉挛期。

（6）驱风通络镇痉散：蜈蚣 1.2g，全蝎尾 0.6g，僵蚕 1.8g，朱砂（水飞）0.3g。上药共研细末，和匀，用竹沥调拌分服，每服 0.9～1.5g，日服 2～4 次。适用于本病痉挛期。

（7）于氏脐风方：僵蚕 10 个，蝉蜕 10 个，蜈蚣 1 条，朱砂 1.5g，牛黄 0.15g。前三药先炒黄，诸药共研末，每服 1/4 量，乳汁送服。适用于本病痉挛期。

（8）玉真散：具有祛风散邪，疏经活络的功效。适用于本病初起者。每服 1.5g，日服 2 次。

（9）小儿脐风片：具有熄风止痉，消积解毒，祛痰镇惊的功效。适用于本病初起者。每服 1/2 片，日服 2 次。

（10）小儿惊风散：具有镇惊熄风，宣通经络的功效。适用于本病属邪犯肝脾者。每服 0.25g，日服 2～3 次。

（11）人参固本丸：具有补益气阴，增元固本的功效。适用于本病恢复期。每服 1.5g，日服 2～3 次。

（12）人参养荣丸：具有温补气血的功效。适用于本病恢复期气血两亏者。每服 1.5g，日服 2～3 次。

3. 针灸治疗

主穴取大椎、风府、风门、颊车、合谷、曲池、承山穴。角弓反张配身柱、长强、昆仑、太冲穴；神昏配百会、人中、涌泉穴。以毫针刺，用泻法。

（五）中西医结合治疗

1. 新生儿破伤风一经确诊，应争取早期注射破伤风抗毒素。应用抗生素，抗菌消炎，并防治并发症。可使用中药熄风定搐之品，以减少西药毒副作用的发生。

2. 病情基本控制后，患儿正气已虚，此时配合中药益气养阴，扶助正气，使阴生阳长，虚损得补，余邪尽除。

八、预后

新生儿破伤风病死率很高，如能度过危险期（起病后 10 天左右），则大多数病例可以治愈。由于本病的自限性，破伤风毒素与神经细胞的结合是暂时的，可以恢复的，因此可望痊愈而不致产生后遗症。完全恢复需 2～3 个月。

九、预防

1. 普及消毒接生

消毒接生的基础是推广"三消毒"即手消毒；接生器械、敷料消毒；产妇外阴、新生儿脐带断端消毒。

2. 蜕提高住院分娩率。

3. 育龄期妇女或孕期妇女实施破伤风类毒素（TT）免疫程序：育龄妇女首先采用三针 TT 基础免疫，三针间隔时间为第 1 针至第 2 针之间不少于 4 周，第 2 针至第 3 针间隔至少 6 个月。孕期妇女采用两针 TT 免疫，第 1 针至第 2 针间隔不少于 4 周。加强免疫视生育情况而定，第 4 针与第 3 针最短间隔 1 年；第 5 针与第 4 针最短间隔 1 年。

十、中医临床报道

田家敏采用自拟解痉汤治疗破伤风，疗效显著。处方：蜈蚣 1 条，全蝎 3g，天南星 5g，天麻 5g，白芷 5g，羌活 6g，防风 5g，鸡矢白 6g。先煎诸药去渣后放入鸡矢白（为干燥鸡屎发白的部分，取出干燥）研末加黄酒 1 杯，每日 1 剂，分 3 次内服。1 周为 1 个疗程。

周志忠采用自拟脐风汤治愈新生儿破伤风 6 例，药物组成及服用方法：生天南星、钩藤各 9g，防风、蝉蜕、僵蚕、天麻各 6g，全蝎 3g。加水共煎 3 次，取药液 100 毫升，加黄酒约 2 毫升，不拘时喂服。服药 2 小时后，若患儿五心（眉、胸、背、手、足）处得微汗者效佳。反之，应加速服药，以愈为度。

付平等应用中西医结合方法治疗破伤风 5 例。方法如下：破伤风抗毒血清的应用：TAT5 万单位，加入 5% 葡萄糖溶液 500～1000ml 静脉滴注，以后每日 3 万单位静脉滴注，直至症状好转（用前必须皮试）。或用人体破伤风免疫球蛋白 3000～6000 单位肌注 1 次，即可代替破伤风抗毒素。控制解除肌肉强直性痉挛：给予安定，杜冷丁等肌注，抽搐重者，用氯丙嗪 50mg 加入 5% 葡萄糖溶液 250ml 缓慢静滴，每日 2 次。抗生素应用：青霉素 G800～1000 万单位，静脉滴注，每日 1 次（用前皮试）。甲硝唑注射液 1g，静脉滴注，每日 1 次。全身支持疗法：补充水、电解质和维生素 B、维生素 C。中医药治疗：5 例患者中医辨证均为风毒入里型。治法：平肝熄风，熄风疏表，解毒镇痉。方药：玉真散合五虎追风散加减：天麻 12g，全蝎 5g（焙黄研末吞服），胆南星 12g，白附子 8g，蜈蚣 2 条（焙黄研末吞服），防风 12g，蝉蜕 8g，羌活 8g，僵蚕 12g，朱砂 5g（冲服），白芍 25g，生甘草 6g。水煎汤内服，每日 1 剂。直至痉挛症状消失。方中药物剂量根据患者病情变化作适当调整。

张伟恒将 47 例破伤风患者随机分为对照组 17 例，治疗组 30 例。对照组仅用西医治疗：破伤风抗毒素 1 万～2 万 IU 静脉滴注，1 次/日，连用 5～7；氯丙嗪静脉滴注，儿童 5～7mg/（kg·h），成人每次 50mg/12h；随时调控滴速，儿童 3～5 滴/min，成人 20～30 滴/min；注意补充水和电解质，纠正代谢性酸中毒。同时大剂量使用青霉素。治疗组在对照组常规西医治疗的基础上，给予中西药治疗。基本组方：全蝎 10g，白附子10g,胆南星10g,天麻10g,钩藤10g,蜈蚣2条,蝉蜕15g,金银花15g,地龙12g。水煎,1剂/日,3次口服或胃管内注入,另用琥珀3g,水飞朱砂2g,碾末分3包冲服。如热甚加连翘、蒲公英等;大便秘结者加生大黄、火麻仁;抽搐频繁者加羚羊角。结果:治疗组30例中,治愈26例,占86.67%,无效4例,占13.33%,治愈率为86.67%;对照组17例中,治愈10例,占58.82%,无效7例,占41.18%,治愈率为58.82%。治疗组治愈率与对照组比较差异有统计学意义($P<0.05$)。

陈展中等应用清热止痉法治疗重症新生儿破伤风。将64例患者分为治疗组31例与对照组33例,2组治疗期间均采用西医治疗措施,治疗组同时灌服"新破汤方":全蝎1.5g、僵蚕6g、蝉蜕6g、胆南星6g、葛根6g、田基黄6g、金银花6g、防风6g、钩藤6g、鲜红骨蓖麻根15~20g。每剂浓煎药汁80~100毫升,每2小时鼻饲5毫升。加减法:发病起初,恶寒,发热,流涕,有风热表症者加连翘、桔梗、荆芥、薄荷;咳嗽痰鸣,属风热犯肺者加杏仁、浙贝母、桔梗、瓜蒌、陈皮;高热不退,口唇干燥,阳明热盛者加生石膏、知母、栀子;便秘者加大黄。后期抽搐渐缓,气血两虚,以调补气血,清除余邪为主,用当归、白芍、生地黄、党参、黄芪、钩藤、僵蚕、蝉蜕等。治疗结果:治疗组31例中痊愈19例,死亡10例,恶化2例(恶化为呼吸循环衰竭,自动出院者);对照组33例中痊愈12例,死亡16例,恶化5例。2组治愈率比较差异有统计学意义($P<0.05$)。

黄秀兰采用中西医结合方法治疗新生儿破伤风21例,并与单用西药治疗的28例作对比观察,疗效满意。治疗方法:在对照组西药治疗的基础上,待患儿痉挛减轻后,加中药鼻饲。选用玉真散:胆南星、防风、白芷、天麻、羌活、白附子各3g,水煎服;若抽搐频繁、角弓反张、牙关紧闭的重症病人则采用五虎追风散:全蝎、天麻、僵蚕各3g,蝉蜕6g,制天南星1g。水煎后在煎液冲兑朱砂0.5g,每日1剂,分3~4次鼻饲注入。

参考文献

[1]田家敏.解痉汤治疗破伤风.山东中医杂志,2006,25(9):624

[2]周志忠.脐风汤治疗新生儿破伤风.四川中医,1989,(7):19

[3]付平,陈维,陈艳霞.中西医结合治疗破伤风5例.云南中医中药杂志,2010,31(10):92

[4]张伟恒.中西医结合治疗破伤风30例临床分析.中国医药导报,2009,6(31):69~70

[5]陈展中,游于龙,周玉英.清热止痉法治疗重症新生儿破伤风31例疗效观察.湖南中医杂志,1991,(2):15

[6]黄秀兰.中西医结合治疗新生儿破伤风21例.湖南中医杂志,2002,18(5):35

猩红热

猩红热为 A 群溶血性链球菌感染引起的急性呼吸道传染病。其临床特征为发热、咽峡炎、全身弥漫性鲜红色皮疹和疹退后明显的脱屑。

一、病原学

β 型溶血性链球菌直径 0.6～1.0μm，呈链状排列。在血蝶上呈乙型溶血反应，故也称其为乙型溶血性链球菌。该菌革兰氏染色阳性，球形或卵圆形，无芽胞，无鞭毛，在有血或血清的培养基中生长良好。β 型溶血性链球菌按其细胞壁上所含多糖抗原的不同，又分为 18 个组，A 组链球菌约有 80 多种血清型。任何一种血清型的 A 组菌，只要能产生足够的红疹毒素，都可以引起猩红热。M 蛋白是链球菌有致病能力的重要因素，它可抵抗机体白细胞对它的吞噬作用。机体感染后可获得对 M 蛋白的特异性免疫力，且可保持数年，但只对同型菌株免疫。

A 组链球菌大多数可产生毒素和酶类，构成此菌的致病力。如：红疹毒素，该毒素至少有 3 种不同的抗原性，可使易感者数次患猩红热。溶血素 O 和 S 能破坏红细胞、白细胞、血小板，并能引起组织坏死。透明质酸酶、链激酶（溶纤维蛋白酶）可溶解组织间质的透明质酸，使细菌易于在组织中扩散。链激酶，使血液中纤维蛋白溶酶原转变为纤维蛋白溶酶，从而阻止血液凝固或可溶解已凝固的血块。链道酶又称脱氧核糖核酸酶，能溶解具有高度黏性的 DNA。菸酰胺腺嘌呤二核苷酸酶，能分解相应的组织成分，从而破坏机体的某些防卫能力。

该菌体外抵抗力强，加热 60℃，30 分钟即被杀死，在 0.2～0.5% 升汞或 0.5% 石炭酸溶液中 15 分钟即死亡。

二、流行病学

（一）传染源

猩红热病人及带菌者。

（二）传播途径

通过空气飞沫直接传染，也可由带菌的生活用品间接传播，偶尔也可通过被污染的牛奶或其他食物传播。

（三）易感人群

本病一年四季都有发生，尤以冬春之季发病为多。多见于小儿，尤以 5～15 岁居多。

（四）潜伏期和传染期

猩红热病人自发病前一日至出疹期传染性最强。潜伏期1~7天，大多数2~4天，起病急剧。

三、发病机制

（一）西医发病机制

病菌侵入部位及其周围组织引起炎性和化脓性变化，同时病菌及其产生的外毒素入血循环，引起败血症、迁徙性脓毒病灶及毒血症，部分病人于起病后2~3周发生变态反应性病变。

（二）中医病因病机

本病的发生缘于外感温毒时行疠气之邪。病机为邪犯肺胃，外透肌表，内燔营血，伤阴耗血。病位主要在肺、胃。病性属热。

四、病理改变

若细菌是从咽部侵入的，则扁桃体红肿，可有灰白色易被擦去的渗出性膜，软腭黏膜充血，有点状红斑及散在性瘀点。发病初期，出疹之前即可见舌乳头红肿肥大，突出于白色舌苔之中，称为"白色杨梅舌"。3~4天后，白色舌苔脱落，舌色鲜红，舌乳头红肿突出，状似杨梅，称"红色杨梅舌"，同时伴有颌下淋巴结肿大。

五、临床表现

（一）症状和体征

1. 典型病例起病急骤，有发热、咽痛、头痛及全身不适。体温一般在38~39℃间，中毒型可达40℃以上，皮疹最盛期体温最高，约1周左右体温恢复正常。

2. 患者咽痛明显，咽部及扁桃体充血、炎症明显，有时可见到黄白色渗出物，易拭去。腭部黏膜充血，轻度肿胀，在病初时可见红小点或出血点，即黏膜疹。舌质红，舌乳头红肿呈杨梅状，故有"杨梅舌"之称。

3. 颈颌下淋巴结常肿大，有压痛。皮疹在起病24h内出现，开始于颈部、腋下及腹股沟，1日内迅速蔓延至全身。皮疹呈弥漫性猩红色小点，皮疹之间皮肤呈一片潮红，用手指按或用手掌紧压后，皮肤红晕隐退呈白色，称"划痕症"，去压后，皮疹复现。

4. 皮肤皱褶处如颈部、肘窝、腋窝、腹股沟等处的皮疹密集，使局部红色较深，或夹有针尖大小出血点，形成深红色线条，称"帕氏（Pastia）线"。体部及手足背常可见粟粒样汗疱疹，带瘙痒感，面部充血潮红，但无皮疹，口鼻周围充血，显得苍白，形成口周苍白圈。皮疹出现后48h达高峰，于2~3日消退。

重症患者皮疹可持续1周左右。病程第2周开始脱屑及脱皮，其程度及持续时间的长短与皮疹轻重有关。重症患者脱皮呈片状，在四肢、手掌、脚底大片脱落，甚至呈手套、袜套状，面部有糠屑样脱屑。脱皮可历时3~4周，长者达8周。

（二）并发症

并发败血症、中耳炎、淋巴结炎、蜂窝组织炎等，较大儿童可于病后2~4周发生急性肾炎或风湿热等变态反应性疾病。

六、诊断

（一）流行病学史

病前1周有猩红热、"咽峡炎"患者接触史。

（二）临床特点

骤起发病，发热、咽痛、扁桃体炎、咽峡炎等局部感染症状及中毒症状。次日出现充血性粟粒样红疹，口周苍白圈，Pastia 氏线，杨梅舌，颈部淋巴结肿痛，皮肤瘙痒感，疹退片状脱皮等。脓毒型症状体征如前，具有多处化脓感染灶。中毒型症状体征如前，具有显著的精神疲惫，表情冷漠或烦躁不安，全身皮肤晦暗，皮疹呈紫红色，血压下降等。

（三）实验室检查

1. 白细胞增高，中性粒细胞增多，核左移，胞浆中有中毒颗粒，Dohle 小体，恢复期嗜酸细胞增多。
2. 咽拭子或血培养为A组乙型溶血性链球菌。
3. 血清学检查：多数病人血清抗链球菌溶血素"O"滴度升高。链球菌酶玻片试验能测定血清中多种抗体，且少假阳性。
4. 转白试验，狄克试验阳性。
5. 尿常规可有少量蛋白，多为一过性。并发肾炎时尿常规明显异常。

（四）中医辨证诊断

本病病位虽在肺胃，但邪毒深伏营血，化火最速，一经发热极易内传营血，气营两燔为常见症状。若正气充盛，出疹顺畅，病势减轻为轻症。若邪热凶险，患儿体弱，毒无以发，则内陷心营，化火生风而成重症。

1. 邪侵肺卫

主症：发热骤起，头痛畏寒，灼热无汗，咽部红肿疼痛，吞咽痛甚，皮肤潮红，隐见细小红点，舌红苔薄白，脉浮数有力。

分析：本证为邪毒初犯，病在肺胃所致。疫毒内蕴，循经熏灼，故见咽喉肿痛。邪毒由里外达，故见皮疹隐现。舌红，脉浮数为邪在肺卫之象。

2. 邪入气营

主症：高热，烦躁口渴，咽喉红肿疼痛，甚则溃烂，皮疹密布，猩红若丹，弥漫全身，压之退色，便干尿黄，或见神昏谵语，舌绛起刺，苔剥，脉数有力。

分析：本证为热毒化火，邪入气营所致。毒血瘀结上焦，上攻咽喉，故见咽喉红肿腐烂。邪热化火，内逼营血，故见皮疹密布。毒邪炽盛，内陷心肝，则见烦躁神昏。

3. 疹后阴伤

主症：身热渐退，皮疹渐消，继则脱屑退皮，咽喉赤烂疼痛渐减，午后低热，唇干口燥，舌红少津，脉细数。

分析：本证为壮热已除，余毒留连所致。余热未清，损耗阴津，故见午后低热。疹后肺胃阴津损耗，故见唇干口燥，舌红少津。

（五）鉴别诊断

1. 风疹：有时需与猩红热鉴别，尤其在出疹的第2天，风疹有时融合成片。可根据当时风疹流行情况，颈部及耳后淋巴结肿大，血白细胞减少，咽拭子培养阴性等鉴别。

2. 金黄色葡萄球菌感染：某些菌株可产生红疹毒素，引起猩红热样皮疹。但这种皮疹持续时间短，疹退后无脱皮，且全身症状无减轻，细菌培养为金黄色葡萄球菌。

3. 药物疹或其他过敏性皮疹：有时皮疹似猩红热，但多缺乏全身症状，且多有最近服药或接触过敏原病史。

4. 麻疹：初起有咳嗽、喷嚏、流涕、羞明、流泪等症，口腔颊黏膜近臼齿处有"麻疹黏膜斑"，皮疹多在发热3~4天出现，疹退脱屑后留有色素沉着，白细胞总数减少，中性粒细胞与淋巴细胞数目几乎相等，鼻、咽、眼分泌物涂片染色可见脱落上皮巨核细胞。

5. 乳蛾：亦有发热，咽喉肿痛而腐，但无全身皮疹及面部充血潮红而唇周苍白，无杨梅样舌等症。

6. 白喉：咽喉肿红且出现白膜不易剥出，皮肤不出现弥漫性红色疹点，常有声嘶、音哑、呼吸困难等症。

七、临床处理及治疗

（一）一般治疗

急性期应卧床休息，给予流食或半流食，入量不足或中毒症状严重者，给予静脉补液。高热时应予物理或药物降温。

（二）抗生素治疗

1. 青霉素：为首选药物，早期应用可缩短病程，减少并发症。剂量每日80万~160万u，分2次肌肉注射，疗程7~10天。重症每日200万~400万u，分2次静脉滴注。

2. 无条件注射者可选用先锋霉素Ⅵ、先锋毒素Ⅳ、羟氨苄青霉素、氨苄青霉素等口服，疗程7~10天。

3. 对青霉素过敏者可选用红霉素、交沙霉素、螺旋霉素等口服。或红霉素、洁霉素静脉滴注，疗程均为7~10天。

（三）支持疗法

重症病人可给予输血或血浆，以中和毒素、增强抵抗力。剂量每次10ml/kg。亦可静脉滴注丙种球蛋白，剂量每次400mg/kg。

（四）并发症治疗

1. 化脓性并发症：在青霉素治疗前出现，应加大青霉素剂量，若发生在青霉素治疗后，则应考虑改用其他抗生素。局部应给予相应的处理，如皮肤化脓灶必要时切开排脓等。

2. 并发心肌炎、休克、风湿热、急性肾炎时，按各病治疗原则处理。

（五）中医治疗

本病为疫疬时邪燔灼营血致病，治疗原则为清热、解毒、凉血、护津。初起以清热解毒，宣透达邪为主。邪入气营则宜清营凉血，泄火解毒。恢复期宜养阴生津。

1. 辨证论治

（1）邪侵肺卫

治法：辛凉清透，解毒利咽

方药：解肌透痧汤加减。金银花、连翘、牛蒡子、菊花、薄荷、荆芥、射干、浮萍、蝉蜕。咽喉痛甚者加山豆根、桔梗；皮疹出现加紫草、大青叶。

（2）邪入气营

治法：清气凉营，泻火解毒

方药：清瘟败毒饮加减。生石膏、生地黄、牡丹皮、知母、连翘、黄芩、玄参、黄连、甘草。壮热不退加寒水石、柴胡；烦躁不安加山栀、淡竹叶；口渴欲饮加天花粉、芦根。

（3）疹后阴伤

治法：养阴清热，生津润喉

方药：沙参麦冬汤加减。沙参、麦冬、玉竹、石斛、天花粉、白芍、甘草。低热不退加牡丹皮、地骨皮；口烦渴甚加芦根、玄参。

2. 单方验方

（1）石青合剂：生石膏1800g，大青叶900g，生甘草240g。上药水煎后去渣，浓缩至450ml，再加糖浆150ml。每日服30~60ml，分3次服。用于猩红热之热入营血，毒热炽盛者。

（2）凉血解毒汤：生石膏20g，知母9g，芦根25g，牡丹皮10g，玄参9g，生地黄9g，牛蒡子6g，桔梗6g，焦栀子6g，绿豆衣10g。水煎服，每日1剂，分3次服。用于毒热炽盛者。

(3) 甘桔汤：桔梗9g，天花粉9g，连翘9g，地骨皮9g，麦冬6g，大青叶6g，锦灯笼6g，蝉蜕3g，甘草3g。水煎服，每日1剂，分2次服。用于猩红热后期疱疹消退，身热咽痛减轻，皮肤脱屑，身有微热者。

(4) 化斑汤：人参3g，知母3g，石膏末12g，甘草1.5g，粳米5g。水煎服，每日1剂，分2次服。用于猩红热后期余热未退，气阴已伤者。

(5) 透表回春丸：具有清热解毒透疹之功效。用于猩红热初起，咽喉肿痛，皮疹隐现者。1~3岁每服1/3丸，3~6岁每服1/2丸，6岁以上每服1丸，日服2~3次。

(6) 紫草丸：具有清热解毒，活血化瘀之功效。用于猩红热邪入气营，高热不退，疹出较甚者。1~3岁每服1/3丸，3~6岁每服1/2丸，6岁以上每服1丸，每日3次。

(7) 小儿痧疹金丸：具有疏风清热，解毒透疹之功效。用于猩红热邪热客于肺卫者。1~3岁每服1/3丸，3~6岁每服1/2丸，6岁以上每服1丸，每日2次。

(8) 小儿清热散：具有清热镇惊熄风之功效。治疗猩红热属邪热炽盛，热甚动风之证。1~3岁每服0.3g，3~6岁每服0.5g，6岁以上每服0.6g，每日2~3次。

3. 针灸疗法

取大椎、曲池、合谷、尺泽、委中为主穴，配以少商、太冲、阴陵泉。尺泽用毫针刺，不留针，委中以三棱针点刺出血，余穴用泻法，不留针，每日1次。用于热毒壅盛，高热不退者。

4. 推拿疗法

开天门、运太阳、推坎宫、清天河水、清肺经、揉小天心、推四横纹、清板门，用于邪犯肺胃，病尚在表者；清天河水、退六腑、分手阴阳、拿曲池、掐合谷、揉阳池、清板门，用于毒蕴营血者。

(六) 中西医结合治疗

1. 猩红热是由链球菌感染引起的传染性疾病。西医治疗以病原疗法为主，首选青霉素，以迅速消灭病原菌。在抗生素治疗的同时，根据临床不同症状，配合相应的中药治疗，中医治疗猩红热，一般多采用清热、透疹、解毒等方法。现代药理研究证明，许多清热解毒类中药均具有抑菌效果，与抗生素有较好的协同作用，可显著提高疗效。

2. 对重型猩红热，西医治疗可选用2种以上抗生素以控制感染。对出现惊厥、昏迷、休克等危重症状，应积极采用西医抢救措施。同时中医按厥脱辨治。选用针灸及中药治疗，以益气固脱，回阳救逆。

3. 对猩红热恢复期，应以中医治疗为主，采用养阴清热之法，以进一步清除余邪。对平素体弱或病后体虚的患儿，应注意扶正，以促进机体康复。

八、预后

本病若及早发现、早期治疗，常能很快痊愈。年幼体弱患儿可因病菌在体内扩散引起败血症、脑膜炎等。在恢复期可发生变态反应性疾病，如急性肾小球肾炎等而成风湿热。

九、康复及出院标准

1. 发病日起隔离 7 天，热退，咽部炎症与皮疹消退，无并发症或并发症治愈。
2. 停药后咽拭子培养隔日 1 次，连续 3 次阴性。

十、预防

（一）管理传染源

病人及带菌者隔离 6~7 天。有人主张用青霉素治疗 2 天，可使 95% 左右的患者咽试子培养阴转，届时即可出院。当托儿机构、学校等单位发现病人后，应予检疫至最后一个病人发病满 1 周为止。咽试子培养持续阳性者，应延长隔离期。

（二）切断传播途径

流行期间，小儿应避免到公共场所，住房应注意通风。对可疑猩红热、咽峡炎患者及带菌者，都应给予隔离治疗。

（三）保护易感者

对儿童机构或其他有必要的集体，可酌情采用药物预防。如用苄星青霉素，儿童 60~90 万 u，成人 120 万 u，可保护 30 天。或磺胺嘧啶每天 1g 或周效碘胺每周 0.5g。

十一、中医临床报道

胡国栋等用清热凉血解毒法不分阶段给予阻断治疗，治疗 30 例，取得满意疗效。基础方：金银花、连翘、大青叶、生石膏、牡丹皮、玄参、马勃、射干、赤芍。辨证加减：烦躁加栀子；身痒加蝉蜕；便结加酒大黄；尿黄少加滑石；热入营血加牛黄。一般 1 日 1 剂，重症每日 1.5~2 剂。以中医药治疗为主，个别重症病儿配合使用青霉素及对症支持治疗。

钱利凝应用泄热解毒汤治疗猩红热 81 例，总有效率 97.53%。基本方：炒黄芩 10g，蒲公英 15g，虎杖 12g，射干 10g，土牛膝 10g，紫草 10g，生甘草 3g。加减：咽峡炎有化脓趋势加山慈菇 10g，马勃 10g；壮热烦渴加蚤休 15g，生石膏 30g；皮疹弥漫，绛红色黯加牡丹皮 10g，赤芍 12g，广牛角 10g；恢复期口干，舌红少津加生地黄 15g，石斛 10g。

楚华应用丹痧方联合青霉素治疗猩红热，按就诊次序随机分为 2 组。治疗组 46 例，男性 20 例，女性 26 例；年龄 3~10 岁，平均 6.6 岁；病程 12~48h，平均 36h。对照组 46 例，男性 21 例，女性 25 例；年龄 3.6~9 岁，平均 6.8 岁；病程 24~48h，平均 40h。2 组上述资料差异无显著性（$P > 0.05$）。2 组均予青霉素 K 钠（皮试阴性者）40~80 万 u 肌注，每日 2 次，或予 20 万 u/kg·日分 1~2 次加入适量 5% 葡萄糖注射液或 0.9% 氯化钠注射液静滴。对照组配合降温镇惊等对症处理。治疗组加服自拟丹痧方：蒲公英、金银花、连翘、板蓝根、紫草、芦根、桔梗、僵蚕、淡竹叶、槟榔、生甘草。结果治疗组治愈42例，占91.3%，好转4例，占8.7%，全部有效。对照组治愈33例，占71.74%，好转13例，占28.26%，亦全部有效。治疗组治愈率高于对照组，差异具有统计学意义（$P<0.05$）。

参考文献

[1] 胡国栋,刘友章.试用阻断疗法治猩红热30例的体会.成都中医学院学报,1983,(3):39
[2] 钱利凝.泄热解毒汤治疗猩红热81例.河北中医,1998,20(4):230
[3] 楚华.丹痧方联合青霉素治疗猩红热46例.中国中医急症,2005,14(8):791~792

血吸虫病

血吸虫病是由血吸虫寄生于人体静脉所引起的寄生虫病,临床上以腹泻、肝脾肿大、肝硬化或血尿等为特征。

一、病原学

(一) 病原和生活史

日本血吸虫的生活史包括卵、毛蚴、母胞蚴、子胞蚴、尾蚴、童虫及成虫等发育阶段,其中无性生殖期在中间宿主钉螺体内进行,有性生殖期则在哺乳动物宿主体内进行。

1. 成虫:雌雄异体,常合抱一起寄生于人畜等终末宿主的门静脉系统,主要是肠系膜静脉中。虫体吸盘吸附于静脉内壁,口与腹吸盘一吸一离时即匍匐移行,逆血流移行至肠黏膜下层的静脉末梢,并在该处交配产卵。血吸虫通过体壁和肠道从宿主血液中吸取营养物质与红细胞,在各种酶作用下,进行糖、蛋白质、脂类及核酸代谢。成虫在人体内可存活 30~40 年。雌虫存活期内每天可产卵 1500~3000 只。

2. 虫卵:虫卵产下后需经 11~12 天才发育成熟。成熟虫卵近似圆形,淡黄色,无卵盖,一侧有一小棘,内含活动的毛蚴。一般毛蚴生成后 10~11 天,虫卵即死亡,其结构逐渐变性崩解。故虫卵存活时间通常为 21~22 天。冬季,虫卵在粪便内可存活很长时间,甚至可以越冬,但在腐臭粪便中随温度升高而迅速死亡。

3. 毛蚴:随粪便进入水中的虫卵,在适宜温度(25~30℃)下迅速孵出自由游动的毛蚴。黑暗中毛蚴虽亦可孵出,但光照下孵化率增加 60% 左右。

4. 母胞蚴和子胞蚴:毛蚴自螺体柔软部分侵入,在钉螺肝脏淋巴腔内发育为母胞蚴。母胞蚴长大后含许多子胞蚴,子胞蚴脱离母体后即成为尾蚴,自毛蚴侵入螺体至尾蚴出现约 7~11 周。

5. 尾蚴:系血吸虫的传染期幼虫。尾蚴喜在水面浮游,在水中能存活 2~3 天。如遇宿主,便利用其腹吸盘前后 2 组穿刺腺的分泌物,再借助尾部摆动及体部伸缩,从宿主的表皮或黏膜上皮侵入真皮层或黏膜下层,脱出体部的皮层和尾部,形成新的皮层,发育成为童虫。

6. 童虫:童虫在皮下组织停留 5~6 小时,即进入小血管和淋巴管,循环血流经肺到达肝门静脉系统;亦可穿过肺泡壁毛细血管到达胸腔,再经纵隔结缔组织穿过横膈侵入肝脏而到达门静脉系统。自尾蚴侵入至成虫产卵,为时 1 月左右。

(二) 寄生于人体的血吸虫有 5 种

即日本血吸虫、曼氏血吸虫、埃及血吸虫、间插血吸虫和湄公河血吸虫,但以前三者较为重要。近年来认为各主要虫种可能由许多亚种或地理虫株组成。流行于我国者为日本血吸虫病，曼氏血吸虫病则见于非洲和南美等地，埃及血吸虫病分布于非洲及西亚部分地区。

二、流行病学

（一）传染源

血吸虫是人畜互通寄生虫。传染源为病人及患病和受感染的牛、羊、猪、犬、马、鼠类等。

（二）传播途径

从血吸虫的生活史，可知含虫卵粪便污染水源、钉螺的存在以及人体接触疫水是传播的三个重要环节。

1. 粪便入水：粪便污染水源的方式视各地居民的生产方式、生活习惯及家畜的饲养管理方法不同而异。

2. 钉螺的存在：由于钉螺体为血吸虫的中间宿主，因此，有钉螺的地区才有血吸虫病流行。

3. 接触疫水：居民因生产（捕鱼、打湖草、防汛等）、生活（洗澡、洗菜、洗衣等）接触疫水而感染。

（三）易感人群

任何性别、年龄、职业的人群均可受染。居民的感染率与当地阳性钉螺成正比。流行区的渔民、农民，尤以15～30岁青壮年，因反复接触疫水而感染率较高，男性的感染率高于女性。夏秋季节感染者最为多见。

（四）潜伏期和传染期

日本血吸虫病主要流行于我国，亦见于日本、菲律宾、印度尼西亚等远东地区。潜伏期：临床症状出现于感染后1个月左右（20～60天），即成虫开始大量排卵时。

三、发病机制

（一）西医发病机制

尾蚴侵入皮肤后进入血流，经肺、肝，最后定居于肠系膜静脉与尿路、膀胱，造成肝、肠道和尿路的原发损害。感染血吸虫后，其发育各阶段，如尾蚴、童虫、成虫和虫卵的代谢产物、分泌物及其本身均可作为抗原物质，激发人体一系列免疫学应答反应并引起相应的病理改变。

（二）中医病因病机

初期由于表里受邪，当虫邪蛊毒经由皮毛侵入而首先犯及肺卫，肺与大肠相表里，蛊毒由脏入腑，下迫大肠，传化失司，甚至败坏肠膜脂膏。中期引起脏腑器官受损。由于肝为藏血之脏，脾有统血之功，蛊毒虫邪裹于血中，随血而藏于肝，侵于脾，导致肝脾受损者最为常见。末期由于水裹气结血凝。肝脾郁滞日久，由气郁血瘀进一步酿成气结血凝，而结为痞块。倘使脾气不虚，能运化水谷津液，则血虽凝结而无水裹之虞；若脾气虚衰，运化失司，则形成血凝气结水裹的病机，于是发生积水臌胀。

四、病理改变

（一）一般病理

1. 尾蚴钻入皮肤与童虫移行阶段所引起的病变，均呈一过性。尾蚴侵入皮肤后，其头腺分泌的溶组织酶和本身死亡后的崩解产物可引起局部毛细管充血、白细胞浸润，皮肤出现红色丘疹，称为"尾蚴性皮炎"。

2. 虫卵和成虫所引起的病变：动物实验表明，成虫及其代谢产物仅产生局部轻微的静脉内膜炎、轻度贫血与嗜酸粒细胞增多；治疗后大量虫体死亡，亦可引起血管壁坏死和肝内门静脉分支栓塞性脉管炎，但均不足以对人体造成显著的病理损害。长期、大量虫卵沉积于组织内所激起的炎症反应，乃是本病的主要病变。虫卵结节按其新旧可分为急性虫卵结节与慢性纤维性虫卵结节。急性虫卵结节又称为嗜酸性脓肿，由成熟虫卵所引起，虫卵周围为一片无结构的颗粒状坏死物质，呈放射状分布，其直径在较大的结节可达2mm。坏死物质几乎全是已变性坏死的嗜酸粒细胞，周围为新生的肉芽组织层。在肝脏，新生肉芽组织的外周即连接着被压迫萎陷的肝细胞小梁。十余天后，卵内毛蚴死亡，其周围的坏死物质渐为类上皮细胞吸收，有的类上皮细胞形成异物巨细胞，镜下似结核结节，故称为"假结核结节"。

（二）主要脏器损害

1. 肠：以结肠，尤以直肠、降结肠与乙状结肠为显著；直肠黏膜有多数黄色或棕色的细颗粒，此乃虫卵沉着后局部充血、水肿、坏死而形成嗜酸性脓肿所致；肠黏膜表面坏死、脱落，形成浅表溃疡，于是大量虫卵掉入肠腔。

2. 肝：虫卵顺门静脉血流抵达肝内门静脉细支，产生白色血栓，成熟虫卵不断堆积，门静脉分支管腔阻塞和血管周围纤维化，门静脉的阻塞发生在肝窦前，故有窦前梗阻之称。①此种阻塞因直接影响胃、食道静脉的血流，故易引起胃底、食道静脉曲张和破裂出血。②晚期肝纤维化显著，体积缩小，表面凹凸不平，尤以左叶为显著；肝表面可有较大结节（可达2~5cm大小），与门静脉性肝硬变表面小颗粒结节迥然不同。

3. 脾：脾切片示网状内皮细胞增生，淋巴滤泡减少或消失，包膜粘连，虫卵在脾内极为罕见。

五、临床表现

(一) 症状体征

在接触疫水后数小时至 2~3 天（一般为 5~15 小时），尾蚴侵入处可出现有痒感的红色点状丘疹，称为尾蚴皮炎。此种皮炎于接触兽类血吸虫尾蚴时较为多见而显著，罕见于初次接触者，系一种过敏现象。流行区居民的发病率较高。皮炎一般轻微，数天后自退，很难与鸟类血吸虫尾蚴引起的稻田皮炎区别。童虫移行肺部时可引起咳嗽、咯血。血吸虫病的临床表现视感染轻重、虫卵沉着部位和机体的免疫反应而异。

按病程和主要临床表现，血吸虫病可分为急性、慢性和晚期三种类型。

1. 急性血吸虫病

临床症状出现于感染后 1 个月左右（20~60 天），即成虫开始大量排卵时。病多急起，有发热等显著全身症状。

(1) 发热：发热的高低、持续期限和热型视感染轻重而异。热型一般呈间歇型与弛张型，每日傍晚到达高峰（39~40℃），伴有畏寒和盗汗。发热可持续半月至 1~2 个月，以后自动缓解。毒血症症状一般不明显。重度感染患者的温度呈弛张型或持续型，并伴有反应迟钝、听力减退等毒血症状，甚至与伤寒相似。轻型患者的发热较低，一般不超过 38.5℃，仅持续数天。

(2) 过敏性反应：荨麻疹较多见，大多出现于发热期中，分布广泛或局限于四肢，持续数天至 1~2 周。血管神经性水肿并不多见。此外，常有全身淋巴结肿大和压痛、关节酸痛等。

(3) 腹部症状：虫卵在肠道大量堆积造成急性结肠炎，患者出现腹痛、腹泻者占半数以上。腹泻每日 2~5 次，粪便稀薄，可带血和黏液。乙状结肠镜检查可见黏膜充血、水肿，并可发现黄色小颗粒（虫卵结节），为急性期独特的变化。发病初期部分患者可仅有便秘。重度感染者由于虫卵在结肠浆膜层和肠系膜内大量沉积，可引起腹膜刺激征，腹部饱满有柔韧感和压痛，类似结核性腹膜炎。

(4) 肝脾肿大：绝大多数急性血吸虫病患者有肝肿大伴压痛，少数病例的肝脏疼痛显著，有如肝脓肿。肝左右两叶均见肿大，压痛则以左侧为著。黄疸极少见。半数以上病人有轻度脾肿大。

(5) 肺部表现：大多数轻微，仅有轻度咳嗽、胸痛，痰少，很少带血。体征亦不明显，仅有少数干湿啰音。X 线摄片可见肺纹理增加、片状阴影及粟粒样改变等；早期两侧肺纹理增加，继而两肺出现散在性点状浸润，边缘模糊，以中下部为多。胸膜变化亦甚常见。X 线病变一般在 3~6 个月内逐渐消失，未见钙化现象。

(6) 肾脏损害：少数急性血吸虫病患者有蛋白尿（+~+++不等），但管型与细胞不多见。急性血吸虫病的病程一般不超过 6 个月，根据发热时限和毒血症症状的严重程度，可分为轻型、普通型和重型。

2. 慢性血吸虫病

患者不一定有急性发作史。流行区农民自幼与河水接触，有小量反复感染，大多数表现为慢性血吸虫病。体内成虫数目与患者的症状、体征有密切关系。

（1）一般型：轻症患者可无任何症状和体征。一般慢性患者仅诉乏力感、腹痛、间歇性腹泻或痢疾样大便（每日2～3次）、间或便中带血，这些症状多见于住院治疗患者，现场普查时有症状者则较少，乙状结肠镜和粪便检查可找到虫卵。

（2）肝脾肿大型：肝实质损害虽少，但患者病程漫长，虫卵肉芽肿与纤维化不断地发展，最终可导致肝内门脉回流受阻，出现门脉高压症与门-体静脉侧枝循环形成。

3. 晚期血吸虫病

临床表现主要与肝纤维化有关，但长期营养不良和其他兼夹症，如乙型病毒性肝炎等使病情复杂化。临床上按其主要体征等分为巨脾型、腹水型、结肠增殖型、侏儒型等，同一患者可兼有两种以上的类型。

（1）巨脾型：患者主诉左上腹逐渐增大的块物伴重坠感。脾脏下缘可达脐或脐下并越过中线，甚者可入盆腔。脾质坚硬，表面光滑，内缘有明显切迹。多数患者尚保持部分劳动力。

（2）腹水型：患者腹胀，腹部膨隆似青蛙腹，四肢细小，行动不便。腹水可随病情发展逐渐形成，或由各种原因诱发，常见者为发热、呕血、劳累及手术后。腹水可反复消长或逐渐增剧，病程长者可达10～20年。顽固性腹水往往伴有胸水形成，大多位于右侧。腹水、胸水一般为漏出液，少数严重患者可呈血性洗肉水样。一般利尿剂的作用也不显著，治疗颇为棘手。

（3）侏儒型：血吸虫病侏儒症是儿童期多次重复感染，严重影响生长发育的结果。患者除具有晚期血吸虫病的一般临床表现外，身材呈比例性矮小，20多岁青年状如11～15岁儿童，营养状况一般较差，面容苍老，俗称"小老人"。骨骼生长和成熟障碍，X线摄片示骨骼细小、骨骺板闭合延迟、骨质钙化不足等，女性骨盆呈漏斗状。男性外生殖器不发育，缺乏第二性征，如胡须、阴毛，女性有闭经、乳房不发育等，乃垂体前叶功能受抑制所致。经杀虫治疗后大部分患者的垂体功能可恢复。

（4）结肠增殖型：患者常有原因不明的经常性腹痛、腹泻、便秘等，大便变细或不成型，有时有不完全性肠梗阻，左下腹可触及条状硬块。

4. 异位损害脑型血吸虫病

是流行区局限性癫痫的主要原因之一，有时亦可表现为占位性病变，乃日本血吸虫病常见的异位损害。一般认为系虫卵经体循环以栓子方式到达脑部所致，病变多发生于大脑顶叶、颞叶和枕叶部位，临床上以局限性癫痫发作为多见，常伴头痛、恶心、偏瘫等，无发热；脑脊液压力可增高，蛋白质轻度增加。多见于流行区慢性早期青壮年患者，内脏病变一般不明显，粪检可找到虫卵，经杀虫治疗后多数患者可获痊愈，不需手术治疗。肺型是异位损害中最多见的一种，往往见于急性期的高峰，实质上是急性血吸虫病表现之一。

（二）并发症

1. 上消化道出血。乃血吸虫病肝纤维化引起食道静脉与胃底静脉曲张破裂所致，常于发作后可自行缓解多年，或于较长时间内反复多次发作，此与其他病因引起肝硬化所致上消化道出血有所不同，病死率也较低，黄疸几乎不出现。

2. 慢性肝病。体征如肝掌、蜘蛛痣、男性乳房发育、色素增加等均属偶见，肝性昏迷亦罕见；血氨浓度多属正常，除多次大量黑粪可引起暂时肝功能改变外，肝功能大多在正常范围内。无明显夹杂症者，贫血多能恢复。脾功能亢进症群在早期可不明显，嗜酸粒细胞一般仅轻度增加，腹水与下肢浮肿很少出现，患者胃纳尚可，能参加一般劳动。后期患者肝功能渐失代偿，其他脏器功能亦相应减退。病人一般情况较差，面容苍老消瘦，食后饱胀逐渐出现。部分患者有低热，体温一般不超过38℃，常无明显原因可查。

3. 男性性欲减退、阳萎；女性则有闭经和不育。

4. 其他内分泌代谢功能亦可异常。最突出的体征为大量腹水与巨脾；尚有腹壁静脉怒张、脐疝突出、下肢凹陷性浮肿、脾功能亢进症群及出血倾向亦常见。

六、诊断

（一）流行病学史

有与疫水接触史。

（二）临床特点

1. 急性血吸虫病：畏寒、发热，伴以全身酸痛、乏力、腹痛、腹泻，肝大及压痛，脾大。皮肤出现荨麻疹，淋巴结肿痛。

2. 慢性血吸虫病：轻重不等的腹痛、腹泻，时发时止。营养不良，劳动力减退。肝脾肿大。可并发肠息肉、肠狭窄、腹部痞块、贫血、内分泌功能障碍等。

3. 晚期血吸虫病：贫血、消瘦、营养性水肿。门脉高压症状：巨脾、腹水等。幼年期患病可影响发育，出现侏儒症。肺、脑及其他部位的异位损害症状。

（三）实验室检查

1. 急性期白细胞计数增加，嗜酸性粒细胞增多，一般达20%以上。慢性期白细胞计数基本正常，嗜酸性粒细胞轻度或中度增多，重症可有肝功能异常。晚期红细胞及血色素减少，白细胞和血小板可减少。

2. 粪便常规或沉淀法，检出血吸虫卵或孵化出毛蚴；或直肠黏膜压片查到活卵。

3. 皮内试验阳性。尚可用间接血凝、ELISA等法进行血清检测。

4. 心电图检查：重型急性血吸虫病患者可有T波降低、平坦或倒置，QRS电压降低，心律失常，提示有心肌损害。

5. 影像学检查

（1）X线检查：急性血吸虫病患者胸部X线检查可见肺纹理增多、粟粒状或絮状阴影、胸膜炎症等表现。慢性与晚期患者可有食道下端静脉曲张征及结肠缩短、黏膜充盈缺损、息肉、狭窄等器质性改变。

（2）超声波检查：肝脏可肿大，尤以左叶为著，脾脏亦可有不同程度肿大，A型超声波检查可见密集中小波，B 型超声波检查除可见肝、脾体积大小改变外，并显示肝表面结节，门静脉血管增粗等，并可在 B 超定位下进行肝穿刺检查。另外尚可作腹水检查等。

6. 免疫学检查

内分泌功能检查：慢性和晚期患者可有内分泌功能改变，可波及垂体、肾上腺皮质、甲状腺和性腺。促黄体生成释放激素（LRH）兴奋试验呈低反应或无反应类型，乃与促黄体生成素（LH）处于抑制状态有关。晨血浆皮质醇的浓度普遍增高，其平均值比正常高 82.8~110.4nmol/L（3~4μg%），但昼夜 24 小时分泌率动态观察并无异常，示患者肾上腺皮质分泌功能并无显著异常，而是肝脏对此类激素灭活、降解功能减退。血清甲状腺素（T4）多属正常；血清促甲状腺激素（TSH）一般可增高，低 T3 的病例尤显著；125 碘甲状腺原氨酸血浆比值略偏低，促甲状腺激素释放激素（TRH）兴奋试验呈活跃或正常反应。上述结果提示此等改变系继发于肝病和蛋白质等代谢紊乱。晚期患者的糖耐量曲线示耐量减低，而胰岛素释放试验多属正常。

免疫学检查除可了解患者的免疫状况外，目前临床上主要用于诊断。各种检测抗体或抗原的免疫学方法曾用于血吸虫病诊断，其中环卵沉淀试验（COPD）、冻干血球间接血凝试验（IHA）和酶联免疫吸附试验（ELISA）在我国较为常用。

（1）COPD 为目前综合查病的主要方法之一。当虫卵置于含相应抗体的血清时，虫卵周围出现泡状、细长卷曲的带状、指状或菊花状等沉淀物，即为阳性反应。观察 100 只成熟虫卵，计数沉淀物大于 10μm 的虫卵数，可得环沉率（%），环沉率≥5%者为阳性，1%~4%为可疑。根据沉淀物的大小，可将反应强度划为"十~卌"。此法较简便易行，毋需特殊设备，阳性率可达 85%~97%，假阳性反应一般在 0.5%~8.3%左右。经有效杀虫治疗 3 年后，约 80%患者转为阴性，故血吸虫病患者如距末次治疗已 3~5年，环沉率仍≥5%，可综合临床表现考虑给予复治。

（2）IHA 方法是先将血吸虫虫卵抗原致敏载体（常为人"O"型红细胞）并冻干；检测时，将冻干致敏血球制成悬液，再与受检血清混匀。如有相应抗体存在，红细胞凝集成颗粒状态即为阳性反应；如无抗体存在，红细胞下沉凹孔底部形成圆点，其周围紧密整齐清晰。一般以血清稀释度 1∶5（或 1∶8）出现凝集反应定为阳性反应的标准。本法阳性率高达 90%以上，方法简便，判断结果快，亦是目前综合检查中常用方法之一。与肺吸虫交叉反应率较高为其缺点。

（3）ELISA 试验是近 10 余年来兴起的免疫学检查方法。其原理是受检血清如有相应抗体存在，即可与已吸附于载体（常用聚苯乙烯凹孔板）上的抗原结合，再加入标志酶（如辣根过氧化物酶）的抗体及酶可催化的底物，溶液显色即为阳性反应。结果可用肉眼观察，但常用分光光度计测定消光值。本方法阳性率在 90%~100%间，假阳性反应为 0%~2.3%。近来有人将 COPD 与 ELISA 结合，以提高 COPD 的灵敏性。

（4）其他皮内试验、尾蚴膜反应、酶联免疫电泳试验、放射免疫及免疫荧光等技术均曾用于血吸虫病的诊断，但多数由于试验的灵敏性、特异性及方法学等方面存在问题而应用不广。近年来开展的抗原纯化及引入细胞杂交与 DNA 分子重组技术，检测循环抗原和循环免疫复合物等，均有助于提高免疫学诊断的灵敏性、特异性和疗效考核价值。

7. 组织学检查

直肠黏膜活组织检查，通过直肠或乙状结肠镜自病变处或可疑病变处取米粒大小黏膜，置于两玻片之间，光镜下检查有无虫卵；氯化三苯基四氮唑—茚三酮复染法或活体荧光吖啶橙染色法有助于活、死卵的鉴别。直肠黏膜活检虫卵检出率较高，一般于粪便检查多次阴性，而临床上仍高度怀疑血吸虫病时进行。术时应注意止血，切忌撕拉，对晚期血吸虫患者尤应注意，以防止出血与穿孔。肠镜检查到虫卵而从未接受过治疗者，可给予杀虫治疗1次。

（四）中医辨证诊断

1. 急性期

（1）表里受邪

主症：发热恶寒或往来寒热，头身疼痛，胸胁苦满，无汗，发疹奇痒，时现时隐，咳嗽胸痛，或恶心呕吐，腹痛腹泻，苔白或黄，脉多浮数或弦数。病甚者，邪热传里，发热持续，汗出，口渴，便秘或腹泻便脓血，神志迟顿，谵妄，苔黄或黄燥，脉多滑数。

（2）气阴两虚

主症：发热不退，面苍神倦，全身乏力，形体消瘦，心悸气短，咽干口燥，烦不得卧，舌红苔黄，脉细数。

2. 慢性及晚期

（1）痞块

①实证

主症：形体尚充，或较瘦削，面色有华，目光有神，唇甲红润，步履自如，食欲正常，二便自调，痞块较小，质地较柔，胸胁胀急，时时作痛，舌红有瘀点，苔白滑，脉弦紧。

②虚证

主症：面色萎黄、晦褐或淡白，肌肉瘦削，四肢如柴，形气尪羸，目少神光，唇甲淡白，卧床不起，神疲懒言，食欲衰少，便溏溲短，痞块如杯如盘，大者竟横过脐眼，质坚如石，甚者表面崎岖，边缘不齐，舌有瘀点，脉细涩弱。偏阳虚者，畏寒肢冷，喜温喜暖，但欲寐，舌淡嫩，苔白滑，脉沉迟涩弱。偏阴虚者，潮热心烦，面赤颧红，咽干口燥，少寐易怒，舌红唇赤，脉细数弱。

（2）蛊胀

①实症

主症：面色苍白或淡白，目光有神，精神苦闷，时欲太息，形体尚充，或稍瘦削，腹部胀满如鼓、如箕，青筋怒张，按之浮动，水振明显，或可扪及胁下痞块，饮食稍减，多餐则觉胀满不适，或口渴，或腹部烦热，睡眠不适，甚或不能平卧，呼吸气粗，声音虽低而不怯弱，大便干或不爽，小便短少黄赤，舌边红润或淡红，苔白滑或黄滑，脉弦滑有力。亦有胀满不甚，舌脉平正者。

②虚证

主症：面色淡白或㿠白，或苍黄或惨白无华，目光少神，精神疲惫，呼吸短浅或不续，声音低微，腹胀脐平，按之坚满或不坚而失弹性，不思饮食，头眩，心悸，或自汗，肌削骨立，形体羸瘦，肤不泽润，小便短少更甚。偏阳虚者，畏寒神怯，四肢不温，但欲寐，大便泄泻或溏薄，舌淡白，苔白润，脉沉迟无力。偏阴虚者，身有微热，四肢烦热，或盗汗，或咽干，舌红光剥无苔，脉细无力或弦大无根。

（3）下痢

主症：腹痛腹泻，或大便带血，日2～3次，重者腹中绞痛，里急后重，粪便脓血相混，常持续数月或数年，或有发热，腹胀胸满，饮食不香，苔黄滑或腻，脉多濡数或弦数。

（4）黄疸

主症：阳黄则身目黄色鲜明如橘子，小便不利，色如浓茶，大便干，口渴口苦，或发热，舌红苔干厚黄腻，脉象滑数或濡数。阴黄则黄色暗晦，小便不利，色淡黄，大便溏，不渴口淡，不发热或身凉，舌淡苔白滑或灰腻，脉沉缓或濡缓。虚黄则眼目黄染，面似土色，神倦无力，声低息微，或四肢浮肿不温，舌质紫暗或嫩红无苔，或白苔，脉细弱。急黄则发病急骤，黄疸加深甚快，身目黄色鲜明光亮，高热口渴，喜凉饮，迅速出现烦躁、谵妄、神昏，或吐血、衄血、便血、或斑疹，小便不利，大便多秘结，舌红绛或紫暗，苔黄燥或黄腻，脉弦数或细数或革数。

（5）虚损

主症：面色苍暗或㿠白不荣，形气羸弱，毛发枯槁，唇甲淡白，骨骼纤细，肚大肢小，男子阳萎，女子无经，发育迟缓，年已弱冠却形同侏儒，舌脉皆虚。

3. 兼夹证

在慢性及晚期过程中经常发生，通常要优先处理的一些证候，不先解决好这些问题，势必影响对主症的治疗。

（1）发热

主症：发热有高有低，有久有暂，或高热弛张，或低热起伏，或一时性，或持续性。偏气虚者，常自汗出，心悸气短，四肢欠温，舌淡白胖嫩，苔白滑。偏阴虚者，常有盗汗，颧红咽干，多梦少寐，手足烦热，舌红瘦少津。夹湿热者，发热不扬，或自觉腹中灼热，常喜露肚贪凉，身倦肢困，胸闷不饥，渴不欲饮，时时心烦，舌红苔黄腻而厚。脉多濡数。

（2）出血

主症：鼻衄、齿衄，以量少而频为多见。大量吐血、呕血或大便下血，其势甚猛，往往骤然发作，面色苍白，精神疲惫，情绪紧张，形容消瘦，口渴烦躁，胸腹胀闷，泛泛欲吐，斯时痞块显著缩小或消失，脉呈芤象；如继续发展，则冷汗淋漓，四肢厥逆，烦躁，神思恍惚，脉由芤转散。

（3）痞满

主症：腹部痞满，或绷急紧张，或外观胀满并不太甚，常因情绪或进食而突然苦满难受，甚至不能入眠，不能饮食，精神苦闷，嗳气矢气，常可暂缓，用手敲按，鼓鼓有声，舌脉无特殊。

(4) 肝阳上亢

证候：头晕眼花或发黑，或头痛，心烦易怒，腰酸肢软，口苦，失眠，不欲食，自觉胸中热气上冒，舌边红，苔薄黄，脉弦滑，或细数无力。

(五) 鉴别诊断

急性血吸虫病有时可与伤寒、副伤寒、阿米巴肝脓肿、结核性腹膜炎、粟粒性肺结核、败血症等混淆。慢性血吸虫病应与慢性迁延型乙型病毒性肝炎相区别，有时两者可同时存在，进行血吸虫病的病原学及乙型肝炎的抗原、抗体检查，尤以抗核心抗原特异性IgM（抗HBcIgM）的检测可以判断。以腹泻、血便为主者，应注意与慢性细菌性痢疾、肠阿米巴病、结肠癌相鉴别，粪便病原学检查及直肠、结肠黏膜活组织检查等有助于诊断。晚期血吸虫病应与其他原因引起的肝硬化相区别。流行区有癫痫发作者，应考虑并除外脑型血吸虫病。

七、临床处理及治疗

(一) 杀虫治疗

1. 吡喹酮：为异喹啉吡嗪化合物，为无色无臭结晶粉末，性质稳定，易溶于氯仿与二甲亚砜，微溶于乙醇、不溶于水。吡喹酮口服后易从肠道吸收，于2小时左右血浓度达高峰，体内分泌以肝浓度最高，有肝脏首次通过效应之称，经肝脏代谢转化，其代谢产物大多在24小时内从尿排出。

吡喹酮是一广谱抗蠕虫药。动物实验和临床应用表明本药对日本、曼氏和埃及血吸虫均具良好疗效，对日本血吸虫的作用尤强，服药后可使虫体迅速"肝移"，且部分虫体在门静脉中即死亡，但对童虫作用差。应用扫描电镜观察，发现吡喹酮对血吸虫成虫虫体的口、腹吸盘结构无明显影响，但虫体皮层肿胀、褶嵴肿胀以致嵴峰消失或出现许多泡状物，有的乳突状或球状隆起物溃破、雌虫体壁损害尤著。

国内已采用吡喹酮治疗各期血吸虫病上百万例，发现其疗效卓著。急性血吸虫病患者吡喹酮治疗后6~12月，粪便检查阴转率为90.9%；慢性和晚期患者为91.4%~100%，平均为95.9%。治疗方法如下：

(1) 治疗急性血吸虫病总剂量按120mg/kg（体重超过60kg者仍按60kg计），分4天12次服完。以住院治疗为宜。

(2) 慢性早期患者一般无其他夹杂症，可采用现场集中服药的方法。原推广总剂量60mg/kg分2天6次服，近多趋向以40mg/kg顿服法给药，个别年老体弱患者亦可采用总剂量35~40mg/kg 2次分服，宜视个体情况而定。

(3) 晚期患者因病程漫长，病情复杂，且多数伴各种夹杂症，因此药物的剂量疗程宜个别化，并以住院治疗为妥。通过临床药物代谢动力学研究，发现慢性与晚期患者服用吡喹酮后，药物吸收慢，排泄差，血药浓度明显增高，并维持较长时间，晚期患者的血药浓度尤高，提示应适当减少治疗剂量，一般可按总剂量40mg/kg计，1次顿服，或分2次，每次20mg/kg，1天服完，饭后半小时温开水送服。对年龄较大、伴兼夹症者，服药期间应加强观察，服药前后宜暂停用利尿剂。

吡喹酮副作用一般轻微且短暂，毋需特殊处理，多可自行消退，延迟反应的发生率为1.1%。副作用以神经肌肉和消化系统反应多见，少数病人有心悸、胸闷、早搏、心电图T波改变；个别病例曾诱发心绞痛、心律紊乱和较严重过敏反应。肌电图示中、重度多相波电位异常，运动神经传导速度检查可表现为增快（兴奋）或减低（抑制）。急性血吸虫病患者药物副反应发生率明显高于慢性患者。

对伴有各种兼夹症的慢性与晚期患者亦试用吡喹酮进行治疗，这些患者因夹杂严重的慢性疾病如心脏病、慢性支气管炎伴肺气肿、肺结核空洞、消化性溃疡、慢性迁延型肝炎、精神分裂症等一直未得到过病原治疗。服用吡喹酮后除个别患者出现恶心、呕吐、眩晕外，副作用的严重程度和发生率与无夹杂症者无明显差异。

2. 硝硫氰胺（7505）及其衍生物：本药为橙黄结晶粉末，不溶于水，在肠道内吸收与剂型的微粒大小有密切关系，一般采用微粉型、微粒直径3~6μm的制剂。药物口服后从小肠吸收，体内分布以肝脏浓度最高，随胆汁与尿液排出体外。经胆汁排泄，部分可再吸收，进行肝-肠循环。本药可部分透过血脑屏障进入脑组织。

硝硫氰胺总剂量为6~7mg/kg，成人300~350mg，等分3次口服，每天1次。硝硫苯酯总量为20~26mg/kg，服法同上。

（二）各期血吸虫病的治疗

1. 急性血吸虫病：短期住院治疗，酌情静脉补液，不必加用皮质激素。吡喹酮的剂量与服法见前。

2. 慢性血吸虫病：以病原治疗为主，吡喹酮为首选，目前多主张现场集中发药进行治疗。

3. 晚期血吸虫病：应采用中西医结合、内外科结合、病原治疗与对症治疗相结合的综合措施进行治疗。

（1）一般治疗

应卧床休息、给予营养丰富的饮食，必要时静脉输液或少量输血。

（2）对症治疗

①巨脾型：对巨脾超过脐线，有明显脾功能亢进者，有消化道出血史及顽固性腹水经内科治疗效果不显著者，侏儒症兼有巨脾，经病原治疗不见进步者，均可考虑脾切除。脾切除对降低门静脉压力、防止食管与胃底静脉曲张破裂出血、消除脾功能亢进、改善全身情况与恢复劳动力等有明显效果。一般采用脾切除加大网膜腹膜后固定术，脾周围广泛粘连者做脾动脉结扎，脾-肾静脉分流术仅选择性适用于有反复上消化道出血者。对血清白蛋白低于2.5g%及总胆红素超过1.3mg%者，术前应作妥善准备，以免诱发肝昏迷。

②腹水型：给低盐、高蛋白、高热量饮食和复合维生素B等。消除腹水可用中西医结合治疗。利尿剂如双氢克尿塞、安体舒通、速尿等可酌情使用，中药则依据辨证论治采用不同方剂。

③侏儒症：一般经杀虫治疗后生长发育有显著好转。脾切除往往对促进生长发育有良好效果。亦可短期、间歇、小量给予性激素和甲状腺制剂。

（三）中医治疗

本病基本治则，急性期以杀虫、解蛊毒为主，辅以解表清里，滋养气阴。力求灭虫彻底，以达到根治目的。

本病慢性及晚期治疗较为复杂。治疗时应注意把握标本缓急，大抵有兼证者，先治兼症，后治主症。有积水者，先除积水，后破痞块。虚证当补，实证当攻。虚证为主者，先补其虚，后攻其实；实证为主者，先攻其实，后补其虚。或一补一攻，二补一攻，二攻一补，寓补于攻，寓攻于补。治疗过程中不忘杀虫、解蛊毒以图其根本。

1. 急性期

（1）表里受邪

治法：杀虫、解蛊毒，和解表里

方药：杀虫、解蛊毒常用方：①南瓜子仁去油粉剂，成人每次服 80g，1 日 3 次，连服 30 天。本药副反应轻微，常有轻度的腹泻、腹胀、食欲减退和头晕，少数人有恶心呕吐。其副反应一般均在继续服药 10 天后减少或消失。②复方槟榔丸，成人每次 10g，1 日 2 次，饭前温开水吞服，20 天为 1 个疗程，总量 400g，儿童酌减。③鸦胆子去壳取仁，每粒重 0.4g，成人每次 10 粒装胶囊吞服，1 日 3 次，连服 40 天为 1 个疗程。如上述药物杀虫无效，可采用有关的西药治疗。

和解表里：如太阳少阳并病，用柴胡桂枝汤和解表里。腹痛腹泻下痢，里急后重显著者，是肠道邪热偏盛，用葛根黄芩黄连汤加白头翁、木香、芍药解表清里，调气和血。干咳胸痛，痰血突出者，是肺经邪热化燥，用清燥救肺汤加贝母、百部、连翘，清热润肺。如高热持续、口渴、汗出、谵妄者，是热入阳明，用白虎加人参汤甘寒清热。

（2）气阴两虚

治法：益气滋阴，清热生津

方药：①阳明邪热伤及肺胃气津：常用竹叶石膏汤加减，热势偏高者，重加石膏、知母；津液偏亏，口渴、唇焦、舌干者，加生地黄、天花粉、玉竹、石斛；大便秘结、时时谵语，腑热成实者，加大黄、芒硝泄热存阴。②余热未尽，心肾阴伤：口干咽燥，烦不得眠者，用黄连阿胶加生地黄、麦冬。③气虚发热：身倦少气，面苍形瘦，手足欠温，舌淡白而润，脉弱者，是阳虚气弱，阴火上乘，用补中益气汤加青蒿、鳖甲甘温除热。

2. 慢性及晚期

（1）痞块

①实证

治法：以攻为主。包括活血化瘀、破气通络、软坚散结等具体治法。

方药：大黄䗪虫丸与瓦楞子丸为攻坚猛剂，适用于体气较强，痞块较大而坚者，二方可交替使用。一般用法是，大黄䗪虫丸 1 次 4.5~6g，1 日 3 次，服 10 天，改用瓦楞子丸，1 次 9~15g，服 10 天，为 1 个疗程，休息 3~5 天。均空腹温开水下。儿童酌减量。膈下逐瘀汤与肝脾消肿丸为攻坚缓剂，适于体气较差，或痞块较小而软，肝脾气郁显著者。用法：肝脾消肿丸1次3g，1日3次，温开水下；膈下逐瘀汤水煎服，二方可以单独使用，亦可配合应用。如夹气滞，胸脘痞满难受，嗳气矢气略舒者，可另用四磨饮，以疏利气机。如夹水积，必须兼用消水剂，如舟车丸。

攻坚之剂，属克伐之品，最易耗气，故在疗程间当进补益，以恢复体力。如服药过程中，出现精神疲乏，身倦无力，心悸气短，即当停药，改用补益，待正气渐复，再行攻伐。至于虚证患者，有大出血或谵妄、昏迷，或孕妇，均在禁攻之列。

②虚证

治法：以补益为主。以补虚之手段，达攻积之目的。重点注意养肝。

方药：根据病情选用参苓白术丸、归脾汤、金匮肾气丸等。常配用养肝调肝之品。养肝血、滋肝阴，常用当归、芍药、地黄、何首乌、五味子、山茱萸、枸杞子、女贞子、墨旱莲等；调肝利气，常用柴胡、茵陈、郁金、香附、青皮、乌药等，酌情选择，配合主方治疗。

(2) 蛊胀

①实证

治法：以攻水为主要治法。攻水有泻下和分消二法。泻下有峻剂、缓剂，分消有温利、清利，应针对病情的轻重程度和寒热性质而选用。

方药：水实重证，臌胀痞满，形气神色尚充，大便干结，脉息有力，当用峻下剂。如舟车丸6~9g，每日1次，清晨空腹温开水下，儿童酌减量；或含巴绛矾丸每日1~2次，每次1~6粒，饭后2小时温开水送服（勿咀碎）。水实重证，但形气略逊，可用缓下剂。如十枣汤0.5~1.5g，早晨空腹枣汤下；或消水丹每次1~3g，温开水送服。凡服泻下剂，尤其是峻下剂，一般应由小量开始，逐渐加大剂量。若服药过程中因反应较剧，出现虚弱征象者，可服用枣汤、冷粥缓解。个别患者服用泻下剂，发现腹泻不止，或兼呕吐，腹痛，汗出肢冷，气短神疲，脉息微弱，是气液有脱陷之势，应即时艾灸气海、天枢，针刺人中，或独参汤益气固脱，积极抢救。为了减少意外，应用泻下逐水要严格排除禁忌证，凡是虚证病人，或是有神志模糊、高热、谵语，或是最近有出血者，均在禁下之列。在应用泻下剂3~4天后，应休息1~2天，同时服用六君子汤、补中益气汤等，调补脾胃，固扶正气。

水实轻证，腹胀不甚，可用分消利水法。偏于热者用猪苓汤加车前子、白茅根。若水从寒化，其势较缓，舌淡白，苔白滑，脉缓者，用加减胃苓丸（汤）或五皮饮合五苓散。

②虚证

治法：以补虚为主，待正气好转，再图逐水，要始终重视脾胃。

方药：脾虚者，用参苓白术散或香砂六君子汤；偏气虚者，用四君子汤加黄芪、糯米草，或补中益气汤；偏血虚者用归脾汤加鸡矢藤、鸡血藤；气血两虚者，用十全大补汤；肝肾阴虚者，用左归饮加泽泻、车前子，滋阴津而不碍浊水；脾肾阳虚者，用金匮肾气丸。因血吸虫病晚期，常为正虚邪实，故攻邪之时，应不忘补虚，注意固护正气，补益之时，须不忘祛邪，以免留邪为患。

(3) 下痢

治法：杀虫、解蛊毒，调气行血

方药：用白头翁汤加木香、槟榔、芍药、马鞭草。水煎服，重者同时加服南瓜子粉。

(4) 黄疸

治法：疏肝理脾，利胆除湿

方药：阳黄，用茵陈蒿汤加车前子、泽泻、郁金、虎杖。如脘腹胀满甚者，是气郁食滞，加厚朴、神曲；恶心呕吐者，是胆胃不和，加竹茹、法半夏；兼少量出血者，是热伤血络，加白茅根、血余炭；大便稀溏者，去大黄之通下。阴黄，用茵陈五苓散（五苓散加茵陈），寒重者，手足清冷，畏寒神疲，脉沉缓，加附子、干姜；腹胀满，苔厚腻，是湿浊重，加草果、石菖蒲、白蔻；神疲、倦怠、少气者，是兼气虚，加党参、黄芪；呕吐恶心者，胃失和降，加陈皮、半夏。

(5) 虚损

治法：大补元气，充填肾精为主，佐以杀虫、解蛊毒

方药：补肾填精，用河车大造丸酌加菟丝子、巴戟天、桑寄生、淫羊藿、冬虫夏草、枸杞子、鹿茸等。待元气有所恢复，即进行杀虫、解蛊毒，以绝其病本。之后，再以上方调补，年少儿童的发育成长是逐渐可以恢复的。

3. 兼夹证

(1) 发热

治法：当别外感、内伤、虚实分别治之

方药：阴虚发热，热退无汗，夜热早凉者，用青蒿鳖甲汤加麦冬、沙参之类，养阴透热；阴虚血弱，出盗汗者，用秦艽鳖甲汤加黄芪、芍药之类；气虚发热者，用补中益气汤加桂枝、芍药；湿蕴发热者，用甘露消毒丹。

(2) 出血

治法：在原治法基础上加止血

方药：少量鼻衄、齿衄，只需于主方中伍用止血药即可，如白茅根、血余炭、藕节、仙鹤草、侧柏炭、大蓟、小蓟等，可酌情选用。如突然大量吐血、呕血、便血，则须严密观察，及时处理。凡是大量出血的病人，首先绝对卧床，安定情绪，禁止饮水，停止食物24小时左右，继以三七粉1次3g，1日3次；或云南白药，1次1.5g吞服，1日3次；或大黄炭、芍药炭粉剂，各1.5g，日夜分次与服。直至有饥饿感觉，开始流质饮食，大便恢复黄色才停止使用。对出血过多，昏晕不支，汗出，脉微细或浮大，有虚脱之虞者，用人参30g煎浓汁，送服三七粉6g，1日3~4次。禁忌使用一切升阳、动气、涌吐之药。如病势继续发展，出现冷汗，肢逆，烦躁，恍惚，脉息微细欲绝者，当配合西医抢救。

(3) 痞满

治法：消除积气

方药：消气散：炒莱菔子9g、沉香2g、醋制香附9g、广木香6g、青皮9g、麝香0.6g，研为细末，装入瓶中密封备用，每服1.5g，2小时1次。

（4）肝阳上亢

治法：平肝潜阳

方药：天麻钩藤饮。如肝阳过亢，头眩、耳鸣、热气上冲者，加蒺藜、菊花、夏枯草、豨莶草；睡眠不佳者，加龙骨、牡蛎、珍珠母、合欢花。

2. 针灸疗法

用针灸疗法在预防和治疗锑剂的毒性反应方面，研究颇多。用于预防常取五穴：合谷、列缺、内关、足三里、委中，于锑剂注射前15~30分钟扎针，轻度或中等度刺激，留针5~10分钟，观察154例，通过对照，反应率降低45%~60%。针对锑剂中毒反应的不同表现，分别选用以下穴位进行针刺治疗，恶心呕吐：足三里、内关、中脘；食欲不振：中脘（灸）、足三里（灸）、曲池；下腹部疼痛，中极、大横、肾俞、大肠俞；上腹部疼痛：期门、章门、中脘；腹泻：天枢、神阙、足三里；肩关节痛：肩髃、肩井、曲池、秉风；手臂肌肉痛：手三里、合谷、肩髃；头痛：列缺、太阳、上星；晕眩：风池、解溪、丰隆；发热：大椎、合谷。

（四）中西医结合治疗

急性血吸虫病可短期住院治疗，西医治疗为主，配合中医治疗；慢性血吸虫病，尤其是晚期血吸虫病，应采用中西医结合并重、内外科结合、病原治疗与对症治疗相结合的综合措施进行治疗。

八、预后

目前急性血吸虫病多为散发性，病情亦较轻，由于特效杀虫药物的应用，患者常很快痊愈恢复。大多数轻型患者的症状于短时间内消退。急性血吸虫病患者经有效杀虫治疗后，多可痊愈。但如不接受杀虫治疗，则体内病变可隐匿发展而成为慢性血吸虫病。

九、康复及出院标准

（一）治愈

1. 临床症状消失，粪便孵化阴性连续3次以上。
2. 治疗后3个月、6个月及1年复查大便孵化（连续3次）均为阴性。

（二）临床治愈

1. 临床症状消失或减轻。
2. 粪便孵化阴性连续3次以上。

十、预防

（一）控制传染源

在流行区，一般慢性患者可采用单剂吡喹酮疗法，使人群感染率显著下降。耕牛可用硝硫氰胺（2%混悬液）一次静脉注射法，水牛的剂量为1.5mg/kg、黄牛为2mg/kg，治愈率达98%以上。

（二）切断传播途径

1. 粪便管理与保护水源：粪便须经无害化处理后才能使用，采用分隔粪池（二格三池）和沼气池可使粪便无害。急用粪时，可按100kg粪便加尿素250g或2%氨水500ml，均可于24小时内杀死虫卵。对动物宿主（如牛、羊等）的粪便亦应同时加以管理。在流行区，提倡用井水或将河水贮存3天，必要时每担水加漂白粉1g或漂白粉精1片，15分钟后即可安全取用。

2. 查螺、灭螺：在气候温和的春秋季节查清螺情，结合兴修水利和改造钉螺孳生环境，因地制宜选择垦种、养殖水淹、土埋、火烧等方法，或药物灭螺，常用药物为五氯酚钠和氯硝柳胺。五氯酚钠为我国使用最广泛的灭螺药，对成螺、幼螺、螺卵均有较好的杀灭作用，是一种接触杀螺剂，但其对农作物和鱼类均有毒性，对人也有一定毒性。氯硝柳胺仅对鱼有毒性，其杀螺效率大、持效长，作用缓慢，对螺卵、尾蚴也有杀灭作用，与五氯酚钠合用可提高药效。此外，氯乙酰胺和乙二胺两种灭螺剂，对鱼类毒性较低。

3. 个人防护：脂肪酸皂化后，加氯硝柳胺（2%）和松节油（10%）可制成防护用油脂笔，具有强大的杀灭尾蚴作用，接触疫水前涂于皮肤，具一定的防护作用，作用可维持8小时以上。穿着以氯硝柳胺（1%）碱性溶液浸渍的衣裤，亦可防御尾蚴感染，实验证明，连续使用半年，仍有防护作用。

十一、中医临床报道

（一）中药治疗血吸虫病腹水

宋远忠等运用复方乌柴雄黄汤（丸）治疗血吸虫病收到满意疗效。药用乌梅20g，柴胡15g、黄连10g、黄柏6g、细辛2g、桂枝6g、附子6g、川椒5g、炒干姜3g、当归、白芍、党参、川楝子各20g、大黄10g、雄黄3g（分吞服）。水煎或制丸内服。急性期以服汤药为主，每日1剂，分早、中、晚服，每次约200ml，一般服3~7日，以热退为止；后再服药丸，每日3次，每次9g，共服26日。慢性期服汤药，每2日1剂，分早、中、晚服，每次约200ml，服6~18日；服丸药同急性期。晚期以上方加活血化瘀、行气利水之品，如桃仁、红花、水蛭、茯苓皮、大腹皮、益母草、牛膝等，宜先服汤药，每2日1剂，分早、中、晚服，每次约200ml，服10~30日。儿童量均需酌减，服药期间禁油荤、生冷及发物（如雄鸡、鲤鱼、韭菜等）。服药后部分患者可有四肢乏力、轻微头晕、皮肤发痒，特别是服药头几天可有胃部不适、轻度腹胀、纳差等反应，一般均不需处理和停药，不久可自行消失。

张洁等应用中医辨证治疗晚期血吸虫病肝硬化腹水90例，获得满意疗效，90例晚期血吸虫病人均系西药护肝等治疗腹水未消退者。中医辨证为脾肾阳虚型以真武汤合理中汤加减，寒湿困脾型以胃苓汤加减，气滞血瘀型以经验方桃红四逆四甲合剂加减，肝肾阴虚型以玄参八味丸加减。

严长江应用参苓白术散加减治疗晚期血吸虫病腹水，基础方：党参10g，茯苓10g，炒白术10g，薏苡仁10g，砂仁6g，桔梗8g，淮山药6g，炒白扁豆10g，陈皮8g，甘草6g，大腹皮10g，猪苓10g，泽泻8g。小便短少、腹部膨胀加木通、淡竹叶、地龙利水渗湿；上腹胀满、不思饮食加炒厚朴、枳壳、白豆蔻行气消胀、健脾渗湿；两胁胀痛加郁金、柴胡疏肝解郁；食后胀甚、完谷不化者加法半夏、麦芽、鸡内金、神曲消食健胃；胸脘痞塞、舌淡苔白腻者加白豆蔻、草豆蔻、藿香、佩兰、石菖蒲、炒苍术燥湿醒脾；舌淡胖、边有齿痕加制附片、干姜温阳利水。经治1~3月后，临床治愈208例，好转43例，无效5例，总有效率90.7%。

(二) 中药治疗血吸虫病肝纤维化

付萍等观察健脾软肝丸治疗血吸虫病性肝硬化的疗效。方法：106例随机分成2组，治疗组64例给以健脾软肝丸，对照组42例给予西药常规护肝治疗。2组均以2个月为1个疗程。结果：治疗组临床总有效率为93.74%，比较分析2组的总有效率、临床症状和体征及肝功能指标等，治疗组明显优于对照组（$P < 0.05$ 或 $P < 0.01$）。研究认为，健脾软肝丸治疗血吸虫病性肝硬化的机理可能与改善肝内微循环、改善肝纤维化、减轻门静脉压力有关。

叶海林等应用内补外消法治疗血吸虫病肝纤维化。方法：采用单盲对比法将患者随机分成2组，治疗组40例，予三参口服液、复方紫河车胶囊口服和虫桃红液外敷。对照组20例，按常规护肝治疗。结果：治疗组的临床症状、肝功能指标、肝脏纤维化指标、肝脾B超指标均较治疗前有明显改善，且疗效优于对照组。研究显示，内补外消法治疗血吸虫病肝纤维化不仅疗效满意，还可减轻或防止药物不良作用。

徐邦和等用黄芪丹参加常规护肝药治疗血吸虫病肝纤维化，随机将血吸虫肝纤维化患者分为治疗组和对照组，2组均给予血吸虫病原治疗后，对照组使用常规护肝药治疗，治疗组在此基础上加用黄芪、丹参注射液。疗程结束后通过血清纤维化指标及B超检查，观察黄芪、丹参加常规护肝药治疗血吸虫病肝纤维化的效果。结果显示：治疗组血清透明质酸、III型前胶原、IV型胶原、层粘连蛋白水平较治疗前均显著下降，而对照组治疗前后变化不显著。治疗组肝回缩率及肝实质改善率分别为74.1%和32.4%，照组为23.7%和6.8%，2组差异有统计学意义（P均 < 0.05）。说明黄芪、丹参加常规护肝药治疗血吸虫病肝纤维化，效果优于单纯使用常规护肝药治疗，有较高的临床应用价值。

鲁慧慧运用中药治疗血吸虫病肝纤维化52例，在常规护肝治疗及血吸虫病杀虫治疗基础上加用软肝散结汤：丹参、当归、鳖甲、沙苑子各10~15g，三棱、莪术各10g，黄芪、大枣各15~20g，琥珀3g（研末另包）。每日1剂，前8味水煎取汁，冲服琥珀粉末，早晚各服1次，并随症加减。

中药治疗血吸虫病肝纤维化机理研究方面也取得一定进展，研究发现，当归制剂可明显抑制由血吸虫卵诱发的肉芽肿性炎症反应，其作用机制除可能和它对免疫细胞的非特性抑制作用相关外，也不排除它对参与炎症反应的其他细胞具有影响。用当归根提取物治疗血肝纤化门静脉高压症（PHT）时，发现 HA 水平治疗后 12 周时显著低于 6 周与处理前，而 LN 的水平则显著高于 6 周时。通过病理切片观察，发现第 12 周时肝纤维化程度低，说明当归根提取物抗血肝纤化作用明显。通过研究发现，从鬼针草中提取的总黄酮（TFB）能显著降低血肝纤化的肝、脾指数和血清中 ALT、AST、白蛋白的含量；明显改善肝脏大体形态。病理组织学检测发现：TFB 能明显改善血肝纤化肝组织结构，减轻肝纤维化程度，降低血肝纤化病理评分。所以 TFB 对血肝纤化有明显治疗作用。姜黄素能使血肝纤化动物模型的肝脏病变减轻，肝细胞排列清晰，炎性细胞少量浸润，肝脏汇管区及肉芽肿内纤维组织增生不明显，肝内 I、III 型胶原含量明显降低，肝功能和肝纤维化指标明显好转。提示姜黄素能减轻血吸虫病时肝细胞的损伤并有抗肝纤维化作用。

参考文献

[1] 宋远忠,宋远义,宋春和.复方乌柴雄黄汤(丸)治疗血吸虫病 1013 例.中国中医药信息杂志,2006,13(3):77~78

[2] 张洁,郝晓君.辨证治疗晚期血吸虫病肝硬化腹水 90 例.安徽中医临床杂志,1996,8(4):151

[3] 严长江.参苓白术散加减治疗晚期血吸虫病腹水 256 例临床观察.江西中医药,2004,35(5):49

[4] 付萍,付绪梅,范杰,等.健脾软肝丸治疗血吸虫病性肝硬化临床观察.湖北中医杂志,2003,25(12):11

[5] 叶海林,朱电波,汪飞.内补外消法治疗血吸虫病肝纤维化 40 例.安徽中医学院学报,2000,19(3):12~13

[6] 徐邦和,熊衍珉,王沁,等.黄芪丹参加常规护肝药治疗血吸虫病肝纤维化.中国血吸虫病防治杂志,2010,22(6):613~614

[7] 鲁慧慧.软肝散结汤治疗血吸虫病肝纤维化 52 例总结.湖南中医杂志,2003,19(4):10~11

[8] 占翠红,马俊,彭钊,等.中药治疗血吸虫病肝纤维化的研究概况.黑龙江医药,2010,23(5):769~770

主要参考文献

[1] 鞠名达.现代临床医学辞典[M].北京:人民军医出版社,1993.

[2] 余贺,黄祯祥.中国医学百科全书(19 微生物学)(20 病毒学)[M].上海:上海科学技术出版社,1992.

[3] 《中医学》编辑委员会.中医百科全书[M].上海:上海科学技术出版社,1989.

[4] 郭子光.现代中医治疗学[M].成都:四川科技出版社,2004.

[5] 邱茂良.针灸学[M].上海:上海科学技术出版社,2000.

[6] 黄泰康.常用中药成分与药理手册[M].北京:中国医药科技出版社,1994.

[7] 王翔朴.卫生学大辞典[M].北京:华夏出版社,1999.

[8] 杨志寅.诊断学大辞典[M].北京:华夏出版社,1993.

[9] 姚乃礼.中医症状鉴别诊断学[M].北京:人民卫生出版社,1984.

[10] 白永权.道兰氏英汉插图医学辞海(28 版)[M].西安:世界图书出版社公司,1998.

[11] 杨思澍,张树生,傅景华.中医临床大全[M].北京:北京科学技术出版社,1991.

[12] 韩冰.中医病证诊疗全书[M].天津:天津科学技术出版社,1997.

[13] 朱文锋.中医诊断与鉴别诊断学[M].北京:人民卫生出版社,1999.

[14] 裘沛然,丁光迪.中医各家学说[M].北京:人民卫生出版社,1992.

[15] 裘沛然.中国医籍大辞典[M].上海:上海科学技术出版社,2002.

[16] 马汴梁.简明中医病名辞典[M].北京:人民卫生出版社,1997.

[17] 林昭庚.中西医病名对照大辞典[M].北京:人民卫生出版社,2002.

[18] 甄志亚.中国医学史[M].上海:上海科学技术出版社,1999.

[19] 刘永兰.中医护理学基础[M].北京:学苑出版社,1996.

[20] 刘铁军.传染病临床诊治[M].北京:科学技术文献出版社,2006.